TECHNICAL CRITERION AND PRACTICE FOR EMERGENCY CRITICAL CARE

危急重症急救技术规范和实践

主 编◎黄东胜 杨向红

副主编◎孙仁华 蔡文伟 耿 昱 龚仕金 方 强

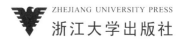

ZHEJIANG UNIVERSITY PRESS
浙江大学出版社

图书在版编目(CIP)数据

危急重症急救技术规范和实践 /黄东胜,杨向红主
编.—杭州:浙江大学出版社,2017.5(2017.7重印)
ISBN 978-7-308-16319-4

Ⅰ.①危…　Ⅱ.①黄…　②杨…　Ⅲ.①急性病—急救
②险症—急救　Ⅳ.①R459.7

中国版本图书馆 CIP 数据核字(2016)第 246339 号

危急重症急救技术规范和实践

Weiji Zhongzheng Jijiu Jishu Guifan He Shijian

黄东胜　杨向红　主编

策　　划	张　鸽
责任编辑	张凌静
责任校对	潘晶晶
封面设计	黄晓意
出版发行	浙江大学出版社
	(杭州市天目山路 148 号　邮政编码 310007)
	(网址:http://www.zjupress.com)
排　　版	杭州星云光电图文制作有限公司
印　　刷	浙江省邮电印刷股份有限公司
开　　本	889mm×1194mm　1/16
印　　张	21
字　　数	640 千
版印次	2017 年 5 月第 1 版　2017 年 7 月第 2 次印刷
书　　号	ISBN 978-7-308-16319-4
定　　价	68.00 元

浙江大学出版社发行中心联系方式:0571-88925591;http://zjdxcbs.tmall.com

编委会

俞慧丽　（浙江大学医学院附属第一医院）

施云超　（嘉兴市第一人民医院）

施珊珊　（浙江大学医学院附属第一医院）

娄益飞　（绍兴市急救中心）

费　敏　（浙江省人民医院）

姚惠萍　（浙江省人民医院）

袁月华　（浙江大学医学院附属邵逸夫医院）

徐　晓　（金华市中心医院）

徐　觅　（浙江大学医学院附属第一医院）

徐　俊　（浙江大学医学院附属第一医院）

徐秋萍　（浙江大学医学院附属邵逸夫医院）

徐恩利　（温州市急救中心）

徐培峰　（浙江大学医学院附属邵逸夫医院）

郭　丰　（浙江大学医学院附属邵逸夫医院）

黄　泱　（宁波急救中心）

章云涛　（浙江大学医学院附属第一医院）

盖美华　（浙江省人民医院）

董科奇　（浙江舟山医院）

曾林燕　（浙江大学医学院附属第一医院）

谢　波　（湖州市中心医院）

谢琛红　（绍兴市急救中心）

蔚文龙　（嘉兴市第一人民医院）

前　言

随着现代医学的发展,危重病急救医学应运而生。与国外相比,我国危重病急救医学的起步虽说稍晚,但伴随着经济建设的迅猛发展,危重病急救医学也在全国范围内得到了飞速的发展。目前国内不止限于大中型城市,绝大部分县级城市也普及了自己的院前急救和院内急救体系。

然而,与"硬件条件"不甚匹配的是"软件条件",大多数在基层医疗单位从事危急重症急救的医护人员并未接受过全面、系统、正规的急救教育和培训;而危重病急救医学却具有显著的时间性、复杂性特点。时间性即抢救就是抢时间,这就要求基层医院发挥中坚力量作用,以缩小急救半径,提高院前急救的反应速度,保障院前急救、院内急诊、重症加强治疗的连贯性和有效性,从而提高抢救成功率;复杂性即危重病患者的病情往往复杂,常累及多个系统,因此要求从事这个专业的医护人员掌握跨学科、跨专业的危重病急救医学知识技能,及时诊断、及时抢救,避免延误和错误的救治。

基于此,"十城百院"危急重症急救规范技术推广工程呼之欲出。作为浙江省科技厅"十二五"期间国家民生专项的省级重点项目,以浙江省人民医院为牵头单位,有效整合我省最高水平的几家大型综合性医院的优势资源,紧密结合基层医疗单位对危急重症急救技术的需求,筛选出包括院前急救、院内急诊及危重病的监护加强治疗在内的9项适宜推广技术,依托15家技术推广示范基地,向全省180家基层医疗机构转化,建立规范化的院前急救、院内救治,以及危重病的监护加强治疗技术体系,全面提升基层医疗机构的危急重症急救能力。

诚然,我们的理论授课、临床实地指导等培训方式行之有效,但接受培训的也仅仅只是其中的一部分医护人员。因此,为了可持续地指导更多的医护人员,并在实际临床诊治过程中为医护人员随时提供参考,出版本书很有必要。

本书最难能可贵的就是其系统化、实用性和规范化。全书详细阐述了"十城百院"危急重症急救规范技术推广工程所涵盖的9项适宜推广技术的主要技术要点,并从一线临床医生的视角,依托实际临床诊治过程,将基础理论与临床实践紧密结合。在技术推广转化的同时,能很好地帮助基层医疗机构结合自身特点,制定相应的急诊急救诊疗规范,是基层医疗机构中该领域从业医护人员值得拥有的"手边书"。

古语有云:"纸上得来终觉浅,绝知此事要躬行。"希望广大致力危急重症医学领域的同道们在学习之余,更要把书中所学运用于临床诊疗过程之中,通过反复实践,规范掌握常用的危急重症急救技术,全面提升自己的危急重症抢救水平。

作为本书主编,衷心感谢参与本书编写以及在编写过程中给予宝贵意见和无私帮助的各位同道。由于学科发展之快,编者水平所限,加之编写时间仓促,本书肯定会存在许多不足之处,甚或纰漏,希冀各位同道在应用过程中多提宝贵意见,以便及时纠正,使其更趋规范、完善。

主　编

2016 年 8 月

目　录

第一章　心肺复苏技术与规范

第一节　心肺脑复苏基础与进展

心脏骤停(cardiac arrest,CA),又称心脏性猝死,是发达国家的首要死亡原因。每年美国和加拿大超过30万人因此而丧生,我国2010年的统计数据显示,国内每年死于心脏骤停的总人数为54.4万人。心肺复苏(cardiac pulmonary resuscitation, CPR)是抢救心跳呼吸骤停患者的重要措施。CPR发展至今已有50多年的历史,现代传统CPR的基本框架形成于20世纪五六十年代,其标志是确立CPR的四大基本技术,即口对口人工呼吸、胸外心脏按压、体表电除颤和肾上腺素等药物的应用。随着技术的进步,患者恢复自主呼吸和循环功能的可能性较以往有了很大的提高,但是长时间心脏停搏后导致的缺血缺氧性脑病,却成为影响预后的独立因素。针对此,近年来有学者提出心肺脑复苏(cardiac pulmonary cerebral resuscitation,CPCR)的概念,旨在强调脑保护和脑复苏的重要性。

一、心脏骤停的定义与诊断

心脏骤停(CA)是指心脏射血功能的突然终止,患者对刺激无反应,无脉搏,无呼吸或濒死叹息样呼吸,如不能得到及时有效的救治,常致即刻死亡。

临床上根据以下3点诊断CA:

(1)无意识——患者意识突然丧失,对刺激无反应,可伴四肢抽搐。

(2)无脉搏——心音及大动脉搏动消失,血压测不出。

(3)无呼吸——面色苍白或发绀,呼吸停止或濒死叹息样呼吸。

二、心脏骤停的原因

(1)器质性心脏病:器质性心脏病是CA的最常见原因,其中冠心病最常见,占CA总人群的80%;其次为心肌病,约占10%~15%,是35岁以下人群出现CA的主要原因。此外,心脏瓣膜病变及先天性心脏病亦可引起CA。

(2)非器质性心脏病:此类患者本身并无心脏结构异常,通常由于心脏电活动异常致恶性心律失常而引起CA。

(3)其他原因:除心脏本身的病变外,休克、缺氧、严重的水电解质平衡和代谢紊乱、中毒和呼吸系统疾病均可导致CA。

临床上,通常可按"6H5T"来分析CA的原因。"6H",即低血容量(hypovolemia)、低氧血症(hypoxemia)、酸中毒(hydrogenion)、高/低钾血症(hyper-/hypokalemia)、低血糖(hypoglycemia)、低体

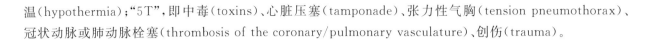

温(hypothermia)；"5T"，即中毒(toxins)、心脏压塞(tamponade)、张力性气胸(tension pneumothorax)、冠状动脉或肺动脉栓塞(thrombosis of the coronary/pulmonary vasculature)、创伤(trauma)。

三、心脏骤停的类型

CA 后的临床表现是一致的，但依据心电图可分为以下 4 种类型。

1. 心室颤动

心室颤动(ventricular fibrillation，VF)指心电图的波形、振幅与频率均不规则，无法辨认 QRS 波、ST 段与 T 波。

2. 无脉性室速

无脉性室速(pulseless ventricular tachycardia，PVT)指脉搏消失的室性心动过速。

3. 无脉性电活动

无脉性电活动过去称电机械分离，心脏有持续的电活动，但是没有有效的机械收缩。心电图表现为正常或宽而畸形、振幅较低的 QRS 波群，频率多在 30 次/分以下(慢而无效的室性节律)。

4. 心室停搏

心室停搏指心肌完全失去电活动能力，在心电图上表现为一条直线。

临床上通常根据电击除颤能否有效恢复灌注性心律，将心律分为可电击性心律和非可电击性心律两类。

(1)可电击性心律：包括 VF 和 PVT，抢救的关键在于及早电击除颤、及时有效地予以 CPR。

(2)非可电击性心律：指无脉性电活动和心室停搏，其对电击除颤无效，复苏效果极差。

四、CPR 复苏流程

经过 50 多年的发展，CPR 过程已经逐步程序化、规范化和社会化。为了便于理解记忆，Safar 将 CPR 分成 3 期：

(1)基础生命支持(basic life support，BLS)，或称初期复苏，包括开放气道、口对口人工呼吸和胸外心脏按压。

(2)高级生命支持(advanced life support，ALS)，或称后期复苏，目的是基于更有效的呼吸和循环支持，首先争取心脏复跳，使自主呼吸随之恢复，以稳定循环和呼吸功能，为脑复苏提供良好的前提条件和基础。

(3)延续生命支持(prolonged life support，PLS)，或称复苏后治疗(post-resuscitation treatment，PRT)，指自主循环恢复(restoration of spontaneous circulation，ROSC)后，以脑复苏或脑保护为中心的全身支持疗法，也包括进一步维持循环和呼吸功能。

五、生存链

1992 年，美国心脏病协会主办的全美第 5 次心肺复苏会议提出生存链(chain of survival)的概念。生存链指提高心跳呼吸骤停院外抢救成功率的几个关键步骤：及早启动急救程序、及早 CPR、及早电击除颤和及早进一步治疗。专家们认为各个步骤一环扣一环，相互衔接，任何一个步骤的延误都可能导致抢救失败。生存链的概念在各次国际复苏指南会议上均得到重申，也做了部分修改。最新发布的 2015 版《美国心脏协会心肺复苏及心血管急救指南》(以下简称《2015CPR 指南》)进一步区分了救治院内心脏骤停(in-hospital cardiac arrest，IHCA)和院外心脏骤停(out-of-hospital cardiac arrest，OHCA)患者生存链的不同(见图 1-1)，因为 IHCA 和 OHCA 这两种情况所需要的架构和流程两大元素大不相同。

OHCA 患者将依赖他们的社区获得救助。非专业救护人员必须识别出 CA、进行呼救、开始 CPR 并给予除颤[公共场所除颤(public access defibrillation，PAD)]，直到接受过紧急医疗服务(emergency medical service，EMS)培训的专业团队接手后，将患者转移到急诊室和/或心导管室。患者最终会被转移到重症监护病房接受后续救治。相反，IHCA 患者依赖专门的监控系统(如快速反应或早期预警系统)来预防 CA。如果发生 CA，患者将依赖医疗机构各个部门和服务间的顺畅沟通，以及由专业医疗人员，包括医生、护士、呼吸治疗师等组成的多学科团队。

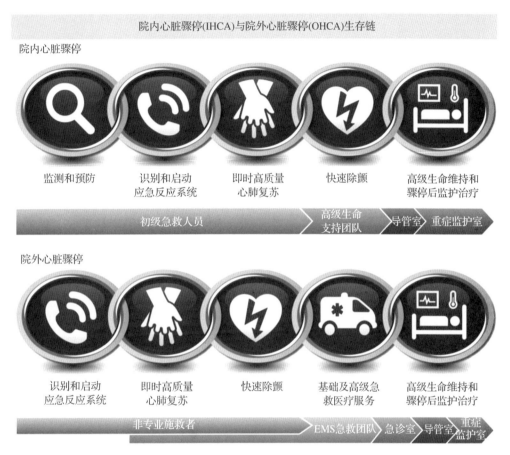

图 1-1　《2015CPR 指南》心血管急救成人生存链

六、CPR 进展

经过多年的研究和探索，现代心肺脑复苏取得了很大的进步。自 2010 版《美国心脏协会心肺复苏(CPR)及心血管急救指南》发布以后，5 年来 CPR 领域取得了较大进展，有些甚至是颠覆性的，主要集中在以下几个方面。

1. 对院外心脏骤停(OHCA)患者实施单纯胸外按压 VS 胸外按压＋通气

国外几个单中心的研究结果表明，对 OHCA 患者由非专业施救人员单纯实施胸外按压，与实施传统 CPR 相比，存活率相近，因此推荐对 OHCA 患者在急救人员到来前，仅实施单纯胸外按压。

2. 机械 CPR VS 徒手 CPR

LINC 研究表明机械 CPR 在 OHCA 患者抢救中相对徒手 CPR 并未显示出优势。目前，对于机械 CPR 设备在 OHCA 或 IHCA 患者的生存率和神经系统结局方面是否具有优势尚不明确。因此，人工胸外按压仍然是治疗 CA 的救治标准，但在进行高质量人工胸外按压比较困难的条件下，可选择机械活塞装置进行胸外按压。

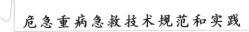
3.高级气道 VS 面罩

多数研究提示,院前气管插管与较差的神经系统结局相关,有的研究还发现院前气管插管与患者死亡风险增高相关,声门上气道亦未发现对存活率有显著优势,由此提示院前建立任何形式的高级气道均可能是有害的。

4.药物治疗进展

早期肾上腺素可能改善 OHCA 患者长期和神经系统预后,但联合使用血管加压素和肾上腺素替代标准剂量的肾上腺素治疗 CA 并无优势,为简单起见,已从成人 CA 流程中去除加压素。

5.轻度治疗性低温

目前大多数研究提示轻度治疗性低温(mild therapeutic hypothermia,MTH)(目标体温 32~34 ℃)可使 CA 患者获益。因此,《2015CPR 指南》推荐所有心脏骤停后恢复自主循环的昏迷成年患者都采用目标温度管理,鉴于最新一项高质量研究对比 36℃ 和 33℃ 两种温度管理,对预后影响无差异,故目标温度可选定在 32~36 ℃之间,并至少维持 24 h。

6.体外 CPR

近年来,对体外 CPR(extracorporeal CPR,E-CPR)的研究越来越多。有研究表明,即使自主循环和呼吸尚未恢复,在体外膜肺氧合(extracorporeal membrane oxygenation,ECMO)辅助下,机体的氧供亦能满足生物学生命维持的要求,这为 E-CPR 提供了理论基础。随着技术与材料的改进,ECMO 可以在 20~30 min 内完成安装。对于常规 CPR 超过 10 min 仍无法复苏的患者,建立 ECMO 辅助可以保证重要脏器的灌注及氧供,维持患者的生物学生命,为进一步治疗争取时间。近年来的一些 RCT 研究显示,与常规 CPR 相比,经 E-CPR 抢救的患者 30 d 及 1 年的生存率明显提高。然而,因为研究相对较少,医学界尚未形成共识,所以还需要尽可能多的循证医学证据支持。

(沈　晔　杨向红)

第二节　心脏骤停和心肺复苏的病理生理改变

心脏骤停导致全身血流中断,然而不同器官对缺血损伤的敏感性不同,甚至同一器官的不同部位也有所差别。脑是人体中最易受缺血损伤的重要器官,其中尤以分布在大脑皮层、海马和小脑的神经元细胞损伤最为明显;心脏是其次易受缺血损伤的器官;肾脏、胃肠道、骨骼肌,较脑和心脏耐受缺血能力强。

正常体温情况下,心脏停搏 5 min 后,脑细胞开始发生不可逆的缺血损伤;如心脏骤停 10 min 内未行心肺复苏,则神经功能极少能恢复到发病前的水平。心脏骤停与心肺复苏相关的缺血再灌注损伤的病理生理机制,按时间可依次划分为骤停前期、骤停期、复苏期和复苏后期 4 个阶段。

一、骤停前期

心脏骤停前,机体潜在的疾病及促发心脏骤停的因素能明显影响心肌细胞的代谢状态,也将影响到复苏后细胞的存活能力。如窒息引起心脏骤停,之前的低氧血症状态消耗了细胞能量存储,导致酸中毒,又可明显加剧复苏中缺血损伤的程度。相反,细胞也可能对慢性或间断性缺血产生"预处理"效应,从而可对较长时间的缺血有较好的耐受性。

二、骤停期

心脏骤停引起血液循环中断,数秒钟内即导致组织缺氧和有氧代谢中断。在这种情况下,细胞代谢

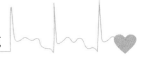

转为无氧代谢。无氧代谢所产生的三磷腺苷极少,难以维持细胞存活所必需的离子浓度梯度。能量消耗的速度因组织不同而不同,同时取决于其能量储备和代谢需求程度。心肌能量消耗与心脏骤停时的心律失常相关,与无脉电活动或心室停搏相比较,发生颤动的心肌要消耗更多的能量。能量的耗竭导致细胞膜去极化,从而触发了一系列的代谢反应,包括细胞内钙超载、大量氧自由基产生、线粒体功能异常、基因异常表达、降解酶(磷脂酶、核酸内切酶、蛋白酶等)的激活和炎症反应等。

三、复苏期

复苏期仍是全身缺血病理过程的延续,标准的胸外按压产生的心排出量仅为正常时的30%左右,并随着复苏开始时间的延迟和胸外按压时间的延长而下降。大量研究表明,标准心肺复苏所产生的灌注压远不能满足基础状态下心脏和脑的能量需求。最初数分钟,发生内源性儿茶酚胺和血管活性肽大量释放,加强了次要组织的血管收缩,使得血液优先供应脑和心脏。血液灌注的优先分配机制在心肺复苏期间具有重要的意义,因为心肺复苏的目的就是产生足够的心肌血液灌注,使心脏重新恢复节律和有效的机械收缩功能,从而减少重要器官脑的缺血损伤。然而,机体在自主循环恢复后持续存在着血管收缩状态,对血流动力学有着明显的不良影响。复苏成功后,血管收缩导致后负荷的明显增加,给已相当脆弱的心脏增加了额外负担,同时导致一些次要缺血器官继续处于缺血状态。

1.心泵理论

胸外按压时,心脏受到胸骨和胸椎的挤压,使心室和大动脉之间产生压力梯度,这种压力驱使血液流向体循环和肺循环。心脏瓣膜能防止血液倒流,然而随着复苏时间的延长,除了主动脉瓣外,其他瓣膜的功能亦逐渐减弱。

2.胸泵理论

胸外按压时,胸腔内压力增高,在胸腔内血管和胸腔外血管之间形成压力梯度,血液顺着形成的压力梯度流向外周动脉系统。由于上腔静脉和颈内静脉连接部位的静脉瓣膜具有防止血液逆流的功能,所以在按压情况下逆流到脑静脉系统的血流得以受限。根据胸泵理论,由于右心室和肺动脉之间没有压力梯度,因此其作用仅为血流的被动通道。

四、复苏后期

复苏后期的病理生理特点类似于休克综合征,其特征表现为持续缺血诱发的代谢紊乱和再灌注启动的一系列级联代谢反应,两者都介导了细胞的继发性损伤。在初始缺血阶段存活下来的细胞可能由于随后的再灌注损伤而导致死亡。复苏后综合征(post-resuscitation syndrome)被定义为严重的全身系统性缺血后多器官功能障碍或衰竭。

心脏骤停复苏成功后,心脏功能明显受抑制,受抑制的心肌定义为"心肌顿抑(myocardial stunning)"。复苏后心功能不全的程度和可逆性,与诱发心脏骤停的前驱致病事件、心脏骤停期间的心脏节律、心脏骤停持续时间以及复苏期间应用肾上腺素能药物总剂量相关。复苏后内脏器官缺血所释放的心肌抑制因子,可使心功能不全进一步恶化。在相当多的患者中,既往和发病时进行性的局灶性心肌缺血(心绞痛或心肌梗死)可引起心脏其他部位的心肌功能不全。

(沈 晔 杨向红)

第三节 基础生命支持

基础生命支持技术(BLS)是指心脏停搏发生后就地进行的抢救,基本目的是在尽可能短的时间内进

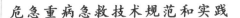

行有效的人工循环和人工呼吸,为心脑提供最低限度的血流灌注和氧供。BLS流程包括心脏骤停的识别与紧急反应系统的启动、早期 CPR、迅速使用自动体外除颤仪(automated external defibrillators,AED)除颤 3 个部分,具体流程图如图 1-2 所示。

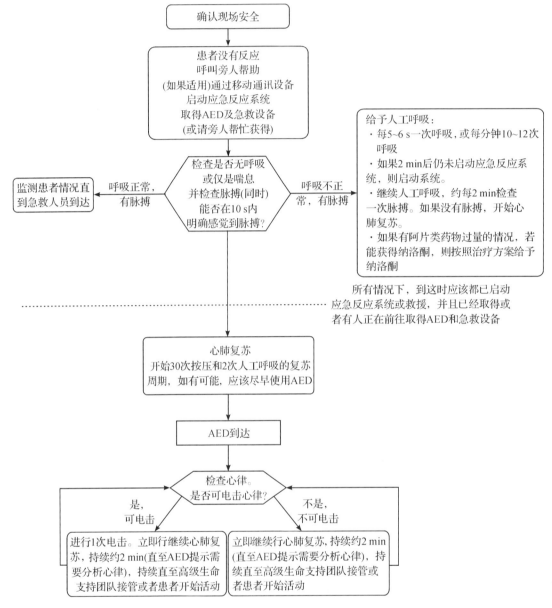

图 1-2　成人医务人员 BLS 流程

一、心脏骤停的识别与紧急反应系统的启动

心脏骤停的识别主要基于 3 个方面的判断:患者对刺激有无反应、有无自主呼吸或濒死喘息及有无心跳。

1. 判断有无反应

循环停止 10 s,大脑因缺氧而发生昏迷,故意识丧失是心脏停搏的首要表现。施救者要立即拍打患者的双肩及呼叫患者,以判断患者的反应,如果患者有反应,那么他/她就会回答、活动或呻吟;如果患者仍然无反应,则立即大声呼救,也可以通过移动通信设备(如手机)快速启动紧急反应系统。应强调的一点是,在任何救治之前,施救者必须首先确定周围环境安全,然后再检查反应。

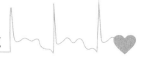

2.判断有无自主呼吸

由于对无反应患者很难准确判定呼吸的情况,同时偶尔喘息并不能达到足够的通气,因此2010版《AHA心肺复苏指南》取消了既往CPR程序中的"看、听和感觉呼吸"来判断有无自主呼吸,当发现患者无反应并且无呼吸或无正常呼吸(仅有喘息)时,施救者就要假设患者发生了心脏骤停。

3.判断有无心跳

徒手判断心跳停止的方法是触颈总动脉搏动,颈总动脉位于气管与颈部胸锁乳突肌之间的沟内。检查方法:一手食指和中指并拢,置于患者气管正中部位,男性可先触及喉结然后向一旁滑移2～3 cm,至胸锁乳突肌内侧缘凹陷处。为了尽可能地减少胸外按压的延迟,医务人员检查脉搏的时间要少于10 s,如果在该10 s内无法明确感觉到脉搏,就要开始予胸外按压。

二、早期CPR

CPR主要包括胸外按压、气道开放和人工呼吸3个部分,以往的CPR顺序为A—B—C,即先开放气道,再人工呼吸,最后胸外按压。鉴于循证医学的证据,2010版《AHA心肺复苏指南》将CPR的顺序改为C—A—B,即先胸外按压,再开放气道,最后人工呼吸。

1.胸外按压

胸外按压指的是在胸骨中下部进行的有力并有节奏的按压。这些按压通过增加胸膜腔内压及直接按压心脏产生血流,为心脑提供最低限度的血流灌注和氧供,所以高质量的胸外按压是复苏成功的关键。成人高质量CPR注意事项见表1-1。成人、儿童和婴儿高质量CPR的要点总结见表1-2。

(1)部位:胸骨下1/3交界处或双乳头与前正中线交界处。

(2)定位:用手指触到靠近施救者一侧的胸廓肋缘,手指向中线滑动到剑突部位,取剑突上两横指,将另一手手掌跟置于两横指上方,置胸骨正中,或直接将一只手掌跟置于双乳头与前正中线交界处的胸骨正中。然后叠加上另一只手,手指锁住,交叉抬起。

(3)按压方法:按压时上半身前倾,腕、肘、肩关节伸直,以髋关节为支点,垂直向下用力,借助上半身的重力进行按压。

(4)按压频率:以100～120次/分的速率进行胸外按压。研究表明,当按压速率>120次/分时,按压深度会由于剂量依存的原理而减少;当按压速率在100～119次/分时,按压深度不足的情况约占35%;而当按压速率提高到120～139次/分时,按压深度不足的情况占到50%;当按压速率>140次/分时,按压深度不足的情况占到70%。

(5)按压幅度:对普通成人实施胸部按压,按压深度至少5 cm,同时避免胸部按压深度大于6 cm。

(6)胸廓充分回弹:胸廓回弹是指在心肺复苏的减压阶段,胸骨回到其自然或中间位置。胸廓回弹能够产生相对胸廓内负压,促进静脉回流和心肺血流。在按压间隙倚靠在患者胸上会妨碍胸廓充分回弹,回弹不充分会增加胸廓内压力,减少静脉回流、冠状动脉灌注压力和心肌血流,影响复苏存活率。因此,施救者应避免在按压间隙倚靠在患者胸上,以便每次按压后使胸廓充分回弹。

(7)尽可能地减少胸外按压中断的次数和时间,使得胸外按压比例,即实施按压的时间在心肺复苏所用总时间中所占的比例,至少为60%。

(8)按压/通气比:对所有年龄段患者实施单人CPR及对成人实施双人CPR时,均按照30:2的按压/通气比。因小儿心脏骤停多系窒息所致,故专业急救人员对婴儿及青春期前儿童实施双人CPR时,可采用15:2的按压/通气比;而对新生儿实施CPR时,因其对氧合和通气的要求远远高于胸外按压,故保留3:1的按压/通气比。

(9)单纯胸外按压:研究表明,对于心脏病因导致的心脏骤停,单纯胸外按压的心肺复苏或同时进行胸外按压和人工呼吸的心肺复苏的存活率相近,因为心脏骤停最常见的原因是室颤,此时在心脏骤停后的最初几分钟血液里仍然含有足够的O_2。此外,许多的心脏骤停患者会表现喘息或者有临终喘气,可以

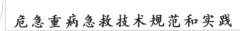

通过气体交换获得 O_2 并把 CO_2 排出。如果气道开放了,胸外按压舒张期的胸廓被动回弹也能提供一些 O_2 的交换,因此为增加旁观者 CPR 的实施,应鼓励非专业的施救人员进行单纯 CPR。但需强调的是,对于青少年的心脏骤停,人工呼吸是成功复苏的一个重要因素。另外,无论对于成人还是儿童,如果发生窒息性心脏骤停(如溺水、药物过量),以及心脏骤停已经较长时间,则应实施传统的 CPR。

表 1-1　成人高质量 CPR 的注意事项

施救者应该	施救者不应该
以 100～120 次/分的速率实施胸外按压	以<100 次/分或>120 次/分的速率按压
按压深度至少达到 2 inch(5 cm)	按压深度小于 2 inch(5 cm)或大于 2.4 inch(6 cm)
尽可能减少按压中的停顿	按压中断时间大于 10 s
给予患者足够的通气(30 次按压后 2 次人工呼吸,每次呼吸超过 1 s,每次须使胸部隆起)	给予过量通气(呼吸次数太多,或呼吸用力过度)

表 1-2　成人、儿童和婴儿高质量 CPR 要点总结

内容	成人和青少年	儿童(1 岁至青春期)	婴儿(不足 1 岁,除新生儿以外)
现场安全	确保现场对施救者和患者均是安全的		
识别心脏骤停	无呼吸或仅是喘息(即呼吸不正常) 不能在 10 s 内明确感觉到脉搏 (10 s 内可同时检查呼吸和脉搏)		
启动应急反应系统	如果您是独自一人且没有手机,则离开患者启动应急反应系统并取得 AED,然后开始实施心肺复苏或者请其他人去,自己则立即开始实施心肺复苏;在 AED 可用后尽快使用	有人目击的猝倒,对于成人和青少年,遵照左侧的步骤。无人目击的猝倒,给予 2 min 的心肺复苏,离开患者去启动应急反应系统,并获取 AED,回到该儿童身边并继续实施心肺复苏;在 AED 可用后尽快使用	
没有高级气道的按压/通气比	1 名或 2 名施救者:30∶2	1 名施救者:30∶2 2 名以上施救者:15∶2	
有高级气道的按压/通气比	以 100～120 次/分的速率持续按压,每 6 s 给予 1 次呼吸(每分钟 10 次呼吸)		
按压速率	100～120 次/分		
按压深度	至少 2 inch(5 cm)*	至少为胸部前后径的 1/3 大约 2 inch(5 cm)	至少为胸部前后径的 1/3 大约 1/2 inch(4 cm)
手的位置	将双手放在胸骨的下半部	将双手或一只手 (对于很小的儿童可用) 放在胸骨的下半部	1 名施救者:将 2 根手指放在婴儿胸部中央,乳线正下方。 2 名以上施救者:将双手拇指环绕放在婴儿胸部中央,乳线正下方
胸廓回弹	每次按压后使胸廓充分回弹,不可在每次按压后倚靠在患者胸上		
尽量减少中断	中断时间限制在 10 s 以内		

2. 开放气道

心脏骤停后昏迷的患者舌根、软腭及会厌等口咽软组织松弛后坠,必然导致上呼吸道梗阻,通常采用

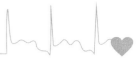

开放气道的手法,解除梗阻。对于没有头或颈创伤表现的患者,医务人员应该使用仰头抬颏法开放气道:施救者一手置于患者额头,轻轻使头部后仰;另一手置于其颏下,轻轻抬起使颈部前伸。对于怀疑存在颈椎损伤的患者,可采用托颌法:施救者的食指及其他手指置于下颌角后方,向上和向前用力托起,并利用拇指轻轻向前推动颏部使口张开。因为在实施 CPR 时保持气道开放及提供适当的通气是优先的,所以如果托颌法未能成功开放气道,应改用仰头抬颏法。

注意清除口腔、气道内分泌物或异物,有义齿者取下义齿。可先将患者头部侧向一边,一手固定舌前端使其勿向后倾,然后以另一手的食指或中指缠上纱布或手帕深入其口中,将异物取出。若异物梗在喉部无法取出,则在腹部剑突下、肚脐上用手向上、向下推挤数次,再用手将异物取出。

3.人工呼吸

实施 CPR 期间行人工呼吸的最主要的目的是要保证适当的氧合;其次,是要排出 CO_2。研究表明,在麻醉情况下,$8\sim10$ mL/kg 的潮气量可以维持足够的氧合及排出 CO_2。实施 CPR 期间,心输出量为正常的 $25\%\sim33\%$,肺摄取 O_2 及排出 CO_2 能力下降。因此,低分钟通气量(低于正常的潮气量及呼吸频率)就能维持有效的氧合及通气,成人实施 CPR 期间的潮气量为 $500\sim600$ mL($6\sim7$ mL/kg)、呼吸频率 $10\sim12$ 次/分就已足够。相反,如果过度通气,不仅会导致胃扩张、返流、误吸等并发症,而且会增加胸膜腔内压,减少静脉血回流到心脏,从而降低心输出量及存活率。

(1)口对口人工呼吸:施救者一手捏住患者鼻子,另一手推起患者颏部保持气道开放,并口对口密闭,给予 1 次超过 1 s 的人工呼吸,注意只需要正常吸气(不必深吸气),眼睛观察胸部运动,观察到胸部隆起即可,并同样再进行第二次人工呼吸。

(2)口对鼻通气:当患者口腔严重创伤、患者的口腔不能打开、口对口通气无法密闭或溺水者在水中施救等情况时,可采用口对鼻通气。

(3)应用气囊-面罩进行人工通气:院内实施 CPR 时,一般用气囊-面罩进行人工通气。单人进行气囊-面罩通气时,施救者通常采用 C-E 手法,即一只手用拇指和食指(呈 C 字母形)扣压面罩,中指及其他手指(呈 E 字母形)抬起下颌,另一只手捏气囊,单人操作技术要求颇高,且容易疲劳,故不推荐单人实施 CPR 时使用。双人操作则容易保障有效的气道开放和通气。具体双人操作如下:一名施救者开放气道并把面罩密闭脸部,另一人挤压成人($1\sim2$ L)的球囊以提供大约 600 mL 的潮气量,当气道开放得好、面罩与脸之间密闭时,要达到这个潮气量值,在用 1 L 容量的气囊时需要挤压大约 2/3,而用 2 L 球囊时挤压大约 1/3 即可。操作时两人都应该注意患者胸部的起伏情况。当有可能时,医务人员要加用 O_2(O_2 浓度>40%,氧流量至少要达 $10\sim12$ L/min)。

(4)人工呼吸的注意事项:

1)无论采取何种方式通气,均要求在通气之前开始行胸外按压。单人施救者应首先进行 30 次胸外按压,然后开放患者气道进行 2 次人工呼吸。

2)如果一个有自主循环(脉搏有力且易触及)的成人患者需要进行呼吸支持,则施救者通常按照每 $5\sim6$ s 给予 1 次呼吸,或者以 $10\sim12$ 次/分的呼吸频率进行人工通气,每次呼吸的时间都要超过 1 s 且都要能见到胸廓抬起。

3)只要患者没有建立高级气道,施救者实施 CPR 时就要执行 30∶2 的按压通气循环,施救者在按压时要暂停通气,每次通气时间要在 1 s 以上。当 2 人实施 CPR 时,在建立了高级气道(气管内插管、双腔通气管或喉面罩导气管(laryngeal mask airway,LMA)后,每 6 s 进行 1 次通气(即呼吸频率 10 次/分),通气时不需要停止胸外按压。

三、早期 AED 除颤

AED 是先进可靠的电脑化仪器,能自动分析复杂的体表心电图(electrocardiogram,ECG)信号的特征,包括频率、振幅、频率和振幅的结合,如斜率或波形,并能使用声音提示指引施救者对 VF 和 PVT 性

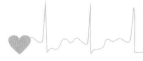

心脏骤停患者进行安全除颤。

一项大型前瞻性随机试验——公众使用除颤试验 PVT 里,目标公共场所的普通施救者进行 CPR＋AED 的方案,其院外发生 VF 性 CA 存活者数量是早期呼叫 EMS 和早期 CPR 方案的 2 倍。因此,2015AHA 的心肺复苏指南继续强调在很可能有目击者的院外心脏骤停发生率相对较高的公共场所(如机场、赌场、运动场等)实施公共场所除颤(PAD)方案。当可以立即取得 AED 时,对于有目击的成人心脏骤停,应尽快使用除颤器。若成人在没有目击的情况下发生心脏骤停,或不能立即取得 AED 时,应该在他人前往获取以及准备 AED 的时候开始行心肺复苏,而且视患者情况,应在设备可供使用后尽快尝试进行除颤。当现场有 2 位或以上施救者的时候,一位开始行 CPR,而其他人应启动急救反应系统和准备除颤器。

(李建钢　谢琛红)

第四节　高级生命支持

高级生命支持(ALS)是指通过运用辅助设备和特殊技术以维持更有效的血液循环和通气,尽最大努力恢复患者的自主循环与呼吸。主要内容是呼吸管理,建立给药通道,应用复苏药物、人工电除颤、电复律、起搏等。治疗心脏骤停时,高级生命支持干预措施建立在实施高质量心肺复苏的基础生命支持基础上,为了进一步提高恢复自主循环的可能性,《2015AHA 心肺复苏及心血管急救指南》建议,最好通过监护生理参数,如呼气末 CO_2(end-tidal CO_2,$ETCO_2$),指导心肺复苏,包括足够的 O_2 和早期除颤,同时由高级生命支持操作者评估并治疗可能的心脏骤停基本病因。

一、呼吸管理

对持续较长的室颤性心脏骤停和所有表现其他心律的患者,通气和胸外按压同等重要,所以在 ALS 阶段,开放气道和保障充分通气仍然是重要的任务。常用于开放气道的辅助器械分为基本气道设备和高级气道设备两种。

(1)基本气道设备:包括口咽通气道(oropharyngeal airways)和鼻咽通气道(nasopharyngeal airways)两种。口咽通气道可以防止舌头阻塞气道,有助于球囊-面罩通气时有充足的通气。鼻咽通气道对气道阻塞或有气道阻塞风险的患者特别是牙关紧闭妨碍放置口咽通气管时很有用。对非深度意识障碍的患者,鼻咽通气道比口咽通气道更容易耐受,但怀疑患者有颅底骨折或严重凝血障碍时,应首选经口咽通气道。

(2)高级气道设备:包括气管插管、食管气管联合导管(combitube)和喉罩(laryngeal mask)3 种。通常根据心脏停搏现场的条件,以及施救者的经验和能力选用不同的措施,一般常用经口气管插管途径,但是,困难气道或一些医务人员未经良好的气管插管训练,可以选用食管气管联合导管、喉罩操作来建立与气管插管效果相当的高级气道。研究表明,心脏骤停患喉罩操作简便,不影响治疗预后。

1.确认气管插管位置

确认气管插管位置在临床上非常重要,气管插管碰到一些困难气道时,会厌暴露不清楚,有可能气管插管会滑到食管里,所以插入气管后务必需要确认气管插管的位置。确认气管插管位置有如下几种方法:第一种方法是观察胸廓、胃部,通气后观察两侧的胸廓的起伏是否对称、胃泡的部位是否有起伏。第二种方法是听诊双肺上下肺的呼吸音是否一致、胃泡部有无气过水声。第三种方法是建议进行 CO_2 波形图定量分析,用检测仪确认并监测气管插管位置和心肺复苏质量。目前,建议在围停搏期为插管患者持续使用 CO_2 波形图进行定量分析。在为成人使用 CO_2 波形图进行定量分析方面,目前的应用包括确

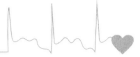

认气管插管位置以及根据 $ETCO_2$ 值监护心肺复苏质量和检测是否恢复自主循环的建议。持续 CO_2 波形图是确认和监测气管插管位置是否正确的最可靠方法。虽然可选择其他确认气管插管位置的方法,但其可靠性都无法与持续 CO_2 波形图相比。由于患者气管插管在转移过程中移位的风险日益增加,因此操作者应在通气时观察连续的 CO_2 波形,以确认和监测气管插管的位置。由于血液必须通过肺部循环,CO_2 才能被呼出并对其进行测量,因此 CO_2 图也可以用作胸外按压有效性的生理指标并用于检测是否恢复自主循环。无效胸外按压(可由患者特殊情况或施救者操作造成)的 $ETCO_2$ 较低。心输出量降低或已恢复自主循环但再次心脏骤停患者的 $ETCO_2$ 也会降低。与此相对应,恢复自主循环可能导致 $ETCO_2$ 突然增加,详见图 1-3。

2. 气管插管后气道管理

插入和确认气管插管的正确位置后,抢救人员应该在门牙处标记记录管子的深度并予以固定保护。患者抬头和低头时或从一个位置搬移到另一个位置时,气管导管很可能移位,推荐用 CO_2 波形图持续监测气管导管的位置,如可能,也可以通过拍摄 X 胸片来确认气管导管的末端在隆突上方的正确位置。

3. 高级气道建立后的通气

因为心脏骤停期间心排血量比正常时低,所以通气的需求也降低。高级气道建立后,通气者应每 6 s 给予一次通气(10 次/分),以避免过度通气,同时也不需暂停胸外按压。

4. 高级气道建立的注意事项

(1)复苏早期,胸外按压的作用比建立气道通气更重要,建立高级气道通气会导致胸外按压的中断。应衡量对按压及气管插管的需求程度。CPR 早期及 VF 相关性的心跳骤停除颤期间,需延迟建立高级气道。

(2)在复苏的前几分钟,气管插管可以稍缓。这时候可以用球囊面罩保持通气,研究证明其早期效果与气管插管相当。缺点是,在人员转运中不方便,长时间效果差,可能造成胃胀气。目前,没有确定性的临床证据可证明早期插管或药物治疗可改善 CA 患者神经功能和提高其出院存活率。根据病情变化,必要时可以延迟插管。

(3)为了减少难以察觉的气管导管移位,插管后和转运中搬动患者时,应重新确认插管位置。

二、复苏药物及给药途径

建立复苏药物给药途径及应用复苏药物也属于高级生命支持的重要部分,但应强调的是心脏骤停期间,高质量 CPR 和快速除颤最为重要,用药其次。给确定的室颤或无脉室速开始 CPR 和除颤后,抢救人员可以建立给药途径,但这应在不中断胸外按压时执行。目前,药物的使用和时间已被简化。

(一)复苏药物给药途径

1. 给药途径分类

(1)静脉内给药:是最常用的给药途径,包括中心静脉和外周静脉。

(2)骨髓腔内给药:也是较好的给药途径,多用于儿童。

(3)经气管内给药:不作为首选,如果不能建立静脉或骨通道,某些药物(如肾上腺素、利多卡因)可选择经气管内给药。

2. 建立静脉通道

静脉通道分为两种:一是周围静脉通道,优点是方便,不需中断心脏按压,并发症少。缺点是药物峰值低,循环时间较长。应采用"弹丸式"推注。最常用的外周静脉是肘正中静脉。二是中央静脉通道,优点是药物作用起效快,可作血流动力学监测。缺点是技术及时间要求高。只有在周围静脉通道无法建立,又有充足的时间时,才行中心静脉穿刺。

3. 用药途径选择

以静脉或骨髓内途径(IV/IO)给药作为首选。但要注意,静脉通道的建立在早期不是非常必要的,首先着眼于 CPR 和电除颤非常关键,只有在良好的 CPR 和电除颤的基础上再考虑建立静脉通道,然后给复苏药物。另外,强调为心室颤动/无脉性室性心动过速实施高质量的心肺复苏和早期除颤。虽然仍然建议采取血管通路、给药以及高级气道置入等措施,但这些操作不应导致胸外按压明显中断,也不应延误电击。给药一般先给肾上腺素 1 mg,然后再给 20 mL 的生理盐水静脉推注有利于药物从外周运送到中心循环。静脉作为首选给药途径,但当静脉通道未准备好时,经骨髓腔给药也是合理的。

(二)常用的复苏药物

1. 肾上腺素

(1)作用机制:具有 α-肾上腺素能受体激动剂的特性,心肺复苏时可增加心肌和脑的供血,对复苏有利;其 β-肾上腺素能样作用是否有利于复苏仍有争议,因其可能增加心肌氧耗和减少心内膜下心肌灌注。

(2)适应证:可用于 VF/PVT 以及心脏停搏和假性电机械分离(pseudo-electromechanical dissociation,PEA)。

(3)用药方法:多采用标准剂量肾上腺素,即每 3～5 min 静注或骨髓腔内注射 1 mg。在心脏骤停后 1～3 min 给予肾上腺素,能够获得更好的 ROSC、出院存活率和神经功能完好存活率。

2. 血管加压素

(1)作用机制:血管加压素是一种强力的非肾上腺素性血管收缩剂,直接兴奋平滑肌 V_1 受体和/或增强血管对内源性儿茶酚胺的敏感性,使内脏、冠脉、肌肉及皮肤的血管收缩。

(2)适应证:可用于 VF/PVT 以及心脏停搏和 PEA,并可替代第一或第二剂肾上腺素。

(3)用药方法:40 U 通过静脉或骨髓腔途径给药。但 2015 版《AHA 心肺复苏及心血管急救指南》中认为,联合使用加压素和肾上腺素替代标准剂量的肾上腺素治疗心脏骤停时没有优势,为了简单起见,已从成人心脏骤停流程中去除加压素。

3. 阿托品

不建议在治疗无脉性心电活动/心搏停止时常规性地使用阿托品,并已将其从高级生命支持的心脏骤停流程中去掉。目前,高级生命支持和儿科高级生命支持(pediatric advance life support,PALS)中的建议和流程对无脉性心电活动心搏停止的治疗保持一致。有脉搏心动过速的流程已简化。建议使用腺苷,因为它在未分化的稳定型、规则的、单型性、宽 QRS 波群心动过速的早期处理中,对于治疗和诊断都有帮助(这在高级生命支持和儿科高级生命支持建议中也是一致的)。必须注意,腺苷不得用于非规则宽 QRS 波群心动过速,因为它会导致心律变成室颤。为成人治疗有症状的不稳定型心动过缓时,建议输注增强心律药物以作为起搏的一种替代治疗方式。

4. 胺碘酮

(1)作用机制:作用于心肌细胞膜的抗心律失常药,通过对钠、钾和钙等离子通道的影响发挥作用。

(2)适应证:当 CPR、2～3 次除颤以及给予肾上腺素或血管加压素后,若 VF/PVT 仍持续,可考虑给予抗心律失常药物,如胺碘酮。

(3)用药方法:首剂 300 mg,用 5%葡萄糖液稀静或骨髓腔内注射,随后可追加 150 mg/次。

5. 利多卡因

(1)适应证:利多卡因在心脏骤停时可作为胺碘酮的替代药物,用于 VF/PVT。

(2)用药方法:心脏骤停患者,起始剂量为静注 1.0～1.5 mg/kg,如 VF/PVT 仍持续存在,可每隔 5～10 min 追加 0.5～0.75 mg/kg,第一小时的总剂量不超过 3 mg/kg。

6. 镁剂

(1)适应证:如心律为尖端扭转性室速,可应用镁剂。

(2)用药方法:1～2 g 镁加入 10 mL 5%GS 液中,5～20 min 内静脉或骨髓腔内注射;如果尖端扭转性室速患者脉搏存在,可将 1～2 g 镁加入 50～100 mL 5%GS 液中,5～60 min 内缓慢静脉滴注。

7. 碳酸氢钠

(1)适应证:非一线药物,原有代谢性酸中毒、高钾血症、抗抑郁药过量,可在胸外按压、除颤、建立

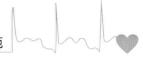

人工气道、辅助呼吸、血管收缩剂治疗无效,抢救 10 min 后,才考虑应用碳酸氢钠。

（2）用药方法：1 mmol/kg 起始量,根据血气分析结果调整碳酸氢钠的用量。

三、人工电除颤、起搏

（一）人工电除颤

早期电除颤是心脏骤停抢救成功的关键一环,因为目击下心脏停搏最常见的初始心律是室颤,而电除颤是治疗室颤的最有效手段。除颤成功的可能性会随着时间的推移而迅速降低（从患者倒地至首次电击的时间每延迟 1 min,死亡率增加 7％～10％）,而且若不能及时终止室颤,有可能在数分钟内转变为心室停顿等更加难治的心律失常,所以对于 VF/VT,需要早期尽快除颤。一旦证实为 VF,早期 CPR 和快速除颤能提高出院存活率。

电除颤是终止室颤和无脉室速的最有效手段。根据除颤波形的不同,现代除颤仪分为单相波和双相波两种类型。虽然单相波形除颤仪先应用于临床,但现在几乎所有的 AEDs 和人工除颤仪都使用双向波除颤。不同的装置具有不同的能量级。

1.非同步直流电除颤特性

对一个室颤患者来说,能否成功地被除颤并存活,决定于从室颤发生到首次电除颤治疗的时间。同时还要注意标准除颤器的使用,选择适当的能量,以能产生足够穿过心肌的电流而达到除颤的效果,且要尽量减少电流对心肌的损伤。成人的体型与除颤所需能量间无明确关系,但与经胸壁电阻抗的大小有一定的关系。

2.除颤时间与抢救成功率

除颤时间与抢救成功率息息相关,除颤每延迟 1 min,死亡率增加 7％～10％。

3.除颤器电流要求与波形分类

除颤器包括单相波和双相波两种除颤波形,单相波主要为单向电流；双相波是指依次有两个电流脉冲,方向相反。

4.除颤能量选择

单相波初始及后续电击均采用 360 J,用截断指数双相波首次电击时,可选择 150～200 J；采用直线双相波第一次除颤时,选择 120 J,其后选用相同剂量或更大剂量。当不了解使用设备的有效剂量范围时,可使用设备的最大电能。

5.电极位置

电极放置的标准部位,是一个电极置于胸骨右缘锁骨下方,另一个电极置于左乳头的外侧,电极的中心在腋中线上。其他电极放置方法是将心尖电极放于心前区左侧,另一个电极（胸骨电极）放在心脏后面、左肩胛下角区；或两个电极分别放在胸部侧壁。必须注意,电极应该很好地分隔开,其间的导电胶等物质不能在胸壁上流出而接触。

6.除颤三部曲

除颤首先需明确适应证是否是室颤或无脉性室速,然后选择合适的能量,涂上导电糊,放在标准的位置上或者其他位置后说："我准备好了。"随后,问周围的人："大家都准备好了吗？"然后,再强调一下："我开始除颤了。"也就是说,除颤时一定要注意安全,包括除颤者的安全、周围人的安全和患者的安全。另外,需注意,除颤时电板一定要紧压在胸壁上,同时放电,以免造成胸壁灼伤。

7.电击次数

对所有 VF/无脉 VT 电除颤时,均采用单次电击策略。单次电除颤后立即恢复 CPR。完成 5 个 30：2同期的 CPR 后,再检查心律,决定是否再一次除颤。

（二）起　搏

起搏是通过起搏器释放特定频率的脉冲电流,刺激心肌引起心脏活动,主要用于心动过缓伴血流动力学不稳定的患者。心脏停搏目前不再推荐起搏治疗。

四、鉴别心脏骤停的原因

明确诊断和治疗基础病因的重要性是处理所有心脏骤停必不可少的。心脏骤停处理期间,抢救者应考虑 6H 的和 5T,以识别和治疗可能导致心脏骤停或可能使复苏复杂化的因素。6H 包括低血容量、低氧、高碳酸血症及代谢性酸中毒、高钾血症和低钾血症、低体温。5T 包括药物过量、心包填塞、张力性气胸、急性冠脉综合征或肺动脉栓塞和创伤。根据病因采取措施,比如,张力性气胸和心包填塞应立即穿刺,急性的冠脉综合征(心肌梗死),则给他们 PCI 建立血流或者给肺栓塞的患者溶栓,或者进行胸廓手术把栓子给取出来。

五、环形成人高级生命支持流程及 ALS 心脏骤停处理流程

传统高级生命支持心脏骤停流程经过简化和综合,以强调高质量心肺复苏(包括以足够的速率和幅度进行按压,保证每次按压后胸廓回弹,尽可能地减少按压中断并避免过度通气)的重要性,并强调应在心肺复苏的非中断期间组织高级生命支持操作。具体如图 1-3 和图 1-4 所示。

六、终止复苏指标

终止复苏指标,一般在以下两种情况下实施:第一种情况就是复苏成功,转入复苏后的生命支持、脑复苏、脏器支持阶段。第二种情况就是复苏失败,失败标准有二,一是心脏死亡:经 30 min 基本生命支持(BLS)和高级生命支持(ALS)抢救,心脏毫无电活动,可考虑停止复苏术。临床上判断往往以 30 min 为一个时间的界线,但实际上这 30 min 并未得到很多人的认可,有人认为 30 min 太长,有人认为 30 min 太短,在这方面还有争议。30 min 是目前比较常规的抢救时间。二是脑死亡:目前,我国尚无明确的"脑死亡"诊断标准,故须慎重执行,避免不必要的医疗纠纷。即使脑死亡明确,但能否放弃抢救,在我国出于伦理学方面的原因,也应征求患者家属的意见方可执行,所以我国目前采用心脏死亡作为终止复苏的指标。

CO_2 图波形 　　　　　　　　　　　　　　　　　　　　注:1 mmHg=0.133 kPa

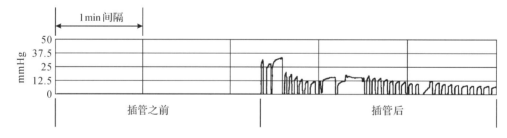

（a）确认气管插管位置

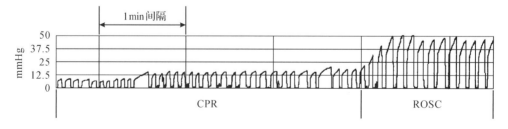

（b）监测复苏操作

图 1-3　成人医务人员 BLS 流程

如图 1-3(a)所示，CO_2 图用于确认气管插管位置。该 CO_2 描记功能在插管期间，在竖轴上显示不同时间呼出的 CO_2（$PETCO_2$）分压，单位是 mmHg。患者插管后，就会检测 CO_2 呼出，用于确认气管插管的位置。呼吸期间的 $PETCO_2$ 会不断变化，并在呼气末达到最高值。

如图 1-3(b)所示，CO_2 图用于监测复苏操作的有效性。第二条 CO_2 图迹线在竖轴上显示不同时间的 $PETCO_2$，单位是 mmHg。该患者已插管，正在对其透显示。第一分钟内的初始 $PETCO_2$ 低于 12.5 mmHg，指示血流非常小；在第二分钟和第三分钟，$PETCO_2$ 上升到 12.5～25 mmHg，这与后续复苏过程中的血流增加情况一致；第四分钟会恢复自主循环（POSC），POSC 可通过 $PETCO_2$（仅在第四条竖线后可见）突然上升到 40 mmHg 以上确定，这与血流的显著增加一致。

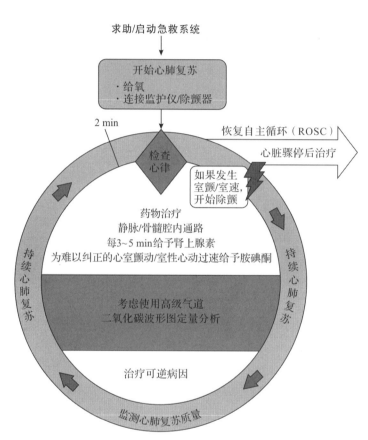

图 1-4　环形成人 ALS 流程

（一）心肺复苏质量

（1）用力（5～6 cm）快速（100～120 次/分）按压并等待胸壁回弹。

（2）尽可能减少按压的中断。

（3）避免过度通气。

（4）每 2 min 交换一次按压职责。

（5）如果没有高级气道，应采用 30：2 的按压/通气比。

（6）CO_2 波形图定量分析：如果 $PETCO_2 < 10$ mmHg，尝试提高心肺复苏质量。

（7）有创动脉压力：如果舒张压 <20 mmHg，尝试提高心肺复苏的质量。

（二）恢复自主循环（ROSC）

（1）脉搏和血压。

（2）$PETCO_2$ 突然持续增加（通常 ≥40 mmHg）。

（3）自主动脉压随监测的有创动脉波动。

（三）电击能量

（1）双相波：建议值（120～200 J）；如果该值未知，使用可选的最大值。第二次及后续的剂量应相当，而且可考虑提高剂量。

（2）单相波：360 J。

（四）药物治疗

（1）肾上腺素静脉/骨髓腔内注射剂量：每 3～5 min 1 mg。

（2）胺碘酮静脉/骨髓腔内剂量：首剂量，300 mg 推注；第二次剂量，150 mg 推注。

（五）高级气道

（1）声门高级气道或气管插管。

（2）用于确认和监测气管插管位置的 CO_2 波形图。

（3）10 次/分人工呼吸，伴以持续的胸外按压。

（六）可逆病因

—低血容量	—张力性气胸
—缺氧	—心脏压塞
—酸中毒	—毒素
—低钾血症/高钾血症	—肺动脉血栓形成

—低温治疗 　　　　　　　—冠状动脉血栓形成

—低血糖 　　　　　　　　—创伤

ALS 心脏骤停处理流程如图 1-5 所示。

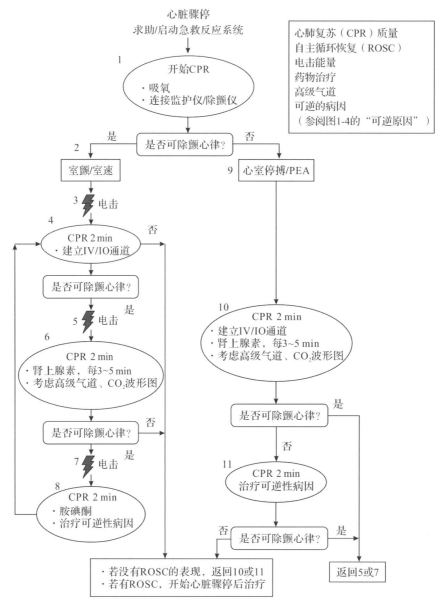

图 1-5　ALS 心脏骤停处理流程

（王金柱　杨向红）

第五节　心肺复苏后的脏器功能支持

心脏骤停是公共卫生和临床医学领域中最危急的情况之一。随着 CPR 技术的进步及普及，许多心脏骤停的患者能够恢复自主呼吸和循环功能，而继发的脏器功能，尤其是脑功能的恢复却成为影响预后的关键。

早在 1948 年，Opitz 就首先提出"manifestationszeit（多种临床表现期）"这一概念。20 世纪 70 年代

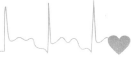

前期,Negovsky 医生发现行 CPR 后患者缺血/再灌注可导致一系列改变,称为"复苏后疾病"。后来,Negovsky 又提出自主循环恢复的心脏骤停患者复苏后有更复杂的病理生理改变。大规模、多中心心脏骤停治疗研究显示,尽管 CPR 的理论、技术及器械上有了明显的进步,但心脏骤停患者总体预后并无明显改善,因此人们意识到对心脏骤停的研究不能只局限于疾病本身或只注意提高自主循环恢复的成功率,更要关注心脏骤停后不良后果的诊治,也就是心脏骤停后综合征(post-cardiac arrest syndrome,PCAS),包括脑损伤、心肌功能障碍、系统性缺血/再灌注反应以及持续性多系统多器官的病理改变,包括严重感染(脓毒症)、全身炎性反应综合征(systemic inflammatory response syndrome,SIRS)、出血、血栓性疾病如急性冠脉综合征(acute coronary syndrome,ACS)、肺部疾患[肺栓塞、肺水肿、呼吸衰竭、急性呼吸窘迫综合征(acute respiratory distress syndrome,ARDS)],以及多器官功能衰竭。

一、PCAS 的流行病学

心脏骤停流行病学主要依靠乌斯坦因(Utstein)共识指南,如自主循环恢复、住院、出院及以后各终点的百分率。院内死亡率因地区、救治机构不同呈现很大差别。一项包括 >36 000 例院内心脏骤停患者的研究显示,自主循环恢复的成人,院内死亡率为 67%。

除 PCAS 的死亡率外,还包括存活者的神经系统功能状态。根据 Utstein 指南脑功能分类(cerebral performance category,CPC),研究显示自主循环恢复后存活至出院的成人中 68% 预后良好,儿童中 58% 预后良好,即脑功能可归为 CPC1(脑功能良好)或 CPC2(脑功能中度残疾)。

PCAS 可依据时间分为 4 个时期:①心脏骤停后即刻期,一般为自主循环恢复后最初 20 min。②心脏骤停后早期,界定为自主循环恢复后 20 min 到 6~12 h,此期间进行干预治疗最有效。③中间期,为自主循环恢复后 6~12 h 至 72 h,此期损伤仍活跃,积极治疗仍然有效。④恢复期,界定为 3 d,此期预测预后较为可靠。

二、PCAS 的病理生理学

心脏骤停患者恢复自主循环后死亡率仍非常高,主要是因多个脏器发生独特的病理生理改变,缺血缺氧导致最初的各脏器损伤,其后的再灌注又带来新的损伤。另外,心脏骤停后的特征性改变又加重了引起心脏骤停的疾病或损伤。

PCAS 主要可分为 4 个重要组成部分:

(1)循环障碍。心肌功能异常、血容量不足及(或)血管调节异常均可导致血流动力学不稳定。心脏骤停后心肌功能障碍可在自主循环恢复后即刻通过心脏超声监测。研究显示,自主循环恢复后 30 min,射血分数(EF)从 55% 下降至 20%,左室舒张末压力(left ventricular end diastolic pressure,LVEDP)从 8 mmHg 增加至 10~22 mmHg。另外一项研究也提示,49% 的患者存在心肌功能障碍,表现为心动过速及 LVEDP 升高,出现低血压及低心排。但这种心肌功能障碍往往是可逆的,一般 8 h 达最低点,72 h 恢复正常。心脏骤停 EF 值低的患者,经数周至数月也可逐渐恢复。

(2)脑损伤。脑损伤是心脏骤停患者致死及致残的常见原因。研究显示,院内心脏骤停患者恢复自主循环至进入 ICU 的院内死亡率为 69%,其中因脑损伤致死的为 23%。脑损伤的机制非常复杂,主要包括兴奋性毒性作用、氧自由基产生、钙平衡失调、病理性蛋白酶瀑布样反应及细胞凋亡等。

持续时间较长的心脏骤停,脑灌注压虽可维持,但由于脑血管内微血栓形成导致微血管阻塞引起无复流现象,另低血压、低氧血症、脑血管自身调节异常等均可影响脑组织灌注,导致继发性损伤。心脏骤停者复苏后的最初 1~2 d,脑血管阻力增加,脑灌注减少,氧耗降低,葡萄糖消耗减少。在自主循环恢复后发热、痫性发作、高血糖、过度通气等均可导致脑损伤的进一步加重,有研究表明,体温 >39 ℃ 的患者,其脑损伤风险明显增加。

临床上脑损伤表现多样化,包括意识障碍、痫性发作、肌阵挛、认知障碍以及脑死亡等,这些不良神经

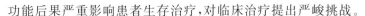

功能后果严重影响患者生存治疗,对临床治疗提出严峻挑战。

(3)缺血/再灌注反应。心脏骤停也可以理解为一种最严重的休克状态,其间氧气及代谢底物输送中断,代谢产物不能排出。CPR 仅能部分改善上述病理状态,心输出量及氧输送较正常明显下降,因此氧摄取代偿性增加,导致中心静脉血氧饱和度降低,氧债的累积导致内皮系统激活和全身炎症反应。

氧债可引起免疫及凝血系统激活,从而导致多脏器功能障碍及感染风险增加。心脏骤停后,可检测到血液中多种细胞因子、可溶性受体及内毒素浓度增高,其变化程度与预后相关。在行 CPR 期间,可溶性细胞间粘附分子-1、可溶性血管细胞黏附分子-1、P-选择素和 E-选择素均增加,提示白细胞激活或内皮损伤。另外,内毒素耐受对严重的致炎性变化具有保护作用,但可导致免疫抑制,增加继发感染的风险。

凝血激活而无相应的内源性纤溶作用激活可导致微循环灌注障碍。行 CPR 的患者凝血/抗凝血及纤溶/抗纤溶系统均激活,抗凝血因子如抗凝酶、蛋白 S、蛋白 C 减少,在复苏后即有内源性蛋白 C 的短暂增加,血管内纤维蛋白形成及微血栓形成可发生于全身微循环系统。

缺血/再灌注可影响肾上腺功能,部分复苏后患者可出现皮质醇水平增高,但常有相对性的肾上腺功能不全。在心脏骤停后 6～36 h 检测皮质醇水平,可发现在顽固性休克患者中皮质醇水平是降低的。

缺血/再灌注反应的临床表现有血管调节功能受损、氧输送及氧利用障碍、易继发感染等,绝大多数患者的这些变化是可逆的。

(4)持续性病理改变。心脏骤停后可出现急性冠脉综合征(ACS)、肺出血、急性呼吸窘迫综合征(ARDS)、脓毒症等。心脏骤停患者经复苏后发现 ACS 发病率较高。研究发现,院外心脏骤停成人患者中急性心肌梗死发生率为 50% 左右,另对 84 例无明显心脏疾病心脏骤停患者行冠脉造影检查发现,40例存在急性冠脉阻塞。

肺部疾病如慢性阻塞性肺疾病(chronic obstructive pulmonary disorder,COPD)、哮喘、肺炎及肺栓塞等也可引起呼吸衰竭和心脏骤停,这些患者在自主循环恢复后肺功能仍存在严重障碍。心脏骤停后血液在肺血管重新分布可导致肺水肿或肺泡-动脉氧分压差明显增加。

三、PCAS 的治疗

心脏骤停复苏期间进行各种监测是取得良好复苏效果的保证(见表 1-3)。

表 1-3　心脏骤停后监测措施

类　别	措　施
呼吸监测	(1)指脉氧监测:$SpO_2 > 93\%$,PaO_2 80～100 mmHg,尽量减小 FiO_2 (2)CO_2 波形图监测:确保气管插管在位,$PaCO_2$ 35～45 mmHg (3)胸片检查:有无引起心脏骤停的病因及保证人工气道在位
血流动力学监测	(1)外周血压监测 (2)有创动脉压监测 维持灌注压,使 SBP≥90 mmHg 或 MAP≥65 mmHg,根据基础血压调整目标血压
心血管监测	(1)12 导联 ECG,明确有无 ST 段抬高型心肌梗死及 QT 间期失常 (2)连续 ECG 监测,明确有无心律失常及其类型 (3)心肌损伤标志物及 BNP 等监测 (4)冠脉造影及 PCI(必要时)
神经系统监测	(1)神经系统查体:GCS 评分、瞳孔、角膜反射等 (2)影像学检查:CT 或 MRI (3)ECG/大脑诱发电位
其他监测	(1)肝肾功能 (2)血糖及电解质 (3)血常规及炎症指标等

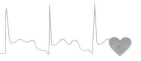

PCAS 的治疗涉及多个学科,需要多脏器功能支持,如呼吸支持、循环支持及脑复苏等。研究表明,在自主循环恢复后进行全身性心脏骤停后救治可提高患者的存活率及生活质量,降低因血流动力学不稳定导致的早期死亡及因脑损伤和多脏器功能障碍导致的晚期致残和死亡。

(一)呼吸功能

心脏骤停后呼吸功能障碍十分常见,原因有感染、炎症等所致的肺不张,心脏骤停后或 CPR 时误吸,心源性肺水肿等,同时患者常出现通气/血流比例失调,导致低氧血症。对于气管插管患者,应动态监测血气及胸片等,确定插管位置是否合适,有无渗出及肺水肿,以及有无心肺复苏并发症,如肋骨骨折、气胸等。

心肺复苏后患者采用机械通气,可降低氧耗,保证机体的氧供。但过多的氧供有可能加重机体氧自由基的产生,使线粒体损伤,因此对吸入氧浓度应及时调整,达到动脉血氧饱和度所需的最低水平,即可以避免氧中毒。另外,心脏骤停患者常发生过度通气,可增加胸膜腔内压、降低心输出量,导致的低碳酸血症可引起脑血管收缩,加重脑组织缺血缺氧,因此需维持合适的 CO_2 分压。

(二)循环功能

大多数心脏骤停所致的死亡,是最初 24 h 期间血流动力学衰竭的结果。心肌功能异常、血容量不足及(或)血管调节异常均可导致血流动力学不稳定。ACS 是引起心脏骤停的常见病因,若在自主循环恢复后 12 导联心电图示 ST 段抬高及心肌损伤标志物升高,则很有可能是 ACS 导致心脏骤停,对这类患者如有指征应早期进行介入治疗以重建冠脉血流。其他原因导致的心脏骤停患者心肺复苏后心功能异常也很常见,但通常是可逆的,治疗效果较好,一般心排指数在循环恢复 8 h 最低,72 h 后逐渐恢复正常。早期行心脏超声检查,可能对心功能的评估及指导治疗有帮助,治疗上可应用正性肌力药物。肺动脉漂浮导管、PICCO 等血流动力学监测也有助于判断心排指数及全身血管阻力,可指导正性肌力药物及血管活性药物的应用。对于积极液体复苏及联合正性肌力药物及(或)血管活性药物仍不能保证灌注时,可考虑使用主动脉内球囊反搏等机械辅助技术。

心脏骤停患者由于脑及肾脏血管自主调节功能受损,需足够的灌注压方能保证组织血流,但过高的动脉压又会增加心脏后负荷,因此,在心脏骤停后救治中,应避免和立即矫正低血压,保证收缩压 ≥90 mmHg,或平均动脉压 ≥65 mmHg,但最佳平均动脉压目标尚未能确定,须结合患者基础血压、心脏骤停原因、心肌功能异常严重程度及颅内压等情况具体分析。

三、脑功能

心脏骤停后脑损伤是致残及致死的常见原因,癫痫、血糖异常、低氧等继发性脑损伤因素的控制,将直接影响患者预后。

1. 控制癫痫

5%~15%患者自主循环恢复后会发生癫痫及肌阵挛。癫痫可导致脑代谢增加,一旦发生,应立即采用有效的措施中止痫性发作,可应用苯二氮䓬类、苯妥英钠、丙戊酸钠、异丙酚或巴比妥盐;氯硝西泮治疗肌阵挛效果较好,也可使用丙戊酸钠。

2. 血糖控制

在心脏骤停患者中高血糖很常见,应积极控制血糖在 8~10 mmol/L,同时避免低血糖发生。

3. 目标温度管理

研究显示,亚低温治疗可改善心脏骤停后昏迷患者预后。亚低温治疗的机制十分复杂,包括减少兴奋性神经递质、炎性细胞因子、自由基,抑制神经细胞凋亡,促进神经保护性生长因子,降低脑代谢等。

2010 年美国心脏协会(American Heart Association,AHA)的 CPR 指南将治疗性低温作为 PCAS 救治的一种高级别证据的推荐措施建议,对院外由室颤导致的心脏骤停成年患者在自主循环恢复后仍有昏迷者,应将体温降至 32~34 ℃;对不论初始心律为何种类型的院内心脏骤停或院外初始心律为无脉性

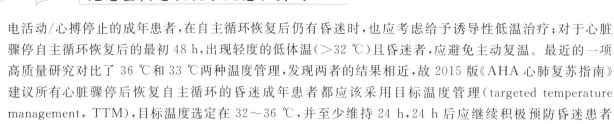

电活动/心搏停止的成年患者,在自主循环恢复后仍有昏迷时,也应考虑给予诱导性低温治疗;对于心脏骤停自主循环恢复后的最初 48 h,出现轻度的低体温(>32 ℃)且昏迷者,应避免主动复温。最近的一项高质量研究对比了 36 ℃ 和 33 ℃ 两种温度管理,发现两者的结果相近,故 2015 版《AHA 心肺复苏指南》建议所有心脏骤停后恢复自主循环的昏迷成年患者都应该采用目标温度管理(targeted temperature management,TTM),目标温度选定在 32～36 ℃,并至少维持 24 h,24 h 后应继续积极预防昏迷患者发热。

降温措施可采用冰毯、冰帽及输注冷液体、血管内降温导管等,降温时可使用镇静剂、神经肌肉阻滞剂等预防寒战,在亚低温治疗时需监测凝血功能、电解质及血糖等。最佳的复温速度尚不明确,一般以 0.25～0.5 ℃/h 为宜。30 mL/kg 快速静脉输注冰冻液体是安全可行的,可以快速诱导核心温度下降 1.5 ℃,也可使用鼻咽部喷射制冷诱导低温技术,同样推荐使用冰毯。推荐静脉输注冰冻液体必须与其他维持亚低温技术联合使用。不建议把入院前在患者恢复自主循环后对其快速输注冷静脉注射液作为常规做法。在 TTM 后积极预防昏迷患者发热是合理的。

亚低温治疗的不良反应包括出血、感染、内环境紊乱等。感染以肺炎多见,可经血流或导管引起,常由革兰阴性菌及金黄色葡萄球菌引起。内环境紊乱包括血糖升高、血糖变异度增加,另可发生低钾血症、低镁血症及低磷酸盐血症。

4. 其他

全身炎症反应、感染的预防及控制、肝肾功能的监测与治疗亦非常重要。

心脏骤停后预后评估:对于没有接受 TTM 的患者应该在心脏骤停后 72 h 进行评估,若怀疑有镇静残留效果或瘫痪干扰临床检查时可适当延长评估时间;对于接受 TTM 的患者,当镇静和瘫痪可能干扰临床检查时,应该回到正常体温 72 h 后再预测结果。以下因素有助于临床判断心脏骤停后不良神经系统预后:

(1)心脏骤停后 72 h 或以上无瞳孔对光反射。

(2)心脏骤停后最初 72 h 内出现肌阵挛状态(不同于单独的肌肉抽动)。

(3)心脏骤停或恢复体温 24～72 h 后,无 N20 体感觉诱发电位皮质波。

(4)心脏骤停 2 h 后,脑部 CT 显示灰质/白质比显著减少。

(5)心脏骤停后 2～6 d,脑部 MRI 出现广泛的弥散加权受限。

(6)心脏骤停后 72 h,EEG 对外部刺激持续无反应。

(7)恢复体温后,EEG 持续暴发抑制或难治性癫痫持续状态、无机体活动、伸展姿势或肌阵挛不能单独用来判断预后。

(8)休克、温度、代谢紊乱、之前用过的镇静剂或神经肌肉阻滞剂及其他的临床因素也需要认真考虑,因为这些因素可能会影响某些测试的结果或相应的解读。

总之,心搏骤停后的短期目标就是要最优化全身灌注,恢复代谢稳定,以及支持脏器系统功能以提高未受损神经的存活率。心脏骤停后各种问题的综合治疗需要多学科协同,包括重症医学、心脏学、神经学等。因此,把患者转到重症医学科,按照预期的计划管理,监护及治疗各种问题是很重要的,临床医生对其病理生理改变的认识及各脏器功能的维护至关重要,呼吸循环及脑复苏等集束化治疗可能改善患者预后。

(吴爱萍　杨向红)

第六节　特殊情况下心肺复苏

临床上多种疾病均可引起心脏骤停,不同疾病的病理生理改变不同,因此在治疗时亦有差别。2010 版《AHA 心肺复苏指南》中也列出了 15 种特殊情况下心脏骤停的处理。

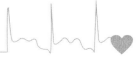

一、哮喘引起的心脏骤停

支气管哮喘(简称哮喘)是当今世界严重影响健康及生活质量的常见疾病之一,全球至少有 1 亿患者,在美国每年有超过 200 万人因哮喘急诊入院,美国每年有 5 000～6 000 人死于哮喘。

重症哮喘是临床常见急危重症之一,严重的哮喘并发症包括张力性气胸、肺叶膨胀不全、肺炎、肺水肿,均可危及生命。严重的哮喘通常会出现 CO_2 潴留、代谢性酸中毒及静脉回流减少引起的低血压。哮鸣是常见的症状,但哮鸣的严重性与气道阻塞程度不相关,"沉默肺"可能意味着严重的气道阻塞。动脉血氧饱和度(SaO_2)的水平可能也无法反映肺泡通气不足的情况,由于 β_2 受体激动剂不仅舒张支气管,还会扩张血管导致肺内分流增加,因此治疗初始 SaO_2 可能会降低。常见的治疗主要包括氧疗、β_2 受体激动剂吸入、糖皮质激素、抗胆碱药物应用等。

哮喘引起的心脏骤停在基础生命支持阶段的治疗措施无明显特殊。个别病例报道可行侧胸部挤压术,但目前并无证据显示优于常规的心肺复苏术。在行正压通气时会出现残气量增加(内源性 PEEP),导致肺过度膨胀、张力性气胸及低血压等,因此通气策略上应采用更慢的呼吸频率、小潮气量、缩短吸气时间、延长呼气时间等。允许性高碳酸血症可减少气压伤的风险,为减少人机拮抗及气压伤,插管后往往需要镇痛镇静治疗,必要时的短期内给予肌松剂治疗。出现内源性 PEEP 引起低血压等情况时可考虑将呼吸机管路与患者短暂断开并行胸壁按压以减少气体残留,从而及时纠正低血压。对于所有心脏骤停的哮喘患者,尤其是机械通气患者,需警惕张力性气胸的发生。

二、过敏引起的心脏骤停

过敏是一种变态反应,可累及多系统,包括皮肤、气道、循环及胃肠道等。严重过敏可导致气道梗阻、休克而危及生命。美国每年有 500～1 000 人死于过敏反应。

过敏的初始症状通常无特异性,包括皮肤潮红、荨麻疹、瘙痒、意识模糊等。荨麻疹是最常见的体征。当过敏累及气道时,严重的上呼吸道水肿会发生喘鸣,而下呼吸道水肿以喘息症状为主。累及心血管系统时,可出现血管扩张及毛细血管通透性增加,导致有效血容量不足,出现低血压,严重时可导致心脏骤停。

过敏引起的心脏骤停在治疗上主要遵循标准的基础生命支持(basic life support,BLS)和高级生命支持(advanced life support,ALS)。BLS 阶段应早期快速地行高级气道管理,不允许任何的拖延,为防止口咽或喉头水肿的迅速进展,建议立即请有经验的专业人员建立高级气道,在循环管理上推荐对全身过敏反应的患者,尤其是出现低血压、气道水肿、呼吸困难等情况时,肌注肾上腺素 0.2～0.5 mg(1：1 000),每 15～20 min 肌注一次,直至临床症状缓解。对过敏反应及心脏骤停者,推荐尽可能地立即使用肾上腺素自动注射器,成人肌注 0.3 mg 肾上腺素,儿童肌注 0.15 mg 肾上腺素。

在 ALS 阶段,应及早意识到患者存在气道困难,应有高级气道管理计划,包括气管切开。低血压患者应积极液体复苏,目前对于肾上腺素首选给药途径、治疗等方面暂无人体实验支持,推荐当静脉通道存在时采用静注肾上腺素代替肌注,在使用肾上腺素时应密切监测血流动力学,警惕肾上腺素的不良反应。有研究显示,常规治疗无效的过敏反应患者应用加压素、去甲肾上腺素、甲氧明、间羟胺可能有效。对过敏引起的休克及心脏骤停,现仍无可预期的随机临床研究对其他治疗方法的使用进行评估。对有过敏性反应的患者,辅助使用抗阻胺药(H1 和 H2 受体阻滞剂)、吸入 β-肾上腺素能药、静脉注射激素均有效,可以考虑在过敏引起的心脏骤停患者中使用。有个别报道心肺转流术在过敏引起的心脏骤停患者救治中取得成功,在具备专业技术和设备的临床情况下可考虑应用。

三、妊娠引起的心脏骤停

妊娠期妇女复苏期间,将面临妊娠期妇女和胎儿两个生命,而胎儿的存活与母体密切相关。妊娠期妇女的身体结构、心肺功能及内分泌等均发生改变,在抢救时应根据生理改变进行正确复苏。尽管出现心脏骤停的产妇较传统的心脏骤停患者年轻,但存活率却更低,所以预防是关键。常见的预防妊娠期妇女心心脏骤停的关键措施如下:

(1)将妊娠期妇女置于完全左侧卧位,尽可能减轻对其下腔静脉的压力。危重症患者子宫静脉回流的阻塞会导致低血压及可能突然发生心脏骤停。

(2)吸入 100% 的 O_2。

(3)在横隔以上建立静脉通道。

(4)评估低血压:需要治疗的母源性低血压为收缩压低于 100 mmHg 或低于基础血压的 80%。母源性低血压可导致胎盘灌注减少。

(5)考虑危重病的可逆性因素及治疗条件,尽可能及早防止病情恶化。

对心脏骤停妊娠期妇女的产科专科复苏与标准处理的复苏效果比较,目前无随机对照试验做出评估。掌握妊娠期生理改变对指导心脏骤停妊娠期妇女复苏具有一定帮助。妊娠期妇女心脏骤停的处理流程如图 1-6 所示。

妊娠期妇女心脏骤停

第一反应者
- 启动妊娠期妇女心脏骤停团队
- 记录妊娠期妇女心脏骤停开始时间
- 放置患者到仰卧位
- 每个 BLS 流程都是先开始胸外按压,手在胸骨放置的位置比通常高一点

随后的反应者

对妊娠期妇女的措施	对于有明显妊娠子宫患者的产科措施*
治疗好每个 BLS 及 ALS 的流程	• 施行手动左侧子宫转位(LUD)——把子宫转向患者的左侧以减轻对患者下腔静脉的压迫
• 不要延迟除颤	• 如果有体内或体外的致命性监测则移除
• 使用经典的 ALS 的药物及剂量	• 当可能需要紧急剖宫产时,产科及新生儿的团队要立即做好准备
• 用 100% O_2 通氧	• 如果复苏 4 min 还没有自主循环恢复(ROSC),就要考虑立即做紧急剖宫产
• 监测 CO_2 波形及质量	• 复苏开始 5 min 内就要准备分娩
• 提供适当的心脏骤停后管理	• 明显妊娠子宫指的是临床上子宫十分大并导致主动脉下腔静脉的压迫
作为妊娠期妇女的调整	
• 在横隔以上开始 IV	
• 需要时治疗低血容量及给予液体推注	
• 预料可能会有困难气道,由有经验的施救者建立高级气道	
• 如果患者在骤停前接受了 IV/IO 镁剂,那么就停用镁剂并使用氯化钙 10 mL 溶于 10% 的溶液或用葡萄糖酸钙 30 mL 溶于 10% 的 IV/IO 溶液中	
• 在整个剖宫产期间及之后持续所有的妊娠期妇女复苏措施(CPR、除颤、药物、液体)	

寻找并治疗可能的致病因素
(BEAU-CHOPS)

B 出血/弥漫性血管内凝血(DIC)
E 栓塞:冠脉/肺/羊水栓塞
A 麻醉意外
U 子宫弛缓
C 心脏疾病(MI/缺血/主动脉夹层/心肌病)
H 高血压/先兆子痫/子痫惊厥
O 其他:标准 ALS 指南的不同诊断
P 胎盘早剥/前置
S 脓毒症

图 1-6　妊娠期妇女心脏骤停的处理流程

注:LUD:left upper division;ROSC:restoration of spontaneous circulation;DIC:disseminated intravascular coagulation.

作为重要的复苏策略，患者的体位能改善 CPR 的质量、按压的力量和心输出量。妊娠子宫会压迫下腔静脉，阻止静脉回流，因而每搏输出量及心输出量会减少，可采用向左推动子宫及左侧卧位等减轻对下腔动静脉的压迫。研究显示，在非心脏骤停妊娠期妇女中用手向左推动仰卧位妊娠期妇女子宫，使其移位，在减轻动静脉压迫方面优于左侧倾斜位，因此在进行胸外按压及改善 CPR 的质量期间，首选用手向左推动仰卧妊娠期妇女子宫移位，可采用在妊娠期妇女的左侧用双手推或站在妊娠期妇女右侧用单手推（采取哪种手法取决于复苏人员的位置），如图 1-7 所示。如果这种方法无效，可采用适当的楔形物支撑患者的骨盆和胸部，这样医务人员可将妊娠期妇女置于 27°～30°左倾斜位（见图 1-8）。但由于认识到高质量 CPR 至关重要，而侧倾与高质量 CPR 不可兼得，故 2015 版《AHA 心肺复苏指南》删掉了侧倾的建议。如果上述措施胸外按压仍然不充分，抢救人员应考虑行紧急子宫切开术。

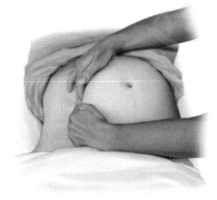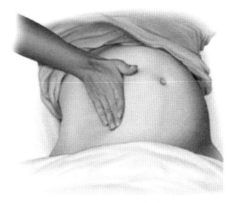

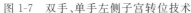

(a) 双手　　　　　　　　　　　　　　　　　　　　(b) 单手

图 1-7　双手、单手左侧子宫转位技术

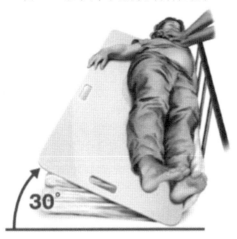

图 1-8　30°左倾斜位对妊娠期妇女行心肺复苏

对妊娠期妇女实施气道管理较常人更困难，应由有经验的施救者实施。另外，气道解剖位置的改变会增加反流的风险，导致血氧迅速下降，应使用球囊面罩通气和吸痰，并及早准备气管插管。妊娠期妇女容易快速出现低氧血症，应密切监测血氧饱和度并予以氧疗。由于妊娠子宫引起膈肌上抬及腹腔膨隆，因此胸部按压位置应较正常人轻微抬高。心脏除颤对妊娠期妇女的使用尚未有研究报道，但通常认为是有必要的。妊娠期妇女除颤所用的电量应按照 ALS 推荐的电量执行，由于除颤时电击可传导至胎儿监护仪，产生的电弧有可能影响胎儿，应予移除。

药物代谢动力学试验发现在正常怀孕期间，妊娠期妇女的血容量及肾小球滤过率均增加，治疗妊娠期妇女心脏骤停所用的药物及剂量相应有所改变。目前，成人推荐应用的复苏药物剂量可以在妊娠期妇女复苏时使用。

由于发生于非妊娠期妇女的心脏骤停可逆病因同样可发生在妊娠期间，因此应熟悉妊娠具体疾病及可能的并发症，在复苏过程中应尽量识别引起妊娠期妇女心脏骤停通常的和可逆性的病因。一项美国研究调查显示,心源性疾病,尤其是心肌梗死及主动脉夹层,是引起妊娠期妇女死亡最常见的病因。ST段抬高型心肌梗死的妊娠期妇女使用纤溶剂属相对禁忌,采用PCI治疗是首选策略。另外,先天性心脏病和肺动脉高压也是妊娠期妇女出现心源性死亡的常见病因。镁过量可引起心电改变、呼吸抑制甚至心脏骤停,妊娠期妇女接受过量的硫酸镁治疗尤其是少尿时可引起镁中毒,经验性给予钙剂治疗可能可以挽救生命。此外,先兆子痫/子痫、威胁生命的肺栓塞、羊水栓塞等均可引起心脏骤停。

当心脏骤停妊娠期妇女具有很大的妊娠子宫时,应持续进行ALS的同时行紧急剖宫产术。当妊娠子宫太大造成下腔静脉受压,引起妊娠期妇女血流动力学方面变化时,应立即行紧急剖宫产术。

对早期没有行紧急剖宫产术的复苏后妊娠期妇女使用低温疗法是安全且有效的,并有利于妊娠期妇女及胎儿分娩。尚无文献报道对围死亡期进行剖宫产术的妊娠期妇女使用低温疗法,对心脏骤停后昏迷的妊娠期妇女应考虑进行亚低温治疗。低温治疗期间,建议产科及儿科医生通力协作,对胎儿进行持续的胎心监测,以发现胎心过缓等潜在并发症。

四、病态肥胖引起的心脏骤停

病态肥胖患者由于体型改变,导致气道管理及复苏困难。研究显示,需要行CPR的住院患儿中,病态肥胖的儿童生存率较低。2010年行CPR指南提出BLS和ALS时,要求对体型变化的个体患者技术上做出适应性调整。

五、肺栓塞引起的心脏骤停

肺栓塞是临床常见危急症之一,高危肺栓塞可引起血流动力学不稳定和心脏骤停。在明确引起患者心脏骤停的原因是肺栓塞的情况下,复苏过程中常规使用纤溶剂溶栓治疗有助于提高复苏成功率。尽管使用纤溶剂可能引发严重出血,但研究证明能提高肺栓塞引起的心脏骤停的复苏成功率及长期神经系统功能的恢复。另外,有报道称在复苏过程中行经皮血栓清除术或外科栓子清除术获得成功。

六、严重电解质紊乱引起的心脏骤停

正常电解质含量是保证细胞代谢活动正常进行及维持器官功能的必要条件。电解质紊乱可引起或促进心脏骤停,并影响复苏结局和血流动力学的恢复。

1. 高钾血症

高钾血症是一种潜在致命性的电解质紊乱,一项29 063名住院患者的回顾性研究显示,有7例心脏骤停由高钾血症直接引起。肾功能衰竭是引起严重高钾血症(血清钾>6.5 mmol/L)的常见病因,严重高钾血症可引起感觉异常、呼吸困难和深反射异常等。ECG早期表现为T波高尖,如果血清钾继续上升,将会出现P波低平,PR间期延长,QRS增宽,S波加深,可见S波和T波融合(见图1-9),进一步发展可出现正弦波、室性自主心律,甚至心脏骤停。

严重高钾血症的治疗原则包括拮抗心肌毒性、促进钾的排泄及向细胞内转移。紧急治疗措施有:

(1)稳定心肌细胞膜。10%氯化钙5～10 mL(500～1 000 mg)静注2～5 min以上或10%葡萄糖酸钙15～30 mL静注2～5 min以上。

(2)使血钾转移至细胞内。①碳酸氢钠50 mL静注5 min以上;

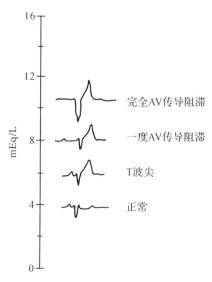

图1-9 高血钾心电图改变

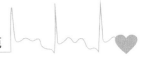

②50％葡萄糖50 mL加10U普通胰岛，静注5 min以上；③沙丁胺醇雾化，10～20 mg雾化15 min以上。

（3）促进钾排出。①利尿，呋塞米40～80 mg静注；②聚苯乙烯磺酸钠灌肠剂15～50 g加入山梨醇，口服或保留灌肠；②急诊透析。

2.低钾血症

严重的低钾血症会影响心脏的兴奋性及传导，心电图上可见U波、T波低平及心律失常等，若进一步发展可出现无脉搏电活动或心室停搏。研究显示，一系列心血管事件与低钾血症相关，需持续缓慢地补充钾离子，而非静脉推注。

3.钠

血钠的异常不会导致心脏骤停，因此对心脏骤停复苏过程钠的检查和治疗无具体的建议。血钠紊乱水平与严重心血管的不稳定性无关。

4.镁

镁是人体不可或缺的电解质之一，在控制细胞内外K^+、Na^+、Ca^{2+}的转运及稳定细胞膜的兴奋性中发挥重要作用。心脏骤停患者出现低镁血症时与复苏预后不良相关。高镁血症会引起血管扩张，导致低血压。极高高镁血症会出现意识水平严重抑制、心动过缓、心律不齐、通气不足，甚至心脏骤停。治疗上使用钙剂治疗（10％氯化钙5～10 mL或10％葡萄糖酸钙15～30 mL静注2～5 min以上）在高镁血症引起心脏骤停治疗中被认为是必须考虑的。低镁血症比高镁血症更常见。低镁血症可引起多源性室速，包括尖端扭转型室速、无脉性室性心动过速。当低镁血症出现心脏骤停或严重心血管事件时，建议静脉推注1～2 g的硫酸镁。

5.钙

血钙异常导致的心脏骤停很少见。目前暂无研究对高钙血症或低钙血症引起的心脏骤停进行评估，但是对于高镁血症或高钾血症引起的心脏骤停，经验性使用钙剂（10％氯化钙5～10 mL或10％葡萄糖酸钙15～30 mL静注2～5 min以上）可予以考虑。

七、中毒引起的心脏骤停

与其他病因引起的心脏骤停一样，治疗措施包括气道、呼吸、循环的支持。中毒引起的心脏骤停原则上按照现行标准BLS和ALS进行抢救。除少数中毒外，复苏期间不存在独特的解毒药或特效药。中毒者一旦恢复自主循环，应立即咨询临床毒理学专家或当地有资质的毒物鉴定中心，对毒剂进行全面透彻的了解，将有助于重症中毒患者复苏后的治疗。对危及生命的中毒，建议早期向相关人员进行咨询，防止病情恶化，避免心脏骤停的发生。

八、创伤引起的心脏骤停

创伤患者的基础和高级生命支持与其他心脏骤停患者复苏一致，强调气道、呼吸和循环支持，需考虑缺氧、容量不足、气胸或心包填塞等可逆性病因，并迅速予以纠正。

当存在头颈部创伤时，做任何BLS操作均应稳定患者的颈椎，用举颌法而不是仰头抬颏法开放气道。若呼吸不畅或患者面部流血，在保持颈椎稳定时用屏障装置、袖珍面罩或球囊面罩辅助通气，采用直接压迫和适当的包扎止血。若对呼吸支持完全无效，则应根据情况马上进行标准的心肺复苏及除颤。

基础生命支持开始后，如果球囊面罩不足以维持通气，应行气管插管。若不能进行气管插管，或通气仍不足，则应考虑环甲膜切开术。若正压通气时出现一侧呼吸音减弱，则应考虑出现张力性气胸、血胸和横隔断裂。立即止住明显可见的出血，无脉性电活动的治疗要求对严重的血容量不足、体温过低、心脏压塞及张力性气胸等可逆因素做出及时的诊断及处理，如果发展到心动过缓通常提示患者存在严重低血容量、低氧血症或呼吸循环衰竭。室颤和无脉性室性心动过速，应马上行CPR和除颤。

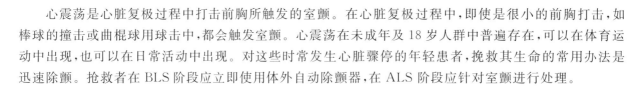

心震荡是心脏复极过程中打击前胸所触发的室颤。在心脏复极过程中,即使是很小的前胸打击,如棒球的撞击或曲棍球用球击中,都会触发室颤。心震荡在未成年及18岁人群中普遍存在,可以在体育运动中出现,也可以在日常活动中出现。对这些时常发生心脏骤停的年轻患者,挽救其生命的常用办法是迅速除颤。抢救者在BLS阶段应立即使用体外自动除颤器,在ALS阶段应针对室颤进行处理。

九、意外性低体温引起的心脏骤停

严重低体温(体温<30 ℃)将导致重要器官功能受抑制,使患者在早期评估中就出现临床死亡症状。严重低体温心脏骤停的患者脉搏和呼吸频率可能会减慢或者难以检测,心电图甚至可能提示心搏停止。若患者无生命征象,应立即开始心肺复苏;若没有呼吸,应立即开始呼吸复苏;若出现室性心动过速或者室颤,应立即除颤。为防止体温进一步下降,应脱去潮湿衣服,包裹患者身体避免暴露在外。在可能的情况下,BLS复苏治疗的同时应进行复温治疗。

早期的气道管理能有效地加热湿化的氧气及减少误吸的可能性,因此对无意识或者骤停的患者推荐进行气管插管。对低体温心脏骤停的患者予以ALS的处理,主要治疗措施为积极的体内复温技术。低温条件下,心脏可能会对心血管活性药物、起搏器的刺激、除颤反应迟钝。另外,药物代谢将会降低,若反复予以血管活性药物,能产生药物累积导致中毒。目前对血管活性药物的推荐并不明确,但根据现行的ALS指南及复温策略,在心脏骤停期间仍可使用血管加压药物。

患者恢复自主循环后,除了一些低温所导致的禁忌证,应将轻中度低温复温至32～34 ℃,并持续复温至正常体温。另外,应同时积极寻找和处理如药物过量、滥用酒精或者创伤等并存的其他情况。意外性低体温即使是延迟或未进行心肺复苏,仍可复苏成功。因此,在未复温之前,不应认为患者已经死亡而放弃抢救。

十、雪崩引起的心脏骤停

雪崩引起的心脏骤停最常见的原因为窒息或低体温,复苏时应予以低体温和窒息的处理。雪崩往往掩埋多个遇害者,在营救开始前应通过遇害者的数目、资源的利用及存活的机会来决定复苏措施。遇难者存活率与掩埋时间及入院时血钾水平负相关,除了那些外形特征肯定无生存希望及明显致命性创伤患者外,所有的雪崩受害者应采取所有的复苏措施,包括体外复温。

十一、溺　水

溺水是常见的意外死亡病因之一,全球每年死于溺水者高达500 000人。低氧是引起溺水者心脏骤停的最常见病因,虽2010年CPR指南提出C－A－B的顺序,但仍推荐根据心脏骤停病因进行个体化调整,出现呼吸停止的溺水者通常只需要气道支持即可。当受害者移出水后应立即开始人工呼吸,由于吸入的水分很快吸收入血,因此在气道和呼吸管理时没有必要清除吸入的水分,不推荐常规用吸引以外的包括腹部冲击或HeimLich法等去除气道内的水分。

无反应的溺水者一旦移出水中,施救者应开放气道,检查呼吸,如果无自主呼吸,给2次能见到胸廓抬起的人工呼吸(吹气)。在给予2次有效的人工呼吸后,应根据BLS指南立即进行胸外按压及通气循环支持,证实有可除颤心律,应进行除颤。如果患者存在低体温,参见本页的"九、意外性低体温引起的心脏骤停"进行治疗。在复苏过程中,若患者出现呕吐,应将其头转向一侧,用手指等移除呕吐物,若存在脊柱损伤可能,应整体翻滚患者。溺水者的心脏骤停可能表现为心室停搏、PEA或无脉性VT/VF,遵循适当的PLS或ALS指南对这些心律失常进行处理。另外,所有需要做任何形式复苏(包括单纯的人工呼吸)的淹溺者,即使当时看起来心肺功能很好且反应灵敏,也应送入医院做进一步的评估和监护,警惕出现肺部并发症。

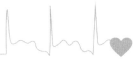
十二、电击与雷击

电击和雷击损伤主要是电流对心脏和脑、细胞膜及平滑肌导致直接损伤效应及电流穿过机体组织产生的电能转化为热能导致的间接损伤,主要致死病因是产生室颤或心室停搏导致心脏骤停。另外,自主循环恢复后,呼吸肌痉挛及呼吸中枢抑制可导致呼吸停止,在缺乏通气支持的情况下,缺氧再次导致心脏骤停。闪电也会导致大量儿茶酚胺释放或刺激自动节律点,出现高血压、心动过速、非特异性心电变化(包括 QT 间期延长和暂时性的 T 波倒置)、心肌坏死,造成广泛的外周和中枢神经性损伤,引起脑出血、水肿、小血管和神经元损伤等。

BLS 阶段救治包括转移至安全环境,若心跳呼吸停止,应立即进行心肺复苏,另外需注意头颈部损伤、脊柱损伤、腹腔脏器损伤等。对电击伤和雷击伤患者的高级心血管生命支持无特殊修改。对广泛烧伤尤其是口面及前颈部烧伤的患者早期进行气管插管,补液纠正休克,并促进肌红蛋白、钾和其他破坏组织的代谢产物的排出。此外,电灼伤导致的潜在的组织损伤远比看见的范围要广泛。

十三、经皮冠状动脉介入过程中出现的心脏骤停

心脏骤停是 PCI 治疗中严重的并发症之一,在心脏骤停期间可考虑使用胸部自动按压仪使 PCI 手术得以继续进行。另外,有条件者可施行急诊心肺转流术,保证灌注的同时,利于急诊冠状动脉血管成形术的实施。PCI 血运重建术后因再灌注会引起室性心动过速,采取冠状动脉内注射维拉帕米可成功终止,但对再灌注出现的心室颤动却无效。

十四、心包填塞导致的心脏骤停

心包填塞是临床危急症之一,心包腔压力增加导致心房和心室充盈减少,射血分数及心输出量下降,继发的低血压会导致心脏骤停。快速诊断及超声引导下心包穿刺引流是一种安全、有效地缓解心包填塞的方法。在条件有限的情况下,紧急心包穿刺也是有益的。继发于创伤、心脏骤停或停止前的心包填塞患者,相对于心包穿刺引流,紧急开胸手术能提高患者的生存率,特别是当患者处于高凝状态时,易导致心包穿刺针的堵塞。

十五、心脏外科手术后出现的心脏骤停

心脏外科手术后心包填塞、室颤、休克等均可导致心脏骤停。与标准复苏方法相比,在有适宜的抢救人员及 ICU 装备的情况下,开胸复苏术是可行的;在无条件进行开胸复苏术的紧急情况下,则应行胸外按压。对标准复苏方法无效的患者可行自动循环支持(如体外膜氧合及心肺转流术)。对心脏外科手术后患者复苏过程使用升压药,可引起反跳性高血压,有可能导致患者出现明显出血,目前暂无证据表明心脏外科手术后出现心脏骤停,推荐使用的肾上腺素剂量、抗心律失常药的用法及其他常规药物与标准复苏指南有所不同。

(吴爱萍 杨向红)

参考文献

[1] SANCHEZ B,ALGARTE R,PIACENTINI E, et al. Low compliance with the 2 minutes of uninterrupted chest compressions recommended in the 2010 International Resuscitation Guidelines[J]. Journal of Critical Care,2015,30(4):711-714.

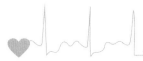

[2] DAVIS D P, GRAHAM P G, HUSA R D, et al. A performance improvement-based resuscitation programme reduces arrest incidence and increases survival from in-hospital cardiac Arrest[J]. Resuscitation,2015,92:63-69.

[3] WEINGART S D, TRUEGER S, WONG N, et al. Delayed sequence intubation: a prospective observational study[J]. Ann Emerg Med,2015,65(4):349-355.

[4] JONES F, FARROW J B, BRONSWIJK W V, et al. External validation of termination of resuscitation guidelines in the setting of intra-arrest cold saline, mechanical CPR, and comprehensive post resuscitation care[J]. Resuscitation,2015,92:70-76.

[5] FALLAT M E. Withholding or termination of resuscitation in pediatric out of hospital traumatic cardiopulmonary arrest[J]. Annals of Emergency Medicine: Journal of the American College of Emergency Physicians and the University Association for Emergency Medicine, 2014, 63 (4): 504-515.

[6] FUKUDA T. Targeted temperature management for adult out-of-hospital cardiac arrest: current concepts and clinical applications[J]. J Intensive Care,2016, 27,4:30.

[7] GIROTRA S, CHAN P S, BRADLEY S M. Post-resuscitation care following out-of-hospital and in-hospital cardiac arrest[J]. Heart,2015,101(24):1943-1949.

[8] DAINTY K N, BROOKS C, MORRISON L J, et al. Are the 2010 guidelines on cardiopulmonary resuscitation lost in translation? A call for increased focus on implementation science[J]. Resuscitation,2013,84:422-425.

[9] RIGGS K R, BECKER L B, SUGARMAN J. Ethics in the use of extracorporeal cardiopulmonary resuscitation in adults[J]. Resuscitation,2015,91:73-75.

[10] KRAWCZYK P, KOLODZIEJ G, SZPYRA B, et al. Implementation of therapeutic hypothermia after cardiac arrest in intensive care units in Poland[J]. Kardiol Pol,2013,71(3):270-274.

[11] MCGINNISS J, MARSHALL P, HONIDEN S. Novel uses of targeted temperature management [J]. Clin Chest Med,2015,36(3):385-400.

[12] NEUMAR R W, SHUSTER M, CALLAWAY C W, et al. 2015 American Heart Association Guidelines update for cardiopulmonary resuscitation and emergency cardiovascular care[J]. Circulation,2015,132(suppl 2):S315-S367.

[13] GASPARETTOA N. Therapeutic hypothermia in Italian Intensive Care Units after 2010 resuscitation guidelines: still a lot to do[J]. Resuscitation,2014,85:376-380.

[14] PELLIS T, SANFILIPPO F, RISTAGNO G. The optimal hemodynamics management of post-cardiac arrest shock[J]. Best Pract Res Clin Anaesthesiol,2015,29(4):485-495.

[15] WEINGART S D. Preoxygenation, reoxygenation and delayed sequence intubation in the emergency department[J]. Journal of Emergency Medicine,2011,40(6):661-667.

[16] RANDHAWA V K, NAGPAL A D, LAVI S. Out-of-hospital cardiac arrest and acute coronary syndromes: reviewing post-resuscitation care strategies [J]. Can J Cardiol, 2015, 31 (12): 1477-1480.

[17] REA T, OLSUFKA M, YIN L, et al. The relationship between chest compression fraction and outcome from ventricular fibrillation arrests in prolongedresuscitations[J]. Resuscitation,2014, 85:879-884.

[18] ROBERTS B W, KARAGIANNIS P, COLETTA M, et al. Effects of $PaCO_2$ derangements on clinical outcomes after cerebral injury: a systematic review[J]. Resuscitation,2015,91:32-41.

[19] SHARMA A S, PIJLS R W, WEERWIND P W, et al. Out-of-hospital cardiac arrest: the pros-

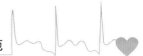

pect of E-CPR in the Maastricht region[J]. Neth Heart J,2016,Jan 4.[Epub ahead of print]

[20] SUTHERASAN Y，RAIMONDO P，PELOSI P. Ventilation and gas exchange management after cardiac arrest[J]. Best Pract Res Clin Anaesthesiol,2015,29(4):413-424.

[21] TESTORI C，STERZ F，BEHRINGER W，et al. Mild therapeutic hypothermia is associated with favourable outcome in patients after cardiac arrest with non-shockablerhythms[J]. Resuscitation，2011,82:1162-1167.

[22] UCHINO H，OGIHARA Y，FUKUI H，et al. Brain injury following cardiac arrest：pathophysiology for neurocritical care[J]. Intensive Care,2016,4(1):1-10.

[23]VANDEN HOEK T L，MORRISON L J，SHUSTER M，et al. Part 12：cardiac arrest in special situations：2010 American Heart Association guidelines for cardiopulmonary resuscitation and emergency cardiovascular care[J]. Circulation,2010,122(18 Suppl 3):S829-S861.

[24] WAYE A B，KRYGIEL R G，SUSIN T B，et al.Evaluation of upper body muscle activity during cardiopulmonary resuscitation performance in simulated microgravity［J］. Advances in Space Research：The Official Journal of the Committee on Space Research (COSPAR),2013,52(5):971-978.

第二章 急诊气道管理技术与规范

第一节 气道解剖与呼吸生理学

一、气道解剖

气道,又称呼吸道,是传送气体的管道,包括鼻、咽、喉、气管和各级支气管。临床上通常把鼻、咽、喉称作上气道,把气管、主支气管及肺内的各级支气管称作下气道。

(一)上气道

上气道,即从鼻腔到口向下至环状软骨的空间。在复苏过程中进行气道管理的短期目标是开放上气道,保证充分的氧合。

1.鼻

鼻(nose)是气道的起始部,由外鼻、鼻腔和鼻旁窦 3 部分组成。鼻腔位于颅前窝中部的下方、腭的上方,由骨和软骨及其表面被覆的黏膜和皮肤组成,被鼻中隔分为左、右两个鼻腔。鼻腔向前经鼻孔与外界相通,向后经鼻后孔通鼻咽部,并以鼻阈为界,分为前下部的鼻前庭和后部的固有鼻腔。鼻前庭内面衬以皮肤,长有粗硬的鼻毛,具有过滤灰尘和净化吸入空气的作用。固有鼻腔是鼻腔的主要部分,由骨性和软骨性鼻腔覆以黏膜而成。鼻腔外侧壁自上而下有 3 个鼻甲突向鼻腔,分别称作上鼻甲、中鼻甲和下鼻甲(见图 2-1)。其下方各有一裂隙,分别称作上鼻道、中鼻道和下鼻道。鼻腔的血管丰富,尤其是在鼻中隔的前下方。下鼻甲到鼻底面的空间称为主鼻腔气道,是轻微的向下的空间。试图经鼻气管插管时,管路应该直接向后并稍微向下,有助于穿过下鼻甲之下广阔的鼻腔,同时可以避开位于筛状骨前的薄骨。鼻黏膜表面被覆假复层纤毛柱状上皮,杯状细胞较多,固有层为疏松结缔组织,内有混合腺及丰富的静脉丛,它们对吸入的空气起加温、湿润作用。

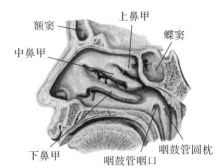

图 2-1 鼻腔外侧壁(内侧面观)

2.咽

咽(pharynx)是呼吸道和消化道的共同通路,为一前后略扁的漏斗形肌性管道,成人长约 12 cm,位于第 1～6 颈椎前方,上端附于颅底,向下于第 6 颈椎下缘或环状软骨的高度续于食管。咽有前壁、后壁及侧壁,其前壁不完整,故咽向前分别与鼻腔、口腔及喉腔相通。咽腔分别以软腭与会厌上缘为界,分为鼻咽、口咽和喉咽 3 部分。

(1)鼻咽(nasopharynx):在鼻腔的后方,从颅底至软腭游离缘水平面以上的咽部,前方与鼻腔相通,向下连通口咽,后壁平对第 1～2 颈椎,是咽的上部。

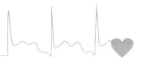

（2）口咽（oropharynx）：介于软腭与会厌上缘平面之间，前方借咽峡与口腔相通，向下连通喉咽部，后壁平对第2～3颈椎体。

（3）喉咽（laryngopharynx）：上起会厌，下至环状软骨下缘，是咽的最下部。喉咽向下连通食管，该处有环咽肌环绕，前方为喉，后壁平对第3～6颈椎，两侧杓会厌皱襞的外下方各有一深窝为梨状窝。两梨状窝之间、环状软骨板后方有环后隙与食管入口相通，当吞咽时梨状窝呈漏斗形张开，食物经环后隙入食管。在舌根与会厌软骨之间的正中有舌会厌韧带相连，韧带两侧为会厌谷，常为异物存留的部位。

反应迟钝的患者，鼻咽、口咽通常是狭窄或完全阻塞的，舌肌无力，不能维持气道开放供其后的软腭、舌、会厌活动。昏迷的患者舌后坠堵塞在其后的咽壁上，会引起功能性阻塞，通常在鼻咽，软腭与其后的咽后壁接触；在口咽，舌后坠，挨着或靠近软腭和咽后壁；在喉咽，会厌向后与咽后壁接触，这些均可导致严重的气道狭窄或阻塞。

3.喉

喉（larynx）既是呼吸器官，又是发音器官，是由一组软骨、韧带、喉肌等组成的椎管状结构。喉位于颈前正中，成年人喉的上界平对第4～5颈椎体，下界平对第6颈椎体下缘附近，女性和小儿的位置较高。喉上借甲状舌骨膜与舌骨相连，下接气管。

（1）喉软骨：喉软骨构成喉的支架，主要的软骨包括不成对的环状软骨（cricoid cartilage）、甲状软骨（thyroid cartilage）和会厌软骨（epiglottic cartilage），以及较小的成对的杓状软骨（arytenoid cartilage）、小角软骨、楔状软骨（见图2-2）。

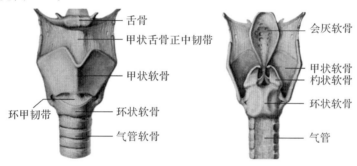

图2-2　喉软骨（前面观及后面观）

1）甲状软骨是最大的一块喉软骨，由左、右两块近似方形软骨板在前方合成，组成喉的前外侧壁，甲状软骨两板前缘相连形成前角，前角的上端向前突出，称作喉结（laryngeal prominence），成年男性特别显著。甲状软骨通过甲状舌骨膜与其上方的舌骨相连，下方则通过环甲关节与环状软骨相连。

2）环状软骨位于甲状软骨下方，向下接气管，形似指环，前部窄低，称作环状软骨弓；后部高而宽阔，称作环状软骨板。板上缘两侧各有小关节面与杓状软骨构成环杓关节。环状软骨弓平对第6颈椎，是颈部的重要标志之一。环状软骨是喉和气管中唯一完整呈环形的软骨，对保持呼吸道的畅通有重要作用，损伤后易引起喉狭窄。声带（vocal cord）前方附着于甲状软骨的内侧面，后面连接于杓状软骨，反过来也衔接了环状软骨。环状软骨对气道管理有重要意义：其质坚硬，向其后按压可以使食道闭合，从而防止胃内容物的返流；对于儿科患者，环状软骨处是气道最狭窄的部位（对于成年人，声门开口是最狭窄的部位），如发生肿胀（对于产生临床症状者，儿科医生称之为假膜性喉炎），先天性或后天性获得性的声门狭窄时可以成为潜在的阻塞部位。这样的声门下狭窄会阻碍气管内插管的通过，即使是正常大小的套管也不行；环状软骨和甲状软骨是环甲膜［环甲正中韧带（median cricothyroid ligament）］的定位标志，是在紧急情况下采用外科手段进行气道处置的至关重要的位置，应快速建立人工气道。

（2）喉腔（laryngeal cavity）：向上借喉口通喉咽部，向下与气管相通［见图2-3（a）］。腔壁覆以黏膜，与咽和气管的黏膜相延续。

喉的入口称作喉口（aditus laryngis），朝向后上方，前方是会厌，两侧是杓状会厌皱襞（aryepiglottic fold），下方是楔形软骨和小角结节（小角软骨），以及杓间切迹。会厌位于舌骨之后，基于舌底部，向上、向后延伸，悬垂于喉部入口。会厌上层面的底部通过舌骨会厌韧带与舌骨连接，下层面则通过甲状会厌韧带与甲状软骨连接。会厌上层面附着的韧带向前延展汇入舌底,形成正中凸起的舌会厌襞及两侧成对的舌会厌外侧襞。在3个舌会厌襞之间形成一对凹槽,通常称之为会厌谷。会厌是气道管理的重要标志。起源于会厌两侧襞面向底部,杓状会厌襞位于喉入口的两侧,覆盖其后的楔状软骨和小角软骨。小角软骨在相应的杓状软骨的上方,作为声带后特征性的拐点出现。下方的杓状软骨在解剖学上连接着负责声门(glottis)开闭的喉肌肌束。中间稍次于成对的后方软骨的位置处是杓状软骨切迹。杓状软骨切迹很狭窄,类似一条垂直线。这一切迹位于稍后方软骨的位置,并且在喉镜检查时是非常重要的,因视野受限,它可能是唯一辨别上方声门入口的标志。

如图2-3(b)所示,喉腔中部的侧壁上,有上、下两对呈矢状位的黏膜皱襞突入腔内。上方一对黏膜皱襞称作前庭襞;左、右前庭襞间的裂隙,称作前庭裂;下方一对黏膜皱襞称作声襞,比前庭襞更为突向喉腔。左右声襞及杓状软骨基底部之间的裂隙,称作声门裂(fissure of glottis),是喉腔最狭窄的部位。通常所称的声带指声襞以及由其覆盖的声韧带和声带肌三者共同组成,成对的声带是喉镜专家的"标靶",可以通过声带呈白色三角形来进行识别。喉腔可借前庭襞和声襞分为3部分:①喉口至前庭裂平面间的部分称作喉前庭,上宽下窄,前壁主要由会厌的喉面组成。②前庭裂平面至声门裂平面间的部分称作喉中间腔,在喉腔的3部分中,喉中间腔容积最狭小。其向两侧突出的梭形隐窝,称作喉室。③声门裂平面至环状软骨下缘平面之间的部分称作声门下腔,向下通气管。声门下腔处黏膜下组织比较疏松,故炎症时易引起喉水肿;婴幼儿因喉腔较窄小,水肿时易引起喉阻塞,造成呼吸困难。

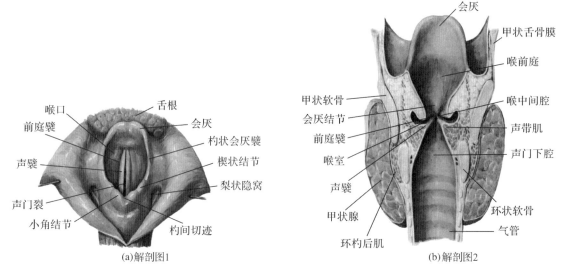

(a)解剖图1　　　　　　　　　　　　　　　　　(b)解剖图2

图2-3　喉腔的解剖图

(二)下气道

下气道由气管、主支气管及肺内的各级支气管组成(见图2-4)。气管和主支气管是连接喉与肺之间的管道,管壁均由软骨、平滑肌和结缔组织组成。

1.气管

气管(trachea)通常由16~20个"C"形气管软骨与垂直的致密纤维组织及后方完整的气道平滑肌束组成,内面衬以黏膜,成年人气管平均长度在12~15 cm,位于食管前方,上端在平第6颈椎下缘附近连接环状软骨,经颈部正中,向下进入胸腔,在胸骨角平面分为左、右主支气管,气管分权处称为气管权(bifurcation of trachea),其内面形成向上凸的半月状纵嵴,称为气管隆嵴(carina of trachea),是支气管镜检查的定位标志。

根据行程和位置,气管可分为颈、胸两部。颈部较粗,位置表浅,沿前正中线下行,在颈静脉切迹上方可以摸到。前面除舌骨下肌群外,在第2~4气管软骨的前方有甲状腺峡,两侧邻近颈部大血管和甲状腺侧叶,后方与食管相邻。行气管切开术时,切开部位常选取第3~5气管软骨处。胸部较长,位于上纵隔内,两侧有重要的血管、神经,前面与胸骨之间有胸腺和大血管,后方仍紧贴食管。

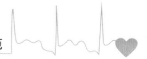

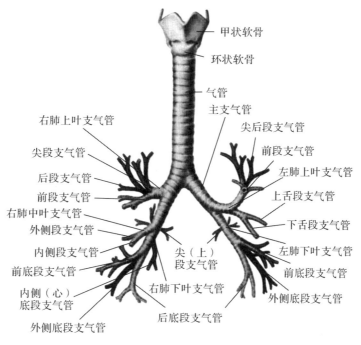

甲状软骨

环状软骨

右肺上叶支气管

尖段支气管

后段支气管

前段支气管

右肺中叶支气管

外侧段支气管

内侧段支气管

前底段支气管

内侧（心）
底段支气管

外侧底段支气管

气管

主支气管

尖后段支气管

前段支气管

左肺上叶支气管

上舌段支气管

下舌段支气管

左肺下叶支气管

前底段支气管

外侧底段支气管

尖（上）
段支气管

右肺下叶支气管

后底段支气管

图 2-4　气管、主支气管及各级支气管

2.主支气管

气管从环状软骨下缘向下延伸至 T6 水平,然后分为左、右主支气管,左主支气管(left principal bronchus)细而长,平均长 4～5 cm,走行较倾斜,与气管中线的延长线形成 350°～360° 的角,约在平第 6 胸椎高度处经肺门入左肺。右主支气管(right principal bronchus)短而粗,平均长 2～3 cm,走形较陡直,与气管中线的延长线形成 220°～250° 的角,约在平第 5 胸椎体高度处经肺门入右肺。右主支气管较左主支气管短且相对垂直,因此临床上气管内异物多坠入右主支气管,气管插管过深时也易进入右侧主支气管。考虑到门齿到隆突间的距离男性为 27 cm,女性为 23 cm,男性气管插管距齿不超过 23 cm,女性不超过 21 cm,有助于避免插管进入右主支气管。

3.支气管树

左、右主支气管经肺门进入肺内后逐级分支,分为 23 级,分别为叶、段、亚段、细支气管、终末支气管、呼吸性支气管、肺泡管和肺泡。终末细支气管以上为传导气道,不参与气体交换;呼吸性支气管以下为呼吸性气道,是气体交换的主要场所。传导性气道和呼吸性气道之间是一个逐渐转变的过程。

支气管树的形态结构自上而下逐渐改变,随着支气管的分支,口径逐渐变小,但总横截面积逐渐增大。较大的气道行走在结缔组织的包膜之中,不直接受到外力作用,又有软骨环的支撑,能维持开放。自细支气管开始,直接行走在肺实质内,因此,其口径受肺容积影响大,肺泡的弹性回缩是维持这些小气道开放的主要原因。

二、外科气道解剖

气管有 1/3 位于胸腔外,最上的第 3 至第 4 气管软骨环位于环状软骨和胸骨颈静脉切迹间,这段气管软骨环是常用的实施气管切开术的部位。环甲膜位于环状软骨和甲状软骨间,相对无血管,容易触摸到,是紧急情况下经皮气管开放气道的部位。成年人环甲膜平均宽 22～33 mm、长 9～10 mm,这意味着急诊外科开放气道时采用穿过环甲膜插入的管子或套管不应超过 8.5 mm。环甲膜中点至声带上方的平均距离为 13 mm,下 1/3 通常较上 1/3 血管分布少。应该注意,发育早期的环状软骨紧贴在甲状软骨之下,因此,幼儿患者(8 岁之前)建立气道时环甲膜位置不易确定。

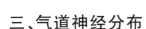

三、气道神经分布

舌的后 1/3、软腭和腭舌皱襞主要受舌咽神经支配,压迫这些结构会引起"张口抑制"反应。喉咽处有喉上神经内支的分布,包括下方的会厌和喉上方的肌束。下方的肌束是受迷走神经的喉返神经分支支配的。气道分分数种机械和化学感受器。慢适应牵拉感受器位于气管后壁的肌肉与调节呼吸的频率和深度有关,也通过减少迷走传入来扩张气管和支气管。其他快适应感受器环绕在气管壁周围,感受刺激后诱发咳嗽及支气管收缩。

四、呼吸生理学

机体与外界环境之间的气体交换过程,称为呼吸。通过呼吸,人体不断地从外界摄取 O_2,以氧化体内营养物质供应能量和维持体温,同时将生物氧化过程中所产生的 CO_2 排出体外,从而维持内环境的相对稳定和保证新陈代谢的正常进行。

呼吸过程由外呼吸、气体在血液中的运输和内呼吸 3 个相互衔接并且同步进行的环节来完成。外呼吸,又称肺呼吸,包括肺通气(外界空气与肺之间的气体交换过程)和肺换气(肺泡与肺毛细血管之间的气体交换过程)。内呼吸,又称组织呼吸,即组织换气(血液与组织、细胞之间的气体交换过程),如图 2-5 所示。可见呼吸过程不仅依靠呼吸系统来完成,而且还需要血液循环系统的配合,这种协调配合,以及它们与机体代谢水平的相适应,又都受神经和体液因素的调节。

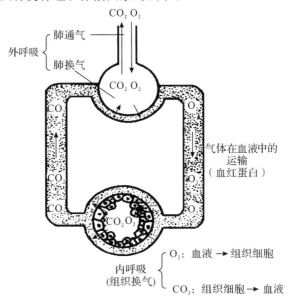

图 2-5　呼吸过程图示

(一)外呼吸

1.肺通气

肺通气(pulmonary ventilation)是肺与外界环境之间的气体交换过程。实现肺通气的器官包括气道、肺泡和胸廓等。气道是沟通肺泡与外界的通道,自鼻腔至终末细支气管,是肺通气时气体进出肺的通道,同时还具有加温、加湿、过滤和清洁吸入气体以及防御反射等保护作用。肺通气的过程使肺泡气体得到不断更新。肺泡是肺泡气与血液气进行交换的主要场所,而胸廓的节律性呼吸运动则是实现通气的动力。

气体能进入肺取决于两方面因素的相互作用:一是推动气体流动的动力;二是阻止其流动的阻力。前者必须克服后者,方能实现肺通气。呼吸运动是肺通气的原动力,气体进出肺是由于大气和肺泡气之间存在着压力差。当膈肌和肋间外肌等吸气肌收缩时，胸廓扩大，肺随之扩张，肺容积增大，肺内压暂时下降并低于大气压，空气就顺此压差而进入肺，造成吸气。反之，当吸气肌舒张和(或)肋间内肌和腹壁肌等呼气肌收缩时，胸廓缩小，肺也随之缩小，肺容积减小，肺内压暂时升高并高于大气压，肺内气便顺此压差流出肺，形成呼气(见图 2-6)。

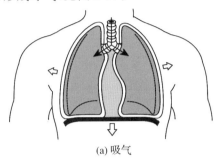 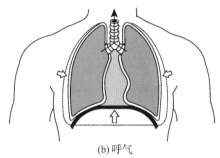

(a) 吸气　　　　　　　　　　　　　　　　(b) 呼气

图 2-6　呼吸运动图示

在呼吸过程中正是呼吸运动造成了肺内压和大气压之间的压力差，这一压力差成为推动气体进出肺的直接动力。一旦呼吸停止，便可根据这一原理，用人为的方法促使肺内压和大气压之间的压力差来维持肺通气，这便是人工呼吸。

当然，肺通气的动力还需要克服肺通气的阻力方能实现肺通气。肺通气的阻力有两种：弹性阻力(肺和胸廓的弹性阻力)，是平静呼吸时的主要阻力，约占总阻力的 70%；非弹性阻力，包括气道阻力、惯性阻力和组织的黏滞阻力，约占总阻力的 30%，其中又以气道阻力为主。健康人，平静呼吸时的总气道阻力为 $1\sim3$ cm $H_2O/L \cdot s^{-1}$，主要发生在鼻(约占总阻力的 50%)、声门(约占 25%)及气管和支气管(约占15%)等部位，仅 10% 的阻力发生在口径小于 2 mm 的细支气管。气道阻力受气流流速、气流形式和管径大小影响，流速快，阻力大；流速慢，阻力小。气流形式有层流和湍流，层流阻力小，湍流阻力大。气流太快和管道不规则容易发生湍流，如气管内有黏液、渗出物或肿瘤、异物等时，可用排痰、清除异物、减轻黏膜肿胀等方法减少湍流，降低阻力。气道管径大小是影响气道阻力的另一重要因素，管径越小，阻力越大。一般来说，阻力增高是临床上肺通气障碍最常见的原因。

2.肺换气

肺通气使肺泡不断更新，保持了肺泡气 PO_2、PCO_2 的相对稳定，这是肺部气体交换得以顺利进行的前提，而分压差是气体交换的动力。混合静脉血流经肺毛细血管时，血液 PCO_2 是 40 mmHg(1 mmHg＝0.133 kPa，下同)，比肺泡气的 104 mmHg 低，肺泡气中 O_2 便由于分压的差向血液扩散，血液的 PCO_2 便逐渐上升，最后接近肺泡气的 PCO_2。CO_2 则向相反的方向扩散，从血液到肺泡，因为混合静脉血的 PCO_2 是 46 mmHg，肺泡的 PCO_2 是 40 mmHg。O_2 和 CO_2 的扩散都极为迅速，仅需约 0.3 s 即可达到平衡。通常情况下，血液流经肺毛细血管的时间约为 0.7 s，所以当血液流经肺毛细血管全长约 1/3 时，已经基本上完成了交换过程。

在一个理想的肺部，血液离开肺泡毛细血管到肺静脉内进行充分氧合，而没有肺泡/动脉氧分压差。事实上，因为以下原因，这一情况不会发生。

通气-灌注比值(ventilation-perfusion ratio)失衡：正常成年人安静时的通气/血流比值为 0.84。理想状态下，所有肺泡应该接受同样的肺泡通气，所有的肺毛细血管也应该是同等的血流灌注。但事实上，一些肺泡是处于过度通气的，而另一些肺泡则是处于过度灌注的。而通气/血流比值的增减都将降低肺换气的效率，导致机体缺 O_2 和 CO_2 潴留。

(1)分流：分流发生在肺泡灌注良好但没有通气的情况下，这部分缺乏氧供的血液没有进行氧合的机会，最终仍以乏氧状态回流到肺静脉。当生理性心脏供血系统和支气管静脉回流到肺静脉时，会存在少量的分流。其他产生分流的原因包括肺不张、肺泡水肿导致的肺实变及气道闭塞性病变。

(2)弥散异常：呼吸膜由 6 层结构组成，虽然有 6 层，但都很薄，平均总厚度为 0.6 μm，气体易于扩散通过。肺毛细血管平均直径约为 5 μm，红细胞膜能接触毛细血管壁。通常情况下，O_2 依靠氧压力梯度

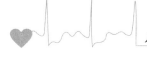

从肺泡腔向毛细血管内弥散,而通常在血流经过1/3的毛细血管时这一过程就已完成。即使在心排血量增加的情况下(如运动),通常也能完成。因此,在没有严重肺部疾病的情况下,弥散障碍导致肺泡/动脉氧分压差(P_A-aO_2)的变化总是轻微的。但如果呼吸膜总面积小于健康人的1/3或1/4时,气体交换速度甚至不能满足静息时机体的需要。

(二)气体在血液中的运输

1. O_2在血液中的运输

(1)与血红蛋白结合。每克血红蛋白最多可以与1.31 mL的O_2化学结合,这就是通常所说的血氧容量。因此血液中含有大约15 g/dL(150 g/L)的血红蛋白,则每升血液可以携带O_2的量为197 mL(150 g/L×1.31 mL/g),约占血液总含氧量的98.5%。血氧饱和度(SaO_2)描述的是与氧结合的血红蛋白的比例。

(2)溶解于血浆和细胞内液。在大气压下,约有0.3 mL/dL(或3 mL/L)的O_2可以物理溶解于体液中。尽管仅占非常小的比例,但当给予100%的纯氧吸入时,溶解量可以达到20 mL/L,而且在高压给氧的情况下可进一步提高。虽然血液中以物理溶解形式存在的氧很少,但是在肺换气或组织换气过程中,进入血液的氧都是先溶解在血浆中,提高各自的氧分压,发生化学结合;而氧从血液中释放时,也都是溶解的氧先逸出,分压下降,然后化学结合的氧再分离出来,溶解到血浆中。

因此,动脉血氧含量可以反映血红蛋白浓度、血红蛋白与氧的结合程度及氧物理溶解的含量。当患者的血红蛋白为15 g/dL、SaO_2为95%时,其动脉血氧含量应是190 mL/L[(95%×150 g/L×1.31 mL/g)+3 mL/L溶解的O_2]。

动脉血氧分压(PaO_2)与SaO_2间的关系可以通过氧解离曲线来描述。最初随着氧分压的下降,SaO_2仅有少量的降低,动脉SaO_2下降很少。然后,随着氧分压的持续下降,低至60 mmHg(1 mmHg=0.133 kPa)以下时,曲线的斜率变得很陡。这一斜率陡峭的曲线部分反映了O_2更容易向组织释放,同时也意味着当这种氧释放开始,过程将非常迅速。

2. CO_2在血液中的运输

血液中CO_2也以溶解和化学结合的两种形式运输。化学结合的CO_2主要是碳酸氢盐和氨基甲酸血红蛋白。溶解的CO_2约占总运输量的5%,结合的CO_2占95%(碳酸氢盐形式的占88%,氨基甲酸血红蛋白形式的占7%)。

从组织扩散入血的CO_2首先溶解于血浆,一小部分溶解的CO_2缓慢地和水结合生成H_2CO_3,H_2CO_3又解离成HCO_3^-和H^+,H^+被血浆缓冲系统缓冲,pH无明显变化。溶解的CO_2也与血浆蛋白的游离氨基反应,生成氨基甲酸血浆蛋白,但形成的量极少,而且动静脉中的含量相同,表明它对CO_2的运输不起作用。

在肺部,反应向相反方向(左)进行。因为肺泡气PCO_2比静脉血的低,血浆中溶解的CO_2首先扩散入肺泡,红细胞内的HCO_3^-+H^+生成H_2CO_3,碳酸酐酶又催化H_2CO_3分解成CO_2和H_2O,CO_2又从红细胞扩散入血浆,而血浆中的HCO_3^-便进入红细胞以补充消耗的HCO_3^-,Cl^-则出红细胞,这样以HCO_3^-形式运输的CO_2,在肺部又转变成CO_2释出。

(三)组织内气体交换

气体在组织内的交换机制、影响因素与肺泡处相似,差异是交换发生于液相(血液、组织液、细胞内液)之间,而且扩散膜两侧的O_2和CO_2的分压差随细胞内氧化代谢的强度和组织血流量而异,血流量不变时,代谢强,耗O_2多,则组织液CO_2低,PCO_2高;代谢率不变时,血流量大,则PO_2高,PCO_2低。

在组织处,由于细胞有氧代谢,O_2被利用并产生CO_2,所以PO_2可低至30 mmHg(1 mmHg=0.133 kPa)以下,PCO_2可高达30 mmHg以上。动脉血流经组织毛细血管时,便顺分压差由血液向细胞扩散,CO_2则由细胞向血液扩散,动脉血因失去O_2和得到CO_2而变成静脉血。

(朱　蔚　杨向红)

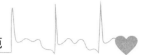

第二节　气道急症的识别

气道急症识别是危重症患者早期识别的重要部分,任何出现通气和氧合障碍的情况都属于气道急症。一旦发现气道急症,均须进行紧急气道管理,保证气体交换及氧供。临床医生识别以下 3 种气道情况是关键。

一、识别气道阻塞

气道阻塞分为部分性气道阻塞和完全性气道阻塞两种。完全性气道阻塞的患者无法说话,并随着缺氧的发生,会迅速丧失意识并停止呼吸。部分性气道阻塞可能为功能性阻塞,其原因可能是由于软腭、舌、会厌阻塞后咽或气道管腔内的病理性改变(如异物、肿瘤或感染)所致或由外部压力压迫气道(如颈部血肿)引起。出现下列症状则提示可能存在部分性气道阻塞,往往需要通过气管插管获得并维持气道通畅,从而为解除引起阻塞的根本原因争取时间:

(1)鼾样呼吸(发生于功能性气道阻塞)或吸气相和(或)呼气相的喘鸣音(提示存在声门的病理性改变)。

(2)反常呼吸,胸腹的摇摆运动,即吸气时腹部抬高、胸部下陷。

(3)三凹征。

(4)声音的改变。

二、识别呼吸衰竭

呼吸衰竭是由各种原因引起的肺通气和(或)换气功能严重障碍,以致不能进行有效的气体交换,导致缺氧伴(或不伴)CO_2 潴留,从而引起一系列生理功能和代谢紊乱的临床综合征。在海平面大气压下,于静息条件下呼吸室内空气,并排除心内解剖分流和原发于心排血量降低等情况后,动脉血氧分压(PaO_2)低于 8 kPa(60 mmHg),或伴有二氧化碳分压($PaCO_2$)高于 6.65 kPa(50 mmHg),即为呼吸衰竭。尽管呼吸衰竭可以通过动脉血气结果来界定,但是否需要气管插管和通气支持应取决于临床,而且决策往往在动脉血气分析检查之前就已经确定。呼吸衰竭患者通常伴有呼吸困难、呼吸微弱、呼吸节律异常,发绀是低氧血症的晚期临床表现。通气功能障碍 $PaCO_2$ 显著升高,在临床上提示二氧化碳昏迷,表现为意识水平的下降。重症哮喘患者在吸氧状态下血氧饱和度可以维持在 90% 以上,但仍需通气支持,原因是呼吸机疲劳,患者可表现为语不成句、呼吸费力、大汗淋漓、意识改变等。此外,循环衰竭的患者可能没有呼吸异常,但仍需气管插管后呼吸机支持以优化氧的运输。神经系统疾患患者表现呼吸节律异常、呼吸微弱,常伴有意识障碍及气道保护能力下降。

三、识别需保护的气道

一般情况下,患者的吞咽能力和咳嗽反射被认为是一种气道保护性反射,但是对于老年人及神经功能受损、意识障碍的患者,往往伴有咽反射的减弱或消失,以及咳嗽能力的不足。后咽部存在大量分泌物或液体强烈提示气道保护性反射障碍。同样,如果患者能够耐受放置口咽通气管,亦提示咽反射和咳嗽反射受损。GCS 评分可作为患者气道保护能力的一种粗略指标,结合患者自己排除分泌物的能力,一起评价与识别是否需紧急气道管理。

以上是需要立即进行紧急气道管理、气管插管的患者,而心搏呼吸停止的患者没有包括在内。但是,对于部分患者,通过对其病程的了解,能够预测患者有进一步恶化的可能,即使当时没有紧急插管的最佳时机(如烧伤吸入的患者可能出现进行性气道水肿),也可进行抢先气管插管或气管切开,行气道干预措施。对急危重的患者,应首先考虑是否需行气管内插管。对是否需要进行气管内插管存在疑虑时,决策的错误宁愿多倾向于气管插管的这一边,给予患者插管后管理通气一段时间,以全面观察评估病情,在确定没有气道危险及不可逆性灾难事件后,再安全地拔除气管导管,这是较明智的临床选择。

(朱 蔚)

第三节 供氧装置和简易呼吸气囊的使用

O_2 是机体组织细胞能量代谢所必需的物质,氧疗可以纠正低氧血症,降低呼吸功,也可以通过纠正低氧血症降低心肌做功。氧疗适用于所有存在组织缺氧和低氧血症的患者以及高危患者,如低氧血症、呼吸窘迫、低血压或组织血管低灌注状态、低心排血量和代谢性酸中毒、一氧化碳中毒等。

一、给氧的装置和方法

临床上有各种各样的给氧装置可供选择和应用,这些装置在价格、效果、送氧的精确性和操作的复杂性方面均存在差异。总的说来,它们可分为两大系统(见表 2-1):低流量给氧系统和高流量给氧系统。

表 2-1 氧疗的给氧系统和装置

给氧系统或装置	氧流量	吸入氧浓度(FiO₂)
低流量给氧系统		
	1	0.21～0.24
	2	0.23～0.28
鼻导管	3	0.27～0.34
	4	0.32～0.38
	4～6	0.32～0.50
	1～2	0.21～0.24
简单面罩	3～4	0.25～0.32
	5～6	0.30～0.50
附贮袋面罩		
	5	0.35～0.50
(1)部分重复呼吸面罩	7	0.35～0.75
	10	0.50～0.90
(2)无重复呼吸面罩	4～10	0.60～1.00
高流量给氧系统		
文丘里(Venturi)面罩	4～6(105)[a]	0.24
	4～6(45)	0.28
	8～10(45)	0.35
	8～10(35)	0.40

注:此表的数值来源于不同的报告,仅供参考。

a 括号内数值表示总气体流量,即氧流量加上进入面罩的室内气体流量,单位为 L/min。

低流量给氧系统是指不能满足患者吸气的需要,需额外吸入空气,结果进入气道吸入氧浓度也有较大差异,因为它取决于 O_2 流量、患者的潮气量和呼吸频率。该系统的优点是应用方便,患者感觉舒适。

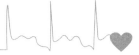

高流量给氧系统提供的气流量可以完全满足患者吸入的需要,不需额外吸入空气。该系统的主要优点为:①能够提供较准确的、不同氧浓度的气体,而且氧浓度不受患者呼吸模式的影响;②气流完全由系统提供,可根据患者需要调整气体的温度和湿度。

需要注意的是:气体流量和吸入氧浓度(FiO_2)是两个不同的概念,无论低流量给氧系统还是高流量给氧系统都能提供高 FiO_2、中 FiO_2 或低 FiO_2 于气道。

1. 鼻导管或鼻塞

鼻导管或鼻塞给氧是临床上最常用的方法,它具有简单、价廉、舒适等特点,多数患者易于接受。只要延长接氧橡皮管,可允许患者在一定范围内活动,也不影响患者咳嗽、咳痰、进食和谈话。已有实验证明,鼻咽部给氧的效果并不比鼻前庭好,反而对患者有刺激,增加管腔堵塞的机会。鼻导管插入前要检查导管是否畅通,通常应每 8～12 h 更换一根鼻导管,并换另一侧鼻孔插入。鼻腔发炎或因感冒堵塞时,鼻导管不易插入,可改用双侧鼻导管或鼻塞,双侧鼻导管使用时比单侧鼻导管方便和舒适,导管插入双侧鼻腔的深度约为 2 cm。一般认为,单侧鼻导管与双侧鼻导管的吸氧导管效果相似。鼻导管吸氧浓度与氧流量的关系可用下式计算:

$$FiO_2(\%) = 21 + 4 \times 给氧流量(L/min)$$

为了减轻插鼻导管给患者的不舒适感觉,可以改用鼻塞,氧疗时塞于鼻前庭部分,与前庭壁基本密接,给氧效果大致与鼻导管相当。

应用鼻导管或鼻塞的缺点是:①吸入气的氧浓度不恒定,受患者呼吸的影响,潮气量越大或呼吸频率越快,吸入氧浓度越低;②易于堵塞,需经常检查;③对局部有刺激性,氧流量在 5 L/min 以上时,干燥的 O_2 可致鼻黏膜干燥、痰液干燥;④氧流量不应超过 6 L/min。这与鼻咽部解剖无效腔已被 O_2 完全预充有关,提高氧流量不可能进一步增加吸入氧浓度,此时要提高吸入氧浓度,须加用氧贮气囊。

2. 简单面罩

给氧面罩一般用塑料或橡胶制作,重量要轻,氧的输入孔一般位于面罩的底部。面罩需紧贴患者的口、鼻周围(为适合不同个体,需有各种规格可供悬着),用绑带固定于患者头面部后,应松紧合适而不漏气,宜有足够的出气孔以防呼气时面罩内压过高而影响呼气。面罩的容积宜小,以减少重复呼吸其气量。应用面罩的缺点是:影响患者饮水、吃饭和咳痰,夜间睡眠从一个体位变换到另一个体位时面罩容易移位或脱落。比起鼻导管和鼻塞来,面罩虽然不太方便,但它的好处是能提供较好的湿化,有人甚至认为,氧流量在 1～4 L/min 时可不必加用湿化器。

在面罩盖住患者口鼻以后,一般 FiO_2 能达 40% 以上,有时可达 50% 以上。如果给氧流量太低,不仅 FiO_2 下降,而且呼出的 CO_2 可在面罩内积聚,所以给氧流量 5～6 L/min 是需要的。简单面罩一般耗氧量较大,提供的氧浓度较高,适用于缺氧严重而无 CO_2 潴留的患者。

3. 附贮袋的面罩

附贮袋的面罩是在简单的面罩上装上一个乳胶或橡胶制的贮气袋,以便为没有气管插管或气管切开的患者输送高浓度的氧。如果面罩和贮袋间无单向活瓣,就称为部分重复呼吸面罩;如果面罩和贮袋间有单向活瓣,即为无重复呼吸面罩,活瓣可阻止呼出气回流到贮气袋,直接通过面罩上的小孔排出,使患者不再吸入呼出气。

应用附贮袋面罩的目的是用较低流量来提供高 FiO_2,因为在呼吸或呼吸间歇期间,O_2 进入贮气袋,而吸气时则主要由贮气袋供氧。附贮袋面罩比简单面罩的耗氧量要小。如果面罩合适,能紧贴患者的面部不漏气,那么应用这种面罩可达到很高的吸氧浓度。为了使面罩能与患者的面部相配,连续应用几小时后患者会感到脸部不适。

4. Venturi 面罩

Venturi 面罩是根据 Venturi 原理制成的,即 O_2 经狭窄的孔道进入面罩时在喷射气流的周围产生负压,携带一定量的空气从开放的边缝流入面罩。因输送氧的孔道有一定口径,以致从面罩边缝进入的空气与氧混合后可保持固定的比率,调整面罩边缝的大小可改变空气与氧的比率,比率的大小决定吸入气氧的浓度的高低。常用氧浓度有 24%，26%，28%，30%，35%，40% 等。由于喷射入面罩的气体流速超过患者吸气时的最高流速和潮气量，因此它不受患者通气量变化的影响，耗氧量亦少，不需湿化，吸氧浓度恒定，不受张口呼吸的影响。因高流速的气体不断冲洗面罩内部，呼出气中的 CO_2 难以在面罩滞留，故基本上无重复呼吸，面罩也不必脸面贴紧密接触，戴起来比较舒适，患者不觉得面罩内有明显的潮热感。应用 Venturi 面罩虽也可供 40% 以上的 FiO_2，但不如低 FiO_2 时准确可靠。低 FiO_2 时面罩实际输送的氧浓度与面罩刻度上的预计值仅相差 1%～2%，高 FiO_2 时，实际氧浓度与预计氧浓度偏差可高达 10%。如今 Venturi 面罩已广泛用于临床，尤其是在需要严格控制的持续低浓度氧疗时应用更为普遍，它的效果和可靠性已得到反复证实，在治疗低氧血症伴高碳酸血症的患者时尤有益处，因为这些患者吸入过高浓度的氧可导致呼吸的抑制。

5. T 形管和气管造口项圈

T 形管和气管造口项圈均可用于人工气道的患者，它们能为这些患者的气管提供恒定的、可预置的吸氧浓度，并同时提供较多的水汽或水雾。对人工气道患者来说，能把氧疗和雾化或湿化疗法结合起来应用是理想的。患者在没有接受机械通气支持疗法时，可用 T 形管和气管造口项圈吸入高流量气体，并利用回路内的贮袋湿化器或雾化器来保证吸入气体的氧浓度和充分湿化。

6. 经气管给氧

经气管给氧主要用于慢性阻塞性肺疾病长期慢性缺氧的患者。原来没有气管切口，需在局麻下将穿刺针于第 2～3 气管软骨环间穿刺进入气管内，经穿刺针将一塑料导管（直径 1.7～2 mm）放入气管内，拔出穿刺针，留置导管在气管内约 10 cm，使管端在隆突上约 3 cm，外端固定于颈部，与输氧管相接。此法的优点是：由于呼吸无效腔起到储存 O_2 的作用，呼气时 O_2 损失少，故氧流量可比鼻导管法减少一半，且有提高血氧的效果。由于节省了 O_2，因此有利于家庭长期氧疗。缺点是：需每日冲洗导管 2～3 次，应用不便，且偶有局部皮下气肿、局部皮肤感染、出血、导管堵塞、肺部感染等并发症。

7. 氧帐或头罩

氧帐或头罩主要用于儿童或重症不能合作的患者。现有各种制作材料和大小不同的氧帐或头罩，如 10 L 大小有机玻璃或塑料制的头罩。一般罩内的氧浓度、气体的湿度和温度均可控制并根据需要调整，如附有流氧稀释装置，可避免重复呼吸。患者用起来较舒适，吸入氧浓度比较恒定，但耗氧量较大，有的设备较复杂。在夏季，密闭的头罩内温度和湿度都会较室内略高。

8. 高压氧疗

高压氧疗乃是指在超过 1 个标准大气压（atm）的高压条件下给氧。一般将患者放入高压氧舱，在 1.2～3.0 atm 下给氧，这不仅可以提高吸入气的氧分压，还可显著增加动脉血中物理溶解的氧量。高压氧下随着肺泡氧分压的增高，动脉血氧分压也相应增加，从而提高了循环血液中的氧含量，提高组织内氧的弥散量。因此，在血红蛋白大量丧失，或血红蛋白与其他有毒物质（如一氧化碳、氰化物等）牢固结合、失去携氧功能时，只要维持正常的循环血容量，高压氧下仍能维持组织和重要脏器的正常氧供，这是高压氧疗的基本原理。

高压氧疗可用于治疗一氧化碳中毒、有机磷中毒、氰化物中毒，以及锑剂、安眠药、奎宁等药物中毒。其在心脑肺复苏、脑血管病中应用，对防治脑缺氧和脑水肿、促进脑功能恢复具有独特作用。在休克的抢救中，高压氧有利于克服组织缺氧状态和终端缺氧导致的一系列病理变化，以避免内脏发生不可逆性的缺氧损伤，为治疗休克的病因创造条件。高压氧治疗呼吸系列疾病现仍处于实验研究和临床试用阶段，用于治疗急性 I 型呼吸衰竭（严重缺氧而不伴有 CO_2 潴留）、急性肺水肿、支气管哮喘等，但应用指征、疗效和副作用有待于进一步评价。

高压氧疗的主要副作用是：如应用不当可引起氧中毒；可降低化学感受器对呼吸的促进作用，使肺换气量减少和 $PaCO_2$ 升高。因此，高压氧疗需要专门受过训练的医护人员来使用，以避免严重副作用的发生。

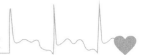

二、简易呼吸气囊的使用

1.定义

简易呼吸气囊是进行人工通气的简易工具。与口对口呼吸比较,其供氧浓度高,且操作简便。尤其是病情危急,来不及气管插管时,可利用加压面罩直接给氧,使患者得到充分 O_2 供应,改善组织缺氧状态。

2.目的

(1)维持和增加机体通气量。

(2)纠正威胁生命的低氧血症。

3.基本工作原理

O_2 进入球形气囊和贮气袋或蛇形管,人工指压气囊打开前方活瓣,将 O_2 压入与患者口鼻贴紧的面罩内或气管导管内,以达到人工通气的目的。

4.适应证

主要用于心肺复苏、转运途中或临时替代呼吸机的人工通气。

5.相对禁忌证

(1)中等以上活动性咯血。

(2)严重误吸引起的窒息性呼吸衰竭。

(3)肺大泡。

(4)张力性气胸。

(5)大量胸腔积液。

(6)活动性肺结核等。

6.操作方法

(1)将患者去枕、平卧;清除与取出假牙等任何可见的异物。

(2)抢救者位于患者头部的后方,采用仰头抬颏或托颌法开放气道。

(3)单人或双人采用不同的方法,将面罩紧扣口鼻。

1)单人使用简易呼吸气囊(仰头抬颏法)

EC 手法扣面罩:左手拇指和食指将面罩紧扣患者口鼻部,中指,无名指和小指放在患者耳垂下方下颌角处,将下颌向前上托起,用右手挤压气囊。

2)双人使用简易呼吸气囊(托颌法)。

患者头侧的施救者用双手的大拇指和食指在面罩的周边提供完全的密封,施救者用剩下的手指举起下鄂和伸展颈部,同时观察胸部起伏,第二位施救者慢慢挤压球囊。

(4)挤压球囊,将气体送入肺中,针对,成人用1L容量的气囊时要挤压大约 2/3,而用 2L 球囊时则要挤压大约 1/3,以达到潮气量 400-600 mL。每次通气时间要在 1 秒以上。

(5)施救者应注重患者是否有如下情形,以确认患者是否处于正常的换气。

1)注视患者胸部是否随着挤压球囊而起伏。

2)经由面罩透明部分观察患者嘴唇与面部颜色的变化。

3)经由透明盖,观察单向阀工作是否正常。

4)在呼气当中,观察面罩内是否呈雾气状。

7.注意事项

(1)操作时,应确保气道打开,面罩与脸部之间能密闭。

(2)CPR 时通常有 3 种通气频率:有心跳无呼吸,10～12 次/分,建立高级人工气道,10 次/分,心中与呼吸均停止,30:2 的比例进行按压-通气。

（3）操作过程中应观察患者：有无紫绀的情况，适当的呼吸频率，鸭嘴阀是否正常；工作连接 O_2 时，注重 O_2 气是否接实。（4）发现患者有自主呼吸时，应按患者的呼吸动作加以辅助，以免影响患者的自主呼吸。

（5）对清醒患者做好心理护理，解释应用呼吸器的目的和意义，缓解紧张情绪，使其主动配合，并边挤压呼吸囊边指导患者"吸……""呼……"。

（6）选择合适的面罩以便达到最佳使用效果，如果外接氧应调节至 O_2 贮气袋充满 O_2 至鼓起（氧流量 8～12 L/min）。

（7）使用简易呼吸气囊容易发生的问题是由于活瓣漏气，使患者得不到有效通气，所以要定时检查、测试、维修和保养。

8．清洁与消毒

（1）将简易呼吸器各配件依顺序拆开，放入 500 mg/L 含氯消毒液中浸泡 30 min，取出后用清水冲洗所有配件，去除残留的消毒剂。

（2）面罩、贮气管、贮气袋只需用 95％酒精擦拭消毒即可，禁用消毒剂浸泡，因易损坏。

（3）特殊感染患者，可使用环氧乙烷熏蒸消毒，或用一次性的呼吸器。

（4）消毒后的部件应完全干燥，并检查是否有损坏，将部件依顺序组装。做好测试工作，备用。

9．检测方法

（1）取下单向阀和贮气阀时，挤压球体，将手松开，球体应很快地自动弹回原状。

（2）将出气口用手堵住，挤压球体时，将会发觉球体不易被压下。假如发觉球体慢慢地向下漏气，请检查进气阀是否正确组装。

（3）将单向阀接上球体，并在患者接头处接上储气袋，挤压球体，单向阀会张开，使得储气袋膨胀，如储气袋未膨胀，请检查单向阀、储气袋是否组装正确。

（4）将储气阀和储气袋接在一起，将气体挤入储气阀，使储气袋膨胀，将接头堵住，挤压储气袋，气体自储气阀溢出，如未能察觉溢出时，检查安装是否正确。

（孙琴芳）

第四节　人工手法气道开放术

昏迷的患者舌根、软腭及会厌等口咽软组织松弛后坠，是导致上呼吸道梗阻的主要原因，所以要保持呼吸道通畅的关键是解除舌根后坠对气道的梗阻，如图 2-7 所示。

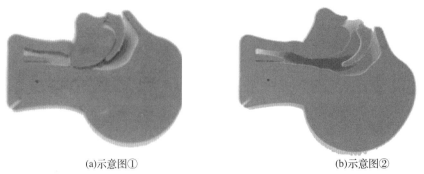

(a)示意图①　　　　　　　　　　(b)示意图②

图 2-7　气道开放解除舌根后坠对气道的梗阻

人工手法气道开放有以下两种方法。

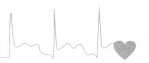

一、仰头抬颏法

如患者无颈椎损伤,可首选仰头抬颏法。

1.操作方法

站立或跪在患者身体一侧,用一手小鱼际放在患者前额向下压迫,同时另一手食指、中指并拢,放在颏部的骨性部分向上提起,使得颏部及下颌向上抬起、头部后仰,气道即可开放,如图 2-8 所示。

2.注意事项

食指和中指尖不要深压颏下软组织,以免阻塞气道;不能过度上举下颏,以免口腔闭合;头部后仰的程度以下颌角与耳垂间连线与地面垂直为正确位置。

二、双手举颌法

如已发生或怀疑颈椎损伤时,可首选双手举颌法。

1.操作方法

站立或跪在患者头顶端,肘关节支撑在患者仰卧的平面上,两手分别放在患者头部两侧,并分别用两手食、中指固定住患者两侧下颌角,小鱼际固定住两侧颞部,拉起两侧下颌角,气道即可开放,如图 2-9 所示。

2.注意事项

双手举颌法适用于颈部有外伤者,以下颌上提为主,下颌上提的程度以下齿高于上齿为度,不能将患者头部后仰及左右转动,以免加重颈髓损伤。

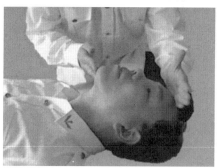
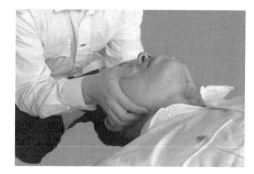

图 2-8　仰头抬颏法　　　　　　　　图 2-9　双手举颌法

（金晓胜　周　波）

第五节　咽通气道技术

咽通气道是用特殊管道插入咽部,使舌根前移,减轻舌肌松弛后对软腭造成的阻塞,从而达到解除呼吸道梗阻的目的,避免人工长时间托下颌的疲劳,同时便于清除口腔和气道内的分泌物。按管道插入途径,咽通气道分为口咽通气道和鼻咽通气道。

一、口咽通气道

1. 口咽通气管

口咽通气管由塑料制成，具有不同的型号，由不同的颜色来标识，如图 2-10 所示。通常，成人用 80～100 mm 管，小儿用 50～70 mm 管。

2. 适应证

有自主呼吸、舌根后坠的意识不清患者。

3. 禁忌证

气道高反应性、持续的恶心呕吐或喉痉挛发作者及存在良好咽反射的患者。

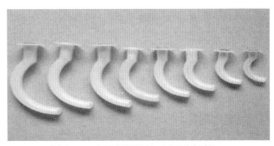

图 2-10 不同型号的口咽通气管

4. 操作方法

选择合适的型号，长度约为耳垂到口角的距离，使用压舌板将舌向下、向前推开，口咽通气管弓背向下插入；或将口咽通气管倒转（弓背向上）插入口中，当通气管顶端触及硬腭的后方时，将口咽管转 180°后向下插入，使其顶端位于舌根与喉的后方，双翼置于双唇间，如图 2-11 所示。

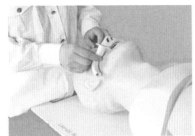
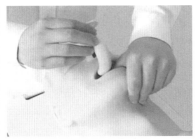
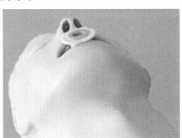

(a)步骤①   (b)步骤②   (c)步骤③

图 2-11 放置口咽通气道

二、鼻咽通气道

1. 鼻咽通气道

鼻咽通气道由柔软的材质如硅胶、橡胶制成，相比口咽通气管，其对具有完整气道反射的患者耐受性好，且具有柔软、气道刺激小和附壁痰栓形成少的优点。同样，鼻咽通气管也具有不同的型号（见图 2-12），通常女性选用 F28～30，男性选用 F32～34，小儿用更细的柔软导管。

2. 适应证

张口困难、口腔创伤、下颌骨骨折、口腔感染、全口义齿、无牙颌昏迷及癫痫者或半清醒的患者。

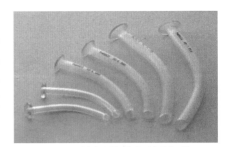

图 2-12 不同型号的鼻咽通气管

3. 禁忌证

颅底骨折、脑脊液鼻漏、鼻息肉、严重阻塞性鼻炎、鼻中隔偏移、严重出凝血障碍等。

4. 操作步骤

如图 2-13 所示，选择合适的型号，长度约为鼻外孔到下颌角的距离，鼻黏膜表面喷洒血管收缩药和局部麻醉药，用液状石蜡润滑鼻咽管，将鼻咽管弓背向下，对着硬腭插入，顺着颚骨平面向下推送至硬腭部，直至在鼻咽部后壁遇到阻力，通气管逆时针旋转 90°，使其斜面对向鼻咽后部黏膜，过咽后壁后，旋转回原位，并推送至合适深度，插入动作应轻巧、柔和、缓慢。

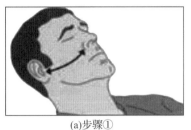
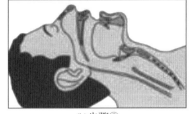
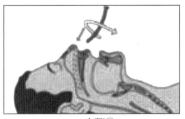

|(a)步骤①|(b)步骤②|(c)步骤③|

图 2-13　放置鼻咽通气管

三、注意事项

(1)昏迷和半昏迷患者放置咽通气道可能会因刺激导致呕吐或喉痉挛。

(2)正确的置管位置:末端超过软腭和舌根,恰好位于会厌之上,不正确的插入可将舌推向咽部而导致进一步的气道阻塞。

(3)选择合适的型号,管子太小会将舌头推向口咽部而致梗阻,太大则将阻塞气管。

(4)放置前需清除口咽部异物。

（张　盖　徐恩利）

第六节　喉罩技术

喉罩(laryngeal mask airway,LMA)是由英国麻醉学家 Brain 于 1981 年设计发明的,它是介于气管插管与面罩之间的一种人工气道,能快速建立,最早只是应用于麻醉管理。随着 LMA 技术的不断更新与改进,人们对喉罩临床应用也有越来越深入的研究,认为喉罩适合于心肺复苏早期气道的建立。欧美国家已把喉罩的应用推广到急救医疗中;在日本,将喉罩作为急救现场维持气道的方法,已经获得国家法律上的许可。

一、LMA 的结构

LMA 是一种特殊型的通气管,在其通气管的前端衔接一个用硅橡胶制成的扁长形套,其大小恰好能盖住喉头,故有喉罩通气管之称,是一种真正的声门上气道管理技术。喉罩通常由通气管、通气罩、充气装置和接头所组成,它有不同的尺寸,适合不同的人群(见图 2-14),具体喉罩尺寸选择对照见表 2-2。

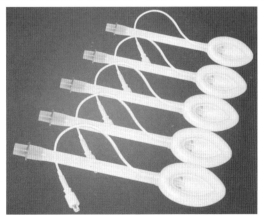

图 2-14　不同型号的喉罩

表 2-2　喉罩尺寸选择对照

喉罩尺寸	患者尺寸	最大球囊充盈体积	测试球囊充盈体积
1	小于 5 kg 的婴儿	4 mL	6 mL
$1^{1/2}$	5～10 kg 的幼儿	7 mL	10 mL
2	10～20 kg 的小孩	10 mL	15 mL
$2^{1/2}$	20～30 kg 的小孩	14 mL	21 mL
3	30～50 kg 的青少年	20 mL	30 mL
4	50～70 kg 的成人	30 mL	45 mL
5	70～100 kg 的成人	40 mL	60 mL
6	超过 100 kg 的成人	50 mL	75 mL

二、适应证

(1)急救复苏(CRP)时置入喉罩简单、方便、可靠。据统计,在使用喉罩下施行 CPR 术,86%患者可获得满意的通气效果。

(2)对困难插管病例在应用标准面罩呼吸囊不能维持有效通气的场合,可用 LMA 作为紧急而有效的通气管使用的患者。

(3)替代气管插管应用于手术麻醉:主要适用于无呕吐返流危险的手术,尤其是保留自主呼吸的患者;不需要肌肉松弛的体表、四肢全麻手术;对颈椎不稳定施行气管内插管需移动头部有较大顾虑的患者;眼科手术,较少引起眼压增高;腹腔镜手术等。

三、禁忌证

喉罩没有绝对禁忌证,无论何时气道需要营救时置入喉罩都是正确的,但有以下相对禁忌证:

(1)存在误吸风险的患者(如饱胃、肥胖、肠梗阻、食管裂孔病等),小口、大舌、扁桃腺异常肿大、咽喉部存在感染的患者。

(2)呼吸系统顺应性下降、呼吸道出血的患者。

(3)长期机械通气的患者,通气压力需大于 25 cmH$_2$O 的慢性呼吸道疾病患者。

(4)不能耐受喉罩,反复、频繁发生恶心、呕吐的患者。

四、优　点

(1)使用方便、快速,多种体位下均可操作,院前急救通气效果和气管插管相同。

(2)无须喉镜,急救人员放置难度小,成功率高。

(3)无喉镜插入、显露声门、导管插过声门等机械刺激,不易出现喉头水肿、声带损伤、喉返神经麻痹等并发症。

(4)喉罩置入时刺激轻、分泌物少,不影响气管纤毛活动,利于排痰,能维持气道的自洁作用。

五、缺　点

(1)气道密封效果欠佳,导致正压通气时容易漏气,且胃胀气发生率高。

(2)易出现食管返流,对未禁食的患者不能完全防止误吸。但统计表明,LMA 误吸发生率2/10 000,面罩和插管发生率 1.7/10 000,并无明显差异。

(3)口腔分泌物增加,应用阿托品类药物可减少分泌物。

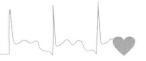

六、操作方法

(1)物品准备:合适大小的喉罩 1 只、50 mL 注射器 1 只、润滑剂、牙垫 1 个及胶布。

(2)具体操作:通常采用盲探法,头轻度后仰,操作者左手牵引下颌以展宽口腔间隙,右手持喉罩,罩口朝向下颌,沿舌正中线贴咽后壁向下置入,直至不能再推进为止。具体如图 2-15 所示。

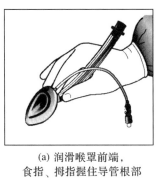

(a) 润滑喉罩前端,
食指、拇指握住导管根部

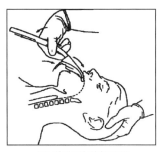

(b) 将喉罩顶向硬腭
方向,注意腕部的弯曲

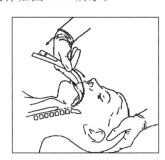

(c) 将喉罩向下
滑入,同时伸展食指

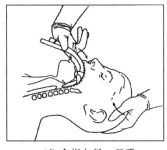

(d) 食指向另一只手
方向用力,形成对抗压力

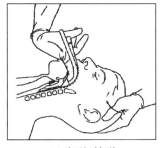

(e) 向咽下部推
送,直至遇到阻力

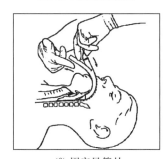

(f) 固定导管外
端,同时移出食指

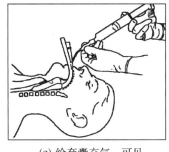

(g) 给套囊充气,可见
导管自动向外退出约1.5 cm

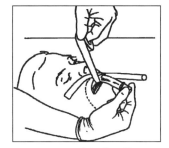

(h) 胶布固定导管

图 2-15 盲探法

(3)喉罩置入的最佳位置:最佳位置是指喉罩进入咽喉腔,罩的下端进入食管上口,罩的上端紧贴会厌腹面的底部,罩内的通气口正对声门。将罩周围的套囊充气后,即可在喉头部形成闭圈,从而保证了通气效果。小于 10 岁的患儿置入喉罩的平均深度为 10 cm＋0.3×年龄(岁)。

(4)鉴定喉罩位置是否正确的方法:①利用纤维光导喉镜置入喉罩进行观察,标准是,1 级,仅看见会厌;2 级,可见会厌和声门;3 级,可见会厌,即部分罩口已被会厌覆盖;4 级,看不见声门,或会厌向下折叠。②置入喉罩后施行正压通气,观察胸廓起伏的程度,听诊两侧呼吸音是否对称和清晰;听诊颈前区是否有漏气杂音。

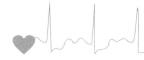

七、注意事项

(1)喉罩在使用前,应常规检查罩周套是否漏气。

(2)注意选择适当大小的喉罩,喉罩过小常致插入过深,造成通气不良;喉罩过大又不易到位,容易漏气。

(3)置入喉罩后,不能进行托下颌操作,否则易导致喉痉挛或喉罩移位。

(4)正压通气时,气道内压不宜超过 20 cmH$_2$O,否则易发生漏气或气体入胃。

(5)密切听诊呼吸音,以便及时发现返流误吸。

(李　薇　王　钢)

第七节　气管插管术

气管插管术是紧急抢救中不可缺少的组成部分之一,也是急救医生必须掌握的最基本的操作技能。要求正确遵循操作技术规范,合理掌握气管插管的适应证和禁忌证,正确对待各种并发症产生的原因并采取预防措施,保证患者气道的通畅。

一、适应证

1.上呼吸道梗阻

口鼻咽及喉部软组织损伤,分泌物潴留或异物等引起上呼吸道梗阻。

2.气道保护机制受损

患者意识水平下降及麻醉时,正常生理反射受到抑制,引起气道保护机制受损,易引起误吸和分泌物潴留。

3.气道分泌物潴留

正常的咳嗽反射受损时,分泌物潴留,易引起肺部感染和气道梗阻,人工气道的建立能有效清除气道分泌物。

4.实施机械通气

因通气氧合功能障碍而需接受有创机械通气的患者,首先要建立人工气道,气管插管是最常用的人工气道。

二、禁忌证

(1)绝对禁忌证:喉水肿、急性喉炎、喉头黏膜下血肿。插管创伤可能引起严重出血,除非急救,禁忌气管插管。

(2)相对禁忌证:呼吸道不全梗阻者有插管的适应证,但禁忌使用肌松药快速诱导;存在血液性出血疾病(如血友病、血小板减少性紫癜等),气管插管创伤易诱发声门或气管黏膜下出血或血肿,继发呼吸道急性梗阻;主动脉压迫气管,气管可能导致动脉瘤破裂大出血;鼻咽部纤维血管瘤、鼻息肉禁忌行经鼻气管插管。

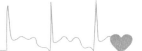

三、术前准备

1.插管前的评估

(1)根据现场患者一般外观,充分评估插管的难易程度,决定插管的途径和方法。

(2)困难气道评估:经口气管插管要求口轴、咽轴、喉轴这3轴尽可能地调整在同一直线上,"3-3-2"法则(见图 2-16)就是用于评估这3轴线的相关性。对于不能达到"3-3-2"法则的患者,提示应用直接喉镜暴露声门困难。

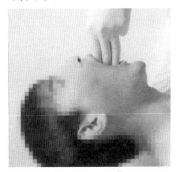
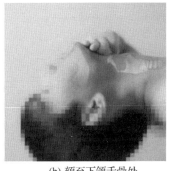
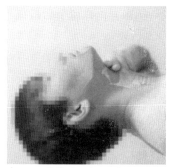

(a) 张口大于3指　　　　　(b) 颏至下颌舌骨处　　　　(c) 甲状软骨上窝至下颌舌骨处

图 2-16 "3-3-2"法则

如图 2-16(a)所示,如果能达到张口大于患者本人的3横指,提示张口可以容易容纳喉镜到达气道。

如图 2-16(b)所示,如果颏至下颌舌骨的距离能达到大于患者本人的3横指,提示下颌下有足够的空间进行插管操作。

如图 2-16(c)所示,提示咽部和舌根的相对位置,如果甲状软骨上窝至下颌舌骨处小于患者本人2横指,提示咽部在颈部的位置太高,应用喉镜暴露视野有困难。

(3)如条件允许,可进行改良的分级评估咽部结构分级,即改良的 Mallampati 分级(见图 2-17),咽部结构分级愈高预示喉镜暴露愈困难,Ⅲ～Ⅳ级提示困难气道。

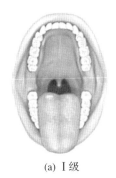
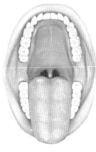
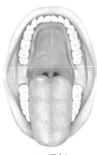
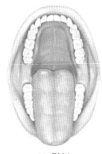

(a) Ⅰ级　　　　　(b) Ⅱ级　　　　　(c) Ⅲ级　　　　　(d) Ⅳ级

图 2-17 改良的 Mallampati 分级

如图 2-17(a)～(d)所示,Ⅰ级可见软腭、咽腔、悬雍垂、咽腭弓,Ⅱ级可见软腭、咽腔、悬雍垂,Ⅲ级仅见软腭、悬雍垂基底部,Ⅳ级看不见软腭。

(4)对于颌面部外伤或者颅底骨折严重的患者,气管插管前需要清理口腔,以免误吸。

(5)多发性创伤怀疑颈椎骨折或者脱位的患者,气管插管暴露咽喉部时,头不可以过度后仰,以免造成插管困难。

(6)上呼吸道的反射对于防止异物进入气管起着关键性的作用,正确运用能抑制与保护该反射的措施,对现场昏迷患者进行气管插管前的评估和气管插管操作具有重大意义。

2.插管用品准备

(1)弯形喉镜(必须随时保证亮灯,见图 2-18)。

(2)气管导管(检查套囊是否完好,见图 2-19)。

(3)导引钢丝(管芯距导管开口 1 cm)。

(4)10 mL 注射器(用于套囊充气)。

(5)消毒的液状石蜡(润滑导管壁)。

(6)牙垫与胶布(用于外固定导管)。

(7)吸引装置及吸痰管(随时可启动)。

(8)带活瓣的复苏球囊(须连接好 O_2)。

(9)铺两块无菌治疗巾(注意无菌观念)。

(10)操作人员戴帽子和口罩(首先戴好)。

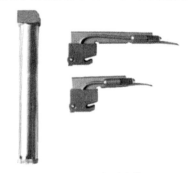

图 2-18　弯形喉镜

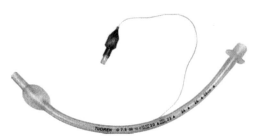

图 2-19　气管导管

3.气管导管的选择

气管导管以内径(mm)作为编号,年龄与导管的大小及长度关系见表 2-3。按标准选择管径合适的导管,并备用比选用导管大一号及小一号的导管各一根。

表 2-3　气管导管型号及长度选择参考

年　龄	内径/mm	外径/mm	French 单位	经口深度/cm
早产儿	2.5	3.3	10	10
新生儿	3.0	4.0~4.2	12	11
1~6 个月	3.5	4.7~4.8	14	11
6~12 个月	4.0	5.3~5.6	16	12
2 岁	4.5	6.0~6.3	18	13
4 岁	5.0	6.7~7.0	20	14
6 岁	5.5	7.3~7.6	22	15~16
8 岁	6.0	8.0~8.2	24	16~17
10 岁	6.5	8.7~9.3	26	17~18
12 岁	7.0	9.3~10.0	28~30	18~22
≥14 岁	7.0(女)	9.3~10.0	28~30	20~24
	8.0(男)	10.7~11.3	32~34	20~24

四、操作方法

(一)经口气管内插管

1.患者体位要求

将患者处于仰卧位,原则上应使口轴、咽轴和喉轴接近呈一条直线,因此必须垫高患者头部 10 cm,头在枕寰关节处尽量仰伸(也称嗅花位)。肥胖患者应垫高肩部,否则头无法后仰。

插管前使用呼吸球囊面罩给予高流量 O_2 5 min,可使组织内的氧达到超饱和,并置换出 N_2(N_2 冲洗)。

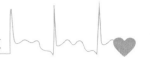

2.喉镜置入和窥视声门

首先应尽量使患者口张大,用右手拇指向下推患者右下磨牙,食指向上推右上磨牙;口张开以后,右手将患者嘴唇扒开,以免喉镜将其压伤,左手持喉镜,使镜片顺右侧口角插入,将舌体推向左侧;然后,左手臂用力从上方提起,看到会厌后,将镜片前端置入舌根和会厌之间的会厌谷,调整喉镜片深度,使声门暴露到最佳视野(见图2-20)。

3.气管导管插入

声门暴露清楚后,右手持气管导管,明视下将导管送入气管(见图2-21)。为确保一定的深度,成人一般在套囊通过声门后再进入2 cm,然后右手固定导管,套囊充气至中等张力,一般少于10 mL。

4.插管后检查、固定导管和拍摄X线胸片

气管插管完成后,需要立即检查导管的位置是否正确。确认导管插入气管主要通过以下几种手段:①最简便的方法是用听诊器听诊双肺呼吸音是否存在,双侧是否均等(插管过深往往往左侧没有呼吸音)和上腹部有没有气过水声(5点听诊法);②监测患者呼出气的CO_2浓度,如导管在气管内,可见呼气时呈现有CO_2呼出的方波;③通过呼吸机或麻醉机的呼吸流速波形判断导管是否位于气管内;④采用纤维支气管镜插入气管导管检查。

质地柔软的气管插管要与硬牙垫一起固定,可用胶布、寸带双固定,防止移位或脱出。寸带固定不宜过紧,以防管腔变形,并定时测量气管插管与在门齿前的刻度。

气管插管完成后拍摄X线胸片。①确认和调整导管位置:气管导管远端与隆突的距离应当为2～4 cm或导管尖端位于第4胸椎水平。根据X线胸片,调整导管深度。②观察患者肺部情况。

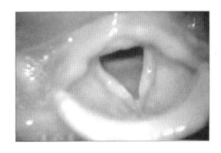

图2-20　可视喉镜下的声门结构

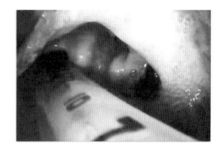

图2-21　明视下插入气管导管

(二)经鼻气管内插管

颈椎外伤不稳定、下颌骨折、颈部异常、颞颌关节病变、口咽部感染患者适宜鼻腔插管,但颅底骨折、鼻骨骨折的患者及紧急抢救时不宜行鼻腔插管。

经鼻插管可盲探插管,也可以在喉镜明视下插管,方法与经口插管基本相同;但应注意,导管前端应涂润滑剂,鼻翼至耳垂的距离相当于鼻孔至咽后腔的距离,当导管推进至上述距离后,用左手持喉镜暴露声门,右手继续推进导管入声门。

五、注意事项

(1)气管插管操作中,一定要注意保护患者牙齿,插管过程中避免不当用力。一旦牙齿损伤脱落,应及时找到,并保存于盐水中,以备做牙齿再植术。

(2)气管插管完成以后,一定要检查导管位置的准确性。措施包括5点听诊法、氧饱和度、呼末CO_2等,正确处理可以减少误吸、支气管痉挛、导管堵塞或者气管导管误入食管的可能性。

(3)牢固固定气管导管,在转运过程中,密切观察导管深度。

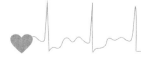

六、常见并发症及防治措施

(一)常见并发症

(1)误入食管。由于患者声门暴露不清或呼吸道分泌物过多遮盖咽喉部,使插管者看不清声门致气管插管误入食管。

(2)心律失常。插管时导管刺激会厌,反射性引起迷走神经及交感神经系统过度兴奋,而使一部分患者出现心动过缓或心脏骤停。

(3)导管堵塞。被分泌物、痰液或异物堵塞。

(4)喉痉挛。喉痉挛是拔管时并发症最严重的一种,易发生于未完全清醒的患者。

(5)声嘶及喉水肿。插管经过声门,可使声门创伤及声带受压,引起声带及杓间黏膜水肿,影响声带运动而发生声音嘶哑,多为短暂性的,拔管、声带休息、抗生素及激素治疗后可恢复。

(6)声带麻痹。有单侧或双侧声带麻痹,并侧声带麻痹可能由于麻醉插管位置不当或气囊膨胀过度,压迫外展肌的神经末梢所致。

(7)溃疡和肉芽肿。插管后常在声带和杓间区形成溃疡及肉芽肿,多为插管时伤及声带或杓间区黏膜;插管时间过长导致局部受压缺血或感染;插管固定不稳,使插管上下活动摩擦,造成局部黏膜形成溃疡和肉芽肿,影响通气。

(8)声门、声门下及气管狭窄。多发生于较长时间的插管者,症状可发生在拔管后数周或数月,可表现为呼吸困难或无效咳嗽。

(9)气管食管瘘。多发生于较长时间的插管者及气囊压力过高者。

(10)鼻窦炎。多发生于经鼻腔插管者。

(二)产生并发症的原因

(1)气管套管的选择不准确。选择合适的管径至关重要,气流遇到的阻力随插管内半径的 4 次幂而变化,选择不适宜的插管可显著增加呼吸功。绝大多数成人插管内径应至少为 7.5~8 mm。

(2)插管体位及位置不正确所造成的机械性损伤。在抢救过程中,因为急于解除呼吸道梗阻,需快速插管。为了暴露声门往往使颈部过度后伸、颈椎向前突起,造成插管以喉后部为支点,将杓状软骨和环状软骨背板挤压于颈椎体部,导致局部缺血、坏死,瘢痕修复,造成杓状软骨的损伤,杓间区和声门下形成狭窄。

(3)插管气囊压力过高。当气囊压力过高超过毛细血管内压(约 32 mmHg,4.26 kPa)时即可发生局部支气管黏膜的缺血,进而引起炎症、溃疡和软骨环的坏死,甚至发生透壁性糜烂或气管坏死。

(4)感染。局部管腔黏膜受机械性刺激损伤,插管周围分泌物潴留,常伴有局部炎症反应和混合性感染。

(5)插管管理措施不到位。当插管固定不到位,即可造成插管的意外滑脱或前移滑入一侧主支气管。另外,气道的加温湿化及吸痰不恰当,亦是并发症发生的原因之一。

(三)预防及治疗

(1)充分的术前准备。熟练的操作技术、严格的操作规程及尽可能避免的创伤对预防并发症的发生至关重要。

(2)选择合适的插管。应选择生物相容性好、气囊壁柔软、高容积低压气囊的硅胶插管,选择不适宜的插管可显著增加呼吸功。操作者应熟记各年龄组相当的插管型号。绝大多数成人插管内径应至少为 7.5~8 mm。

(3)气囊压力的大小。通常,气囊套囊压维持在 25~30 cmH$_2$O 时,高容积低压气囊与气管壁能很好地切合,在正压通气时能提供充分的密封,而无漏气。如无该装置时,建议采用自动充气泵维持气囊压,每隔 6~8 h 重新手动测量气囊压,且每次测量时充气动值高于理想值 2 cmH$_2$O。

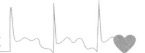

（4）鼻腔的管理。在插管前可滴呋麻滴鼻液,以收缩毛细血管,减少出血,也可考虑滴氯霉素滴眼液抗感染。

（5）呼吸道的管理。气管插管绕过了正常的上气道,而正常的上气道担负着对吸入空气加温和湿化的作用,因此湿化和加温至关重要。吸痰,对分泌物不多的患者不应成为常规,密闭式系统可减少低氧和感染的风险。

（6）控制感染。选择敏感的抗生素抗感染治疗,可保护局部黏膜组织的正常恢复。

（7）喉气管狭窄的处理。扩张术可提供有效的治疗,但一些病例必须行外科手术治疗。目前,由于广泛采用低压高容积套囊,这种情况已很少发生。对小儿声门、声门下及气管狭窄的处理,尚无标准和特效方法,应根据病情区别对待,选择适当的方法加以治疗。

（王兆亿　张　宁　黄　泱）

第八节　环甲膜穿刺置管通气术

环甲膜穿刺是上气道梗阻、严重呼吸困难来不及建立有效气道时采取的急救措施之一,它可为气管切开术赢得时间,是现场急救的重要组成部分。

一、适应证

（1）上呼吸道梗阻。
（2）喉源性呼吸困难（如白喉、喉头水肿等）。
（3）头面部严重外伤。
（4）气管插管有禁忌或病情紧急来不及行气管切开术而需快速开放气道时。

二、禁忌证

（1）无绝对禁忌证。
（2）已明确呼吸道阻塞发生在环甲膜水平以下时,不宜行环甲膜穿刺术。

三、环甲膜穿刺针及其连接流程图

环甲膜穿刺套包由1个外套管、1个内套管和1根穿刺针组成。外套管内径为5 mm,内套管直径为4 mm。穿刺针组成及连接流程如图2-22和2-23所示。

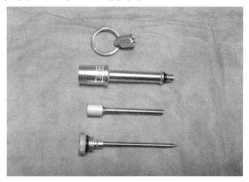

图 2-22　穿刺针的组成

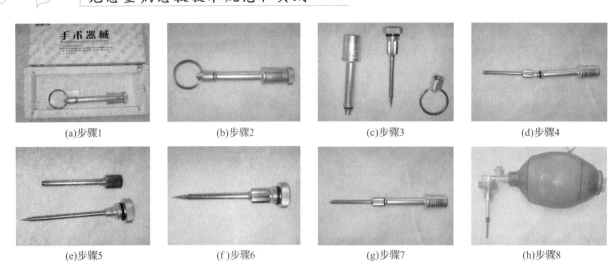

(a)步骤1　　　　　　(b)步骤2　　　　　　(c)步骤3　　　　　　(d)步骤4

(e)步骤5　　　　　　(f)步骤6　　　　　　(g)步骤7　　　　　　(h)步骤8

图 2-23　穿刺针连接流程

四、操作方法

（1）仰卧位，垫肩，头后仰；不能耐受上述体位者，可取半卧位。

（2）定位：甲状软骨与环状软骨之间正中凹陷处，即环甲膜（见图2-24）。

（3）局部常规消毒。

（4）戴无菌手套，检查穿刺针是否通畅。

（5）穿刺部位局部用2％利多卡因麻醉（危急情况下可不用麻醉）。

（6）左手食指和中指固定环甲膜处的皮肤，右手持穿刺针垂直刺入环甲膜，到达喉腔时有落空感（见图2-25）。

（7）再按照穿刺目的进行其他操作。

（8）穿刺点用消毒干棉球压迫片刻。

（9）若经针头导入支气管留置给药管，则在针头退出后，用纱布包裹并固定。

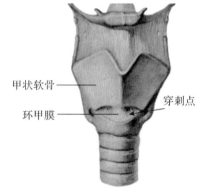

甲状软骨
穿刺点
环甲膜

图 2-24　定位穿刺点

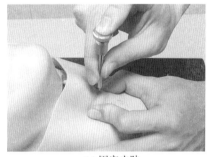

(a) 固定皮肤

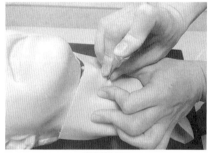

(b) 穿刺针刺入

图 2-25　穿刺针入环甲膜

五、注意事项

（1）穿刺深度：气管直径，男性是 12～15 mm，女性是 10～13 mm，皮肤至环甲膜内面黏膜的厚度为（4.0±0.5）mm，环甲膜穿刺时穿刺针透过皮肤 5 mm 基本可达气管内。

（2）在无专门的环甲膜穿刺针或暂时找不到环甲膜穿刺针时，可选用 7～9 号注射针头或用作通气的

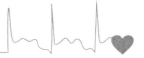

粗针头,接无菌注射器进行操作。

(3)针头拔出以前应防止喉部上下运动,否则容易损伤喉部的黏膜。

(4)避免损伤环状软骨,以免术后引起喉狭窄。

(5)作为一种应急措施,穿刺针留置时间不宜长(一般不超过24 h)。

(6)如遇血凝块或分泌物阻塞穿刺针头,可用注射器注入空气,或用少许生理盐水冲洗,以保证其通畅。

六、并发症

(1)出血。对于凝血功能障碍的患者宜慎重考虑。

(2)假道形成。

(3)食管穿孔。食管位于气管的后端,若穿刺时用力过大、过猛,或没掌握好进针深度,均可穿破食管,形成食管 气管瘘。

(4)皮下或纵隔气肿。

(费　　敏　杨向红)

第九节　气管切开术

气管切开术(tracheostomy)是切开颈段气管前壁,置入气管切开导管,使患者可以通过新建立的通道进行呼吸的一种手术;是建立人工气道的一种常用方法,可为气道的通畅、有效引流及机械通气提供条件,有常规手术气管切开术和经皮气管切开术(又称经皮气管导管置入术)两种。

一、适应证

(1)需要长时间接受机械通气的重症患者。

(2)上呼吸道梗阻,如口鼻咽喉及颈部严重软组织感染、损伤导致肿胀,小儿咽后壁脓肿、下咽或口咽部巨大肿瘤,以及气管塌陷等。

(3)气道保护性机制受损,任何原因引起的咳嗽反射抑制、排痰困难导致下呼吸道分泌物淤积、阻塞者,如严重肺心病与肺性脑病、脑血管疾患与颅脑损伤、中毒等原因导致深昏迷,多发性神经根炎和高位颈髓损伤,严重的胸部外伤或胸、腹部手术后等。

(4)口腔、颌面、咽、喉、头颈部大手术或严重创伤的患者,为了便于麻醉和维持手术前后呼吸道通畅,可行预防性气管切开。

(5)极度呼吸困难、无条件行气管插管和无时间、不允许行正规气管切开术时,可行紧急气管切开术。

二、禁忌证

无绝对禁忌证,明显出血倾向时慎用。COPD 反复合并呼吸衰竭者应权衡具体病情及必要性,避免过早气管切开。

经皮气管导管置入术有以下相对禁忌证:①儿童;②颈部粗短肥胖,颈部肿块或解剖畸形难以扪及气管;③气管切开,局部软组织感染或恶性肿瘤浸润;④难以纠正的凝血障碍。

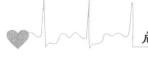

三、操作要点

(一)常规气管切开术

常规气管切开主要操作步骤如图 2-26 所示。

1.患者体位

体位通常采用仰卧、肩枕、头后伸位。

2.切口选择

(1)横切口:在颈前环状软骨下方 2 cm 处沿皮纹水平皮肤切口长 4～5 cm。

(2)纵切口:颈前正中切口可取自环状软骨下缘至胸骨上切迹的纵行皮肤切口;纵切口所需手术的时间稍短,但遗留瘢痕明显。现今常规气管切开术中,纵切口已逐渐被横切口取代。

(3)切口应注意保持正中位置,以免伤及颈部大血管。对病情严重、颈部粗短或肿胀的患者,宜采用纵切口并使切口加长,以便操作及缩短手术时间。

3.切开皮肤、皮下组织及颈前筋膜

用拉钩将皮肤及皮下组织向两侧稍行分离,于正中可见两侧带状肌相接的白线,用刀将其划开,钝性沿白线上下分离,两侧带状肌向外拉起,暴露甲状腺峡部。

4.处理甲状腺峡部

通常可用拉钩将峡部向上拉起,暴露气管前壁。切忌对甲状腺峡粗暴钳夹,遇甲状腺峡出血可缝合止血。若甲状腺峡肥大,影响气管的暴露,可自峡部上缘向下分离,使其与气管前筋膜分开,然后以血管鞘两侧垂直平行夹住峡部,钳夹后切断并将断端"8"字形缝合止血。

5.暴露并确认气管

甲状腺峡部处理后,即见气管前筋膜,其下方隐约可见气管软骨环,暴露不清时,术者可以食指触诊,以感觉气管的位置。以血管鞘将气管前筋膜略做分离,暴露气管环。

6.切开气管

气管前壁暴露后,用注射器长针头于两气管环间刺入气管,成年患者回抽空气确认气管后,迅速注入 1‰丁卡因做气管内表面麻醉,使切开气管时咳嗽反射消失。小儿则不宜使用丁卡因,试穿刺有助于确定并与颈总动脉鉴别。

气管切开部位应在 2～4 环间,以 3～4 环为宜,第 1 气管环必须保持完整,过高易损伤甲状软骨导致喉狭窄,过低有损伤血管并导致大出血和损伤胸膜顶而出现气胸的危险。以尖刀从软骨环间切开,常选纵行或舌形瓣切开气管。切开后做气管前壁造瘘切除软骨及环间组织,使前壁成一圆形瘘口。小儿只在气管前壁正中纵行切开,不切除软骨环,因小儿气管软骨软弱,支架作用差,切除软骨易致前壁塌陷,气管狭窄。

切开气管前须妥善止血、备好吸引器,以免血液会被吸入气管。气管一旦切开后,立即有分泌物咳出,应及时吸引干净。

7.插入气管套管与切口缝合

气管套管必须在明视下插入气管,并须证实有气流冲出,警惕误插入组织间隙,确定位置无误后将管芯取出。切口间断缝合,缝线不宜太过紧密,以防发生皮下气肿。若组织分离时气管旁腔隙加大,可用凡士林纱条填塞于切口四周,以防皮下气肿和出血,24 h 后将纱条取出。缝合后无菌纱布覆盖伤口。

气管套管插入后予以妥善固定,以防止脱出,尤其术后早期脱出因窦道未形成难以再次置入,而造成危险。将套管托上的线带系于颈部,以固定套管,防止脱出。线带打死结固定,线带的松紧以可容纳一手指为宜,太紧会使颈部受压,太松套管则易滑出。

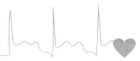

8.术后体位

术后体位为仰卧位去枕或低枕。

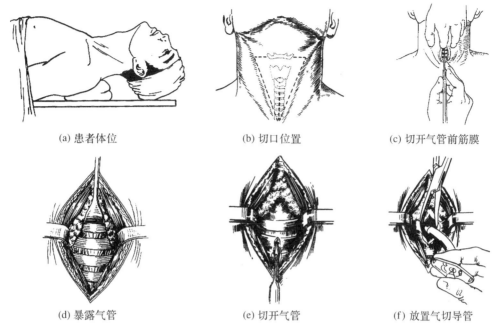

(a) 患者体位　　　　　(b) 切口位置　　　　　(c) 切开气管前筋膜

(d) 暴露气管　　　　　(e) 切开气管　　　　　(f) 放置气切导管

图 2-26　常规气管切开的主要操作步骤

(二)经皮气管切开术

(1)检查经皮气管切开包中的器械(见图 2-27),确认:气管套管的套囊没有破漏并处于非充盈状态;气管套管的管芯可在气管套管内自由移动并易于取出;导丝可在扩张器及气管套管的管芯内自由移动;气管套管的管芯已固定在气管套管的两个侧翼上;气管套管的外管壁及管芯的头端涂有少量水溶性润滑剂以利于插管等。

(2)使患者处于仰卧位,颈、肩部垫枕以使颈部处于过伸位。检测患者的血氧饱和度、血压及心电图。操作前让患者吸入一段时间的 100% 纯氧。辨认甲状软骨、环状软骨、气管环、胸骨上窝等解剖标志。推荐在第 1～2 或第 2～3 气管软骨环间置入气管套管。若患者带有气管插管,将气管插管撤至声带以上。推荐在术前经超声评估甲状腺及表面血管情况,在手术过程中使用支气管镜以确认导丝及气管套管置入的位置。

(3)局部消毒,铺巾,浸润麻醉。局部注射肾上腺素有利于减少出血。

(4)在选定的气管套管插入位置做水平或纵向切口,长 1.5～2 cm。再次确认选定的插入位置是否位于颈部正中线上(见图 2-28)。

(5)在选定位置以带有软套管并已抽取适量生理盐水的注射器穿刺,注意针头斜面朝下(足部),以保证导丝向下走行而不会上行至喉部。穿刺适当深度后回抽注射器,若有大量气体流畅地进入注射器,表明软套管和针头位于气管管腔内。

(6)撤出注射器及针头而将软套管保留于原处。将注射器直接与软套管相接并回抽,再次确认软套管位于气管管腔内。

(7)适当分离导丝引导器和导丝鞘,移动导丝,使其尖端的"J"形伸直。将导丝引导器置入软套管,以拇指推动导丝经引导器—软套管进入气管管腔,长度不少于 10 cm,气管外导丝的长度约为 30 cm。导丝进入气管后常会引发患者一定程度的咳嗽。注意勿使导丝扭曲或打结。经导丝置入其他配件时,注意固定其尾端,以防其扭曲或受损,这一点非常重要。在此后的步骤中,可随时检查导丝是否受损、扭曲,以及能否在气管内自由移动。

(8)经导丝引导置入扩张器,使扩张器穿透皮下软组织及气管前壁,确认导丝可在气管内自由移动后,拔除扩张器,将导丝保留在原处。

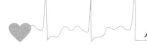
（9）合拢扩张钳，将导丝尾端从扩张钳顶端的小孔中置入，从扩张钳前端弯臂的侧孔中穿出，固定导丝尾端，将扩张钳经导丝置入皮下，角度同置入气管套管的角度一致。逐渐打开扩张钳，充分扩张皮下软组织，在打开状态下撤出扩张钳。

（10）重复步骤8和9，直到扩张钳可经气管前壁进入气管管腔。

（11）经导丝引导，将扩张钳在闭合状态下置入气管。注意使扩张钳手柄处于气管中线位置并抬高手柄使其与气管相垂直，以利于扩张钳头端进入气管并沿气管纵向前进。逐渐打开扩张钳，充分扩张气管壁，在打开状态下撤出扩张钳。

（12）将导丝自气管套管管芯头端的小孔置入，将气管套管连同管芯经导丝引导置入气管。拔除管芯及导丝。

（13）吸除气管套管及气管内的分泌物及血性液体，确保呼吸道畅通。以注射器注入少量气体，使套囊充盈。若患者带有气管插管，此时予以拔除。以缚带将气管套管的两外缘牢固地缚于颈部，以防脱出。缚带松紧要适度。

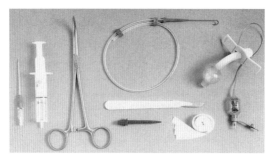

图 2-27　经皮气管切开套包组成

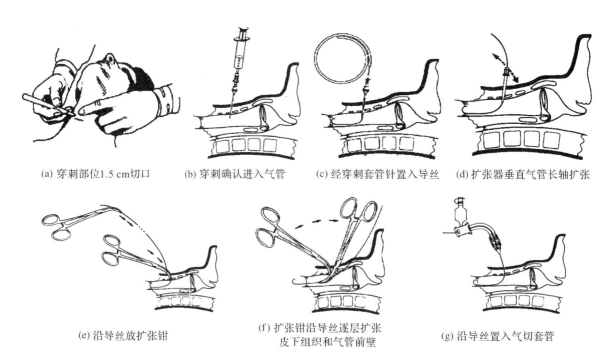

(a) 穿刺部位1.5 cm切口　　(b) 穿刺确认进入气管　　(c) 经穿刺套管针置入导丝　　(d) 扩张器垂直气管长轴扩张

(e) 沿导丝放扩张钳　　(f) 扩张钳沿导丝逐层扩张皮下组织和气管前壁　　(g) 沿导丝置入气切套管

图 2-28　经皮气管切开术的主要操作步骤

四、注意事项

（1）误切颈总动脉已有多例报道，尤其小儿的颈总动脉不易与气管鉴别。颈总动脉一般均较气管细，但有弹性，触之较软，并有搏动感，试穿刺有助于鉴别。

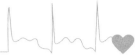

（2）气管前筋膜不应过度分离,前筋膜的切口亦不宜小于气管的切口。为避免气体沿气管前间隙扩散而形成纵隔气肿,可将气管前筋膜与气管一同切开。

（3）患者咳嗽时胸膜可凸出于锁骨上方,若手术分离较深,则可能损伤胸膜而造成气胸,多发生于小儿患者,有侧多见,此外小儿气管前方可能遇到胸腺。将拉钩向下推移即可暴露气管,并可用钝拉钩将胸膜拉向下方以保护之。

（4）气管壁切口不应过大,以避免瘢性狭窄。气管应尽量在无咳嗽时切开,切开时刀尖不宜用力过猛,以免刺伤气管后壁及食管前壁,尤其是咳嗽及用力吸气时,气管后壁前突,更易造成损伤。

（5）手术结束时,若观察到套管有与脉搏一致的搏动,提示套管贴近或压迫大血管,应尽快更换合适套管,直至无搏动为止。

（6）注意套管系带的松紧,随时调整,避免太松时脱管。

五、并发症及其防治

1. 皮下气肿、纵隔气肿和气胸

皮下气肿主要由于气管前软组织分离过多、皮肤缝合过紧和术后咳嗽所致。单纯的皮下气肿一般危害不大,无须特殊处理。应警惕皮下气肿的信号性症状意义,因其可提示存在纵隔气肿或气胸。

（1）纵隔气肿可能由于以下因素引发:①术中气管前筋膜分离过多;②喉阻塞时肺内压力增高导致肺泡破裂,空气经肺间质至肺门,进入纵隔;③皮肤切口过低达胸骨上窝或更低。

（2）气胸为较为严重的并发症,发生原因有:①纵隔气肿时壁层胸膜破裂导致气胸;②严重呼吸困难时肺泡及脏层胸膜破裂;③手术中损伤胸膜顶,由于小儿胸膜顶较高,发生概率较大。许多学者的经验表明,气管切开术前插入气管插管可预防和减少气胸的发生。

2. 原发性出血

原发性出血发生的主要原因为术中止血不完善,颈前静脉、甲状腺下静脉、甲状腺下动脉和甲状腺峡为较常见的出血部位。轻者可用一凡士林纱条填塞压迫伤口止血;严重者提示可能伤及较大血管,应立即打开伤口探查、止血。

3. 继发性大出血

尽管继发性大出血较少见,但后果极为严重,可造成患者迅速死亡,通过改善手术技巧和术后护理可减少发生的机会。头臂干是最常见的出血部位,颈总动脉、甲状腺下动脉、甲状腺上动脉、主动脉弓等部位也可发生。为避免继发性大出血的发生,应保持伤口清洁,预防和控制感染;对小儿、昏迷或瘫痪患者须密切注意其头位,避免过度屈曲、后仰或扭曲;患者的气囊压力控制在 $25 \sim 30~\mathrm{cmH_2O}$。呼吸机与气管套管应妥善固定,避免因套管摆动造成气管壁损伤。要警惕继发性大出血的先兆,主要为气管内出现血性分泌物和气管套管出现与脉搏一致的搏动。一旦发生继发性大出血,可立即将气管切开套管更换为气管插管,充起气囊,以其中保持呼吸道通畅和压迫止血,同时可用手指向下将无名动脉压向胸骨柄以期暂时止血,为进一步开胸止血赢得时机。

4. 气管食管瘘

手术中气管前壁切开时切入过深误伤食管,若术中发现应立即修补;若术后发现,瘘孔小者经鼻饲观察可能自愈,瘘孔大者则需手术修补。气管套管的气囊长时间压迫和腐蚀气管壁,向后方破坏即可形成气管食管瘘,须待全身和局部情况允许时择期手术修复。

5. 喉、气管狭窄

喉狭窄主要为手术损伤环状软骨所致,气管切开术中不应损伤第 1 气管环。气管狭窄常发生于气管切口处和气囊所在部位。气管切口处愈合后表面可形成肉芽肿导致管腔阻塞,气管切开口的瘢痕形成和凹陷也是气管狭窄的成因,这类狭窄多发生于气管前壁和侧壁。气管套管的气囊压迫可损伤气管的各个壁,造成气管的环形狭窄。

6.空气栓塞

空气栓塞为死亡率很高的并发症,主要是由于患者深吸气时颈部静脉内存在较高的负压,一旦静脉破损,将空气吸入形成空气栓塞。手术中应将甲状腺下静脉等颈部静脉妥善结扎。

7.切口感染

切口感染是造成气管狭窄和继发致死性大出血的重要原因,其防范措施为注意无菌操作、适当的引流、加强支持治疗和合理应用抗感染药物。

(费　敏　杨向红)

第十节　急救阶梯化呼吸管理规范技术

时间就是生命,这在急救患者的抢救中体现得淋漓尽致。何忠杰在"黄金1小时"的基础上,提出了急救患者"白金10分钟"的理念,即建立有效静脉通路进行液体复苏,建立呼吸通路有效地避免窒息。急救阶梯化呼吸管理规范技术正是为了更好地实施呼吸急救支持而制定的急救呼吸支持流程。

急救阶梯化呼吸管理是指紧急抢救时,在呼吸通道建立基础上由独立阶梯所组成的呼吸支持管理方法。呼吸的阶梯是由简单到复杂、由易到难、由徒手到器械和机械的过程,按呼吸功能不全的程度,采用不同侵入程度的支持手段,适用于病情由缓到急、由轻到重的危急重症患者。

一、急救患者气道与呼吸功能的评估和判断

早期采取正确的呼吸道管理措施和机械通气对提高抢救成功率起了举足轻重的作用,而对急救患者的气道与呼吸功能的正确评估和判断是采取正确的呼吸支持的前提。通常在急救现场或接诊的最初几分钟内可以通过"一看、二听、三感觉"来快速有效地判断急救患者的气道与呼吸情况,随后通过经皮血氧饱和度、血气分析、胸片等检查进行快速评估。

1.一看

看呼吸节律和呼吸频率,有无发绀、胸腹部肌肉活动,是否有辅助呼吸肌参与呼吸,有无三凹征,有无负压的伤口,有无呕吐物、血迹、粉红色泡沫痰等。

2.二听

听呼吸音,有无异常呼吸音,有无干湿啰音,啰音为吸气相还是呼气相。若气道完全梗阻,则听不到呼吸音。

3.三感觉

用脸颊感觉有无气流,用手感觉胸部呼吸动度、皮下气肿、气管位置等。

对内外科疾病导致的呼吸功能的判断也应该区别对待。

对外科患者的判断应注意:①损伤部位。据报道,严重颅脑伤、颈中枢 C1～C4 脊髓损伤后呼吸系统并发症的发生率为84%;胸部开放伤、严重肺挫伤、气道损伤、口腔颌面严重损伤也容易引起呼吸功能不全,需紧急呼吸支持。②创伤严重程度。创伤评分 ISS≥25 分者的 ARDS 发生率为 71.8%,显著高于 ISS 16～25 分者(28.2%)。

对内科患者的判断应注意:①原发疾病,是决定应用不同呼吸支持的重要因素;②呼吸困难发生的时间快慢,有无代偿;③借助中心静脉压监测、B 型脑钠肽的快速检测和床旁重症超声的应用,有助于鉴别呼吸困难的原因。

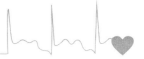

二、急救阶梯化呼吸管理规范的具体内容

急救阶梯化呼吸管理规范的具体内容可以用"四阶梯，十步法"来概括，具体如图 2-29 所示。

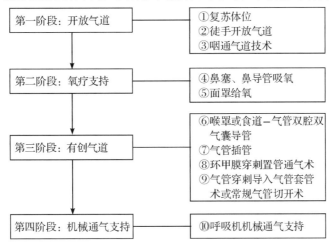

图 2-29　"四阶梯，十步法"分类示意

第一阶梯：开放气道（这是任何危重病抢救均首先需要的步骤）

1.复苏体位

使患者仰卧在坚固的平面上，头颈部与躯干始终保持在同一个轴面上，避免躯干扭曲，将双上肢放置于身体两侧，这种体位更适于行 CPR；但个别呼吸系统及心血管系统疾病患者的体位为半卧位，在其他情况下也可采取侧卧复苏体位。

2.徒手开放气道

（1）仰头提颏法：操作者位于患者身体一侧，用一手小鱼际放在患者前额向下压迫，同时另一手食指、中指并拢，放在颏部的骨性部分向上提起，使得颏部及下颌向上抬起、头部后仰，气道开放有效率达 91％，如患者无颈椎损伤，可首选此法。

（2）仰头拉颌法：操作者位于患者头侧，肘关节支撑在患者仰卧的平面上，两手分别放在患者头部两侧，分别用两手食指、中指固定住患者两侧下颌角，小鱼际固定住两侧颞部，用力将下颌骨上提，使下列牙齿高于上列牙齿，最后双手拇指轻推下唇，打开口腔。如操作规范，气道开放率可达 78％，适用于已发生或怀疑颈椎损伤患者。

（3）压额托颌法：站立或跪在患者身体一侧，用一手小鱼际放在患者前额向下压迫，同时另一手拇指与食、中指分别放在两侧下颌角处向上托起，使头部后仰，气道即可开放。在实际操作中，此法优于其他方法，不仅效果可靠，而且省力，不会造成或加重颈椎损伤，便于进行口对口吹气。

3.咽通气道技术

咽通气道是用特殊管道插入咽部，使舌根前移，达到解除呼吸道梗阻的目的，同时便于清除口腔和气道内的分泌物。

（1）口咽通气管：适用于意识不清、无肺部疾患，仅有上气道梗阻的患者。

（2）鼻咽通气管：适用于张口困难、口腔创伤、下颌骨骨折、口腔感染、全口义齿、无牙颌昏迷及癫痫者或半清醒的患者。颅底骨折、脑脊液鼻漏、鼻息肉、严重阻塞性鼻炎、鼻中隔偏移、严重出凝血障碍等患者禁忌使用该技术。

第二阶梯：氧疗支持

4.鼻塞、鼻导管吸氧

鼻塞、鼻导管吸氧危重病抢救的必需步骤，采用鼻导管的方法可使吸入氧浓度高于鼻塞。实际吸氧浓度＝21＋4×氧流量(L/min)，但给氧浓度仅能为低浓度(FiO$_2$ 0.24~0.44)，吸氧浓度不准确和不固定。

5.面罩给氧

面罩给氧除患者适应性有差异外,效果与鼻塞相当。

(1)普通面罩:为了避免呼出气在面罩腔内积聚和重复吸入,氧流量必须大于 5 L/min,建议用 8~10 L/min。与鼻导管一样,吸入气也被室内空气稀释,能提供的氧浓度为 40%~60%。

(2)储氧面罩:有持续氧流入储氧袋,供氧浓度在 60% 以上,6 L/min 的氧流量可提供约 60% 的氧浓度,而且氧流量每提高 1 L/min,吸入氧浓度可提高 10%;如果氧流量为 10 L/min,那么氧浓度几乎为 100%。

(3)文丘理面罩:利用伯努利原理和固定的压力-喷射混合卷入空气给氧,通过改变进气孔的大小,吸氧浓度即可发生变化,供氧浓度范围在 24%~50%。

(4)球囊-面罩技术:气道开放后,可依具体病情或条件予球囊面罩加压给氧,支持时间短,为危重病急救尤其是心肺复苏中最常用的给氧措施,但效果不如常规呼吸机。

(5)持续正压面罩:配合无创呼吸机支持,可给予一定的压力支持,且氧浓度可控,适用于慢性阻塞性肺疾病(chronic obstructire pulmonary disease,COPD)、心功能不全患者。在吸入高流量氧时,仍存在低氧血症,且不利于呼吸道分泌物的排出,呼吸道情况不易被无经验医护人员发现,可出现窒息死亡。

第三阶梯:有创气道

6.喉罩或食道-气管双腔双气囊导管

喉罩或食道-气管双腔双气囊导管的操作简便,广泛应用于院前急救及各类气管插管困难者。

7.气管插管

一旦自主呼吸或用呼吸囊-面罩控制通气发生困难,甚至无法进行时,经口气管插管通气是目前最为安全可靠的方法,如经口受限或困难,可选用经鼻气管插管。

8.环甲膜穿刺置管通气术

环甲膜穿刺置管通气术主要用于现场急救。当患者上呼吸道紧急阻塞,出现呼吸危象,面罩控制通气不佳,且气管插管失败或禁忌,或病情紧急而需快速开放气道时,即行环甲膜穿刺置管通气。

9.气管穿刺导入气管套管术或常规气管切开术

各种原因引起的喉梗阻及呼吸系统原发损伤中,可以行气管切开建立呼吸通路,但应该使用先进的、可由单人操作的、出血少、损伤小、耗时短的气管穿刺导入气管套管术。

第四阶梯:机械通气支持

10.呼吸机机械通气支持

人工气道建立后,可依据病情予呼吸机支持。因此,急救人员应掌握:呼吸衰竭的病因、基础肺功能及病理生理特点;患者自主呼吸的强弱、伴发症和并发症;各种通气模式的特点;连接方式;根据病情变化、治疗反应和监测结果及时调整。一般无自主呼吸或自主呼吸比较微弱的患者,选择完全控制模式(如CV);存在自主呼吸但通气不足的患者,则采用支持辅助通气模式(如 SIMV,PSV,CPAP)等,支持的强度根据患者自主呼吸的能力、转运路途的时间和呼吸机的性能等因素确定。

三、急救阶梯化呼吸管理规范化技术应用原则

急救阶梯化呼吸管理规范化技术提倡阶梯化管理与根据不同病情、条件和技术水平采取跨越阶梯的组合应用,其原则如下所述。

1.阶梯逐步升级

阶梯逐步升级原则尤其适用于部分内科疾病所致的呼吸功能不全。这要求急救者在满足病情需要的前提下,应尽可能采用低阶梯内无创的上呼吸道支持方法,但一旦病情加重,及时上调升级。

2.跨阶梯组合

原发疾病的性质决定了一些特殊疾病需要进行跨阶梯组合使用方法,如呼吸道烧伤患者早期就要由

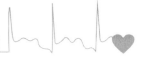

第一、二阶梯尽早或直接进入第三阶梯9,以防止呼吸道焦痂脱落导致窒息死亡;神经系统严重创伤或严重卒中的患者,也应该由第一阶梯方法1,2,3或第二阶梯方法4,5而进入第三阶梯方法9,尽可能避免方法7。对于呼吸、心跳停止的患者,第二阶梯方法7是首选,其他阶梯视情况作为下一步的准备。在具体临床应用中,不能机械照搬原则,而应紧随着阶梯化的思路,灵活准确地把握住关键性首选措施。

(陈敏华 杨向红)

第十一节 急诊气道管理共识

气道管理是急诊医师的基本技能,是维持急重症患者生命体征的重要手段。虽然中华医学会麻醉学分会在2013年推出了《困难气道管理指南》,但对于急诊患者,存在病种、治疗目的、治疗环境等多方面的差别,无法有效指导急诊临床实践。中国急诊气道管理协作组结合急诊气道特色,提出"优先维持通气与氧合,快速评估再干预,强化降阶梯预案,简便、有效、最小创伤"为原则的急诊气道管理专家共识,协助急诊医师及相关从业人员掌握规范、高效的气道管理流程,提高急诊气道管理的质量。

一、急诊气道的特点

急诊气道最主要的特点是紧急和不可预见性。下列因素均增加了急诊气道建立的难度:①在紧急情况下,没有时间进行详细的病史询问、体格检查和辅助检查来评估患者。②病情多变,突发事件多,常常需要非计划性建立急诊气道。③急诊患者病情危重,氧储备能力差,对气道建立时限要求高,且经常存在不能配合、生命体征不平稳、气道分泌物多、容易呕吐误吸等情况。④目前国内急诊所配备的气道管理工具相对单一和陈旧,遇到困难气道时手段有限。⑤急诊从业人员气道管理经验参差不齐。因此,急诊医学科必须结合自己的特点来制定标准化的气道管理规范,提高急诊医护人员的气道管理水平。

二、基本概念

1.急诊困难气道
接受过系统培训的急诊医师,在面罩通气或气管插管时遇到了困难,或者两者兼有的一种临床情况。
2.困难气管插管
(1)困难喉镜暴露:直接喉镜经过多次努力后仍不能看到声带的任何部分(喉镜暴露分级Ⅲ～Ⅳ级)。
(2)困难气管插管:无论存在还是不存在气道病理改变,均需要多次尝试气管插管。
3.紧急气道
只要存在困难面罩通气,无论是否合并困难气管插管,均属紧急气道,患者极易陷入缺氧状态。

三、急诊气道管理的临床决策流程

(一)急诊气道管理
急诊气道管理可分为两个步骤。
步骤1:确保通气与氧合,同时初步评估气道情况。以保证患者生命安全为首要目标,同时按"CHANNEL原则"初步评估患者气道情况。
步骤2:明确气道情况,建立人工气道。这一阶段明确患者气道情况,按照"降阶梯"的思路进行准备,建议使用气道管理车,以提供立即可取的气道管理设备,迅速建立人工气道。有条件的患者可选用快速诱导插管程序。遇到困难气道时,遵循"优先维持通气与氧合"原则,切忌盲目多次尝试。人工气道的建立方式遵循"简便、有效、最小创伤"原则,优选可视化技术。详见急诊气道管理临床决策流程(见图2-30)。

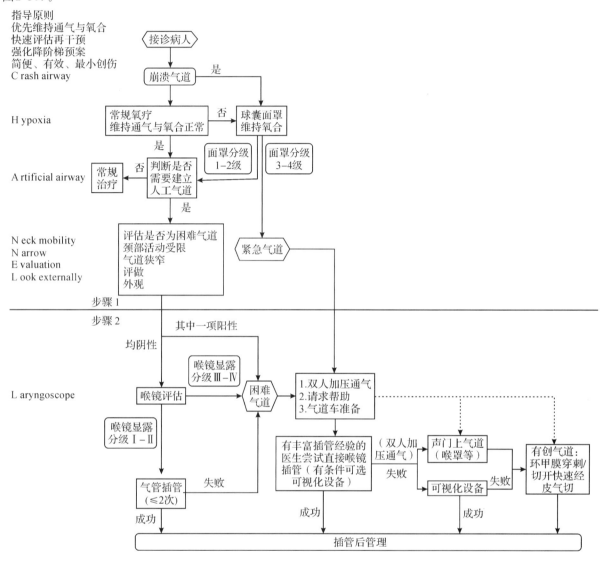

图 2-30 急诊气道管理临床决策流程

(二)CHANNEL 原则

1. C

C,即 crash airway,崩溃气道,是指患者处于深度昏迷、濒临死亡、循环崩溃时,不能保证基本的通气与氧合,此时,需按紧急气道处理。

2. H

H,即 hypoxia,低氧血症,急诊气道管理首先需要纠正低氧血症。对于自主呼吸节律尚稳定的患者,可以给予鼻导管或面罩进行氧疗;若自主呼吸不稳定或通气与氧合情况仍不正常,需给予球囊面罩通气。所有通气均应注意气道开放,避免 CO_2 潴留。以上方法不能纠正低氧血症时,可判断为紧急气道。紧急气道重点在于尽快建立有效人工气道,按困难气道流程处理,必要时直接选用有创气道技术。

(1)球囊面罩通气:该技术的操作关键是密闭和开放气道。若单人操作时通气不满意,则考虑双人加压辅助通气,配合手法开放气道、口咽或鼻咽通气道同时使用,当患者存在误吸和反流风险时,应给予环状软骨压迫。55岁以上、肥胖(BMI>26 kg/m²)、络腮胡、无牙、鼾症患者易出现困难面罩通气。球囊面罩通气分为 4 级,1~2 级可获得良好通气,3~4 级为困难面罩通气(见表2-4)。

（2）Sellick 手法：对于气道自我保护能力不足的患者，尤其在合并饱腹情况下，建议人手充足时，使用Sellick手法压迫环状软骨来防止反流误吸。使用食指和大拇指下压环状软骨，封闭食道防止反流，需要注意动作正确。该手法至气管插管完成、气囊充气后停止。在环状软骨环使用 $20\sim40$ N（10 N≈1 kg）的力量将其压向椎体即可产生足够的压力封闭食道，防止返流。部分患者使用 Sellick 时可能影响插管或球囊面罩通气，暂停压迫环状软骨即可。

表 2-4　面罩通气分级

分级	定义	描述
1 级	通气顺畅	仰卧嗅物位，单手扣面罩即可获得良好通气
2 级	轻微受阻	置入口咽/鼻咽通气道单手扣面罩；或单人双手托下颌扣紧面罩，即可获得良好通气*
3 级	显著受阻	以上方法无法获得良好通气，需要双人加压辅助通气**，能够维持 $SpO_2\geq90\%$
4 级	通气失败	双人加压辅助通气下不能维持 $SpO_2\geq90\%$

* 良好通气是指排除面罩密封不严、过度漏气等因素，3次面罩正压通气的阻力适当（气道阻力≤20 cmH$_2$O）、胸腹起伏良好、呼气末 CO_2 分压波形规则。

** 双人加压辅助通气是指在嗅物位下置入口咽/鼻咽通气道，由双人4手用力托下颌扣面罩并加压通气。

3. A

A，即 artificial airway，人工气道。对于尚能维持通气与氧合的患者，仍需根据病情判断是否需要建立人工气道。

人工气道包括无创气道和有创气道。无创气道包括经口/经鼻气管插管、声门上技术（喉罩等）等。有创气道包括气管切开、环甲膜穿刺/切开等。其中，气管插管是建立人工气道的主要方法。

（1）气管插管的适应证：不能保护或维持气道，不能通气或不能氧合，根据经验判断患者可能出现上述情况。

（2）气管插管的禁忌证：在抢救患者情况下，无绝对禁忌证。相对禁忌证有喉水肿、急性咽峡（喉）炎、气管黏膜下血肿、气管离断、严重凝血功能障碍等。

4. N

N，即 neck mobility，颈部活动度。常规气管插管需要调整体位至嗅物位，以便于增加插管成功率，但需要关注患者有无合并颈部疾患，包括颈部活动受限、颈部损伤、颈部制动、体位配合困难等，此时应用直接喉镜插管难以充分暴露视野，增加气管插管难度。目前建议改用可视喉镜等其他可视化的插管技术。

5. N

N，即 narrow，狭窄。各种原因导致气管内径减小甚至完全阻塞，包括气管外组织压迫（如肿瘤、局部脓肿、血肿）、气管内异物、气管自身病变（如局部放疗、瘢痕愈合），这类情况会增加气管插管的难度。

6. E

E，即 evaluation，评估。经口气管插管要求口轴、咽轴、喉轴这 3 轴尽可能地调整在同一直线上，"3-3-2"法则（见图 2-31）就是用于评估这 3 轴线的相关性。对于不能达到"3-3-2"原则的患者，提示应用直接喉镜暴露声门困难。

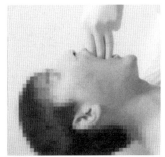 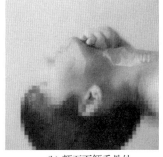 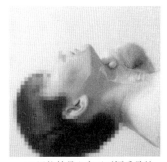

（a）张口大于3指　　　　（b）颏至下颌舌骨处　　　　（c）甲状软骨上窝至下颌舌骨处

图 2-31　"3-3-2"法则

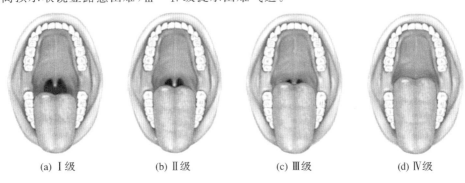

如图 2-31(a)所示,如果能达到张口大于患者本人的 3 横指,提示张口可以容易容纳喉镜达到气道。

如图 2-31(b)所示,如果颏至下颌舌骨的距离能达到大于患者本人的 3 横指,提示下颌下有足够的空间进行插管操作。

如图 2-31(c)所示,提示咽部和舌根的相对位置,如果甲状软骨上窝至下颌舌骨处小于患者本人的 2 横指,提示咽部在颈部的位置太高,应用喉镜暴露视野有困难。

如条件允许时,可进行改良的分级评估咽部结构分级,即改良的 Mallampati 分级(见图 2-32),咽部结构分级愈高预示喉镜显露愈困难,Ⅲ~Ⅳ级提示困难气道。

(a) Ⅰ级　　　(b) Ⅱ级　　　(c) Ⅲ级　　　(d) Ⅳ级

图 2-32　改良的 Mallampati 分级

如图 2-32(a)~(d)所示,Ⅰ级可见软腭、咽腔、悬雍垂、咽腭弓,Ⅱ级可见软腭、咽腔、悬雍垂,Ⅲ级仅见软腭、悬雍垂基底部,Ⅳ级看不见软腭。

7. L

L,即 look externally,外观。快速观察患者有无特别的外观特征,以确定是否有气管插管,或通气的困难,如颈部粗短、过度肥胖、下颌短小、尖牙过长、外伤畸形等一些会导致特殊面部结构改变。

(三)喉镜下操作

1.喉镜显露分级

患者配合或经适当镇静、镇痛、肌松后,可进行喉镜显露分级进一步评估气道情况(见图 2-32)。由于视野暴露程度不同,喉镜显露Ⅰ~Ⅱ级提示应用喉镜气管插管容易,Ⅲ级提示困难,Ⅳ级提示极度困难,Ⅲ~Ⅳ级提示困难气道。

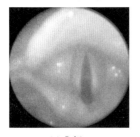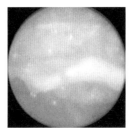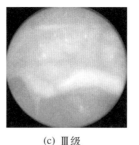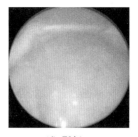

(a) Ⅰ级　　　(b) Ⅱ级　　　(c) Ⅲ级　　　(d) Ⅳ级
可显露会厌和声门　可显露会厌和部分声门　仅能看见会厌　看不到会厌

图 2-32　喉镜显露分级

2.初次插管

对于喉镜显露分级Ⅰ~Ⅱ级的情况,操作者可以尝试直接气管插管;但如果遇到困难,切忌反复多次尝试,建议最多操作 2 次,若插管失败,立即按困难气道处理。

(四)困难气道处理

面对困难气道,首先使用球囊面罩保证患者通气与氧合良好。同时寻求有经验的医师的支援,使用气道管理车保证齐全的气道管理设备,进入困难气道处理流程。

1.无创气道技术

(1)可视化技术:可视化技术近年来已广泛应用于临床,它使得声门显露更为容易、清晰,便于气管插

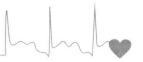

管。常见的设备有可视化喉镜、可视管芯、纤维支气管镜等。

（2）声门上气道技术：当喉及喉下气道无痉挛梗阻时，可以采用声门上通气技术，特别是在患者气管插管失败或以球囊面罩无法通气时。在这种情况下，放置声门上通气道是一种应急措施。

喉罩：一种常用的声门上气道工具，常被用作紧急通气的辅助工具。如喉镜暴露困难、通气困难、纤支镜插管在下导管时，喉罩可有效地发挥桥梁作用，将气管导管插入声门。喉罩在处理严重低氧血症患者时可建立有效的气道，便于后续处理。安全性方面，应用喉罩而导致的胃内容物的误吸并不比气管插管的患者高，但喉罩的长久稳定性不如气管插管，置管后注意固定，并且清醒患者有强烈的不适，往往难以耐受。

（3）其他辅助插管技术：包括探条、管芯、气管食管联合导管等技术。

2.有创气道技术

（1）甲膜穿刺/切开是一种为快速建立确定性气道的临时方法，常用于以下情况：异物阻塞，喉上外伤、上呼吸道吸入性损伤、热损伤或腐蚀性损伤，血管神经性水肿，上呼吸道出血，会厌炎和假膜性喉炎（导致急性喉梗阻）或其他经口插管失败的紧急情况。该技术对外科技巧要求不高，更适合急诊使用。

禁忌证：解剖标志无法识别，凝血功能障碍（相对的），喉气管断裂并且远端气管收缩至纵隔，未满8岁的儿童，喉部病变（狭窄、癌症、感染等所有与之相关的），对技术不熟练（相对的）。

（2）气管切开技术：气管切开技术可以替代气管插管，适用于无法进行气管插管的患者建立长久稳定的确定性气道。急诊紧急情况下，有条件时首选经皮快速气管切开技术。

（五）药物应用

由于喉镜插入及气管插管有强烈的不适感，因此神志清楚的患者难以耐受，往往不能主动配合，影响操作进行。同时强烈的刺激带来交感神经的兴奋，产生强烈的应激反应，血压升高、心率增快，可能会加重原发病。因此，建议根据患者情况适当使用镇痛、镇静、肌松药物。由于不同的药物有不同的药理作用，且常规剂量使用难以用一种药物代替其他一种或两种药物的作用，建议合理选用药物以降低插管难度。首选起效快、代谢快的药物。

1.镇痛

插管操作会产生明显的疼痛感及不适感，但常规镇痛药物多有呼吸抑制作用。选用起效和代谢快速的药物比较符合临床要求，比如瑞芬太尼、阿芬太尼、芬太尼和吗啡。

2.镇静

插管环境下会产生强烈的紧张焦虑情绪和肌松后产生的无力濒死感可导致不良回忆，同时意识清醒患者对操作会有躲避，可使用镇静药物消除这些不良因素。可选用起效快的丙泊酚、依托咪酯和咪达唑仑。

3.肌松

肌肉痉挛或受刺激后的反射性肌紧张会使声门暴露困难，可使用肌松剂治疗。临床多选用起效迅速的氯化琥珀胆碱和罗库溴铵。在使用肌松药物前必须先使用镇静药物。对于肌松剂的使用须非常谨慎，往往患者由于给予肌松剂后失去保留自主呼吸的能力，一旦出现困难插管或通气则是致命的，因此需要在正确评估患者情况后合理使用。

（六）插管后管理

1.气管插管位置确定

气管导管放置后需重点确认其在气管内合适位置。确认方法包括体格检查、呼气末 CO_2 监测、床旁超声、胸片等，上述方法各有利弊，结合患者情况选择，有条件需首选呼气末 CO_2 监测。

常用体格检查包括胃泡区和双侧胸部（腋中线第四肋间）听诊、观察胸廓起伏、呼气时气管壁上出现"水蒸气"样变化等，但结果并不可靠，需至少结合一种其他方法综合判断。

呼气末 CO_2 检测是简单易行的，是可靠的定位气管导管位置的方法。大多数情况下，插管后连续检测到呼气末 CO_2 即可确认气管导管在气管内。需注意呼气末 CO_2 检测仅能除外食管内插管，不能判断

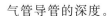

气管导管的深度。

影像学方法用于进一步判断气管插管深度。插管后胸部正位 X 线片可以用来估计气管导管插入的深度。纤维支气管镜直视下可以明确导管位置。超声检查定位气管内导管是一种较新的方法,可直接判断气管插管是否在气管内,通过间接征象可判断是否存在支气管内插管。

2.其他

注意气管插管后的管路固定、气囊压力监测、管路护理和患者循环情况。建议使用气囊测压装置定期监测气囊压力,避免压力过高导致气道黏膜损伤以及压力不足导致漏气。定时或按需清除导管分泌物,避免管路堵塞。注意患者血压,尤其对于使用镇痛、镇静药物的患者,避免发生低血压。

四、气道管理车

急诊患者气道情况多变,应强化"降阶梯思维"的急诊气道管理预案。建议设立专用的气道管理车,集中摆放气道管理设备。气道管理车应秉承"一个适应所有(one fits all)"原则,能根据急诊困难气道的临床决策需求和医师操作能力提供立即可取的气道管理设备,主要涉及如下装置:①不同型号的硬式喉镜及叶片;②可视喉镜;③多个型号的气管内导管;④气管内导管引导物,硬质管芯、可视管芯、光棒等;⑤声门上气道,如喉罩或插管型喉罩;⑥光学纤维支气管镜;⑦环甲膜穿刺套件或气管切开套件;⑧呼出气体 CO_2 监测装置。

(中国急诊气道管理协助组)

参考文献

[1] 乔治·柯瓦克斯,亚当·罗.急诊气道管理[M].刘双,朱光发,主译.北京:人民军医出版社,2012.

[2] 约瑟夫·布里马科姆.喉罩麻醉的原理与实践[M].岳云,田鸣,左明章,主译.北京:人民卫生出版社,2006:7.

[3] 何忠杰,彭国球,张宪.急诊呼吸支持抢救流程指南——呼吸阶梯化管理[J].中国危重病急救医学,2005,17(8):491-495.

[4] 中华医学会麻醉学分会.困难气道管理指南[J].临床麻醉学杂志,2013,29(1):93-98.

[5] 中华医学会麻醉学分会.困难气道管理专家共识[J].临床麻醉学杂志,2009,25(3):200-203.

[6] 朱蕾,刘又宁,钮善福,主编.临床呼吸生理学[M].北京:人民卫生出版社,2008.

[7] ALEXANDERR E. Summary of the new 2010 American Heart Association guidelines for basic life support (CPR)[J]. Tex Dent J,2011,128(3):279-288.

[8] APFELBAUM J L, HAGBERG C A, CAPLAN R A, et al. Practice guide lines for management of the difficult airway:an updated report by the American Society of Anesthesiologists task force on management of the difficult airway[J]. Anesthesis,2013,118(2):251-270.

[9] AZIZ M. Advances in laryngoscopy[J]. F1000 Res,2015,8:4.

[10] BACON ER, PHELAN MP, DOYLE DJ. Tips and troubleshooting for use of the glidescope video laryngoscope for emergency endotracheal intubation[J]. Am J Emerg Med,2015,33(9):1273-1277.

[11] BIRMINGHAM P K, CHENEY F W, WARD R J. Esophageal intubation:a review of detection techniques[J]. Anesthesia and Analgesia,1986,65:886-891.

[12] BOWLES T M, FRESHWATER-TURNER D A, JANSSEN D J, et al. RTIC severn group out-of-theatre tracheal intubation:prospective multicentre study of clinical practice and adverse events[J]. Br J Anaesth,2011,107(5):687-692.

[13] CHOU H C, TSENG W P, WANG C H, et al. Tracheal rapid ultrasound exam (T. R. U. E.) for

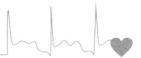

confirming endotracheal tube placement during emergency intubation[J]. Resuscitation,2011,82：1279-1284.

[14] COOK T M, MACDOUGALL-DAVIS S R. Complications and failure of airway management[J]. Br J Anaesth,2012,109(Suppl 1)：i68-i85.

[15] DREVET G, CONTI M, DESLAURIERS J. Surgical anatomy of the tracheobronchial tree[J]. J Thorac Dis,2016,8(Suppl 2)：S121-129.

[16] FARAG E. Airway management for cervical spine surgery[J]. Best Pract Res Clin Anaesthesiol,2016,30 (1)：13-25.

[17] GOTTLIEB M, BAILITZ J M, CHRISTIAN E, et al. Accuracy of a novel ultrasound technique for confirmation of endotracheal intubation by expert and novice emergency physicians[J]. West J Emerg Med,2014,15：834-839.

[18] GRAPE S, SCHOETTKER P. The role of tracheal tube introducers and stylets in current airway management[J]. J Clin Monit Comput,2016, Apr 16. [Epub ahead of print]

[19] GRAY S H, ROSS J A, GREEN R S. How to safely extubate a patient in the emergency department: a user's guide to critical care[J]. CJEM,2013,15(5)：303-306.

[20] HOOGMARTENS O, HESELMANS A, VAN DE VELDE S, et al. Evidence-based prehospital management of severe traumatic brain injury: a comparative analysis of current clinical practice guidelines[J]. Prehosp Emerg Care,2014,18(2)：265-273.

[21] HUBERT V, DUWAT A, DERANSY R, et al. Effect of simulation training on compliance with difficult airway management algorithms, technical ability, and skills retention for emergency cricothyrotomy[J]. Anesthesiology,2014,120(4)：999-1008.

[22] JAIN U, MCCUNN M, SMITH C E, et al. Management of the Traumatized Airway[J]. Anesthesiology,2016,124(1)：199-206.

[23] KELLER C, BRIMACOMBE J, BITTERSOHL J, et al. Aspiration and the laryngeal mask airway: three cases and a review of the literature[J]. British journal of anaesthesia,2004,93：579-582.

[24] LANDSMAN I. Cricoid pressure indications and complications[J]. Paediatric anaesthesia,2004,14：43-47.

[25] LANGERON O, MASSO E, HURAUX C, et al. Prediction of difficult mask ventilation[J]. Anesthesiology,2000,92：1229-1236.

[26] LIGHTHALL G, HARRISON T K, CHU L F. Videos in clinical medicine: laryngeal mask airway in medical emergencies[J]. N Engl J Med,2013,369(20)：e26.

[27] MCELWAIN J, MALIK M A, HARTE B H, et al. Comparison of the C-MAC video laryngoscope with the macintosh, glidescope, and airtraq laryngoscopes in easy and difficult laryngoscopy scenarios in manikins[J]. Anaesthesia,2010,65：483-489.

[28] MELKER JS, GABRIELLI A. Melker cricothyrotomy kit: an alternative to the surgical technique [J]. The Annals of Otology,Rhinology, and Laryngology,2005,114：525-528.

[29] NIVEN A S, DOERSCHUG K C. Techniques for the difficult airway[J]. Curr Opin Crit Care,2013,19(1)：9-15.

[30] RUDRARAJU P, EISEN L A. Confirmation of endotracheal tube position: a narrative review[J]. Journal of Intensive Care Medicine,2009,24：283-292.

[31] SELLICK B A. Cricoid pressure to control regurgitation of stomach contents during induction of anaesthesia[J]. Lancet,1961,2：404-406.

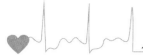

［32］SIM S S，LIEN W C，CHOU H C，et al. Ultrasonographic lung sliding sign in confirming proper endotracheal intubation during emergency intubation［J］. Resuscitation，2012，83：307-312.

［33］Voss S，Rhys M，Coates D，et al. How do paramedics manage the airway during out of hospital cardiac arrest? ［J］. Resuscitation，2014，85(12)：1662-1666.

［34］ZEIDAN A M，SALEM M R，MAZOIT J X，et al. The effectiveness of cricoid pressure for occluding the esophageal entrance in anesthetized and paralyzed patients：an experimental and observational glidescope study［J］. Anesth Analg，2014，118：580-586.

第三章 创伤现场评估、急救及安全转运技术与规范

第一节 创伤现场评估

一、现场评估

现场评估主要包括：现场的安全性，自身、伤员及旁观者是否身处险境，是否需要个人防护措施，根据患者数量判断是否需要更多援助，以及评估损伤机制。

二、初期评估

1. 对患者的总体印象

评估和确认患者是否有威胁生命的情况，ABC 顺序：呼吸道阻塞，开放性或张力性气胸，活动性外出血，急性心脏压塞等。如果有威胁生命的情况，应立即处理。同时评估疾病特征或损伤机制。

2. 评估患者的意识状态

可通过与患者的语言交流，判断意识水平。意识完全清醒，对语言、疼痛刺激有反应，或完全没有反应。

3. 评估患者的气道情况

对没有反应的患者立即开放气道，清理气道内异物：如血块、呕吐物、分泌物等。

4. 评估患者的呼吸情况

通过观察患者的胸廓起伏来计数呼吸频率和判断呼吸质量。

5. 评估患者的循环情况

评估患者的脉搏情况，评估是否有大出血，通过评估患者的皮肤颜色和温度来了解患者的循环灌注情况，测定血压。

6. 确定优先处理的患者

(1)应留意：

1)总体印象较差；

2)意识不清——没有吞咽或是咳嗽；

3)清醒，但是不能听从指令；

4)呼吸困难；

5)休克(低灌注)；

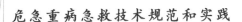

6）有并发症的分娩；

7）胸痛，同时收缩压<100 mmHg（1 mmHg=0.133 kPa）；

8）不能控制的外出血；

9）任何部位的严重疼痛。

（2）快速转运患者，通知相关医院人员。

7. 进行有重点的询问病史和体格检查

（1）对意识清醒的患者，应在创伤评估之前或过程中采集病史。

（2）按体格检查顺序"CRASHPLAN"进行体检。

C=cardiac（心脏），R=respiratory（呼吸），A=abdomen（腹部），S=spine（脊柱），H=head（头部），P=pelvis（骨盆），L=limb（四肢），A=arteries（动脉），N=nerves（神经）

1）心脏评估：必须要求在5～10 s内根据大动脉有无搏动做出心脏是否停搏的诊断。创伤后心脏停搏是伤情严重的表现，如何在停搏前判断伤者可能会出现停搏非常重要。患者出现休克、意识蒙眬、呼吸微弱或出现叹息样呼吸、过快或过慢的心律失常等常常是心脏停搏的前奏，此时若能够及时发现和救治，常可能防止心脏停搏发生。

2）呼吸评估：确定其是否存在自主呼吸或是否有呼吸困难，如有异常，应快速判断原因并予以相应的处理。

3）腹部评估：清醒患者可以检查腹部是否有疼痛、压痛及反跳痛、腹肌紧张。昏迷患者应观察其腹部是否膨隆，腹肌是否紧张，是否有移动性浊音，有无血尿或便血。如为开放性腹部损伤，出现伤口出血或胃肠内容物等，应予以相应的处理，当腹腔内容物自腹腔脱落出来时，不能简单地将其还纳进腹腔，而应以无菌生理盐水纱布将其与空气隔开并以碗形容器予以保护。

4）脊柱评估：如患者诉说有颈部或胸腰部疼痛，无肢体活动，有麻木或感觉丧失，或者呼吸无力，此时应高度怀疑患者有脊柱脊髓损伤。对患者进行检查时，应注意其头、肩和躯干同时轻轻地翻转，避免扭转。

5）头部评估：有无头皮软组织损伤、颅骨骨折、眼眶血肿、鼻腔及外耳道流血或流液等状况。应用格拉斯哥昏迷评分（Glasgow Coma Scale，GCS）来对患者的意识状态进行评估。

6）骨盆评估：是否存在腹股沟区的肿胀，或脐至两侧髂前上棘的距离是否对称来判断是否存在骨盆骨折。

7）四肢评估：有无疼痛、局部压痛、肿胀、叩击痛等情况，查看伤口所处的位置、大小、深度、肢体反常活动等，要两侧对照。

8）动脉评估：由于大动、静脉的损伤可危及患者的生命和肢体的存活，因此要尽快检查肢体远端动脉搏动和毛细血管循环。

9）神经评估：对感觉、肌张力、肌力、反射进行评估。

在检查中如出现患者病情突然恶化，应首先考虑未发现的出血或呼吸并发症，并给予紧急处理。

（3）对于没有严重威胁生命的损伤机制的患者，着重体检特定的损伤位置。

三、持续评估

强调病情的发展趋势、记录病情变化以及医疗干预之后再评估的重要性，以确保医疗干预措施正确合理。

1. 重复初期评估

对于病情稳定的患者，每15 min评估和记录一次生命特征；对于病情不稳定的患者，至少每5 min评估和记录一次。

（1）再评估神志情况。

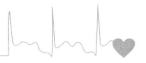

（2）保持气道开放。

（3）监测呼吸频率和呼吸质量。

（4）再评估脉率和脉搏质量。

（5）监测皮肤颜色和温度。

（6）反复判定患者处置的优先级。

2. 再评估和记录生命体征

3. 根据患者的主诉或损伤情况重复重点评估

4. 检查医疗干预措施

（1）吸氧以保证足够的氧气输送/机械通气。

（2）确保出血的控制。

（3）确保其他干预措施运用合理。

（赵丽君　蔡文伟）

第二节　创伤现场急救

创伤的现场救治,最重要的是抢救生命,应优先处理危及生命和其他紧急的问题,包括开放气道、心肺脑复苏、止血包扎、抗休克、骨折固定及安全运送等,使伤员能活着到医院。

创伤现场急救应牢记几点原则:一是首先观察现场环境,确保自己及伤者的安全;二是挽救生命积极救治,不放弃任何救治可能;三是先处理威胁生命的窒息、严重出血或胸部开放伤,后处理休克和骨折;四是先复苏后固定,先止血后包扎,先重伤后轻伤,先救治后运送,急救和呼救并重;五是先固定颈部,然后是四肢;六是操作轻柔、细致准确,避免增加创伤。

一、脱离危险环境

院前医疗急救人员到达现场后,先观察周围环境,在确保个人防护安全的前提下,尽可能地排除可以继续造成伤害的因素,使伤员迅速安全地脱离危险环境。

二、解除呼吸道梗阻

气道梗阻是伤员死亡的主要原因,必须第一时间清除呼吸道异物,确保呼吸道通畅,主要方法有以下几种。

（一）仰头抬颏法

抢救者将一手掌小鱼际置于患者前额,下压使其头部后仰,另一手的食指和中指置于靠近颏部的下颌骨下方,将颏部向前抬起,帮助头部后仰,即可打开气道。必要时拇指可轻牵下唇,使口微微张开（见图3-1）。

（二）仰头抬颈法

患者仰卧,抢救者一手抬起患者颈部,另一手以小鱼际侧下压患者前额,使其头后仰,即可打开气道（见图3-2）。

（三）双手抬颌法

患者平卧,抢救者用双手从两侧抓紧患者的双下颌并托起,

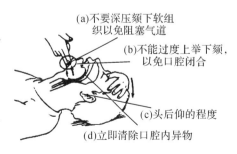

(a)不要深压颏下软组织以免阻塞气道

(b)不能过度上举下颏,以免口腔闭合

(c)头后仰的程度

(d)立即清除口腔内异物

图3-1　仰头抬颏法

使头后仰,下颌骨前移,即可打开气道(见图3-3)。此法适用于颈部有外伤者,以下颌上提为主,不能将患者头部后仰及左右转动。

注意,颈部有外伤者只能采用双手抬颌法开放气道,不宜采用仰头抬颏法和仰头抬颈法,以避免进一步使脊髓损伤。

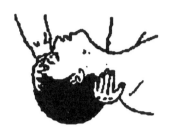 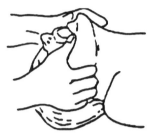

图 3-2　仰头抬颈法　　　　　　　　图 3-3　双手抬颌法

(四)清除呼吸道异物

若伤员因呕吐物、血液等异物堵塞呼吸道,则抢救者用一手拇指和其他4指握住伤员舌和下颌后掰开伤员的口,另一只手食指沿伤员颊内侧探入喉的舌根部,用勾取动作将异物抠入口腔后取出。

(五)其他通气手段

1.口咽通气管

口咽通气管是一种非气管导管性通气管,其操作简便,易于掌握,不需要特殊器械就能在数秒内迅速开放气道。其结构主要包括翼缘、牙垫、咽弯曲3部分,放置方法如图3-4所示。

(1)选择合适型号的口咽通气管,其长度相当于门齿至耳垂或下颌角的距离,同时应确保其足够的宽度,以能接触上颌和下颌的2～3颗牙齿为最佳。

(2)一般反向插入法比较常用。取合适的口咽通气管凹面向上,咽弯曲部抵住舌轻轻放入口腔,接近口咽喉壁时(已通过悬雍垂),即将其旋转180°,借伤员吸气时顺势向下推送。昏迷伤可利用开口器、压舌板从白齿处置入,注意动作轻柔。检查气流后通常用胶布固定。

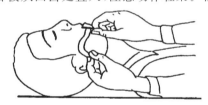 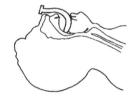 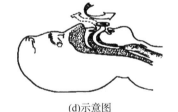

(a)选择合适的口咽通气管　　　(b)口咽通气管反向插入法　　　(d)示意图

图 3-4　口咽通气管放置方法

2.喉罩通气管

喉罩由一根通气导管和远端一个卵圆形可充气罩组成,其被置入咽部,在远端开口进入下咽部感觉有阻力时,向罩内注入适量空气,密封喉部,即可通气。其放置方法如下:

(1)选择合适型号的喉罩通气管。

(2)一般食指盲插法比较常用。首先将后罩顶向硬腭方向(注意腕部的弯曲),喉罩向下滑入的同时伸展食指,食指向另一手方向用力形成对抗压力,向咽下部推送直至遇到阻力,固定导管外端同时移出食指,套囊注气(小于 60 cmH$_2$O),可见导管自动向外退出约 1.5 cm,用胶布固定导管。

3.气管插管

气管插管是指将一特制的气管内导管经声门置入气管的技术,这一技术能为气道通畅、通气供氧、呼吸道吸引和防止误吸等提供最佳条件。其放置方法如下:

(1)选择合适型号的导管。

(2)一般经口气管插管比较常用。一是暴露声门。打开喉镜,操作者用右手拇指、食指拨开患者上下齿及口唇,左手紧握喉镜柄,把镜片送入患者口腔的右侧向左推开舌体,以避免舌体阻挡视线,切勿把口唇压在镜片与牙齿之间,以免造成损伤。然后,缓慢地把镜片沿中线向前推进,暴露患者的口、悬雍垂、咽和会厌,镜片可在会厌和舌根之间,挑起会厌,暴露声门。二是插入气管导管。操作者用右手从患者右口角将气管导管沿着镜片插入口腔,并对准声门送入气管内,请助手帮助将导丝拔除,继续将导管向前送入一定深度,插管时导管尖端距门齿距离通常在 21～23 cm。注意气管导管不可送入过深,以防止进入单侧主支气管造成单侧通气。操作过程中如声门暴露不满意,可请助手从颈部向后轻压喉结,或向某一侧轻推,以取得最佳视野。三是确认导管位置。给导管气囊充气后,立即请助手用简易呼吸器通气,在通气时观察双侧胸廓有无对称起伏,并用听诊器听诊双肺尖,以双肺呼吸音对称与否判断气管导管的位置正确无误。四是固定导管。放置牙垫后将喉镜取出,用胶布以"八字法"将牙垫和气管导管固定于面颊(具体见图 3-5)。

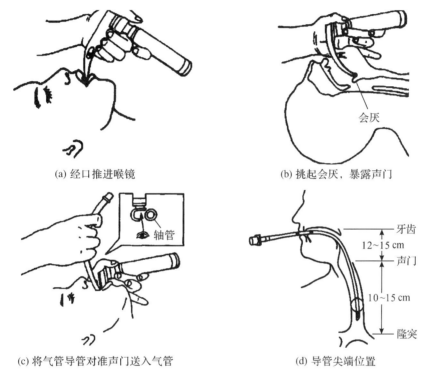

(a) 经口推进喉镜　　　　　　　　(b) 挑起会厌,暴露声门

(c) 将气管导管对准声门送入气管　　　(d) 导管尖端位置

图 3-5　经口气管插管

4.环甲膜穿刺

环甲膜穿刺,即在环甲膜前正中线增厚部分(环甲正中韧带)上施行的穿刺术(见图 3-6)。环甲膜穿刺在医院急诊抢救应用较少,主要是在院前因各种原因引起喉梗死而突发呼吸窒息等意外情况时的临时性抢救措施,是建立人工气道的一种简便、快捷的有效手段。其穿刺方法如下:

(1)环甲膜前的皮肤按常规用碘酊及乙醇消毒。

(2)左手食指和拇指固定环甲膜处的皮肤,右手持注射器垂直刺入环甲膜,到达喉腔时有落差感,回抽注射器有空气抽出。

(3)将注射器固定于垂直位置。作为一种应急措施,穿刺针留置时间一般不应超过 24 h。

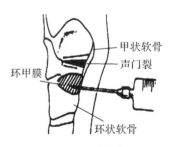

图 3-6　环甲膜穿刺

三、心肺复苏

心脏停搏、呼吸骤停是临床上最紧急的情况,一旦发现心搏、呼吸停止,应立即施行心肺复苏术。其操作方法如下所述。

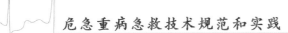

1.确定现场安全和意识状态

急救者在确认现场安全的情况下轻拍患者的肩膀,并大声呼喊:"你还好吗?"检查患者是否有呼吸,如果没有呼吸或者没有正常呼吸(只有喘息),立刻启动应急反应系统。2010版《心肺复苏指南》强调,对无反应且无呼吸或无正常呼吸的成人,立即启动急救反应系统并开始胸外心脏按压。

2.启动紧急医疗服务(EMS)并获取 AED

(1)如发现患者无反应无呼吸,急救者应启动 EMS 体系(拨打120),取来 AED(如果有条件),对患者实施 CPR,需要时立即进行除颤。

(2)如有多名急救者在现场,其中一名急救者按步骤进行 CPR,另一名启动 EMS 体系(拨打120),取来 AED(如果有条件)。

(3)在救助淹溺或窒息性心脏骤停患者时,急救者应先进行 5 个周期(2 min)的 CPR,然后拨打 120 启动 EMS 系统。

3.脉搏检查

对于非专业急救人员,不再强调训练其脉搏检查,只要发现无反应的患者没有自主呼吸就应按心脏骤停处理。对于医务人员,一般以一手食指和中指触摸患者颈动脉以感觉有无搏动。检查脉搏的时间一般不能超过 10 s,如 10 s 内仍不能确定有无脉搏,应立即实施胸外按压。

4.胸外按压(circulation,C)

确保患者仰卧于平地上或用胸外按压板垫于其肩背下,急救者可采用跪式或踏脚凳等不同体位,将一只手的掌根放在患者胸部的中央,胸骨下半部上,另一只手的掌根置于第一只手上,手指不接触胸壁。按压时双肘须伸直,垂直向下用力按压,成人按压频率为至少 100 次/分,下压深度至少为 125 px,每次按压之后应让胸廓完全回复。按压时间与放松时间各占 50% 左右,放松时掌根部不能离开胸壁,以免按压点移位。

《国际心肺复苏指南》更强调持续有效的胸外按压,快速有力,尽量不间断,因为过多中断按压,会使冠脉和脑血流中断,复苏成功率明显降低。

5.开放气道(airway,A)

有两种方法可以开放气道,提供人工呼吸,即仰头抬颏法和推举下颌法,后者仅在怀疑头部或颈部损伤时使用,因为此法可以减少颈部和脊椎的移动。注意在开放气道的同时应该用手指挖出患者口中的异物或呕吐物,有假牙者应取出假牙。

6.人工呼吸(breathing,B)

将受害者仰卧置于稳定的硬板上,托住颈部并使头后仰,用手指清洁其口腔,以解除气道异物,急救者以右手拇指和食指捏紧患者的鼻孔,用自己的双唇把患者的口完全包绕,然后吹气 1 s 以上,使胸廓扩张;吹气毕,施救者松开捏鼻孔的手,让患者的胸廓及肺依靠其弹性自主回缩呼气,同时均匀吸气,以上步骤再重复一次。对婴儿及年幼儿童复苏,可将婴儿的头部稍后仰,用口唇封住患儿的嘴和鼻子,轻微吹气入患儿肺部。如患者面部受伤,妨碍进行口对口人工呼吸,可进行口对鼻通气,深呼吸一次并将嘴封住患者的鼻子,抬高患者的下巴并封住口唇,对患者的鼻子深吹一口气,移开救护者的嘴并用手将受伤者的嘴敞开,这样气体可以出来。在建立了高级气道后,每 6～8 s 进行一次通气,而不必在两次按压间才同步进行(呼吸频率 8～10 次/分)。通气时不需要停止胸外按压。

7.检查、评价

经现场心肺复苏后,可根据以下几条指标考虑是否有效:

(1)瞳孔。若瞳孔由大变小,复苏有效;瞳孔由小变大、固定、角膜混浊,说明复苏失败。

(2)面色。由发绀转为红润,复苏有效;由发绀变为灰白或陶土色,说明复苏无效。

(3)颈动脉搏动。按压有效时,每次按压可摸到 1 次搏动,若停止按压,脉搏仍跳动,说明心跳恢复;若停止按压,搏动消失,应继续进行胸外心脏按压。

(4)意识。复苏有效,可见患者有眼球活动,并出现睫毛反射和对光反射,少数患者开始出现手脚活动。

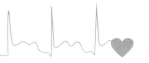

(5)自主呼吸。出现自主呼吸,复苏有效,但呼吸仍微弱者应继续口对口人工呼吸。

四、止血术

成年人血容量约占体重的 8%(4 000~5 000 mL),如出血量达总血量的 20%(800~1 000 mL)时,就会出现血压下降、脉率加快、头晕、冷汗、皮肤苍白、少尿等症状,如出血量达总血量的 40%(1 600~2 000 mL)时,就会危及生命。因此,止血术是外伤急救技术之首。

现场止血术主要包括指压动脉止血法、直接压迫止血法、加压包扎止血法、填塞止血法和止血带止血法 5 种。

(一)指压动脉止血法

指压动脉止血法是指用手指压迫伤口近心端动脉,将动脉压向深部的骨头,阻断血液流通,适用于头部和四肢某些部位的大出血。方法简便,能迅速有效地达到止血目的,缺点是止血不易持久。不同部位的指压动脉止血法如图 3-7 所示。

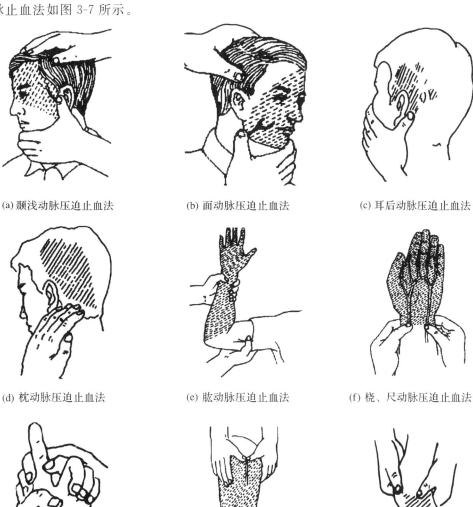

(a) 颞浅动脉压迫止血法　　(b) 面动脉压迫止血法　　(c) 耳后动脉压迫止血法

(d) 枕动脉压迫止血法　　(e) 肱动脉压迫止血法　　(f) 桡、尺动脉压迫止血法

(g) 指动脉压迫止血法　　(h) 股动脉压迫止血法　　(i) 胫前、后动脉压迫止血法

图 3-7　不同部位的指压动脉止血法

1.颞浅动脉压迫止血法

颞浅动脉压迫止血法用于一侧头顶、额部、颞部外伤大出血。一只手拇指对准下颌关节压迫颞浅动脉,另一只手固定伤员头部。

2.面动脉压迫止血法

面动脉压迫止血法适用于颜面部外伤大出血。一只手的拇指和食指或拇指和中指分别压迫双侧下颌角前约 1 cm 的凹陷处,阻断面动脉血流。因为面动脉在颜面部有许多小分支相互吻合,所以必须压迫双侧。

3.耳后动脉压迫止血法

耳后动脉压迫止血法适用于一侧耳后外伤大出血。用一只手指的拇指压迫伤侧耳后乳突下凹陷处,阻断耳后动脉血流,另一只手固定伤员头部。

4.枕动脉压迫止血法

枕动脉压迫止血法适用于一侧头后枕骨附近外伤大出血。用一只手的 4 指压迫耳后与枕骨粗隆之间的凹陷,阻断枕动脉血流,另一只手固定伤员头部。

5.肱动脉压迫止血法

肱动脉压迫止血法适用于一侧肘关节以下部位的外伤大出血。用一只手的拇指压迫上臂中段内侧,阻断肱动脉血流,另一只手固定伤员手臂。

6.桡、尺动脉压迫止血法

桡、尺动脉压迫止血法适用于手部大出血。用两手的拇指和食指分别压迫伤侧手腕两侧的桡动脉和尺动脉,阻断血流。因为桡动脉和尺动脉在手掌部有广泛吻合支,所以必须同时压迫双侧。

7.指(趾)动脉压迫止血法

指(趾)动脉压迫止血法适用于手指(脚趾)大出血。用拇指和食指分别压迫手指(脚趾)两侧的指(趾)动脉,阻断血流。

8.股动脉压迫止血法

股动脉压迫止血法适用于一侧下肢的大出血。用两手的拇指用力压迫伤肢腹股沟中点稍下方的股动脉,阻断股动脉血流。伤员应该处于坐位或卧位。

9.胫前、后动脉压迫止血法

胫前、后动脉压迫止血法适用于一侧脚的大出血。用两手的拇指和食指分别压迫伤脚足背中部搏动的胫前动脉及足跟与内踝之间的胫后动脉。

(二)直接压迫止血法

直接压迫止血法适用于较小伤口的出血。用无菌纱布直接压迫伤口处,压迫约 10 min(见图 3-8)。

(三)加压包扎止血法

加压包扎止血法适用于各种伤口,是一种比较可靠的非手术止血法。先用无菌纱布覆盖压迫伤口,再用三角巾或绷带用力包扎,包扎范围应该比伤口稍大(见图 3-9)。这是目前最常用的止血方法,在没有无菌纱布时,可使用消毒卫生巾、餐巾等替代。

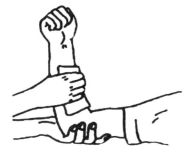

图 3-8　直接压迫止血法

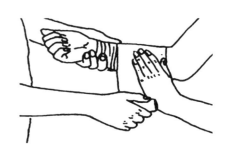

图 3-9　加压包扎止血法

(四)填塞止血法

填塞止血法适用于颈部和臀部较大而深的伤口。先用镊子夹住无菌纱布塞入伤口内,如一块纱布止不住出血,可再加纱布,最后用绷带或三角巾绕颈部至对侧臂根部包扎固定(见图 3-10)。颅脑损伤的伤员,有鼻腔、外耳道出血的患者,不能堵塞,防止逆流至颅腔内,引起颅内感染。

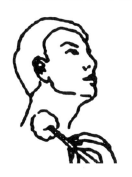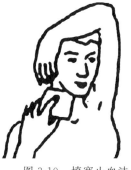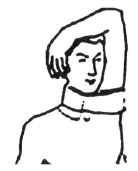

图 3-10 填塞止血法

(五)止血带止血法

止血带止血法只用于四肢大出血(见图 3-11),当其他止血法不能止血时才用此法。

1. 橡皮止血带

左手在离带端约 10 cm 处由拇指、食指和中指紧握,使手背向下放在扎止血带的部位,右手持带中段绕伤肢一圈半,然后把带塞入左手的食指与中指之间,左手的食指与中指紧夹一段止血带向下牵拉,使之成为一个活结,外观呈倒"A"字形。

2. 气性止血带

气性止血带常用血压计袖带,操作方法比较简单,只要把袖带绕在止血带的部位,然后打起至伤口停止出血。

3. 布制止血带

将三角巾折成带状或将其他布带绕伤肢一圈,打个蝴蝶结;取一根小棒穿在布带圈内,提起小棒拉紧,将小棒依顺时针方向绞紧,将绞棒一端插入蝴蝶结环内,最后拉紧活结并与另一头打结固定。

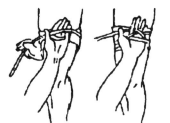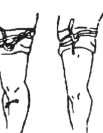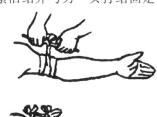

(a) 橡皮止血带止血法   (b) 布制止血带止血法

图 3-11 止血带止血法

4. 使用止血带的注意事项

(1)部位:上臂外伤大出血应扎在上臂上 1/3 处,前臂或手大出血应扎在上臂下 1/3 处,不能扎在上臂的中 1/3 处,因该处神经走行贴近肱骨,易被损伤。一般外伤大出血应扎在股骨中下 1/3 交界处。

(2)衬垫:使用止血带的部位应该有衬垫,否则会损伤皮肤,更不能使用铁丝、电线等无弹性的细锐物。止血带可扎在衣服外面,把衣服当衬垫。

(3)松紧度:应以出血停止、远端摸不到脉搏为合适。过松会起不到止血目的,过紧会损伤组织。

(4)时间:一般不应超过 3 h,原则上每 40 min 要放松 1 次,放松时间为 1～2 min,3 次后位置上移。

(5)标记:使用止血带者应有明显标记,写明时间。

五、抗休克

休克(shock)是由各种致病因素(创伤、感染、低血容量、心源性和过敏性等)引起有效血量不足、急性微循环障碍、组织灌流不足而导致组织与细胞缺血、缺氧、代谢障碍和器官功能受损为特征的综合征。创伤与失血性休克常由创伤引起。按血流动力学分类,休克属于低血容量性休克。

(一)临床表现

休克主要突出表现为"5P",即皮肤苍白(pallor)、冷汗(prespiration)、虚脱(prostration)、脉搏细弱(pulselessness)和呼吸困难(pulmonary dificiency)。

(二)失血量估计

休克指数(脉搏/收缩压)正常值为 0.45;休克指数为 1,失血约 1 000 mL;指数为 2,失血约 2 000 mL;收缩压力 10.7 kPa(80 mmHg)以下,失血相当于 1 500 mL 以上。

(三)休克早期诊断

(1)意识恍惚或清醒而兴奋。

(2)脉搏大于 100 次/分,或异常缓慢。

(3)脉压小于 4.0 kPa。

(4)换气过度。

(5)毛细血管再充盈时间延长。

(6)尿量小于 30 mL/h(成人)。

(7)直肠与皮肤温度相差 3 ℃以上。

若有以上一项须警惕,两项以上即可诊断。

有明显的受伤史和出血征象的伤员出现休克,诊断为失血性休克并不困难。对伤情不重或无明显出血征象者,可采用一看(神志、面色)、二摸(脉搏、肢湿)、三测(血压)、四量(尿量)等方法进行综合分析。

(四)急救与处理

(1)对心搏、呼吸停止者立即行心肺复苏术。

(2)若为严重的创伤时,应立即止血、止痛、包扎、固定。

(3)休克体位,下肢抬高 30°,头部放低,以利于静脉血回流。如有呼吸困难,可将头部和躯干抬高一点,以利于呼吸。

(4)保持呼吸道通畅,尤其是休克伴昏迷者。方法是将患者颈部垫高,下颌抬起,使头部最大限度地后仰,同时头偏向一侧,以防呕吐物和分泌物误吸入呼吸道。吸氧,必要时气管内插管和人工呼吸。

(5)建立两条以上静脉通道补液和采用血管活性药。

(6)监测脉搏、血压、呼吸、中心静脉压、心电等生命体征。

(五)补充血容量

(1)原则上按"先晶后胶,先盐后糖"补充血容量。最常用晶体溶液是乳酸林格氏液,胶体溶液有 706 羧甲淀粉(代血浆)、右旋糖酐 70 等,高渗溶液最佳为 7.5%盐水。

(2)220 mL 10% NaCl 溶液加 80 mL 0.9% NaCl 溶液,配制成 300 mL 的 7.5% NaCl 溶液。

(3)根据伤员的体重,按 5.71 mL/kg 体重计算出 7.5% NaCl 用量,滴注速度为 20 mL/min,有效作用维持 60 min。

(4)一般补液量常为失血量的 2～4 倍,晶体溶液和胶体溶液的比例为 3∶1。

(5)补液速度,遵循"先快后慢"的原则。

六、包扎术

伤口包扎在急救中应用范围较广,可起到保护创面、固定敷料、防止污染和止血、止痛的作用,有利于伤口早期愈合。包扎应做到动作轻巧,不要碰撞伤口,以免增加出血量和疼痛感。

(一)包扎材料

(1)三角巾:用边长为 1 m 的正方形白布或纱布,将其对角剪开即分成两块三角巾,90°角称为顶角,其他两个角称为底角,外加的一根带子称为顶角系带,斜边称为底边。为了方便不同部位的包扎,可将三角巾折叠成带状,称为带状三角巾,或将三角巾在顶角附近与底边中点折叠成燕尾式(见图 3-12)。

(2)袖带卷:也称绷带,用长条纱布制成,长度和宽度有多种规格,常用的有宽 5 cm、长 600 cm 和宽 8 cm、长 600 cm 两种。

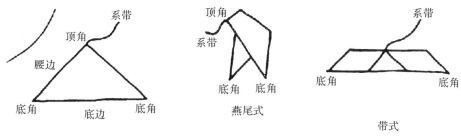

图 3-12　三角巾及其不同折法

(二)包扎方法

1.头部包扎

(1)三角巾帽式包扎:用于头顶部外伤。先在伤口上覆盖无菌纱布(所有的伤口包扎前均先覆盖无菌纱布,以下不再重复),把三角巾底边的正中放在伤员眉间上部,顶角经头顶拉到枕部,将底边经耳上向后拉紧压住顶角,然后抓住两个底角在枕部交叉返回到额部中央打结(见图 3-13)。

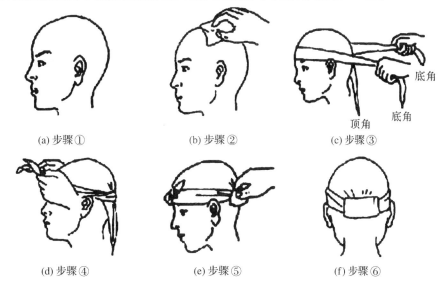

(a) 步骤①　　　　(b) 步骤②　　　　(c) 步骤③

(d) 步骤④　　　　(e) 步骤⑤　　　　(f) 步骤⑥

图 3-13　三角巾帽式包扎

(2)三角巾面具式包扎:适用于颜面部外伤。将三角巾一折为二,顶角打结放在头正中,两手拉住底角罩住面部,然后双手持两底角拉向枕后交叉,最后在额前打结固定。可以在眼、鼻处提起三角巾,用剪刀剪洞开窗(见图 3-14)。

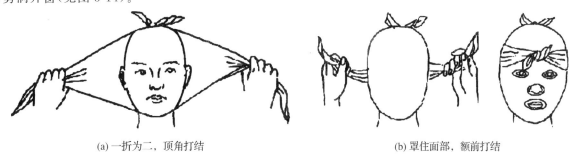

(a)一折为二,顶角打结　　　　　　　　(b)罩住面部,额前打结

图 3-14　三角巾面具式包扎

81

(3)双眼三角巾包扎:适用于双眼外伤。将三角巾折叠成3指宽带状,中段放在头后枕骨上,两旁分别从耳上拉向眼前,在双眼之间交叉,再持两端分别从耳下拉向头后枕下部打结固定(见图3-15)。

(4)头部三角巾十字包扎:适用于下颌、耳部、前额、颞部小范围伤口。将三角巾折叠成3指宽带状放于下颌敷料处,两手持带巾两底角分别经耳部向上提,长的一端绕头顶与短的一端在颞部交叉成十字,然后两端水平环绕头部经额、颞、耳上、枕部,与另一端打结固定(见图3-16)。

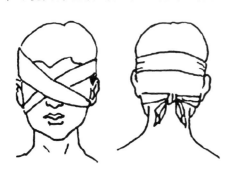

图3-15 双眼三角巾包扎

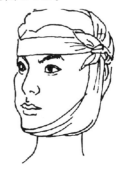

图3-16 头部三角巾十字包扎

2.颈部包扎

(1)颈部包扎适用于颈部外伤。三角巾包扎:嘱伤员健侧手臂上举抱住头部,将三角巾折叠成带状,中段压紧覆盖的纱布,两端在健侧手臂根部打结固定(见图3-17)。

(2)绷带包扎:方法基本与三角巾包扎相同,只是改用绷带,环绕数周再打结。

3.胸、背、肩、腋下部包扎

(1)胸部三角巾包扎:适用于一侧胸部外伤。将三角巾的顶角放于伤侧的肩上,使三角巾的底边正中位于伤部下侧,将底边两端绕下胸部至背后打结,然后将三角巾顶角的系带穿过三角底边与其固定打结(见图3-18)。

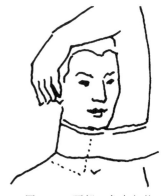

图3-17 颈部三角巾包扎

(2)背部三角巾包扎:适用于一侧背部外伤。方法与胸部包扎相似,只是前后相反。

(3)侧胸部三角巾包扎:适用于单侧侧胸外伤。将燕尾式三角巾的夹角正对伤侧腋窝,双手持燕尾式底边的两端,紧压在伤口的敷料上,利用顶角系带环绕下胸部与另一端打结,再将两个燕尾角斜向上拉到对侧肩部打结(见图3-19)。

(4)肩部三角巾包扎:适用于一侧肩部外伤。将燕尾三角巾的夹角对着伤侧颈部,巾体紧压伤口的敷料上,燕尾底部包绕上臂根部打结,然后两个燕尾角分别经胸、背拉到对侧腋下打结固定(见图3-20)。

(5)腋下三角巾包扎:适用于一侧腋下外伤。将带状三角巾中段紧压腋下伤口的敷料上,再将三角巾的两端向上提起,于同侧肩部交叉,最后分别经胸、背斜向对侧腋下打结固定(见图3-21)。

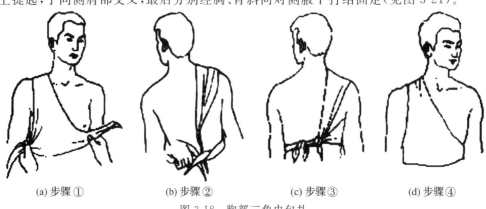

(a)步骤①   (b)步骤②   (c)步骤③   (d)步骤④

图3-18 胸部三角巾包扎

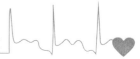

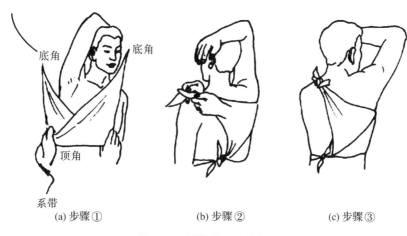

(a) 步骤①　　　　　(b) 步骤②　　　　　(c) 步骤③

图 3-19　侧胸部三角巾包扎

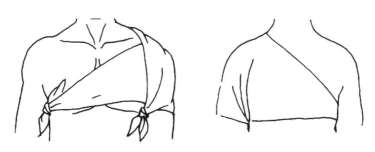

图 3-20　肩部三角巾包扎

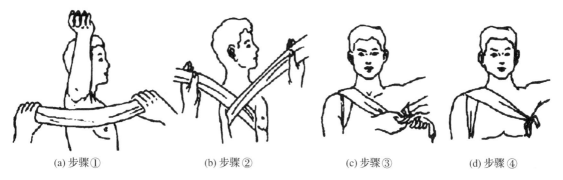

(a) 步骤①　　　(b) 步骤②　　　(c) 步骤③　　　(d) 步骤④

图 3-21　腋下三角巾包扎

4.腹部三角巾包扎

腹部三角巾包扎适用于腹部外伤。双手持三角巾两底角,将三角巾底边拉直放于胸腹部交界处,顶角置于会阴部,然后两底角绕至伤员腰部打结,最后顶角系带穿过会阴与底边打结固定(见图 3-22)。

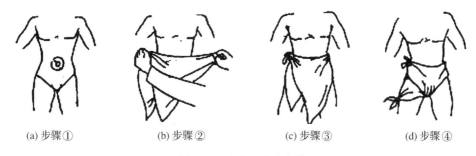

(a) 步骤①　　　(b) 步骤②　　　(c) 步骤③　　　(d) 步骤④

图 3-22　腹部三角巾包扎

5.四肢包扎

(1)臀部三角巾包扎:适用于臀部外伤,分单臀包扎法和双臀包扎法。单臀包扎法是将三角巾顶角盖住臀部,顶角系带在裤袋底处围腿绕住,下侧底角上翻至对侧腰部和另一底角在健侧髂上打结固定(见图 3-23)。双臀包扎法是将两条三角巾的顶角联结在一起,放在双臀缝的稍上方,然后把上面两底角由背后绕到腹前打结,下面两底角分别从大腿内侧向前拉,在腹股沟部与三角巾的底边做一假扣结上(见图 3-24)。

(2)上肢、下肢绷带螺旋形包扎:适用于上、下股除关节部位以外的外伤。先在伤口敷料上用绷带环绕两圈,再从胶体远端绕向近端,每缠一圈盖住前圈的 1/3~1/2,呈螺旋状,最后剪掉多余的绷带,然后胶布固定(见图 3-25)。

(3)8 字肘、膝关节绷带包扎:适用于肘、膝关节及附近部位的外伤。先用绷带的一端在伤口的敷料上环绕两圈,然后斜向经过关节,绕肢体半圈再斜向经过关节,绕向原开始点相对应处,再绕半圈回到原处。这样反复缠绕,每缠绕一圈覆盖前圈的 1/3~1/2,直到完全覆盖伤口(见图 3-26)。

(4)手部三角巾包扎:适用于手外伤。先将带状三角巾的中段紧贴手掌,再将三角巾在手背交叉,三角巾的两端绕至手腕交叉,最后在手腕绕一周打结固定(见图 3-27)。

(5)脚部三角巾包扎:方法与手包扎相似。

(6)手部绷带包扎:方法与肘关节包扎相似,只是环绕腕关节 8 字包扎。

(7)脚部绷带包扎:方法与膝关节相似,只是环绕踝关节 8 字包扎。

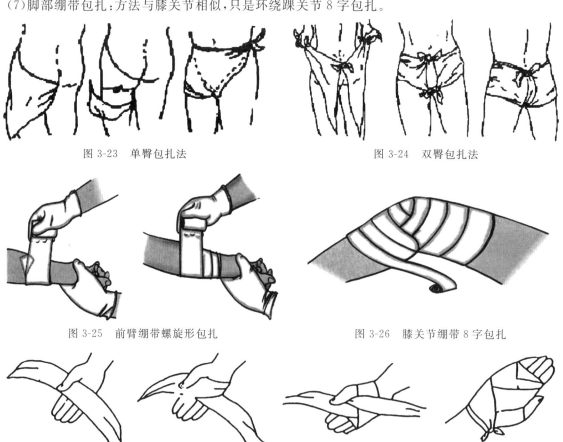

图 3-23　单臀包扎法　　　　　　　　　图 3-24　双臀包扎法

图 3-25　前臂绷带螺旋形包扎　　　　图 3-26　膝关节绷带 8 字包扎

(a) 步骤①　　　　(b) 步骤②　　　　(c) 步骤③　　　　(d) 步骤④

图 3-27　手部三角巾包扎

七、固定术

固定术是针对骨折的急救措施,可以防止骨折部位移动,具有减轻伤员痛苦的功效,同时能有效地防止因骨折断端的移动而损伤血管、神经等组织造成的严重并发症。

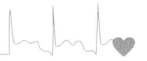

实施骨折固定先要注意伤员的全身状况,如心脏停搏要先复苏处理;如有休克要先抗休克或同时处理休克;如有大出血要先止血包扎,然后固定。急救固定的目的不是让骨折复位,而是防止骨折断端的移动,所以刺出伤口的骨折端不应该送回。固定时动作要轻巧,固定要牢靠,松紧要适度,皮肤与夹板之间要垫适量的软物,尤其是夹板两端骨突出处和空隙部位更要注意,以防局部受压引起缺血坏死。

(一)骨折固定材料

(1)木制夹板有各种长短规格,以适合不同部位的需要,外包软性敷料,是以往最常用的固定器材。

(2)充气夹板为筒状双层塑料膜,使用时把筒膜套在骨折肢体外,使肢体处于需要固定的位置,然后向进气阀吹气,双层内充气后立刻变硬,达到固定作用。

(3)塑料夹板可在60 ℃以上热水中软化,塑形后托住骨折部位包扎,冷却后塑料夹板变硬,起到固定作用。

(4)其他材料如特制的颈部固定器、股骨骨折的托马固定架,紧要时就地取材的竹棒、木棍、树枝、登山杖等。

(二)骨折固定原则

(1)先检查意识、呼吸、脉搏及处理严重出血。

(2)用绷带、三角巾、夹板固定受伤部位。

(3)夹板长度应超过骨折处远近两个关节。

(4)骨折断端暴露不要拉动,也不要送回伤口内。

(5)固定伤肢后,如可能应将伤肢抬高暴露伤肢末端以便观察血运,现场对生命安全有威胁要移至安全区再固定。

(6)先固定骨折上端,再固定下端,绷带不要系在骨折处。

(7)固定后,上肢取曲肘位,下肢取伸直位。

(三)骨折固定方法

下面主要介绍木制夹板和三角巾固定法。

1.头部固定法

下颌骨折固定的方法同头部十字包扎法。

2.胸部固定法

(1)锁骨骨折固定法:将两条指宽的带状三角巾分别环绕两个肩关节,于肩部打结,再分别将三角巾的底角拉紧,在两肩过度后张的情况下,在背部将底角拉紧打结(见图3-28)。

(2)肋骨骨折固定法:方法同胸部外伤包扎。

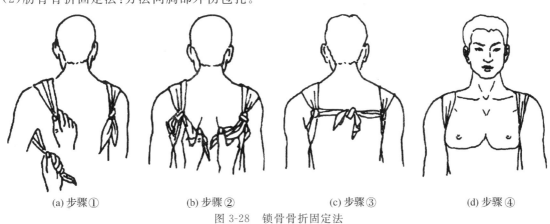

(a) 步骤①　　　　(b) 步骤②　　　　(c) 步骤③　　　　(d) 步骤④

图 3-28　锁骨骨折固定法

3.四肢骨折固定法

(1)肱骨骨折固定法:用两条三角巾和一块夹板将伤肢固定,然后用一块燕尾式三角巾于中间悬吊前臂,使两底角向上绕颈部后打结,最后用一条带状三角巾分别经胸背于健侧腋下打结(见图3-29)。

(2)肘关节骨折固定法:当肘关节弯曲时,用两带状三角巾和一块夹板把关节固定。当肘关节伸直时,可用一卷绷带和一块三角巾把肘关节固定(见图 3-30)。

(3)桡、尺骨骨折固定法:用一块合适的夹板置于伤肢下面,用两块带状三角巾或绷带把伤肢和夹板固定,再用一块燕尾式三角巾悬吊伤肢,最后再用一条带状三角巾的两底边分别绕胸背于健腋下打结固定(见图 3-31)。

(4)手指骨骨折固定法:利用冰棒棍或短筷子作为小夹板,另用两片胶布作为黏合固定。若无固定棒棍,可以把伤肢黏 合,固定在健肢上(见图 3-32)。

(5)股骨骨折固定法:用一块长夹板(长度为伤员的腋下至足跟)放在伤肢侧,另用一块短夹板(长度为会阴至足跟)放在伤肢内侧,至少用 4 条带状三角巾,分别在腋下、腰部、大腿根部及膝部分环绕伤肢包扎固定,注意在关节突出部位要放软垫。若无夹板时,可以用带状三角巾或绷带把伤肢固定在健侧肢体上(见图 3-33)。

(6)胫、腓骨骨折固定法:与股骨骨折固定法相似,只是夹板长度稍超过膝关节即可(见图 3-34)。

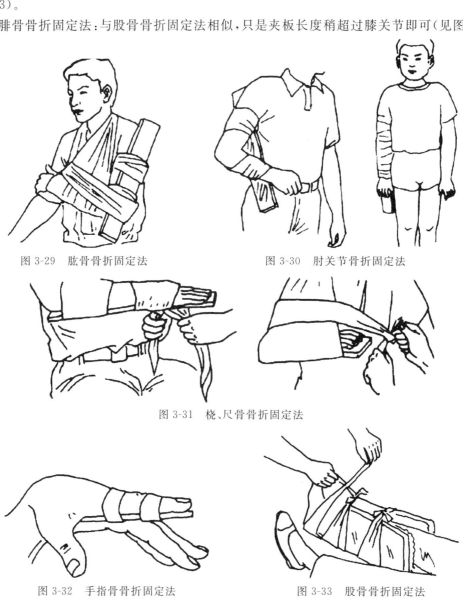

图 3-29　肱骨骨折固定法　　　　　　图 3-30　肘关节骨折固定法

图 3-31　桡、尺骨骨折固定法

图 3-32　手指骨骨折固定法　　　　　图 3-33　股骨骨折固定法

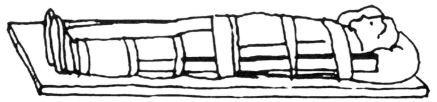

图 3-34　胫、腓骨骨折固定法

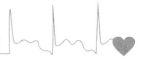

4.脊柱骨折固定法

(1)颈椎骨折固定法:伤员仰卧,在头枕部垫一薄枕,使头部成正中位,头部不要前屈或后仰,再在头的两侧各垫枕头服卷,最后用一条带子通过伤员额部固定头部,限制头部前后、左右晃动(见图3-35)。

(2)胸椎、腰椎骨折固定法:使伤员平直仰卧在硬质木板或其他板上,在伤处垫一薄枕,使脊柱稍向上突,然后用几条带子把伤员固定,使伤员不能左右转动(见图3-36)。

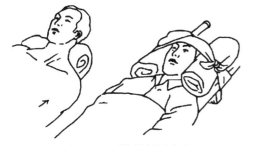

图3-35 颈椎骨折固定法

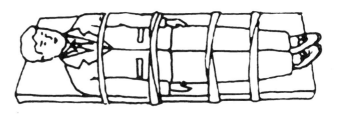

图3-36 胸椎、腰椎骨折固定法

5.骨盆骨折固定法

将一条带状三角巾的中段放于腰骶部,绕髋前至小腹部打结固定,再用另一条带状三角巾中段放于小腹正中,绕髋后至腰骶部打结固定(见图3-37)。

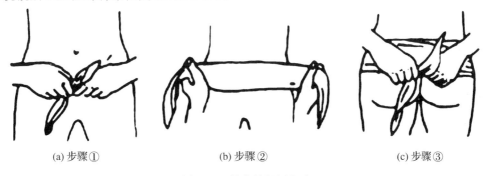

(a) 步骤① (b) 步骤② (c) 步骤③

图3-37 骨盆骨折固定法

(赵丽君 蔡文伟)

第三节 创伤患者安全转运

研究表明,对于危重患者,转运途中发生并发症的风险明显增加,不恰当的搬抬、转运技术不仅会加重原有的损伤,甚至会导致患者死亡。规范、科学的搬抬、转运,对伤病员的抢救、治疗和预后都是至关重要的。很多院前医疗急救人员和基层医疗机构的医务人员,未曾接受过系统的转运技术培训,因此,非常有必要制定伤病员急救转运技术规范,并按照规范进行系统培训,这样能明显减少转运带来的并发症风险。

该技术规范主要包括院前医疗急救的搬抬移动技术、原则、所需设备等。

一、身体机制

正确的搬运姿势和提抬技术,对保护搬运者的自身健康十分重要。对急救人员来说,在搬运伤病员时,要求使出全力。然而,如果没有遵照人体力学规律而随意地提、抬、举以及伸臂、伸腰等,很可能导致搬运者自身的脊椎、韧带和肌肉受伤。

(一)组织损伤机制

腰背部是由韧带、肌肉、骨骼、神经及椎间盘构成的复杂系统,不正确的提抬用力,常会损伤这些组织。腰背部最经常受伤的是椎间盘、韧带和肌肉。下面简要介绍其结构和受伤机制。

1. 脊椎

脊椎由 33 块椎骨组成,包括 7 块颈椎、12 块胸椎、5 块腰椎、1 个骶骨(成人期骶部 5 块骨融合)和 1 个尾骨(4 块融合而成),如图 3-38 所示。脊椎呈轻度 S 形曲线,这使得人们在行走、跑跳及乘车时可减轻震荡。颈椎稍向内曲(前凸);中背部稍向外曲,称为胸后凸;最重要的曲线可能是腰部的内曲,称为前凸。此区域的不正常弯曲会导致腰部疼痛及损伤。在站、坐或提取重物时,如保持正常生理曲线,就能避免损伤。举重运动员使用宽腰带的重要原因是维持其正常的前凸,而不少人用枕垫在腰间的一个重要原因也是使腰部在坐车或驱车时保持正常的前凸。

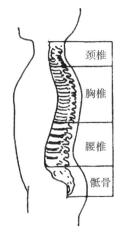

图 3-38　脊柱的构成

2. 韧带

人们在提取重物时,由于腰部所有组织结构的重力及压力增高,常会丧失正常前凸位,从而引起韧带损伤。一旦过度伸张或弯曲,韧带不再起保护椎间盘的作用,还会导致椎体关节的不稳定。脊柱韧带及其损伤如图 3-39 所示。

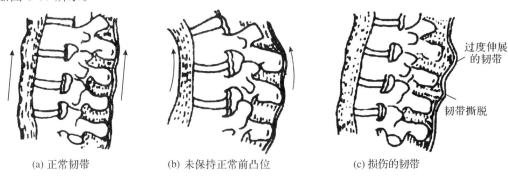

(a) 正常韧带　　　　(b) 未保持正常前凸位　　　　(c) 损伤的韧带

图 3-39　脊柱韧带及其损伤

3. 关节

关节不稳定及关节重复受伤可导致关节炎,常会造成腰部疼痛和行动不便。不正确的提抬姿势,特别是扭转时会引起关节面的炎症及持续性损伤,导致椎间盘丧失其高度,还增加了关节炎的机会。

4. 椎间盘

椎间盘损伤是不正确提抬技术引起的最疼痛的损伤:正常的椎间盘起到维持椎体间正常间隔及缓冲外力作用。椎间盘中央有胶样物质,称为髓核;外周有组织结构紧密的软骨环,称为纤维软骨环。不正确的提抬姿势会增加椎间盘内的压力,若压力过高,足以使椎间盘破裂而使得胶质溢出,可造成脊椎内神经受压。

椎间盘破裂和胶质受压突出会引起腰背及下肢严重疼痛,此情况即需做外科手术。椎间盘突出是这种损伤的轻型形式,此时外环未完全破裂,只是减弱。在此减弱区域,突出的外环会压迫神经根,从而引起腿部不适和腿痛,通常表现为不能坐或躯体不能向前弯。经锻炼及严格坚持运用正确提抬技术,有可能会避免或减轻椎间盘突出。

5. 肌肉

使用好腰、背、腹及四肢肌肉的机械力,是预防人体骨骼及其他结构损伤的关键。脊柱在保持正常前凸时,肌肉是保护腰背部结构的第一防线,如肌力使用不当,会引起本身的损伤。

(二)搬抬技巧

1. 安全措施

(1)用腿而不是用背去搬。

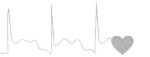

(2)尽量使重量靠近身体。

2.搬抬指南

(1)考虑患者的患者体重,决定是否需要其他帮助。

(2)知道体能和极限。

(3)搬抬时不要扭动。

(4)将双脚放在合适的位置上。

(5)与同伴反复而且清晰地沟通交流。

3.担架车和担架的安全搬抬

如果医学上正确,尽可能用轮椅来替代担架。

(1)知道或计算出要搬动的体重。

(2)至少两个人配合。

(3)确保能有足够的帮助,使用偶数人数来搬抬以保持平衡。

(4)知道或计算出所使用装置的重量极限。

(5)知道对超出设备重量极限的患者应该怎么做。

(6)使用强力搬抬或蹲抬位,保持背部为正常曲度。强力搬抬位对于那些膝盖或腿力量不足的人尤其适用。背要紧,腹部肌肉使背部保持轻微的内向曲度;跨立在目标上;保持足部平坦;将重量分散在跖趾关节或其后;保持背部固定,上半身先于臀部直立起来。

(7)使用强力握持方法,从手部获得最大力量。手掌和手指与目标完全接触,所有的手指以相同的角度弯曲。强力握持方法在搬运中经常使用,可能达到最大的力量,双手应至少分开 25 cm。

(8)进行搬抬时保持背部固定。

(9)当放低担架车或担架时,与上述步骤相反。

(10)避免弯曲腰部。

(三)运送

1.运送的注意点

只要有可能,任何时候都应使用有轮子的装置来转送患者。

2.转送指南

(1)知道或计算出所要搬抬的重量。

(2)知道人员的体能极限。

(3)协调工作,相互沟通。

(4)尽量保持重量近靠身体。

(5)保持背部固定,控制不要扭动。

(6)弯曲臀部,而不是腰部,膝部跪曲。

(7)不要过伸背部(不要从腰部向后倾斜)。

3.正确的运送步骤

(1)使用正确的搬抬技术来搬抬担架。

(2)助手应有相似的力量和高度。

4.单手运送技术

(1)背部固定地抬起和运送。

(2)避免倾斜任何一边来补偿不平衡。

5.在楼梯上的正确运送步骤

(1)尽可能使用楼梯椅来替代担架。

(2)保持背部固定。

(3)弯曲臀部而不是腰部,膝盖跪曲。

（4）尽量保持重量近靠身体。

（四）传递

1.传递的指南

（1）保持背部固定。

（2）当传递过头时，避免过伸位。

（3）传递时避免扭动背部。

2.传递技术的应用

（1）向前传递距离不要超过 30～50 cm。

（2）避免持续用力（超过 1 min）情况的出现，这样可以避免受伤。

3.正确使用"整体滚动"方法传递

（1）翻滚患者时要保持其背部挺直。

（2）从臀部开始倾斜。

（3）使用肩膀肌肉来帮助翻滚。

（五）推拉指南

（1）尽可能推，而不是拉。

（2）保持背部固定。

（3）弯曲膝盖以保持拖拉时的引力线通过身体中心。

（4）保持重量近靠身体。

（5）从腰和肩之间的地方推。

（6）如果重量低于腰部以下，使用跪姿。

（7）如果可能，避免在头顶以上推或拉。

（8）保持肘部弯曲，靠近两旁。

二、移动患者的原则

（一）概述

（1）一般来说，只有在以下情况下应立即移动患者（急诊移动）。

1）如果不移动，患者立刻会有危险：

①火灾或有火灾的危险；

②爆炸物或其他危险物品；

③在现场不能保护患者免受其他危害；

④患者阻挡了对车上其他有生命危险的患者的施救。

2）由于患者位置或体位使得施救措施无法进行，如一个心脏骤停的患者坐在椅子上或躺在床上。

（2）当患者随时有生命危险时应快速移动（紧急移动）：

1）意识状态改变；

2）呼吸不足；

3）休克（循环灌注不足）。

（3）当没有生命危险时，患者应在运输准备充分后再移动患者（非紧急移动）。

（二）急诊移动

（1）移动患者时最大的危险就是可能加重其脊柱损伤。

（2）急诊中，尽可能沿着身体长轴进行拉动，以对脊柱提供足够的保护。

（3）不可能既将患者迅速从车辆上移下，又同时像使用暂时固定设备一样提供对脊柱足够的保护。

（4）如果患者躺在地板上或是地面上，可通过以下方式移动：

1)拉患者颈部和肩膀处的衣服。

2)将患者放在毛毯上,然后拖拉毛毯。

3)医生的手从背后放置于患者腋窝下,抓患者的前臂,拖拉患者。

(三)紧急移动

迅速将患者从所乘坐的车辆中解救出来。

(1)一名院前急救医生到患者背后,将颈椎回复到中立位,用相应手法固定颈椎。

(2)第二名医生给患者使用颈部固定装置,第三名医生将长背板靠近门,然后再插入乘客座位下面。

(3)第二名医生支持胸部,第三名医生将患者双腿抱起。

(4)在第二名医生的方向上,和第三名医生配合,通过几个短暂而协调的转动,使患者的背部接近开着的车门,患者的脚则在座椅上。

(5)因为第一名医生常常一直持续固定患者头部,另一名可能的医生或旁观者可帮忙固定患者头部,第一名医生得以从车辆中出来,在外面固定患者头部。

(6)长背板的末端应放置于患者的臀部边。在第一名和第二名医生将患者放置于上面时,助手应固定长背板的另一端。

(7)第二名和第三名医生配合,通过几个短暂而协调的移动将患者调整至合适的位置。

(8)上述技术可以适当改良,比如请旁观者协助,但所有的改良必须以不对脊柱造成损害为前提。

(四)非急诊移动

1. 直接从地面抬起(没有可疑脊柱损害)

(1)2~3名救援者在患者的一边一字排开。

(2)救援者单膝跪下(最好所有救援者都是同侧)。

(3)尽可能将患者的手臂放在其胸前。

(4)在患者头部的救援者将一只手放在患者的颈部和肩膀下面,托架患者的头部,另一只手放在患者腰部。

(5)第二名救援者将一只手放在患者的膝盖下面,一只手放在臀部上方。

(6)如果有第三名救援者,他应将双手放在腰下,另两名救援者适当地将手都向背中部或向臀部移动。

(7)在统一指挥下,救援者将患者抬至自己的膝盖上,并向他们的胸部滚动。

(8)在统一指挥下,救援者站起,将患者移向担架。

(9)放低患者时,与上述步骤反顺序进行。

2. 肢体搬抬(没有可疑的肢体损伤)

(1)一名救援者跪在患者头部,另一名救援者跪在膝盖处。

(2)在头部的救援者将手分别放在患者的两个肩膀下,同时脚边的救援者抓住患者的踝部。

(3)在头部的救援者将其手滑到患者的手臂下,抓住患者的腰部。

(4)脚边的救援者将其手滑到患者的膝盖下。

(5)两人成蹲伏姿势。

(6)救援者同时站起,将患者移至担架。

3. 将仰卧的患者从床上移至担架上

(1)直接搬运:

1)将担架车垂直于床,将其头部放在床下;

2)准备担架车,包括解开约束带,移除其他物品;

3)两名救援者站在床和担架之间,面向患者;

4)第一名救援者将手臂滑入患者的颈下,罩住患者的肩膀;

5)第二名救援者将手滑入臀下,轻轻抬起;

6)第一名救援者将另一只手滑入患者的背下;

7）第二名救援者将手放在臀部和小腿下；

8）救援者将患者滑移到床边；

9）患者被抬/卷向救援者的胸部；

10）救援者将患者轻柔地滚动并放置于担架车上。

（2）抽单法：

1）松开床的床单；

2）将担架车放置于床边；

3）准备担架车：调整高度，放低护栏，解开约束带；

4）胳膊跨过担架车，紧紧抓住患者的头部、胸部、臀部和膝盖处的床单；

5）将患者轻轻地滑移到担架车。

（五）患者体位

（1）无可疑脊柱损伤的意识不清的患者，应将其置于复苏体位，即让患者侧卧（最好是左侧），不要旋转躯干。

（2）胸痛、胸部不适或呼吸困难的患者只要没有低血压，可采用患者自觉舒适的坐位。

（3）怀疑有脊柱损伤患者应用长背板固定。

（4）休克（低血流灌注）患者应将其腿抬高 12～20 cm。

（5）对于一个低血压的妊娠期妇女，早期处置方法是让患者左侧卧位。

（6）一个恶心或呕吐的患者应以其舒适的体位搬运，但医生必须处于合适的位置，以便于气道管理。

三、搬运方法

搬运方法有徒手搬运和器械（工具）搬运两种方法。现代各种灵巧、实用搬运工具的问世，住房和道路交通条件的改善，为正确、规范和科学的院前急救搬运创造了良好的条件。

（一）徒手搬运

徒手搬运是指在搬运伤员过程中凭人力和技巧，不使用任何器具的一种搬运方法。该方法常适用于狭窄的阁楼和通道等担架或其他简易搬运工具无法通过的地方。此法虽实用，但因其对搬运者来说比较劳累，有时容易给伤病员带来不利影响。

1. 搀扶

由一位或两位救护人员托住伤病员的腋下，也可由伤病员一手搭在救护人员肩上，救护人员用一手拉住，另一手扶伤病员的腰部，然后与伤病员一起缓慢移步（见图 3-40）。搀扶法适用于病情较轻、能够站着行走的伤病员。作用是不仅给伤病员一些支持，而且更主要的是能体现对伤病员的关心。

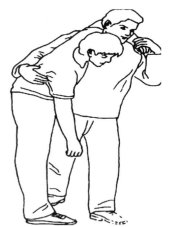

图 3-40　单人搀扶

2. 背驮

救护人员先蹲下，然后将伤病员上肢拉向自己胸前，使伤病员前胸紧贴自己后背，再用双手扶伤病员的大腿中部，使其大腿向前弯曲，然后救护人员在站立后让上身略向前倾斜行走（见图 3-41）。呼吸困难的伤病员，如心脏病、哮喘、急性呼吸窘迫综合征等，以及胸部创伤者，不宜用此法。

3. 手托肩掮

手托肩掮有两种方法：①将伤病员的一上肢搭在自己肩上，然后一手抱住伤病员的腰，另一只手抱起大腿，手掌托其臀部；②将伤病员掮上，伤病员的躯干绕颈背部，其上肢垂于胸前，搬运者一手压其上肢，另一手托其臀部（见图 3-42）。

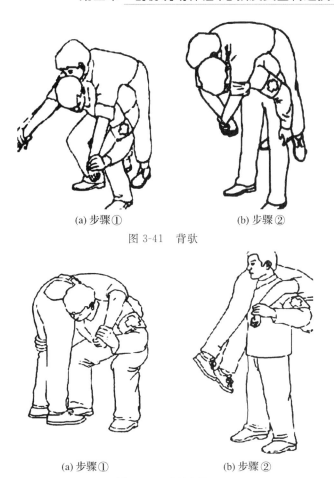

(a) 步骤①   (b) 步骤②

图 3-41   背驮

(a) 步骤①   (b) 步骤②

图 3-42   手托肩捎

4. 双人搭椅

由两个救护人员对立于伤病员两侧,然后两人弯腰,各以一手伸入伤病员大腿下方而相互十字交叉紧握,另一手彼此交替支持伤病员背部;或者救护人员右手紧握自己的左手手腕,左手紧握另一救护人员的右手手腕,以形成口字形。这两种不同的握手方法,都形成类似于椅状而命名(见图 3-43)。

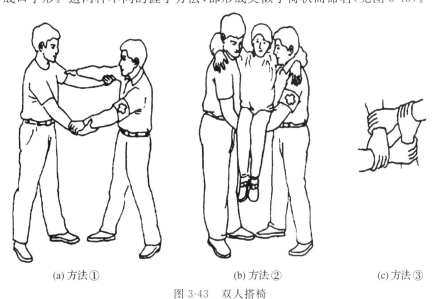

(a) 方法①   (b) 方法②   (c) 方法③

图 3-43   双人搭椅

此法要点是两人的手必须握紧,移动步子必须协调一致,且伤病员的双臂都必须搭在两个救护人员的肩上。

5.拉车式

由一个救护人员站在伤病员的头部,两手从伤病员腋下抬起,将其头背抱在自己怀内,另一救护员蹲在伤病员两腿中间,同时夹住伤病员的两腿面向前,然后两人步调一致地慢慢将伤病员抬起(见图3-44)。

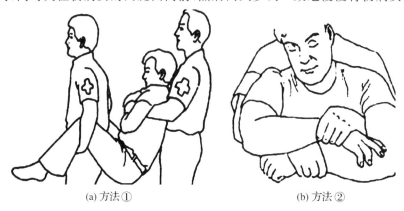

(a)方法①　　　　　　　　　　　　　(b)方法②

图3-44　拉车式

(二)器械搬运

器械搬运是指用担架(包括软担架)、移动床(轮式担架)等现代搬运器械或者因陋就简利用床单、被褥、竹木椅、木板等作为搬运器械(工具)的一种搬运方法。

1.担架搬运

担架搬运是院前急救最常用的方法。目前最经常使用的担架有普通担架和轮式担架等。我国目前大多数住宅的楼道狭窄,高层建筑虽有电梯,但难以容纳平放的普通担架或轮式担架,给搬运伤病员带来了困难。

用担架搬运伤病员,必须注意几点:

(1)对不同病(伤)情的伤员要求有不同的体位。

(2)伤病员抬上担架后必须扣好安全带,以防止翻落(或跌落)。

(3)伤病员上下楼梯时应保持头高位,尽量保持水平状态。

(4)担架上车后应予固定,伤病员保持头朝前、脚向后的体位。

2.床单、被褥搬运

床单、被褥搬运是在遇有窄梯、狭道,担架或其他搬运工具难以搬运,且天气寒冷,徒手搬运会使伤病员受凉的情况下所采用的一种方法。搬运步骤为:取一条牢固的被单(被褥、毛毯也可)平铺在床上,将伤病员轻轻地搬到被单上,然后半条被单盖在伤病员身上,露出其头部(俗称半垫半盖),搬运者面对面紧抓被单两角,脚前头后(上楼则相反)缓慢移动,搬运时有人托腰则更好。这种搬运方式容易造成伤病员肢体弯曲,故胸部创伤、四肢骨折、脊柱损伤以及呼吸困难等伤病员不宜用此法。应该强调的是,在目前软担架已逐渐在院前急救机构使用的情况下,我们提倡专业急救机构应该用软担架替代这一搬运方法。

3.椅子搬运

楼梯比较狭窄和陡直时,可用牢固的竹木椅作为工具搬运伤病员。伤病员采用坐位,并用宽带将其固定在椅背和凳上,两位救护人员一人抓住椅背,另一人紧握椅脚,然后以45°角向椅背方向倾斜,缓慢地移动脚步。一般来说,失去知觉的伤病员不宜用此法。

四、危重伤病员的搬运

(一)脊柱、脊髓损伤

遇有脊柱、脊髓损伤或疑似损伤的伤病员,不可任意搬运或扭曲其脊柱部。在确定性诊断治疗前,按脊柱损伤原则处理。搬运时,顺应伤病员脊柱或躯干轴线,滚身移至硬担架上,一般为仰卧位,有铲式担架搬运则更为理想。

搬运时，原则上应有2~4人同时进行搬运，动作一致。正确的搬运方法如图3-45所示。切忌采取一人抱胸另一人搬腿的双人拉车式的搬运法（见图3-46），因它会造成脊柱的前屈，使脊椎骨进一步压缩而加重损伤。遇有颈椎受伤的伤病员，首先应注意不轻易改变其原有体位，如坐不行，马上让其躺下，应用颈托固定其颈部。如无颈托，则头部的左右两侧可用软枕衣服等物固定，然后一人托住其头部，其余人协调一致用力将伤病员平直地抬至担架上。搬运时注意用力一致，以防止因头部扭动和前屈而加重伤情。

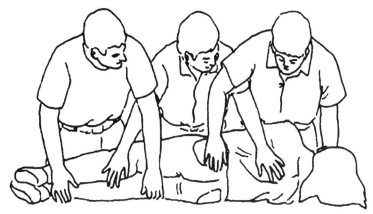

图3-45　脊柱、脊髓损伤患者正确的搬运方法

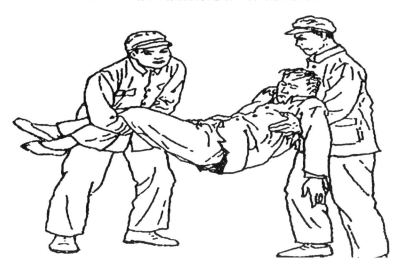

图3-46　脊柱、脊髓损伤患者不正确的搬运方法

（二）颅脑损伤

颅脑损伤者常有脑组织暴露和呼吸道不畅等表现。搬运时应使伤病员取半仰卧位或侧卧位，易于保持呼吸道通畅；脑组织暴露者，应保护好其脑组织，并用衣物、枕头等将伤病员头部垫好，以减轻震动，注意颅脑损伤常合并颈椎损伤。

（三）胸部伤

胸部受伤者常伴有开放性血气胸，需包扎。搬运已封闭的气胸伤病员时，以坐椅式搬运为宜，伤病员取坐位或半卧位，有条件时最好使用坐式担架、折叠椅或担架调整至靠背状。

（四）腹部伤

腹部受伤者取仰卧位，屈曲下肢，防止腹腔脏器受压而脱出。注意脱出的肠段要包扎，不要回纳，此类伤病员宜用担架或木板搬运。

（五）休克患者

休克患者取平卧位，不用枕头，或脚高头低位，搬运时用普通担架即可。

(六)呼吸困难患者

呼吸困难患者取坐位,不能背驮。用软担架(床单、被褥)搬运时注意不能使患者躯干屈曲,如有条件,最好用折叠担架(或椅)搬运。

(七)昏迷患者

昏迷患者咽喉部肌肉松弛,仰卧位易引致呼吸道阻塞。此类患者宜采用平卧头转向一侧或侧卧位,搬运时用普通担架或活动床。

五、特种担架及其功能介绍

(一)铲式担架

铲式担架长 165 cm,宽 42 cm,由两片宽约 17 cm 铲式、材料为铝合金、两端担架卡口组合而成。该担架两边内侧向下与人体背部的曲线相吻合,中间最大缺口为 9 cm。可根据伤病员的身长向一侧延伸(共4节),最大延伸长度达 35 cm,从而可使担架总长度增至 200 cm(见图 3-47)。该担架因其材料轻,并由两片合成且为硬质,故较适宜脊柱损伤等不宜随意搬运的伤病员使用。

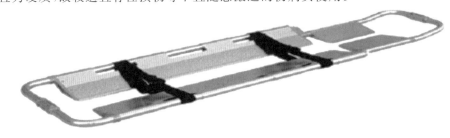

图 3-47　铲式担架

(二)可折叠式搬运椅

可折叠式搬运椅由轻质合金材料(多为管状)、乙烯涂装尼龙帆布椅及靠背、保险带和轮子(2~4 只)组成。其重量一般<10 kg,可折叠存放(见图 3-48)。由于其材料较轻,高度 100 cm 左右,因此适宜在窄梯、狭道处搬运。心脏病、哮喘、急性呼吸窘迫综合征等呼吸困难的伤病员,胸部创伤者因搬运时要求坐位,较适宜使用。

(三)软担架

软担架主要由担架面、加强带及套环组成。担架面料多为厚实的布料缝制而成,并在担架面的背面设置有加强带,软担架的周边有套环,可由 2~6 人抬着患者上下楼梯,使用方便、省力、结构简单、实用(见图 3-49)。

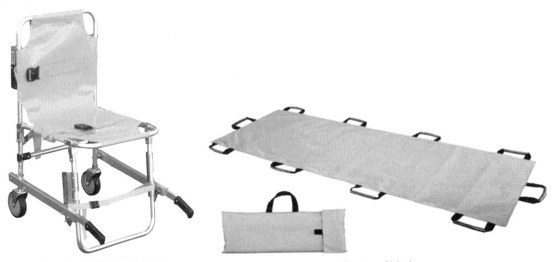

图 3-48　可折叠式搬运椅　　　　　　　　图 3-49　软担架

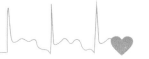

(四)上车担架

上车担架,单人操纵即可上下救护车,可随意改变担架上车高度,适应不同类型救护车的需要,为救护车必备产品(见图3-50)。

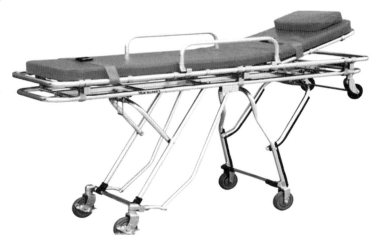

图3-50　上车担架

(五)船形担架

船形担架的造型与其名称相似,像一艘"小船"(见图3-51)。搬运被困人员时,被困人员被置于担架内,担架在四周"突起"边缘配合正面的扁带将被困人员"封闭"在担架内部,这样不会因担架的位移(如翻转、摇晃)而使被困人员脱离担架。在安全性的背后,也存在一些隐患,如被困人员过胖,且捆绑在其正面的扁带过紧加之操作时间过长,则容易引发被困人员胸闷、窒息。

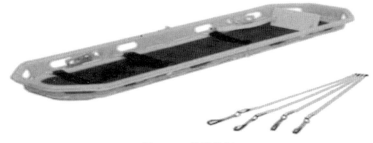

图3-51　船形担架

(六)卷式担架

卷式担架也叫"多功能担架",它与船形担架在使用上相似,但重量更轻(8~12 kg),且可以卷缩在滚筒或背包中携带。它的原料是特种合成树脂,有抗腐蚀性,一般为橘黄色(见图3-52)。

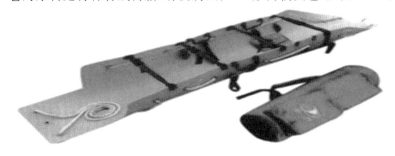

图3-52　卷式担架

(赵丽君　蔡文伟)

参考文献

[1]何梦乔,钟厚德,毛仁忠.实用急救学[M].第一版.上海:复旦大学出版社,2005.

[2]林才经,蒋健.现代院前急救医学[M].第一版.福建:福建科学技术出版社,2007.

[3]吴在德.外科学[M].第5版.北京:人民卫生出版社,2002.

[4]席彪.急诊急救指导手册[M].第一版.北京:中国协和医科大学出版社,2008.

[5]张永利,李巍.院前急救专业人员培训教材[M].第一版.北京:人民卫生出版社,2010.

[6]DRISCOLL P,WARDROPE J. ATLS:past,present,and future[J]. Emerg Med J,2005,22 (1):2-3.

[7]GWINNUTT C L,DRISCOLL P A. Advanced trauma life support[J]. Eur J Anaesthesiol,1996,13 (2):95-101.

[8]HUSSMANN B,LENDEMANS S. Pre-hospital and early in-hospital management of severe injuries:changes and trends[J]. Injury,2014,Suppl 3:S39-42.

[9]JAYARAMAN S,SETHI D,CHINNOCK P,WONG R. Advanced trauma life support training for hospital staff[J]. Cochrane Database Syst Rev,2014,22(8):CD004173.

[10]KORTBEEK J B,AL TURKI S A,ALI J,et al. Advanced trauma life support. 8th edition. the evidence for change[J]. J Trauma,2008,64(6):1638-1650.

[11]MOHAMMAD A,BRANICKI F,ABU-ZIDAN F M. Educational and clinical impact of Advanced Trauma Life Support (ATLS) courses:a systematic review. World J Surg,2014,38(2):322-329.

[12]RADVINSKY D S,YOON R S,SCHMITT P J,et al. Evolution and development of the Advanced Trauma Life Support (ATLS) protocol:a historical perspective[J]. Orthopedics,2012,35 (4):305-311.

第四章　急诊胸部创伤诊疗综合技术和规范

第一节　重症胸部创伤的概述

胸部创伤在平时或战时均是较常见的损伤之一,发病率仅次于头部创伤和肢体创伤,居于第三位。所谓严重胸部创伤,就是创伤后,胸部及其重要脏器受到严重损伤以致呼吸、循环功能障碍;或因出现合并胸部以外损伤且严重威胁患者生命的情况/创伤。凡重症胸部创伤的患者,如不及时有效地予以处理,会迅速致死。因此,尽早判断胸部创伤的严重程度,判断何种脏器受损,有否合并胸部以外脏器损伤,能否及时采取相应的有效救治措施,等等,是抢救重症胸部创伤患者成功的关键。

一、重症胸部创伤的病因、种类、发病率和死亡率

严重胸部创伤的致伤病因,往往决定胸部创伤的类型,致伤病因的种类及其作用于胸壁的强度又决定了严重胸部创伤的发生率和死亡率。由此可见,在胸部创伤中,致伤病因的种类、强度以及作用于胸部的部位,是影响胸部严重创伤的重要因素。

(一)常见病因及种类

1. 撞击伤

撞击伤指暴力直接撞击胸壁组织,使胸廓组织以及胸内脏器严重损伤,多见于车祸、坠落伤、爆震伤、挤压伤和冲击伤等,多数引发胸部闭合性损伤。

2. 穿透伤

穿透伤指锐器、枪弹等投射物穿透胸壁及胸膜腔,致使胸内脏器损害,多见于枪弹和炸弹爆炸、锐器刀刃、铁器物件等戳伤,主要造成胸部开放性损伤,包括贯通伤和非贯通伤。

3. 自发伤

自发伤指胸、腹腔内压力突然改变,致使胸、腹腔脏器损伤,多见突然剧烈咳嗽或呕吐等引起肺泡破裂、高压性气胸、食管破裂等。此类伤不同于以上两种闭合性和开放性创伤,严格来讲是一种自发性的严重胸部损伤,与外来冲击波损伤有别。

4. 医源性严重胸部损伤

医源性严重胸部损伤可见于胃镜或食管镜检查穿破食管壁、纤维支气管镜检查损伤气道;纵隔镜检查损伤大血管;经胸腔镜行胸部手术时损伤胸腔脏器和血管等引起大出血、血气胸,以及继发性食管异物穿孔引起纵隔感染、化脓,甚至造成食管主动脉弓瘘等。

(二)分类、发病率和死亡率

一般可将胸部创伤分为闭合性和开放性两大类,各类的发病率和死亡率不同。

1.闭合性严重胸部创伤

平时,闭合性严重胸部创伤多见于交通及工矿事故,在一些自然灾害如地震房屋倒塌等中亦可见到。据报道,在整个胸部创伤中,闭合性胸部创伤约占 65%。在闭合性胸部创伤中,受损伤组织、器官的数量以及严重程度,决定闭合性损伤的严重程度。

严重胸部闭合性损伤约占整个闭合性损伤的 12%～15%,死亡率为 15%～25%,一旦合并脑、腹部等多处损伤时,死亡率可达到 30%～50%。从以上数字可看出,严重闭合性胸部创伤的发病率和死亡率较高。其原因可能是闭合性胸部创伤比较复杂,损伤范围比较广泛,诊断往往不及时,与处理水平和条件不同有关。

2.开放性严重胸部创伤

过去,严重开放性胸部创伤多见于战场火器伤(枪弹或炸弹破片引起的贯通伤或非贯通伤)。未穿透胸膜腔或纵隔称为切线伤,为非开放伤。平时开放性胸部创伤并非少见,据报道,约占胸部创伤的 47.6%。在开放性胸部创伤中,以刀刃穿通伤的比例最大,占92.7%,大多数病情严重,需手术治疗。

关于开放性胸部创伤的死亡率报道,差别也很大。平时,一般开放性胸部创伤的死亡率为 2%～7%,但严重开放性胸部创伤的死亡率则达 15%～60%。死亡率幅度差别大,说明与受伤当时的严重程度、抢救时间和诊治水平有关。

二、重症胸部创伤的病理生理变化

一般性胸部创伤不致引起胸腔生理功能的改变,但胸部受到严重创伤时,不仅扰乱了胸腔的正常生理功能,而且可出现一系列病理变化。

1.胸廓完整性及其运动受破坏

正常的胸廓是由 12 节胸椎、椎体两侧的 12 对肋骨以及胸骨组成,是一个锥形的桶状结构。这一支架结构不但起到保护胸内各脏器的作用,而且由于支架外表有胸、背和肩部的各组肌肉,底部有膈肌密封,依靠肋骨上下升降、外旋动作以及膈肌的升降运动,有节律地变更胸内负压,完成呼吸交替和促进血流作用。

当胸部严重创伤时,由于胸廓支架诸骨骨折、错位,不但可直接损伤胸内脏器,而且由于胸廓运动的对称性和协调性被破坏,出现浮动胸壁(连枷胸)和反常呼吸,导致通气和换气功能障碍,如不及时采取有效措施,可导致急性呼吸衰竭或急性呼吸窘迫综合征(ARDS)致死。

2.胸膜腔的生理功能严重障碍

正常的胸膜腔是由两侧的胸膜壁层和脏层形成两个闭合的腔隙,此腔隙与大气压及胸内脏器都不相通,腔内存在负压-0.4 kPa～-1.0 kPa(-4～-10 cmH$_2$O)。当吸气时,在各呼吸肌的协同作用下,胸廓抬起、膈肌下降,胸腔容积增大,负压升高,两肺膨胀,气即吸入肺内。当呼气时,胸腔的改变正与此相反,胸廓下降,膈肌松弛而上升,胸膜腔容积缩小,加上肺脏自身的弹力性回缩,胸腔负压由-1 kPa(-10 cmH$_2$O)降至-0.4 kPa(-4 cmH$_2$O),肺内气体也随之呼出。

胸膜腔负压的存在不但能维持正常的气体交换,而且具有帮助静脉血向中心回流的作用。正常时两侧胸膜腔的负压是相称的,以使纵隔保持正中立位置。当开放性胸部创伤、肺或食管破裂时,致使胸膜腔破坏而不密封,胸腔负压消失,形成开放性气胸、肺萎陷和纵隔摆动等,最后导致呼吸、循环功能障碍。

3.呼吸、循环功能障碍

由于严重胸部创伤造成胸廓支架破坏,呼吸运动及胸腔生理功能障碍等,使患者出现呼吸困难,加上分泌物等堵塞呼吸道而窒息,甚至休克、心衰等,导致呼吸、循环衰竭。

当合并胸内脏器损伤,如纵隔、心脏、大血管破裂,气管、食管、胸导管及淋巴管损伤,膈神经、迷走神经破坏时,如不及时采取有效的抢救措施,可迅速致死或出现严重的并发症。

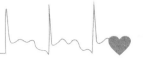

三、重症胸部创伤的临床特点及其诊断方法

严重胸部创伤患者的主要临床特点:一是伤后病情危重,相继出现呼吸困难、循环功能障碍。据报道,在伤后出现呼吸困难的患者中,约有 26.8% 的患者出现呼吸衰竭,78.3% 的患者合并休克。另外,当合并颅脑、腹部脏器损伤时,病情更严重。二是由于严重胸部创伤患者多数有胸部以外的合并伤存在,但鉴于病情笃重,忙于纠正呼吸困难、抗休克等抢救,而忽略了其他合并伤(颅脑损伤、胃肠穿孔等),错失了诊治良机。

对严重胸部创伤患者,一定要注意以上两个特点,才能在抢救过程中抓住主要矛盾。在进行重点处理的同时,要细心观察是否有合并伤存在,以便进行有针对性、有目的性的系统检查。要动态观察病情变化,以求尽快做出准确判断,做到分秒必争地去抢救患者。

(一)主要临床表现

1.呼吸困难

严重胸部创伤患者都有呼吸困难的表现,其严重程度取决于胸部及其脏器损伤的类型和程度。其中,以呼吸道堵塞等原因造成窒息的危害性最大,可以迅速致死。呼吸困难的原因主要有如下几点:

(1)呼吸道被分泌物、血块以及组织碎片堆积而致堵塞、窒息,尤其是昏迷患者更危险。

(2)开放性或张力性气血胸、肺严重萎陷、休克等。

(3)肺实质严重挫伤、创伤性湿肺、气管或支气管断裂等。

(4)连枷胸引起反常呼吸、纵隔摆动、巨大膈疝等。

(5)创伤后急性呼吸功能衰竭等。

以上表现可单独存在,亦可多项并存,必须尽快判明病因并果断采取抢救措施,迅速改善呼吸功能,才能阻止呼吸衰竭发生。

2.休克

严重胸部创伤患者均出现不同程度的休克。发生休克的主要原因如下:

(1)严重胸部创伤后由于大量出血,如大量血胸或合并多发伤出血等,血容量迅速减少以致血压下降,出现休克。

(2)严重胸部创伤后引起肺实质和胸膜损伤,以致呼吸、循环功能紊乱(后者称胸膜肺休克)。

(3)心脏、大血管损伤引起大出血或心包填塞,心排血量下降,血容量不足导致休克。

无论是何种原因引起的休克,患者均表现为烦躁、面色苍白、血压下降等,应尽快进行抗休克处理。如果相继出现呼吸急促、发绀等进行性呼吸困难,则提示病情已十分严重,必须及时采取有效的抢救措施,维持呼吸、循环功能,否则患者终因呼吸、循环同时衰竭迅速致死。

3.合并伤和胸内脏器损伤的临床表现

严重胸部创伤合并胸部以外损伤或胸内脏器严重损伤的患者,除了出现呼吸困难和休克的表现外,还会出现合并伤部位特有的临床表现,以及胸内脏器损伤的各种表现。

(1)腹痛。严重的胸腹联合伤时,除了出现呼吸困难和休克外,还可出现腹痛、腹肌紧张、压痛反跳痛等。这是由于腹腔脏器穿孔、腹膜炎引起的疼痛,多见枪弹和锐器穿透或胸腹联合伤。

(2)神志改变。多见胸部创伤合并颅脑损伤,如脑震荡、脑挫伤等。根据颅脑损伤的部位和程度,患者可出现烦躁不安、头痛、听视觉障碍、嗜睡,甚至昏迷、抽搐等。

(3)骨折及创口出血、感染等。多见胸部创伤合并四肢、腰部及骨盆骨折。肢体往往因骨折而畸形、疼痛,创口处理不及时而出血、感染等。

(4)胸内脏器损伤。其临床表现取决于损伤脏器的种类、数量及其严重程度,如胸部创伤后出现心包填塞,提示心脏损伤;胸部创伤后呼吸困难,可能有肺、气管、支气管损伤。

4.主要体征

严重胸部创伤患者的体征有咯血、反常呼吸、发绀、胸壁畸形及吸吮伤等。

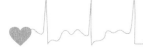

(1)咯血。严重胸部创伤后咯血,多见于肺实质和支气管的损伤,出血量视组织损伤的程度而定。支气管或气管损伤的体征是受伤后立即咯出鲜红血,血量有多有少;肺实质损伤或爆震伤者,可咯出血性泡沫痰;伤后数天仍可咯出陈旧性血痰。

(2)反常呼吸。由于严重胸部创伤后形成连枷胸,胸廓畸形,胸腔内负压改变,以致呼吸时,胸廓运动两侧不对称或形成反向性。患者呼吸极度困难,需及时采取特殊措施,通过外固定手法将多根多处肋骨或胸骨骨折进行复位和固定。

(3)发绀。多见于严重胸部创伤后呼吸运动障碍、疼痛等,加上分泌物多,血块阻塞呼吸道以致窒息,出现发绀;纵隔血肿、心包填塞等,使上腔血回流出现障碍,亦可引起发绀;合并颅脑损伤以致中枢性呼气困难等,都可以引起发绀。

(4)胸廓畸形及吸吮伤。除了连枷胸可引起胸廓畸形外,尚有创伤后胸壁创口软组织形成内外活瓣,气体进入胸腔多,排出胸腔少,形成高压性气胸,致使胸廓膨隆畸形,活动受限,叩诊呈过清音,气管偏向健侧,颈静脉怒张等。吸吮伤见于开放性气胸,气体进出有声如吸吮。

(5)X线征象。在抢救的同时要求做床边X线检查,以便快速诊断,及时治疗,特殊检查需待病情较稳定后方可进行。

(二)初期及综合诊疗程序

严重胸部创伤患者的病情危重,不能按照一般胸部创伤患者先诊断后处理的办法,往往是边治疗边诊断,即在治疗的同时进行诊断。

1.初期诊疗程序

对已明确为严重胸部创伤的患者,可根据患者当时的病情进行抢救。但有些严重胸部创伤的患者,初诊时缺乏典型的症状和明确的定位体征,此时,抢救人员应做到如下几点:

(1)初诊时,立即寻找危及伤员生命的最先临床表现,即有无呼吸道梗阻、大出血、休克、心包填塞等。清醒患者问主诉,昏迷患者靠体征。

(2)对心搏、呼吸停止的患者,应在立即进行呼吸道清除、人工呼吸、心外按压的同时,积极进行抗休克、恢复心肺功能等各项紧急救治。

(3)心搏、呼吸恢复以后尽快就地做必要检查,如血气分析、胸穿、心电监护、床边X线摄片、B超等,明确诊断后,要进行特殊治疗。

(4)在抢救中要切记,凡严重胸部创伤患者经常合并胸部以外的损伤,千万别漏诊。同样,初诊任何多发伤患者,也别忘了常合并有胸部创伤(见表4-1)。

表4-1 严重胸部创伤初期诊疗程序

程 序	抢救时间	初期诊疗主要内容
I	4 min 以内	根据出诊当时危及患者生命的征象(如心搏、呼吸停止等),立即进行呼吸道清除、人工呼吸、心外按压等急诊措施
II	15 min 以内	紧急行气管插管、球囊或机械通气控制呼吸;建立静脉通道、心电监护及除颤起搏器;适当使用升压等血管舒缩药物,以尽快恢复和维持呼吸、循环
III	25 min 以内	进行床边胸腔、心包腔穿刺等简易诊疗手段,以明确出诊,达到减压的治疗目的。同时进行剖胸探查前期的准备工作(闭式引流、补足血容量、提高心排血量等)
IV	45 min 以内	进行床边X线、B超、血气分析检查等,以进一步明确诊断,是否有合并伤存在,在剖胸探查的同时,采取保护胸、肝、肾功能等措施,以利心肺脑复苏

2.综合诊疗程序

严重胸部创伤患者大多数病情危重,经采取先治疗后诊断或边诊断边治疗的初期诊疗办法后,待病情稍缓解,应进行综合诊疗。具体做法是:

(1)尽快了解受伤当时的情况,如致伤病因、受伤部位、体位和姿势,以及当时的主要表现。

(2)从对生命体征的检查中发现与诊断有关的变化,或从心电监护中发现异常表现而做出进一步诊断。

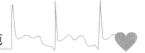

（3）在床边进行胸穿、中心静脉压测定、X线检查、B超检查、血气分析等发现的异常征象而做出明确诊断。

（4）根据临床症状、体征、各项检查结果，进而逐项有针对性地进行治疗（见表4-2）。

表4-2 严重胸伤综合诊疗程序及内容

临床表现	检查项目	诊断	紧急处理
1.胸壁吸吮伤或溢血	无	开放性气血胸	封闭包扎创口
2.呼吸困难，胸廓膨隆、叩诊过清音，呼吸减弱	无	张力性气胸	胸穿抽气或闭式引流
3.胸廓浮动，反常呼吸	压迫胸壁	连枷胸	敷料包扎、压迫或手术复位
4.伤后咯出鲜血，呼吸困难、纵隔气肿、张力性气胸、肺不张	床边胸片或支气管镜检查等	支气管断裂、食管破裂	手术修补
5.休克、大量血胸、纵隔移位、心搏冲击音、心包填塞	胸穿抽气血	心脏、大血管损伤	输血、闭式引流、剖胸探查
6.腹痛、气急、胸腔有肠鸣音	插入胃管后胸部照片或钡餐检查	膈疝	手术还纳、修补

四、重症胸部创伤的治疗

严重胸部创伤的治疗要求果断、快速而有效，往往在明确诊断之前要行一般的急救措施，如解除呼吸道梗阻、抗休克、人工呼吸和心外按压（或开胸心脏按压）等。待患者恢复呼吸和心搏后，必须采取一系列治疗措施，才能维持心肺功能，挽救患者生命。

（一）治疗原则

（1）立即针对威胁患者生命的主要症状和体征进行处理，如呼吸道梗阻、心搏骤停等。

（2）在采取各项抢救措施的同时，在床边进行简单而必要的检查，以尽快明确诊断，如胸穿抽气血、血气分析及拍胸片等。

（3）避免任何延误甚至加重病情的抢救和检查方法。

（4）防止错误的判断和处理发生，对严重胸部创伤病情判断错误和施以相反的治疗方法，都可使患者迅速致死。切忌做出以下错误的判断和处理：

1）将张力性气胸误认为一般性气胸，不做胸腔闭式引流；为解除呼吸困难而错误地进行气管插管或人工呼吸；

2）患者严重呼吸困难，缺氧明显，还片面强调等待血气分析结果，而不立即进行气管插管，使用呼吸机控制呼吸；

3）心血管破裂导致大量血胸，或心搏微弱甚至骤停，不果断进行剖胸探查，相反盲目进行胸外心脏按压；

4）做气管插管的同时，没有做好气管切开的准备工作，以致气管插管失败后，才想到做气管切开，错过了抢救良机。

（二）治疗方法

患者经严重胸部创伤后，往往因大出血和呼吸道堵塞等，出现休克和呼吸困难，如果只片面地处理其中一种而忽略了另一种，抢救就难以奏效，甚至最终仍导致呼吸、循环衰竭致死。及早纠正呼吸、循环功能紊乱是处理严重胸部创伤成功与否的关键。

1.解除呼吸道阻塞，维持和改善呼吸功能

严重胸部创伤患者常有分泌物、血块以及异物等阻塞呼吸道，必须迅速清除。若患者尚清醒，可用按压气管、鼻导管吸引等办法协助其咳嗽，排痰；若是昏迷患者，可从患者胸廓呼吸活动幅度、嘴鼻呼出气流的大小、发绀等来判断患者呼吸困难的程度，迅速进行气管插管或气管切开，立即吸出分泌物、血块等，才能尽快保持呼吸道通畅，维持呼吸功能。

2.有效抗休克、维持心循环功能

严重胸部创伤患者,由于出现不同程度的休克,因此在采取维持呼吸功能的同时,必须有效抗休克。根据患者休克的严重程度采取相应的抗休克办法。首先要建立足够的静脉通道,以尽快补充血容量。安置心电监护和中心静脉压测定,以便监测心脏功能,正确掌握输液速度,但对肺损伤患者的输液仍需特别注意。在补充血容量的同时,可适当应用血管活性药物。

3.迅速处理开放性气胸和张力性气胸

由于开放性和张力性气胸均可改变胸腔的负压,引起肺不张、纵隔移位等,如果不迅速处理,可因呼吸衰竭致死,因此,必须尽快用敷料等物将创口封住,变开放性气胸成闭合性气胸。

张力性气胸的紧急处理办法是穿刺减压或安置闭式引流。在野外时,可将一粗针头连接橡胶手指套,然后于患侧胸前2～3肋间插入胸腔,以达到单向减压的目的;但患者住院后,单做胸穿减压不但费时,而且不可靠,需立即进行胸腔闭式引流。

4.心包填塞和心脏挫伤的处理

心包填塞后由于心包腔的压力增大,致使回心血量和心搏出量均下降,加重休克。心包穿刺不但可作为心包填塞诊断的一种手段,而且可作为治疗之用,但不是唯一的治疗手段,一旦确定为急性且严重的心包填塞,就应该及时行开胸手术治疗。心包止血后,要放置引流后再关胸。

心脏挫伤多见于严重闭合性胸部创伤,尤其是胸骨钝挫伤和胸骨骨折者。虽然心脏挫伤在闭合性心脏损伤中是最常见的类型,但往往被漏诊。诊断主要靠心电图复极障碍和心律失常来判断,另外可从心肌酶谱改变来协助诊断。一般心脏挫伤只需一般保守治疗。

5.胸廓反常运动的处理

胸廓反常运动多见于严重闭合性胸部创伤。由于多根多段肋骨骨折引起连枷胸,形成反常呼吸以后可导致呼吸功能障碍。在野外或现场时,可用敷料或衣物等压迫,以相对固定胸壁和限制胸廓反常运动,便于采取下一步处理措施。可先行胸廓外固定法和断肋牵引外固定,如不奏效可手术切开断肋行内固定和胸廓重建术。

6.剖胸探查

由于严重胸部创伤病情严重,故剖胸探查应严格掌握手术指征,否则适得其反。就是说凡严重胸部创伤后,通过非手术的各种措施,如抗休克、维持心肺功能、胸腔闭式引流等,均未能使病情稳定,病情甚至继续恶化,严重威胁患者生命,又具有剖胸指征者(如活动性出血、胸内脏器损伤、胸腹联合伤疑有腹腔脏器损伤等),应尽快剖胸探查。

第二节　重症胸部创伤基本救治

严重胸部创伤后多发生呼吸、循环等器官功能障碍,病情危重,死亡率高,要求临床医师不但要及时做出准确的判断,而且要采取针对性的基本抢救创伤措施,如呼吸道管理、恢复胸腔生理功能、呼吸及呼吸机管理、心肺脑复苏、动态观察及监护等。

一、保持呼吸道通畅

(一)上呼吸道清除术

1.及时清除

严重胸部创伤后或在抢救、运送过程中,如果发现患者呼吸潮气量小、严重缺氧、发绀等,应考虑到呼吸道有呕吐物、假牙、血液、泥沙等阻塞可能,应及时吸引或清除。

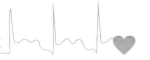

2.方法得当

根据呼吸道梗阻病因,采取针对性的解除方法,如舌后坠阻碍通气,可托起下颌,使舌上移,以保持呼吸道通畅。

3.气管插管

对特别严重的胸部创伤,尤其是反应迟钝或昏迷的伤员,清除上呼吸道阻塞物后,应立即经口或鼻行气管内插管,一来可以保持足够的通气;二来可防止呕吐物或血液灌入,并及时吸净气管内的痰液以保持呼吸道通畅,提高心肺复苏的成功率。

4.海姆里克急救法

急性呼吸道异物堵塞在生活中并不少见,由于气道堵塞后患者无法进行呼吸,故可能致人因缺氧而意外死亡。海姆里克腹部冲击法(Heimlich Maneuver)也称为海氏手技,是美国医生海姆里克先生发明的。其原理如下:可以将人的肺部设想成一个气球,气管就是气球的气嘴儿,假如气嘴儿被异物阻塞,可以用手捏挤气球,气球受压使球内空气上移,从而将阻塞气嘴儿的异物冲出,这就是海氏腹部冲击法的物理学原理。急救者环抱患者,突然向其上腹部施压,迫使其上腹部下陷,造成膈肌突然上升,这样就会使患者的胸腔压力骤然增加,又由于胸腔是密闭的,只有气管一个开口,故胸腔(气管和肺)内的气体就会在压力的作用下自然地涌向气管,每次冲击将产生 450~500 mL 的气体,从而就有可能将异物排出,恢复气道的通畅。

操作方法:急救者首先以前腿弓、后腿蹬的姿势站稳,让患者坐在自己弓起的大腿上,并让其身体略前倾;接着将双臂分别从患者两腋下前伸并环抱患者,左手握拳,右手从前方握住左手手腕,使左拳虎口贴在患者胸部下方、肚脐上方的上腹部中央,形成"合围"之势;然后突然用力收紧双臂,用左拳虎口向患者上腹部内上方猛烈施压,迫使其上腹部下陷,这样由于腹部下陷,腹腔内容物上移,迫使膈肌上升而挤压肺及支气管,这样每次冲击可以为气道提供一定的气量,从而将异物从气管内冲出;施压完毕立即放松手臂,再重复操作,直到异物被排出。

并发症及注意事项:海氏冲击法虽然有一定的效果,但也可能带来一定的危害,尤其对老年人,因其胸腹部组织的弹性及顺应性差。基于此,容易导致损伤的发生,如腹部或胸腔内脏的破裂、撕裂及出血、肋骨骨折等,故发生呼吸道堵塞时,应首先采用其他方法排除异物,在其他方法无效且患者情况紧急时才能使用该法。

(二)气管内吸引术

气管内吸引式法简单易行、实用,常用于胸部创伤后呼吸道有大量分泌物(血、痰等),患者不易咳出或来不及做气管切开时。

吸引操作方法:用 14~18 号新的有弹性且已消毒的导尿管,尖端旁另剪一侧孔,尾端接一"Y"形管,"Y"形管另一端接吸引器。令患者头稍仰,术者用镊子夹管自鼻孔送到鼻咽部(成人约 15 cm),待伤员深吸气、声门开放时,迅速将导管插入气管内。此时患者出现强烈呛咳、声嘶或出现发绀,术者手指封闭"Y"形管另一端,通电吸引,间断开放,每次吸引数秒钟,可重复吸 3~4 次,但不可持续吸引,以免缺氧。此法多适用于伤后仍清醒而分泌物不是很多的患者,如伤后分泌物很多,吸不尽且患者不合行或昏迷时,应作气管切开,以便反复吸引改善通气。

(三)气管切开术及环甲膜穿刺或切开术

1.气管切开术

气管切开术系切开颈段气管,放入金属气管套管。气管切开术以解除喉源性呼吸困难、呼吸机能失常或下呼吸道分泌物潴留所致呼吸困难的一种常见手术。目前,气管切开有 4 种方法:气管切开术、经皮气管切开术、环甲膜切开术和微创气管切开术。

(1)适应证:①喉阻塞。由喉部炎症、肿瘤、外伤、异物等引起的严重喉阻塞,呼吸困难较明显,而病因又不能很快解除时,应及时行气管切开术。喉邻近组织的病变,使咽腔、喉腔变窄发生呼吸困难者,根据具体情况亦可考虑行气管切开术。②下呼吸道分泌物潴留。由各种原因引起的下呼吸道分泌物潴留,为了吸痰,保持气道通畅,可考虑行气管切开术,如重度颅脑损伤、呼吸道烧伤、严重胸部外伤、颅脑肿瘤、昏迷、神经系病变等。患上述疾病时,患者由于咳嗽反射消失或因疼痛而不愿咳嗽,分泌物潴留于下呼吸道,妨碍肺泡气体交换,使血氧含量降低,CO_2浓度增高,气管切开后,吸净分泌物,改善了肺泡的气体交换。同时,术后吸入的空气不再经过咽、喉部,减少了呼吸道无效腔,改善了肺部气体交换,也有利于肺功能的恢复。③预防性气管切开。对于某些口腔、鼻咽、颌面、咽、喉部大手术,为了进行全麻,防止血液流入下呼吸道,保持术后呼吸道通畅,可施行气管切开术(目前由于气管插管术的广泛应用,预防性气管切开已较以前减少)。有些破伤风患者容易发生喉痉挛,也需考虑预防性气管切开,以防发生窒息。④取气管异物。气管异物经内诊镜下钳取未成功,估计再取有窒息危险,或无施行气管镜检查设备和技术者,可经气管切开途径取出异物。⑤颈部外伤者。颈部外伤伴有咽喉或气管、颈段食管损伤者,对于损伤后立即出现呼吸困难者,应及时施行气管切开术;无明显呼吸困难者,应严密观察,仔细检查,做好气管切开术的一切准备,一旦需要,即行气管切开术。

(2)手术方法:

1)常规气管切开术。

①体位:一般取仰卧位,肩下垫一小枕,头后仰,使气管接近皮肤,暴露明显,以利于手术,助手坐于头侧,以固定头部,保持正中位。常规消毒,铺无菌巾。

②麻醉:采用局麻。沿颈前正中上自甲状软骨下缘,下至胸骨上窝,以1%奴夫卡因浸润麻醉,对于昏迷、危重或窒息患者,若患者已无知觉也可不予麻醉。

③切口:多采用直切口,自甲状软骨下缘至接近胸骨上窝处,沿颈前正中线切开皮肤和皮下组织。

④分离气管前组织:用血管钳沿中线分离胸骨舌骨肌及胸骨甲状肌,暴露甲状腺峡部,若峡部过宽,可在其下缘稍加分离,用小钩将峡部向上牵引,必要时也可将峡部夹持切断缝扎,以便暴露气管。分离过程中,两个拉钩用力应均匀,使手术视野始终保持在中线,并经常以手指探查环状软骨及气管,是否保持在正中位置。

⑤切开气管:确定气管后,一般于第2~4气管环处,用尖刀片自下向上挑开2个气管环(切开4~5环者为低位气管切开术),刀尖勿插入过深,以免刺伤气管后壁和食管前壁,引起气管食管瘘。可在气管前壁上切除部分软骨环,以防切口过小,放管时将气管壁压进气管内,会造成气管狭窄。

⑥插入气管套管:以弯钳或气管切口扩张器,撑开气管切口,插入大小合适,带有管芯的气管套管,插入外管后,立即取出管芯,放入内管,吸净分泌物,并检查有无出血。

⑦创口处理:气管套管上的带子系于颈部,打成死结以牢固固定。切口一般不予缝合,以免引起皮下气肿。最后用一块开口纱布垫于伤口与套管之间。

2)环甲膜切开术:对于病情危急,需立即抢救的患者,可先行环甲膜切开术,待呼吸困难缓解后,再行常规气管切开术。

环甲膜切开术的手术要点:

①于甲状软骨和环状软骨间切一长2~4 cm的横行皮肤切口,于接近环状软骨处切开环甲膜,以弯血管钳扩大切口,插入气管套管或橡胶管或塑料管,并妥善固定。

②手术时应避免损伤环状软骨,以免术后引起喉狭窄。

③环甲膜切开术后的插管时间,一般不应超过24 h。

④对情况十分紧急者,也可用粗针头经环甲膜直接刺入声门下区,亦可暂时减轻喉阻塞症状。穿刺深度要掌握恰当,防止刺入气管后壁。

3)经皮气管切开术:患者体位、皮肤消毒及铺单与传统的气管切开相同。提供的经皮导入器械包括成套的气管穿刺针和把穿刺孔扩大到合适直径的扩张器,事先应准备好气管切开托盘和插管设备。安全的手术需要3个人,即手术者、助手及麻醉师。常规将一根较长的喷射通气导管(置于气管插管内的通气导管)插到气管插管内作为导引,一旦需要,即可迅速再次插入气管插管。

4)微创气管切开术:环甲膜前方皮肤注射1:100 000肾上腺素局部麻醉药,在环甲膜上刺出1 cm长

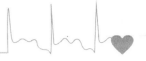

的开口(曾称之为弹性圆锥切开术),然后将一根内径4 mm的套管插入气管,套管有侧翼,通过它可用系带绕过颈部固定。

(3)禁忌证:

1)Ⅰ度和Ⅱ度呼吸困难。

2)呼吸道暂时性阻塞,可暂缓气管切开。

3)有明显出血倾向时要慎重。

2.环甲膜穿刺术

环甲膜穿刺是临床上对于有呼吸道梗阻、严重呼吸困难的患者采用的急救方法之一。它可为气管切开术赢得时间,是现场急救的重要组成部分。同时,它具有简便、快捷、有效的优点,而且稍微接受过急救教育的人都可以掌握。

(1)适应证:

1)急性上呼吸道梗阻。

2)喉源性呼吸困难(如白喉、喉头严重水肿等)。

3)头面部严重外伤。

4)气管插管有禁忌或病情紧急而需快速开放气道时。

(2)环甲膜位置:环甲膜位于甲状软骨和环状软骨之间,前无坚硬遮挡组织(仅有柔软的甲状腺通过),后通气管,它仅为一层薄膜,周围无要害部位,因此利于穿刺。如果自己寻找,可以低头,然后沿喉结最突出处向下轻轻地摸,在2～3 cm处有一如黄豆大小的凹陷,此处即为环甲膜位置所在。

(3)操作:患者仰卧位,头后仰,局部消毒后术者用食指及中指固定环状软骨两侧,以一粗注射针垂直刺入环甲膜。由于环甲膜后为中空的气管,因此刺穿后有落空感,术者会觉得阻力突然消失。接着回抽,如有空气抽出,则穿刺成功。患者可有咳嗽等刺激症状,随即呼吸道梗阻的症状缓解。若上呼吸道完全阻塞难以呼吸时(这里所说的上呼吸道是指喉部以上的呼吸道),需另刺入气管导管针为呼吸建立通路。

二、胸腔、心包腔穿刺及闭式引流术

(一)胸膜腔穿刺术

胸膜腔穿刺术是指对有胸腔积液(或气胸)的患者,为了诊断和治疗疾病的需要而通过胸腔穿刺抽取积液或气体的一种技术。

1.适应证

(1)诊断性:原因未明的胸腔积液,可做诊断进行胸水涂片、培养、细胞学和生化学检查以明确病因,并可检查肺部情况。

(2)治疗性:通过抽液、抽气或胸腔减压治疗单侧或双侧胸腔大量积液、积气产生的压迫、呼吸困难等症状,向胸腔内注射药物。

2.禁忌证

(1)体质衰弱、病情危重难以耐受穿刺术者。

(2)对麻醉药过敏者。

(3)凝血功能障碍,严重出血倾向,患者在未纠正前不宜穿刺。

(4)有精神疾病或不合作者。

(5)疑为胸腔包虫病患者,穿刺可引起感染扩散,不宜穿刺。

(6)穿刺部位或附近有感染者。

3.操作步骤

(1)体位:患者取坐位面向背椅,两前臂置于椅背上,前额伏于前臂上。不能起床的患者可取半坐位,患者前臂上举抱于枕部。

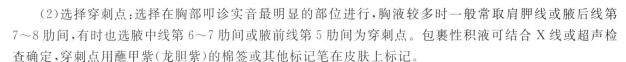

(2)选择穿刺点:选择在胸部叩诊实音最明显的部位进行,胸液较多时一般常取肩胛线或腋后线第7～8肋间,有时也选腋中线第6～7肋间或腋前线第5肋间为穿刺点。包裹性积液可结合X线或超声检查确定,穿刺点用蘸甲紫(龙胆紫)的棉签或其他标记笔在皮肤上标记。

(3)操作程序:

1)常规消毒皮肤,以穿刺点为中心进行消毒,直径15 cm左右,两次。

2)打开一次性使用胸腔穿刺包,戴无菌手套,覆盖消毒洞巾,检查胸腔穿刺包内物品,注意胸穿针与抽液用注射器连接后检查是否通畅,同时检查是否有漏气情况。

3)助手协助检查并打开2%利多卡因安瓿,术者以5 mL,注射器抽取2%利多卡因2～3 mL,在穿刺部位由表皮至胸膜壁层进行局部浸润麻醉。如穿刺点为肩胛线或腋后线,肋间沿下位肋骨上缘进麻醉针;如穿刺点为腋中线或腋前线,则取两肋之间进针。

4)将胸穿针与抽液用注射器连接,并关闭两者之间的开关保证闭合紧密不漏气。术者以一手食指与中指固定穿刺部位皮肤,另一只手持穿刺针沿麻醉处缓缓刺入,当针锋抵抗感突感消失时,打开开关使其与胸腔相通,进行抽液。助手用止血钳(或胸穿包的备用钳)协助固定穿刺针,以防刺入过深损伤肺组织。注射器抽满后,关闭开关(有的胸穿包内抽液用注射器前端为单向活瓣设计,也可以不关闭开关,视具体情况而定)排出液体至引流袋内,计数抽液量。

5)抽液结束拔出穿刺针,局部消毒,覆盖无菌纱布,稍用力压迫片刻,用胶布固定。

4. 并发症和处理原则

(1)气胸:胸腔穿刺抽液时气胸发生率为3%～20%。产生原因:一是气体从外界进入,如接头漏气、更换穿刺针或三通活栓使用不当。这种情况一般不需处理,预后良好。二是在穿刺过程中误伤脏层胸膜和肺脏所致。无症状者应严密观察,摄片随访;如有症状,则需行胸腔闭式引流术。

(2)出血、血胸:穿刺针刺伤可引起肺内、胸腔内或胸壁出血。少量出血多见于胸壁皮下出血,一般无须处理。如损伤肋间动脉可引起较大量出血,形成胸膜腔积血,需立即止血,抽出胸腔内积血。肺损伤可引起咯血,小量咯血可自止,较严重者按咯血常规处理。

(3)膈肌损伤、肝脏等腹腔脏器损伤:穿刺部位过低可引起膈肌损伤,以及肝脏等腹腔脏器损伤。

(4)胸膜反应:部分患者在穿刺过程中出现头昏、面色苍白、出汗、心悸、胸部压迫感或剧痛、昏厥等症状,称为胸膜反应,多见于精神紧张患者,为血管迷走神经反射增强所致。此时应停止穿刺,嘱患者平卧、吸氧,必要时皮下注射肾上腺素0.5 mg。

(5)胸腔内感染:是一种严重的并发症,主要见于反复多次胸腔穿刺者。为操作者无菌观念不强,操作过程中引起胸膜腔感染所致,一旦发生,应全身使用抗菌药物,并进行胸腔局部处理,形成脓胸者应行胸腔闭式引流术,必要时予以外科处理。

(6)复张性肺水肿:多见于较长时间胸腔积液者经大量抽液或气胸患者。由于抽气过快,肺组织快速复张引起单侧肺水肿,患者出现不同程度的低氧血症和低血压。大多发生于肺复张后即刻或1 h内,一般不超过24 h。患者表现为剧烈咳嗽、呼吸困难、胸痛、烦躁、心悸等,继而出现咳大量白色或粉红色泡沫痰,有时伴发热、恶心及呕吐,甚至出现休克及昏迷。处理措施包括纠正低氧血症,稳定血流动力学,必要时给予机械通气。

5. 方法改进

(1)套管针在胸膜腔穿刺术中的应用:介入治疗用的套管针。穿刺时,将套管针刺入胸膜腔,拔出穿刺针,使套管留在胸膜腔内,然后经套管注药或引流。

应用套管针行胸膜腔穿刺术,非常安全可靠。当穿刺针进入胸膜腔后,拔出针,套管留在胸膜腔内,有较大范围的移动,特别适合胸水少、位置低、离膈肌、肝脏等脏器近的患者。本方法成功率高,可减少副损伤给患者带来的痛苦,值得临床推广。

(2)中心静脉导管的应用:用中心静脉导管穿刺针行胸膜腔穿刺,抽到胸腔积液后,将导丝经穿刺针导入胸腔,拔出穿刺针,把中心静脉导管沿导丝送入胸腔约250 px,抽出导丝,接注射器抽液,确认引流通

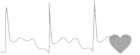

畅后用贴膜固定于胸壁,外端经胶管与引流袋相接,在患者可耐受情况下,让胸液自然流出,首次引流不大于1 000 mL,夹管,第2天再引流,直至24 h无胸液流出。此方法操作的难度不大,便于掌握,穿刺后进入体腔的中心静脉导管质地非常柔软,进入体腔较长,中心静脉导管较细,创伤小,不需要缝针,固定牢固,患者痛苦少,无后遗症,患者易于接受。与静脉留置针相比不会脱落或扭曲,不受体位的限制,针芯较粗,引流较通畅,而且由于输血器和引流袋的管路较长,因此患者活动方便,也避免了以前长金属针头易误伤脏器的风险。在气胸患者当肺内气体排除后肺部复张,导管还可随复张的肺被顶到肺尖部,使气体继续排出。中心静脉导管操作时间较短,易于固定,但其置入胸腔后无法控制其在胸腔内的位置,对充分引流造成了一定的限制。中心静脉导管引流技术不仅"微创",而且具有可留置、反复引流或注药、不易折断或阻塞等优点,虽耗材的价格较昂贵,但材料来源充足,值得提倡使用。值得一提的是,如胸腔积液性质黏稠或为脓液时,使用细针或细导管易阻塞,应尽早放置10～14F胸腔导管行水封瓶行闭式引流,用0.9％氯化钠溶液冲洗导管,以防止堵塞,排尽脓液或积血,促使肺早日复张。

(二)心包穿刺术

1.适应证

心包穿刺术常用于判定积液的性质与病原,有心包填塞时,穿刺抽液以减轻症状;化脓性心包炎时,穿刺排脓、注药。

2.手术目的

(1)明确心包积液的病因。

(2)抽取心包积液,以解除填塞症状。

(3)心包腔内注入药物。

3.用物准备

常规消毒治疗盘;无菌心包穿刺包,内有心包穿刺针(针座接胶管)、5 mL和50 mL注射器、7号针头、血管钳、洞巾、纱布;其他用物,如1％普鲁卡因、无菌手套、试管、量杯等;备用心电图机、抢救药品、心脏除颤器和人工呼吸器。

4.操作方法

(1)向患者说明穿刺目的,消除患者紧张情绪,必要时给镇静剂。

(2)患者取半卧位,检查血压和心率,并做记录。

(3)穿刺部位:

1)剑突下与左肋缘相交的夹角处。

2)左侧第5肋间,心浊音界内侧1～2 cm处。

(4)常规皮肤消毒,打开穿刺包及无菌手套,协助医师穿刺。

(5)术者铺巾,局麻后,持穿刺针并用血管钳夹紧胶管按选定部位及所需方向缓慢推进。当刺入心包腔时,感到阻力突然消失,并有心脏搏动感,即固定针头,助手协助抽液。

(6)抽液完毕,若需注入药物,将事先准备好的药物注入后拔出穿刺针,局部盖以纱布,用胶布固定。

5.注意事项

(1)严格掌握适应证。由于此术有一定危险性,因此应由有经验的医师操作或指导,且应在心电图监护下进行穿刺较为安全。

(2)术前须进行心脏超声检查,确定液平段大小与穿刺部位,选择液产段最大、距体表最近点作为穿刺部位,或在超声显像指导下进行穿刺抽液,这样更为准确、安全。

(3)术前应向患者做好解释,消除患者顾虑,并嘱其在穿刺过程中切勿咳嗽或深呼吸。术前半小时可服安定10 mg与可待因0.03 g。

(4)麻醉要完善,以免因疼痛引起神经源性休克。

(5)抽液量第一次不宜超过100～200 mL,以后再抽渐增到300～500 mL。抽液速度要慢,过快、过多,使大量血回心可导致肺水肿。

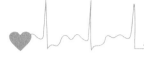

(6)如抽出鲜血,立即停止抽吸,并严密观察有无心包填塞出现。

(7)取下空针前夹闭橡皮管,以防空气进入。

(8)术中、术后均须密切观察呼吸、血压、脉搏等的变化。

(三)胸腔闭式引流术

胸腔闭式引流术是一种较为简单的外科手术,一般用于治疗各种胸腔积液和气胸等。过程是先进行局部麻醉后,在肋骨间放置一根导管作为引流管,接入装有生理盐水的水封引流瓶以便排出气体或收集胸腔内的液体,使得肺组织重新张开而恢复功能。术后将以 X 线观察,并在确认无碍后夹闭导管观察24 h以上,方可拔除导管,并以消毒凡士林布封闭创口。

1.适应证

胸腔闭式引流术适用于:

(1)各种类型的气胸,经胸穿抽气肺不能复张者。

(2)血胸(中等量以上)。

(3)脓胸或支气管胸膜瘘。

(4)乳糜胸。

(5)开胸手术后。

2.禁忌证

(1)凝血功能障碍有出血倾向者。

(2)肝性胸水,持续引流可导致大量蛋白质和电解质丢失。

(3)非胸腔内积气、积液,如肺大泡、肺囊肿、结核性脓胸等禁用。

3.麻醉和体位

(1)麻醉 1%～2%利多卡因或普鲁卡因局部浸润麻醉,包括皮肤、皮下、肌层以及肋骨骨膜,麻醉至壁层胸膜后,再稍进针试验性抽吸,待抽出液体或气体后即可确诊。

(2)体位取半卧位。气胸引流位置选在第 2 肋间锁骨中线,引流液体选在第 6～8 肋间腋中线附近,若为局限性积液应依据 B 超和影像学资料定位。

4.手术步骤

(1)沿肋间做 2 cm 的切口,用弯血管钳钝性分离胸壁肌层,于肋骨上缘穿破壁层胸膜进入胸腔,此时有明显的突破感,同时切口中有液体溢出或气体喷出。

(2)用血管钳沿长轴夹住引流管前端,将引流管送入胸腔,其侧孔应在胸内 3 cm 左右。引流管远端接水封瓶或闭式引流袋,观察水柱波动是否良好,必要时调整引流管的位置。

(3)缝合皮肤,固定引流管,同时检查各接口是否牢固,避免漏气。

(4)也可选择套管针穿刺置管。套管针有两种:一种为针芯直接插在特制的引流管内,用针芯将引流管插入胸腔后,拔出针芯,引流管就留在了胸腔内;另一种为三通金属套管,穿入胸腔后边拔针芯边从套管内送入引流管。

(5)如需经肋床置管引流,切口应定在脓腔底部。沿肋骨做长 5～7 cm 的切口,切开胸壁肌肉,显露肋骨,切开骨膜,剪除一段 2～3 cm 长的肋骨。经肋床切开脓腔,吸除脓液,分开粘连,安放一较粗的闭式引流管。2～3 周后如脓腔仍未闭合,可将引流管剪断改为开放引流。

5.并发症

(1)引流不畅或皮下气肿:多由于插管的深度不够或固定不牢致使引流管或其侧孔位于胸壁软组织中;引流管连接不牢,大量漏气也可造成皮下气肿。

(2)出血:多由于引流的位置靠近肋骨下缘损伤肋间血管所致。

(3)胸腔感染:长时间留置引流管、引流不充分或切口处污染均可引起。

(4)复张性肺水肿:对于肺萎陷时间较长者,在排放气体或液体时,速度不能过快,交替关闭、开放引流管,可预防纵隔摆动及肺水肿的发生。

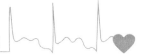

（5）膈肌或肺损伤。

6.注意事项

（1）术前正确检查、定位，对于确定引流部位十分重要。同时，还应确定患侧支气管是否通畅。如果病情许可，应行 X 线和（或）纤支镜检查，以免引流后患侧肺不能膨胀而导致脓胸。局部麻醉后应先行胸膜腔穿刺，抽出气体以后再切开皮肤，放置引流管。

（2）分离肋间组织时，血管钳要紧贴肋骨上缘，避免损伤肋间血管和神经。

（3）引流管侧孔不能太浅，否则易脱出引起开放性气胸或皮下气肿。

（4）留置在胸膜腔内的引流管长度一般应控制在 5 cm 左右，不宜插入过深。

（5）缝皮肤固定线时，进针要深，直到肌层，关闭肌肉与皮下之间的间隙，皮肤缝合不宜太严密。

（6）引流开始时须控制放出气体、液体的速度，特别是对于肺压缩严重且萎陷时间长者，以防止发生复张后肺水肿。

（7）保持引流管通畅，不要使之受压、扭转。逐日记录引流量及其性质和变化。

（8）每日帮助患者起坐及变换体位，使引流充分通畅。

（9）如系急性脓胸，术中宜取分泌物进行常规检验、细菌培养及药物敏感度试验。

（10）定期胸部 X 线摄片，了解肺膨胀和胸膜腔积液情况。

（11）注意观察引流瓶中气液面的波动情况，经常挤捏引流管，不要使之受压、扭曲，确保引流管通畅。

（12）拔除引流管时，要嘱患者深吸气后屏气，用凡士林纱布盖住引流口，迅速拔管，压紧纱布，避免空气进入胸腔。

（13）胸腔闭式引流后应对比观察引流前、后的呼吸音变化，常规行胸部 X 线检查。肺膨胀良好者，可考虑 48～72 h 内拔出引流管；反之，则应考虑是否行进一步的手术处理。

（14）气胸合并感染已有早期脓气胸者，须强调早期、充分引流，必要时行上、下引流管引流。

（15）继发自发性气胸，若在胸腔闭式引流之后有较多气泡持续逸出，则应连接双联水封瓶予以低负压（$-18～-20$ cmH$_2$O）持续吸引，使胸腔的积气尽快排出。

（16）若为胸壁很薄或婴幼儿，则采用套管针方式置管，可先用拇指将胸前皮肤向上推高一个肋间，然后切开皮肤、皮下组织，套管针戳入胸膜腔置管，使皮肤和胸膜伤口不在同一平面上，且引流管前端向上，引流效果较好，拔管以后外界空气亦较难进入胸膜腔。

7.并发症

（1）麻药过敏，严重时可引起休克。

（2）胸膜反应，严重时可引起休克。

（3）切口感染，并可导致胸腔感染。

（4）出血，并可能导致血胸。

第三节　急诊胸部创伤诊疗综合技术和规范

技术要点：胸部创伤在平时或战时均是较常见的损伤之一，发病率仅次于头部创伤和肢体创伤，居于第三位。胸部是呼吸和循环器官的主要部位，创伤后易引起呼吸和循环功能障碍，出现低氧血症、低血压，甚至休克。胸部创伤可以单独发生，也可以与其他部位的损伤同时存在。会立刻威胁生命的胸部创伤，包括呼吸道阻塞、开放性气胸、张力性气胸、连枷胸、大量血胸及心包膜填塞 6 项，呼吸衰竭及休克是造成胸部外伤患者死亡的主要因素。根据美国的统计，约 85% 的胸部外伤可经由简单的处置，使其症状立即得到缓解，使生命现象恢复稳定状态，进而有机会接受后续的治疗。基层医务人员对这些威胁生命的胸部创伤经验不足，处理不当，使很多患者丧失了宝贵的生命，故提高对胸部创伤危险性和严重性的认识,提高对这种创伤的现场急救和院前救护水平,是减少并发症和死亡率的重要步骤。因此,非常有必要在基层推广急诊胸部创伤规范化诊疗技术。本技术规范通过流程图的形式简单明了地介绍了6种常见严重胸部外伤的识别、处理技术,实用性强,易在基层推广。

创伤后现场急救原则:先"救"后"送"。对严重胸部损伤者,须遵循"先抢救,再诊断,边治疗边诊断"的原则。病史询问简单扼要,重点为损伤暴力、受伤时间、伤后临床表现和处置情况,可边检查边询问。

一、初步评估、识别严重威胁生命的胸部创伤

(一)评估呼吸道

(1)若伤员很努力地试图吸气却没有气流通过呼吸道,表示呼吸道可能阻塞。

(2)舌头往后顶是造成昏迷伤员呼吸道阻塞的主要原因。

(3)其他呼吸道阻塞的情况包括脱落的牙齿、呕吐物及血块。

(4)颜面外伤导致口鼻的大出血或喉部外伤骨折也会造成呼吸道阻塞。

发现出现呼吸道阻塞,应立即开放气道给氧,迅速清理口腔分泌物,必要时迅速行气管插管或气管切开辅助呼吸。

(二)评估呼吸功能

(1)临床体检:视、触、叩和听。

1)视:胸部伤口位置及外出血量,胸廓是否对称、稳定,呼吸是否费力。

2)触:以食指在胸骨上切迹触摸气管可查知有无气管偏移存在,是否存在皮下气肿。

3)叩:双肺叩诊。

4)听:听诊双肺呼吸音是否对称,有无喘鸣音等。

夹指血氧仪:连续性地监测血氧饱和度,帮助判断有无缺氧。

(三)评估循环功能

(1)临床体检:视、触、叩和听。

1)视:颈静脉是否怒张。

2)触:心尖冲动及脉搏。

3)叩:心浊音界。

4)听:听诊心音。

(2)测血压。

(3)心电图:前胸部(尤其是胸骨)钝伤或因加减速造成的伤害,应检查心电图的变化。

二、威胁生命的胸部创伤的诊疗

(一)呼吸道阻塞

胸部创伤后可因各种原因造成气道阻塞,使气体出入呼吸道发生严重障碍,导致缺氧和CO_2蓄积。常见原因有:①面部、下颌或颈部的直接损伤;②鼻咽部、鼻窦、口腔或上呼吸道出血;③呕吐返流误吸,痰液、血液、异物等堵塞气道;④喉及气管周围组织的外伤,气胸、血胸、肋骨骨折等导致局部挤压。

1.临床表现

吸气性呼吸困难,咳嗽似犬吠状,眼结膜点状出血,烦躁不安,声嘶哑,浮肿,三凹征阳性。心脏跳动由快至慢,心律失常,直至心跳、呼吸停止。

2.处理原则

立即解除气道阻塞,保证呼吸功能。患者平卧、头后仰或托其下颌给氧,必要时面罩辅助呼吸;清除口腔内异物、血凝块或呕吐物,控制口腔内活动性出血;临时放置口或鼻咽通气道、喉罩或喉旁通道,维持

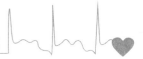

一个暂时的开放性气道。

（1）对口咽部异物者，可以安慰他们，嘱吐出或咳出异物；对无意识者，可用手指伸进其口腔清除异物；对伤者，则取头低足高侧卧位，以利于体位引流。

（2）对气管异物者可鼓励患者咳出异物，无效时采用海氏手法进行腹部冲击，可连续数次。

（3）上述处理无效时，立即进行环甲膜穿刺或气管切开。对于上呼吸道有损伤的患者，切忌气管插管。

（4）有条件时吸氧和抗感染治疗，同时向急救站附近医院呼救。

（5）误吸呕吐物应行气管插管或气管切开，进行气管内冲洗吸引，同时给予激素。支气管痉挛可适量用氨茶碱，必要时行间歇正压通气或呼吸末正压通气。

（6）立即就近转送，转送途中密切观察病情变化，保证生命体征平稳，尤其应保证呼吸道通畅，建立有效静脉通路。

（二）张力性气胸

气管、支气管或肺损伤处形成活瓣，气体随每次吸气进入胸膜腔并积累增多，导致胸膜腔压力高于大气压，又称为高压性气胸。伤侧肺严重萎陷，纵隔显著向健侧移位，健侧肺受压，导致腔静脉回流障碍。由于胸膜腔内压高于大气压，使气体经支气管、气管周围疏松结缔组织或壁层胸膜裂伤处进入纵隔或胸壁软组织，形成纵隔气肿或面、颈、胸部的皮下气肿。

1. 临床表现

严重或极度呼吸困难、烦躁、意识障碍、大汗淋漓、发绀；气管明显移向健侧，颈静脉怒张，多有皮下气肿；伤侧胸部饱满，叩诊呈鼓音，听诊呼吸音消失；胸部 X 线检查显示胸腔严重积气，肺完全萎陷、纵隔移位，并有纵隔气肿和皮下气肿征象；胸腔穿刺时高压气体可将针芯向外推移；不少患者有脉搏细速、血压降低等循环障碍表现。

2. 处理原则

张力性气胸是可迅速致死的危及重症，必须争分夺秒将张力性气胸转化为非张力性气胸。

（1）院前或院内急救需迅速使用粗针头穿刺胸膜腔减压，紧急时可在针柄部外接剪有小口的乳胶指套、柔软塑料袋、气球或避孕套等，使胸腔内高压气体易于排出，而外界空气不能进入胸腔。

（2）进一步处理应安置胸腔闭式引流，使用抗生素预防感染，待漏气停止 24 h 后，X 线检查证实肺已复张，方可拔除胸腔引流管。

（3）持续漏气而肺难以复张时，需考虑开胸手术探查或电视胸腔镜手术探查。

（三）连枷胸

多根、多处肋骨骨折将使局部胸壁失去完整肋骨支撑而软化，出现反常呼吸运动，即吸气时软化区胸壁内陷，呼气时外突，称之为连枷胸。

1. 临床表现

肋骨骨折断端可刺激肋间神经产生明显胸痛，在深呼吸、咳嗽或转动体位时加剧；胸痛使呼吸变浅、咳嗽无力，呼吸道分泌物增多、潴留，易致肺不张和肺部感染等并发症；胸壁有畸形，局部明显压痛，时有骨摩擦音，挤压胸部可使局部疼痛加重；连枷胸呼吸时两侧胸腔压力不均衡使纵隔左右移动，称为纵隔扑动；连枷胸常伴有广泛肺挫伤，挫伤区域的肺间质或肺泡水肿可导致氧弥散障碍，出现肺换气障碍所致的低氧血症；胸部 X 线可显示肋骨骨折断裂线和断端错位，但不能显示前胸肋软骨骨折。

2. 处理原则

有效控制疼痛，固定肋骨骨折和控制胸壁反常呼吸运动。

（1）急救时可用手压迫或用敷料加压包扎，随后再行呼吸器辅助呼吸或手术固定等处理。最简单的处理方法是：用棉垫压在反常呼吸运动的胸壁处，再以绷带绕胸部包扎，使得呼气时局部胸壁不能向外膨出，从而减轻通气功能障碍。

（2）有效镇痛能增加钝性胸部损伤患者的肺活量、潮气量、功能残气量、肺顺应性和血氧分压，降低气道阻力和连枷段胸壁的反常运动。目前公认,硬膜外麻醉法(epidural anaesthesia,EDA)能提供最佳可控的持续镇痛效果,而无静脉镇痛法存在的抑制咳嗽、呼吸的副作用,并能改善肺功能、降低肺部并发症、减少机械通气等。

(3)固定肋骨骨折和控制胸壁反常呼吸运动的各种机械方法,如多带条胸布、弹性胸带、胶布固定法、胸壁外牵引固定术等因效果有限而较少应用。目前可使用胸部护板固定连枷段胸壁。因其他原因需开胸手术时,可用不锈钢丝、克氏针、Judet固定架、肋骨钉等固定。

(4)连枷胸患者出现明显呼吸困难,呼吸频率>35次/分或<8次/分,动脉血氧饱和度<90%或动脉血氧分压<60 mmHg,动脉CO_2分压>55 mmHg,应气管插管机械通气支持呼吸。正压机械通气能纠正低氧血症,还能控制胸壁反常呼吸运动。(注:1 mmHg=0.133 kPa)

(四)开放性气胸

开放性气胸时,外界空气随呼吸经胸壁缺损处自由进出胸膜腔。呼吸困难的严重程度与胸壁缺损的大小密切相关,胸壁缺损直径>3 cm时,胸膜腔内压与大气压相等。由于伤侧胸膜腔内压显著高于健侧,纵隔向健侧移位,使健侧肺扩张也明显受限。呼气、吸气时,两侧胸膜腔压力出现周期性不均等变化,吸气时纵隔移向健侧,呼气时又回移向伤侧。这种纵隔扑动和移位会影响腔静脉回心血流,引起循环障碍。

1.临床表现

临床表现主要为明显的呼吸困难、鼻翼扇动、口唇发绀、颈静脉怒张;伤侧胸壁有随气体进出胸腔发出吸吮样声音的伤口,称为吸吮伤口;气管向健侧移位,伤侧胸部叩诊鼓音,呼吸音消失,严重者伴有休克;胸部X线显示伤侧胸腔大量积气,肺萎陷,纵隔移向健侧。

2.处理原则

将开放性气胸立即变为闭合性气胸,赢得时间,并迅速转送。

(1)院前急救:使用无菌敷料或清洁器材制作不透气敷料和压迫物,在伤员用力呼气末封盖吸吮伤口,并加压包扎。转送途中如伤员呼吸困难加重,应在呼气时开放密闭敷料,排出高压气体后再封闭伤口。

(2)院内处理:给氧、补充血容量,纠正休克;清创、缝合胸壁伤口,并做胸腔闭式引流;给予抗生素,鼓励患者咳嗽、排痰,预防感染;如疑有胸腔内脏器严重损伤或进行性出血,应开胸探查。

(五)大量血胸

胸腔内任何组织结构损伤出血均可导致血胸。体循环动脉、心脏或肺门部大血管损伤可导致大量血胸,其压迫伤侧肺,推移纵隔挤压健侧肺,影响肺扩张和呼吸功能。由于血容量丢失,胸腔负压减少和纵隔推移所致腔静脉扭曲,阻碍静脉血回流,都会影响循环功能。当胸腔内迅速积聚大量血液,超过肺、心包和膈肌运动所起的去纤维蛋白作用时,胸腔内积血发生凝固,形成凝固性血胸。持续大量出血所致胸膜腔积血称为进行性血胸。

1.临床表现

与出血量、速度和个人体质有关。成人血胸>1.0 L为大量血胸。伤员会出现不同程度的面色苍白、脉搏细速、血压下降和末梢血管充盈不良等低血容量性休克表现,并有呼吸急促、肋间隙饱满、气管向健侧移位、伤侧叩诊浊音和呼吸音减低等表现;立位胸部X线、B超、CT对血胸诊断很有帮助,胸膜腔穿刺抽出不凝固的血性液体可明确诊断。

2.进行性血胸的诊断

(1)持续性脉搏加快、血压降低,经补充血容量,血压仍不稳定。

(2)闭式胸腔引流量每小时超过200 mL,持续3 h。

(3)血红蛋白量、红细胞计数和血细胞比容进行性降低,引流胸腔积血的血红蛋白量和红细胞计数与周围血相接近。

3.处理原则

(1)快速补充血容量,及时纠正失血性休克。

（2）非进行性血胸可根据积血量多少，采用胸腔穿刺或闭式胸腔引流术治疗，原则上应及时排出积血，促使肺复张，改善呼吸功能，并使用抗生素预防感染。由于血胸持续存在会增加发生凝固性血胸或感染性血胸的可能性，因此闭式胸腔引流术的指征应放宽。

（3）进行性血胸应及时开胸探查手术。

（六）心包填塞

外伤性心脏破裂或心包内血管损伤造成心包腔内血液积存，称为血心包或心包填塞，是心脏创伤的急速致死原因。急性心包填塞可因胸骨骨折穿刺或非穿透性创伤、穿透性心脏损伤等引起。

1. 临床表现

取决于心包、心脏损伤程度和心包引流情况。表现为静脉压升高、颈静脉怒张，心音遥远、心搏微弱，脉压小、动脉压降低的贝克三联症。迅速解除心脏压塞并控制心脏心包出血，可以成功挽救患者的生命。

2. 诊断要点

（1）胸部伤口位于心脏体表投影区域或其附近。

（2）伤后时间短。

（3）贝克三联症或失血性休克体征。

3. 处理原则

（1）填塞一旦诊断明确，应立即进行手术治疗，应立即开胸剪开心包减压，减除导致心包填塞的原因。心包穿刺术具有诊断和治疗作用，既能从心包内抽出积血，也能减轻心脏压塞，改善血流动力学紊乱，缓解临床症状。穿透性心脏损伤的病情进展迅速，依赖胸部 X 线、心电图、超声波、超声心动图，甚至心包穿刺术明确诊断都是耗时、准确性不高的方法。

（2）对于伤后时间短、生命体征尚平稳、不能排除心脏损伤者，应在具备全身麻醉手术条件的手术室，在局麻下扩探伤道以明确诊断，避免延误抢救的最佳时机。

（3）已有心脏压塞或失血性休克者，应立即在急诊室实施开胸手术。在气管插管全身麻醉下，切开心包缓解心脏压塞，控制出血，迅速补充血容量。情况稳定后，采用无损伤带针缝线加垫修补心脏裂口。

（4）穿透性心脏损伤经抢救存活者，应注意心脏内有无残留的异物或其他病变，及时发现并做出相应的处理。

胸部创伤抢救流程如图 4-1 所示。

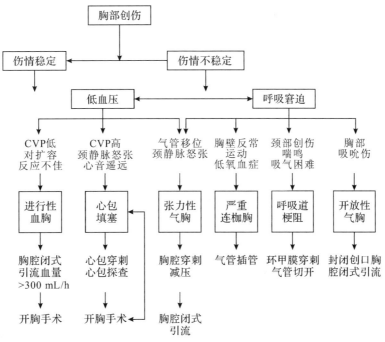

图 4-1　胸部创伤抢救流程

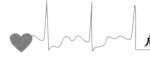

参考文献

[1] 陈孝平.外科学[M].第 2 版.北京:人民卫生出版社,2010.

[2] 何鹏.重症胸部创伤救治[M].北京:人民军医出版社,2002.

[3] 苏志勇,吴骏,张毅.危重胸部创伤处理技术[M].北京:人民军医出版社,2014.

第五章　急性冠脉综合征的规范化诊疗技术规范和实践

第一节　急性冠脉综合征概述

急性冠状动脉综合征(acute coronary syndrome,ACS)是以冠状动脉粥样硬化斑块破裂,继发完全或不完全闭塞性血栓形成为病理基础的一组临床综合征。由于不同类型的 ACS 的治疗策略存在一定差异,因此根据患者发病时的心电图 ST 段是否抬高,可将 ACS 分为急性 ST 段抬高型心肌梗死(ST-elevation myocardial infarction,STEMI)和非 ST 段抬高型急性冠状动脉综合征(non-ST-elevation acute coronary syndrome,NSTE-ACS)。其中,NSTE-ACS 又可以根据血清心肌损伤标志物——心肌钙蛋白(cTn)的测定结果,进一步区分为非 ST 段抬高性心肌梗死(non-ST-elevation myocardial infarction,NSTEMI)和不稳定型心绞痛(unstable angina,UA)。

ACS 是一种常见的严重的心血管疾病,是冠心病的一种严重类型,常见于中老年男性及绝经后女性、吸烟、高血压、糖尿病、高脂血症、腹型肥胖及有早发冠心病家族史的患者。ACS 患者常常表现为发作性胸痛、胸闷等症状,可导致心律失常、心力衰竭,甚至猝死,严重影响患者的生活质量和寿命。如及时采取恰当的治疗方式,则可大大降低病死率,并减少并发症,改善患者的预后。

一、ACS 的诊断和鉴别诊断

(一)ACS 诊断的主要根据

ACS 诊断的主要根据包括病史、症状、体征和辅助检查。

(二)ACS 患者的典型症状

ACS 患者的典型症状为胸痛,其特点如下所述。

1.部位

ACS 胸痛部位与稳定性心绞痛的部位相似,典型部位是在胸骨体上段或中段之后,疼痛范围约有拳头或手掌大小,可波及心前区,界限不清楚。个别患者放射至左肩、左臂内侧达无名指和小指;或向上放射至颈、咽、下颌骨、牙齿、面颊,不同患者症状发作的部位可以不一致,但是同一患者每次发作的疼痛部位是相对固定的。

2.性质

典型的心肌缺血症状常被描述为压榨样、紧缩样、窒息样的感觉,占心肌缺血性胸痛患者的 60% 左右,严重患者常伴有焦虑或濒死的恐惧感。

3.持续时间

UA 患者呈阵发性发作,疼痛出现后常逐步加重,一般超过 5 min,但整个发作过程很少超过 30 min。STEMI 以及 NSTEMI 胸痛、胸闷发作时间常为持续性数小时甚至数天,可有间断缓解,但缓解期仍有胸

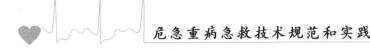

闷、胸痛症状。

4.缓解方式

常规休息或舌下含服硝酸甘油只能暂时缓解,甚至不能缓解。但是有部分ACS患者的症状并不典型,随着患者年龄增大,急性心肌梗死(acute myocardial infarction,AMI)时以胸部不适为主诉的可能性逐渐减小。

(三)ACS患者的体征

ACS发作时由于心肌缺血引起的疼痛症状,可以反射性兴奋交感神经,造成血压升高;但是大面积心肌缺血或梗死,血压降低更为多见。如果缺血累及腱索或乳头肌,会造成二尖瓣关闭不全,此时在心尖部二尖瓣听诊区可闻及收缩期吹风样杂音,可以伴有收缩中晚期喀喇音。如果心肌梗死并发室间隔穿孔,在胸骨左缘下部,可以触及震颤和听到粗糙响亮的全收缩期杂音。如果心肌梗死合并心脏游离壁破裂,患者可以出现血压下降、脉压变小、心率增快,并有心音减弱或消失、颈静脉怒张等心包压塞表现。

ACS根据心电图(electrocardiogram,ECG)表现,可以分为急性STEMI和NSTE-ACS,后者的心电图可以表现为ST段压低或T波倒置。除了上述表现外,还有一些心电图表现要警惕ACS的可能:心肌缺血超急期的"高大T波",ST段普遍压低,$V_{1\sim6}$ R波渐增不良,新发的左束支传导阻滞,原为倒立的T波突然直立。此外,对疑诊ACS的患者,应做18导心电图,加做$V_{3R}\sim V_{5R}$和$V_7\sim V_9$导联心电图,以除外右心室和左心室正后壁心肌梗死。有时一份心电图表现不是很明确,可以0.5 h或1 h后复查。胸痛同时伴有心电图ST-T的动态变化,对ACS的诊断很有意义。

当患者有疑诊ACS的胸痛、胸闷及其他不典型症状或心电图提示有心肌缺血时,临床医生需立即检测心肌型肌钙蛋白(cTn)。对临床症状和(或)心电图特征高度符合ACS的患者,多次复查肌钙蛋白,有动态改变,并且最高值明显超过正常上限,可确诊为AMI死。如果多次复查cTn,并且最高值低于正常上限,考虑UA。冠脉造影仍是诊断冠心病的重要手段,可以直接显示冠状动脉狭窄程度,对决定治疗策略有重要意义。

(四)ACS的鉴别

ACS应与下列疾病相鉴别。

1.主动脉夹层

主动脉夹层的胸痛剧烈,呈刀割样或撕裂样,一开始即达高峰。根据夹层撕裂的部位不同,其疼痛可以放射到颈部、背部或腹部。患者常有原发性高血压,夹层发生时多伴有血压显著升高、心率加快、双上肢血压不对称。部分患者因夹层累及冠状动脉开口,患者会有心电图ST段抬高以及cTn升高,此时极易与急性心肌梗死混淆。胸片发现纵隔增宽常提示主动脉夹层的可能,超声心动图检查、主动脉CTA或主动脉磁共振显像有助于确诊。

2.急性肺动脉栓塞

急性肺动脉栓塞表现为胸痛、咯血、呼吸困难、休克。查体可见发绀以及肺动脉瓣区第二心音亢进、分裂、劲静脉充盈、肝大、下肢水肿等右心负荷急剧增加的表现。典型的ECG表现为Ⅰ导联S波加深,Ⅲ导联Q波显著,T波倒置。但是有些患者仅表现为肺性P波,一过性的完全或不完全性右束支传导阻滞或广泛导联的ST段压低或T波倒置。特别是当患者同时伴有窦性心动过速、顽固性低氧血症和D-二聚体升高时,应高度怀疑急性肺动脉栓塞。超声心动图、肺脏核素通气/灌注扫描以及肺动脉CTA有助于诊断。

3.急性心肌炎

急性心肌炎患者可以有胸闷、胸痛症状,症状出现前1~2周患者多有感染表现,多于呼吸和咳嗽时加重。实验室检查可以有心肌酶和cTn升高,多为低水平持续升高,部分患者可以显著升高。当病变累及心包时,心电图可见ST段抬高,其特点为:除aVR外,其余各导联均可有ST段弓背向下的抬高,广泛的T波倒置,常无异常Q波出现。超声心动图可见弥漫性室壁活动障碍,不像ACS发作时多表现为节段性室壁活动障碍。

4.消化系统疾病所致胸痛

(1)消化性溃疡:患者可以有剑突下或胸骨后疼痛,十二指肠溃疡表现为空腹痛,进餐后缓解;胃溃疡

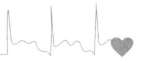

表现为餐后痛,有些患者伴有反酸、胃灼热,胃镜检查可以确诊。

(2)急性胰腺炎:患者多有胆囊炎、胆石症病史,多有进食油腻食物或饮酒诱因,症状表现为左上腹或左下胸部疼痛,可向左肩背放时,伴恶心、呕吐,血、尿淀粉酶可以升高,腹部B超或CT检查有助于诊断。

(3)反流性食管炎:患者可以有胸骨后烧灼样疼痛,多发生于夜间,进食后或体位变动时易诱发,胃镜检查有助于诊断。

5.肋间神经痛和肋软骨炎

肋间神经痛常累及1~2个肋间,但并不一定局限于胸前,为刺痛或者灼痛,多为持续性而非发作性,咳嗽、用力呼吸和身体转动可使疼痛加剧,沿神经行径处有压痛。肋软骨炎上举活动时局部有牵拉疼痛,后者则在肋软骨处有压痛。

6.其他疾病引起的心绞痛

严重的主动脉瓣狭窄或关闭不全、肥厚型心肌病、先天性冠状动脉畸形等均可引起明显的心绞痛症状。如果患者的冠心病致病因素较少,查体主动脉瓣区或心尖至胸骨左缘之间可以听到杂音,要警惕瓣膜病或肥厚型心肌病所致胸痛的可能,超声心动图结合冠状动脉造影有助于这些动脉粥样硬化以外原因所致心绞痛的诊断。

7.心脏神经官能症

心脏神经官能症的患者胸痛发作不典型,与劳力关系不明确,持续时间短则数秒,长则数小时或几天,疼痛位置多不固定,范围或者很局限或者累及范围很广。常规ECG、发作时ECG、负荷ECG、超声心动图乃至冠状动脉造影均无明显异常。心理咨询有助于明确诊断、改善症状。

8.X综合征(syndrome X)

X综合征多见于女性,常伴有糖尿病,为冠状动脉微血管病变所致。患者有心绞痛发作,发作时或负荷后心电图可见心肌缺血表现,核素心肌灌注可见充盈缺损,超声心动图可示节段性室壁运动异常,但是冠状动脉造影阴性。

二、ACS 的心电图识别

(一)ACS 的心电图改变

ACS的心电图改变主要包括以下特征。

1.新出现的左束支阻滞

左束支阻滞即简称LBBB(left bundle branch block)。

2.新发生的ST段抬高

ST段抬高的定义是指在$V_2 \sim V_3$导联ST段抬高(在J点处,见图5-1)$\geqslant 0.2$ mV(男性$\geqslant 40$岁);ST段抬高$\geqslant 0.25$ mV(男性<40岁),或ST段抬高$\geqslant 0.15$ mV(女性),其他导联ST段抬高$\geqslant 0.1$ mV。同时需排除左心室肥厚和LBBB。

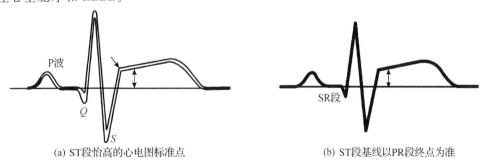

(a) ST段怡高的心电图标准点　　　　　(b) ST段基线以PR段终点为准

图 5-1　ST 段抬高的心电图标准

3.新发生的ST段压低

ST段压低是指在两个相邻导联新出现的ST段水平型或下垂型压低$\geqslant 0.05$ mV,或$V_1 \sim V_3$导联新

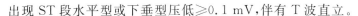

出现 ST 段水平型或下垂型压低≥0.1 mV,伴有 T 波直立。

4.新出现的 T 波倒置

多指于一月内出现的在 R 波为主或 R/S>1 的导联中,两个相邻导联(以心前区导联多见)的 T 波倒置≥0.1 mV 伴或不伴 ST 改变。

(二)ACS 患者的心电图检查

ACS 患者的心电图检查建议采用 18 导联心电图,包括标准 12 导联、3 个后壁导联及 3 个右胸导联。所有导联的位置如图 5-2 所示。

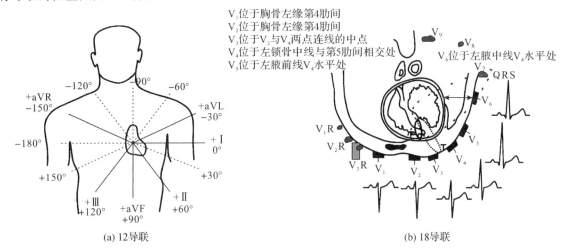

(a) 12导联 　　　　　　　　(b) 18导联

图 5-2　标准 18 导联心电图的位置

(三)ACS 心电图改变的定位诊断

ACS 心电图改变的定位诊断见表 5-1。

表 5-1　ACS 心电图改变的定位诊断

部　　位	导　　联
前间壁	$V_1 \sim V_3$
前壁	$V_3 \sim V_6$
前侧壁	$V_4 \sim V_6$
高侧壁	I,aVL,V_6
下壁	II,III,aVF
正后壁	$V_7 \sim V_9$($V_{1R} \sim V_{2R}$增高)
后侧壁	$V_5 \sim V_6$,II,III,aVF,I,aVL
心尖	$V_4 \sim V_6$,II,III,aVF
右室	$V_{3R} \sim V_{5R}$

总之,心电图在 ACS 的诊断中居于无法取代的地位,建议疑似患者常规行 18 导联心电图检查,且需动态观察心电图相邻导联的变化。

第二节　ACS 的临床路径

一、设计 ACS 临床路径的意义

临床路径(clinical pathway)是指针对某一疾病建立一套标准化治疗模式与治疗程序,是一个有关临床治疗的综合模式,以循证医学证据和指南为指导来促进治疗组织和疾病管理的方法,最终起到规范医疗行为、减少变异、降低成本、提高质量的作用。相对于指南来说,其内容更简洁、易读,适用于多学科、多部门的

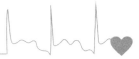

具体操作,更针对特定疾病的诊疗流程,注重治疗过程中各专科间的协同性,注重治疗的结果,注重时间性。

临床路径是相对于传统路径而实施的。传统路径是每位医师的个人路径,不同地区、不同医院,不同的治疗组或者不同医师个人针对某一疾病可能采用的不同治疗方案。采用临床路径后,可以避免传统路径中同一疾病在不同地区、不同医院,不同的治疗组或者不同医师个人间出现差异性很大的治疗方案,避免了其随意性,提高准确性、预后,以及可评估性。

ACS 作为临床上很常见的一种心血管危急重症,受到了业界的充分重视,不断有相关的指南和专家共识推出,为其诊治流程的标准化和规范化奠定了基础。标准化和规范化有利于提高其诊治流程的效率,减少并发症,改善预后。然而,指南和专家共识并没有明确指出具有日常诊治流程细节化的操作规范,而目前国家推出的临床路径参考模板也没有考虑到医院之间尤其是基层医院的诊治能力现状,无法直接用于基层医院 ACS 的救治。因此,针对基层医院推出一套切实可行的临床路径就显得十分重要。

我们基于浙江省部分基层医院的实际诊治能力,给出了适合于基层医院(不具备全天候急诊 PCI 条件)的临床路径参考模板,各家医院可以在此基础上根据自己医院的实际运营流程改进与优化。

二、ACS 临床路径说明

中高危的 ACS 患者通常首诊于急诊室或由急救车转送至急诊室,因此急诊室是大多数中高危 ACS 患者的诊治起点,本临床路径的设计也针对于此;而门诊发现的 ACS 患者应尽快转送至急诊室进行处理;病房发病的 ACS 患者可参考急诊处理流程。

需要说明的是,ACS 的标准诊治流程应该从首次医疗接触(first medical contact,FMC)开始,也就是说急诊车初次接触到患者就应该启动诊治。但基于我国目前基层院前急救的软硬件条件,在院前急救就开始采取心电图检查、快速诊断及溶栓等措施对大多数地区来说还不现实,因此我们重点讨论从患者进急诊室开始的情况。

总的来说,ACS 急诊救治分为 3 个阶段:

第一阶段是患者刚到急救室的 10～30 min。本阶段的主要任务是快速获取病史、体格检查、心电图、生命体征等信息,判断患者 ACS 的可能性、类型并进行初步的危险分层,为进一步诊治决策提供指导。可能的决策包括静脉溶栓、转运 PCI、药物保守治疗或排除 ACS 转其他诊治路径。本阶段中最为核心的是患者首次医疗接触后的首份心电图,原则上要求患者抵达急诊室后 10 min 内完成。如果院前已经完成首份心电图并高度提示 STEMI,为避免诊治延误,原则上不再马上复查心电图,而应该启动 STEMI 相关的诊治流程。

第二阶段是诊治策略执行阶段。在第一阶段完成后,根据病情和患方沟通的结果,快速选择进一步的诊治策略。此阶段的流程在各家医院差异较大,需要根据实际情况进行调整。各家医院也应尽可能地根据临床路径的需要改进优化自己医院的诊治流程,缩短再灌注治疗的等待延误时间。尤其是 STEMI 以及高危的 NSTE-ACS 患者,必须设法缩短 D-B 或转运 PCI 的延误,这对改善患者预后有非常重要的意义。

第三阶段是 ACS 后续处理阶段。对于留在本院继续处理的 ACS 患者,规范化的药物治疗是本阶段的重点。相关内容可以参考第三章的有关内容。

三、ACS 急诊临床路径参考模板

ACS 临床路径表(基层医院版)
第一部分:入院初期评估

接诊医院:＿＿＿＿＿＿＿＿＿＿＿＿＿

患者姓名:＿＿＿＿＿＿ 性别:＿＿＿＿ 年龄:＿＿＿＿＿ 门诊号:＿＿＿＿＿＿＿ 住院号:＿＿＿＿＿＿

发病时间:＿＿＿年＿＿＿月＿＿＿日＿＿＿时＿＿＿分 到达急诊科时间:＿＿＿年＿＿＿月＿＿＿日＿＿＿时＿＿＿分

入院途径:□自行来源 □急救车 □门诊 □外院转入 □院内发病

步　骤	处　理	记录或参考
到达急诊室 0～10 min	□卧床、重症监护、吸氧、心电监护、静脉通路等 □床边描记 12/18 导联心电图 □完成简要病史采集与体格检查 □可选:心血管内科专科医师急会诊 □告病重	首份心电图时间: ____时____分 签名:
首次评估	□评估 STEMI 可能性 □评估 NSTE-ACS 可能性 □评估非 ACS 胸痛可能性(主动脉夹层、肺动脉栓塞、心包炎、消化系统疾病、低血糖、神经肌肉疾病、其他)	STEMI 诊断标准:①持续剧烈胸痛>30 min,含服硝酸甘油不缓解;②相邻两个或两个以上导联心电图 ST 段抬高≥0.1 mV或新出现的左束支传导阻滞;③心肌损伤标记物(CK-MB、cTnT 和 cTnI,myo)异常升高【不能因为等待检测结果而延误再灌注治疗的开始】

完成首次评估后根据评估结果选择:

疑似 STEMI:转至第二部分。

疑似 NSTE-ACS:转至第三部分。

其他非 ACS 胸痛则不再继续该临床路径。

注意:ACS 处理时间紧迫,切勿因挂号等就诊流程等待而延误时间。患者宜绝对卧床休息,避免活动。

ACS 临床路径表(基层医院版)
第二部分:疑似 STEMI 评估和处理

步　骤	处　理	记　录
到达急诊室 0～30 min	□可选:抽取血清标志物(cTnI 等)血常规+血型、急诊生化、凝血功能、D 二聚体等 □止痛、调节血压及各项对症支持治疗 □在排除抗栓禁忌证后予阿司匹林 300 mg 和氯吡格雷 300 mg,迅速危险分层,初步评估静脉溶栓、转运 PCI 或保守治疗的适应证和禁忌证 □可选:胸片、心超、CT/MR(主要用于排除有主动脉夹层可能的特殊病例) □与患者和家属商定选择诊疗方案(参见附件 1)	双抗给药时间: ____时____分 签名: 家属谈话开始时间: ____时____分 签名:
STEMI 选择 静脉溶栓 治疗	□确认适应证和禁忌证(参见附件 2) □签署溶栓知情同意书(参见附件 4) □确认溶栓方案并尽早实施(<30 min),并评估溶栓是否成功(参见附件 6) □如果溶栓失败,与家属商定是否转运实施补救 PCI(参见附件 7) □如果溶栓成功,在溶栓后 3～24 h 内与家属商定是否转运冠脉造影	知情同意起止时间: ____时____分 至____时____分 签名: 开始溶栓时间: ____时____分 签名:
STEMI 选择 转运急诊 PCI 治疗	□评估适应证和禁忌证和转运时间(参见附件 3) □签署转运知情同意书(参见附件 5) □联系目的地医院准备接收 □准备转运车辆和人员 □肝素 50～70 IU/kg(最大剂量 4 000 IU)静脉推注 □开始转运(推荐 30 min 内)	知情同意书签署时间: ____时____分 签名: 转运时间: ____时____分 签名:

步　骤	处　理	记　录
STEMI 选择 药物保守 治疗	□继续双联抗血小板治疗,可选:替罗非班 □肝素或低分子肝素治疗 □他汀类药物治疗 □β 受体阻滞剂、ACEI/ARB、硝酸酯类等的使用 □收治进 CCU 或心内科病房	知情同意起止时间: ____时____分 至 ____时____分 签名:

ACS 临床路径表(基层医院版)

第三部分:疑似 NSTE-ACS 评估和处理

步　骤	处　理	记　录
到达急诊室 0～30 min	□可选:抽取血清标志物(cTnI 等)血常规＋血型、急诊生化、凝血功能、D 二聚体等 □止痛、调节血压及各项对症支持治疗 □难以确认的 NSTE-ACS 患者动态观察心电图、TnI/TnT 变化,反复再评估 □可选:胸片、心超、CT/MR □疑似 NSTE-ACS 在排除抗栓禁忌证后给予阿司匹林300 mg 和氯吡格雷300 mg 口服 □与患方商定选择诊疗方案(参见附件8)	双抗给药时间: ____时____分 签名: 家属谈话开始时间: ____时____分 签名:
NSTE-ACS 选择转运急 诊 PCI 治疗	□评估确认适应证和禁忌证和转运时间(参见附件8) □签署转运 PCI 知情同意书(参见附件5) □联系目的地医院准备接收 □准备转运车辆和人员 □肝素 50～70 IU/kg(最大剂量 4 000 IU)静脉推注(不建议低分子肝素) □开始转运	知情同意书签署时间: ____时____分 签名: 转运时间: ____时____分 签名:
NSTE-ACS 选择药物保 守治疗	□继续双联抗血小板治疗,可选:替罗非班 □肝素或低分子肝素治疗 □他汀类药物治疗 □β 受体阻滞剂、ACEI/ARB、硝酸酯类等的使用 □收治进 CCU 或心内科病房	知情同意书签署时间: ____时____分 签名:

附件 1

STEMI 患者溶栓和介入指征判别

下列情况考虑溶栓:

(1)不具备急诊 PCI 条件,不能在 90 min 内完成转运,且能在 30 min 内开始溶栓治疗的医院,应考虑立刻进行溶栓治疗。

(2)在发病 3 h 内行溶栓治疗,梗死相关血管的开通率增高,病死率明显降低,其临床疗效与直接 PCI 相当。

(3)发病 3～12 h 内行溶栓治疗,其疗效不如直接 PCI,但仍能获益。

(4)发病 12～24 h 内,如果仍有持续或间断的缺血症状和持续 ST 段抬高,溶栓治疗仍然有效。

下列情况考虑直接 PCI 治疗:

(1)具备转运条件(指预计转运直接 PCI 时间在 120 min 内,症状发病至预计开通血管 12 h 内)的

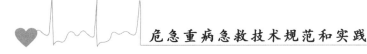

STEMI 的患者应考虑直接 PCI。

(2)心源性休克,年龄<75 岁,心肌梗死发病<36 h,休克<18 h 首选直接 PCI。

(3)年龄>75 岁的心源性休克患者,心肌梗死发病<36 h,休克<18 h,权衡利弊后可考虑直接 PCI。

(4)症状发作<12 h,伴有严重心功能不全和(或)肺水肿 Killip Ⅲ级的患者应行直接 PCI。

(5)有溶栓禁忌证的患者。

(6)心肌梗死发病 12～24 h,仍有缺血证据,或有心功能障碍或血流动力学不稳定或严重心律失常,可考虑直接 PCI。

(7)具备转运条件的有高危因素的 STEMI 患者(高龄、糖尿病、高血压、Killips Ⅱ～Ⅳ级、既往心梗、前壁或多部位心梗、PCI 或 CABG 史、血流动力学不稳定(SBP<100 mmHg、心率>100 bpm、肺水肿、心源性休克、低体重、发病时间>4 h)就诊于无直接 PCI 条件的医院,可在抗栓(抗血小板或抗凝)治疗同时,尽快转运患者至可行 PCI 的医院。

不推荐:发病>12 h、无症状、血流动力学和心电稳定的患者不宜行直接 PCI 治疗。

附件 2
STEMI 静脉溶栓评估

适应证(在符合的选项中打√):

☐ 发病 12 h 以内到不具备急诊 PCI 治疗条件的医院就诊、不能迅速转运(90 min 内)无溶栓禁忌证的 STEMI 患者可考虑进行溶栓治疗(I,A)。

☐ 患者就诊早(发病小于等于 3 h)而不能及时进行介入治疗者(I,A),或虽具备急诊 PCI 治疗条件,但就诊至球囊扩张时间与就诊至溶栓开始时间相差>60 min,且就诊至球囊扩张时间>90 min者应考虑溶栓治疗(I,B)。

☐ 对发病 12～24 h 仍有进行性缺血性疼痛和至少 2 个胸导联或肢体导联 ST 段抬高>0.1 mV 的患者,若无急诊 PCI 条件,在经过选择的患者也可溶栓治疗(IIa,B)。

☐ 对再梗死患者,如果不能立即(症状发作后 60 min 内)进行冠状动脉造影和 PCI,可给予溶栓治疗(IIb,C)。

禁忌证(在符合的选项中打√):

☐ 既往任何时间脑出血病史。

☐ 脑血管结构异常(如动静脉畸形)。

☐ 颅内恶性肿瘤(原发或转移)。

☐ 6 个月内缺血性卒中或短暂性脑缺血史(不包括 3 h 内的缺血性卒中)。

☐ 可疑主动脉夹层。

☐ 活动性出血或者出血素质(不包括月经来潮)。

☐ 3 个月内的严重头部闭合性创伤或面部创伤。

☐ 慢性、严重、没有得到良好控制的高血压或目前血压严重控制不良(收缩压大于等于 180 mmHg 或者舒张压大于等于 110 mmHg)。

☐ 痴呆或已知的其他颅内病变。

☐ 创伤(3 周内)或者持续>10 min 的心肺复苏,或者 3 周内进行过大手术。

☐ 近期(4 周内)内脏出血。

☐ 近期(2 周内)不能压迫止血部位的大血管穿刺。

☐ 感染性心内膜炎。

☐ 5 d 至 2 年内曾用过链激酶,或者既往有此类药物过敏史(不能重复使用链激酶)。

☐ 妊娠。

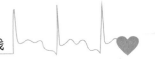

□ 活动性消化性溃疡。

□ 目前正在应用抗凝剂[国际标准化比值(INR)水平越高,出血风险越大]。

□ 根据综合临床判断,患者的风险/效益比不利于溶栓治疗,尤其是有出血倾向者,包括严重肝肾疾病、恶病质、终末期肿瘤等。

其他(在符合的选项中打√):

□ STEMI 患者症状发生 24 h,症状已缓解,不应采取溶栓治疗(Ⅲ,C)

□ 年龄≥75 岁患者应首选 PCI,选择溶栓治疗时应慎重,酌情减少溶栓药物剂量。

附件 3

STEMI 转运直接 PCI 评估

适应证(在符合的选项中打√):

□ 预计从接诊患者到完成 PCI 球囊扩张在 120 min 内,对症状发病 12 h 内的 STEMI(包括正后壁心肌梗死)或伴有新出现或可能新出现左束支传导阻滞的患者应考虑转运 PCI。

□ 适合转运(预计直接 PCI 时间 120 min 内)的高危 STEMI 患者(高危:高龄、糖尿病、高血压、Killip Ⅱ～Ⅳ级、既往心梗、前壁或多部位心梗、PCI 或 CABG 史、血流动力学不稳定(SBP<100 mmHg、心率>100 bpm、肺水肿、心源性休克、低体重、发病时间>4 h)应考虑转运 PCI。

□ 心源性休克,年龄<75 岁,心肌梗死发病<36 h,休克<18 h 首选直接 PCI。

□ 年龄>75 岁的心源性休克患者,心肌梗死发病<36 h,休克<18 h,权衡利弊后可考虑直接 PCI。

□ 症状发作<12 h,伴有严重心功能不全和(或)肺水肿 Killip Ⅲ级的患者应行直接 PCI。

□ 有溶栓禁忌证患者。

□ 溶栓治疗出血风险高,症状发作 4 h 后就诊的患者应优先考虑 PCI。

□ 症状持续或怀疑溶栓失败的患者。

□ 心肌梗死发病 12～24 h,仍有缺血证据,或有心功能障碍或血流动力学不稳定或严重心律失常,可考虑直接 PCI。

不推荐(在符合的选项中打√):

转运急诊 PCI 并无明确的绝对禁忌证,但以下情况需谨慎考虑:

□ 疑似有主动脉夹层的患者。

□ 有明显凝血功能障碍,不宜行动脉穿刺和大剂量使用抗栓药物的患者。

□ 有活动性出血且无法有效止血的患者。

□ 患者无法配合 PCI 手术的(如精神障碍等)。

□ 心肌缺血坏死面积小且病情稳定好转的。

附件 4

急性心肌梗死静脉溶栓知情同意书

患者姓名:＿＿＿＿性别:＿＿年龄:＿＿门诊号:＿＿＿＿住院号:＿＿＿＿

开始谈话时间:＿＿月＿＿日＿＿时＿＿分

静脉溶栓治疗是早期急性心肌梗死治疗较为有效的措施,能迅速改善病情,尽量挽救梗死区域的心肌,降低死亡率,改善日后生活质量等。

经询问患方获取相关病史信息后,目前确认患者有静脉溶栓治疗的适应证,并且未发现存在明确的禁忌证(因患方提供的信息准确性和完整性无法确认,不能排除仍存在尚未了解的禁忌证)。但即使不存在禁忌证,该项治疗仍存在一定的风险,主要的风险如下:

（1）出血。

1）轻者皮肤黏膜出血,穿刺处出血,泌尿系少许出血,小量咯血、呕血、便血等。

2）重者可出现大量咯血或消化道大出血,腹膜后出血等进而引起失血性低血压或休克,需要输血。

3）危及生命部位的出血:脑出血、蛛网膜下腔出血、纵隔内或心包出血而导致死亡,心脏破裂死亡。

（2）溶栓过程中出现各种再灌注心律失常,包括室性心动过速、室颤,可危及生命。

（3）一过性或持续性的低血压,严重可引起休克。

（4）血栓栓塞,如脑卒中等。

（5）药物过敏反应。

（6）溶栓不成功。

（7）其他不可预知或少见的不良反应。

说明:_____

溶栓治疗将在严密的监护下进行。如出现上述情况,我们亦能迅速做出积极处理。但及时积极处理和抢救,患者仍有可能因上述原因发生不可避免的并发症或死亡。患方已知晓上述情况和风险,并经慎重考虑,做出以下决定:

如果患方愿意承担上述风险要求溶栓治疗,请在治疗方案意愿填写"要求溶栓";如果患方拒绝溶栓治疗,要求转运行急诊冠脉介入,则填写"转院介入";如果要求单纯非溶栓的药物治疗,则填写"拒绝溶栓和介入"。

治疗方案意愿:_____

患方签字:_____与患者关系:_____　时间:____月____日____时____分

谈话医生:_____

附件5
急性心肌梗死转运冠脉介入知情同意书

患者姓名:_____性别:____年龄:____门诊号:_____住院号:_____

开始谈话时间:____月____日____时____分

急性心肌梗死早期行急诊冠脉介入治疗开通阻塞的冠状动脉能迅速改善病情,尽量挽救梗死区域的心肌,降低死亡率,改善日后生活质量等。目前相关的研究表明,尽早进行急诊冠脉介入治疗相比单纯药物治疗(包括静脉溶栓)能进一步降低急性心肌梗死的死亡率。

经询问患方获取相关病史信息后,目前确认患者有急诊冠脉介入治疗的适应证,并且未发现存在明确的禁忌证(因患方提供的信息准确性和完整性无法确认,不能排除仍存在尚未了解的禁忌证)。但即使不存在禁忌证,该项治疗仍存在一定的风险。由于本院不具备进行急诊冠脉介入的条件,如患方选择该项治疗,需转至具备条件的医院进行。有关转运冠脉介入的主要的风险如下:

（1）患者在转运的途中可能出现病情加重,严重时可能危及生命。

（2）患者转运途中随车的医护人员由派车单位解决,本单位不承诺会派遣医护人员随车前往。

（3）由于存在交通拥堵、车辆故障等多种可能,转运时间无法保证,患者抵达目的地医院时可能已过急诊冠脉介入的最佳时间窗而无法安排急诊冠脉介入。

（4）接诊地医院可能会因为场地、人员、床位等多种原因无法接受患者或无法安排急诊冠脉介入。

（5）由于患者病情的不断变化,接诊地医院心内科专科医生将对患者的病情重新评估,患者届时将可能不再具备进行急诊冠脉介入的条件,而改为其他治疗方法。

说明:_____

患方已知晓上述情况和风险,并经慎重考虑,做出以下决定:

如果患方愿意承担上述风险要求转运行冠脉介入,请在治疗方案意愿填写"要求转运";如果患方拒

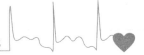

绝转运,则填写"拒绝转运"。

治疗方案意愿:＿＿＿＿＿＿＿＿＿＿＿＿＿＿＿＿＿

患方签字:＿＿＿＿与患者关系:＿＿＿＿时间:＿＿月＿＿日＿＿时＿＿分

谈话医生:＿＿＿＿＿＿＿

附件6

急诊静脉溶栓记录表(一)

患者姓名:＿＿＿＿＿＿性别:＿＿＿年龄:＿＿＿门诊号:＿＿＿＿＿住院号:＿＿＿＿＿

信息记录

溶栓开始时间:＿＿月＿＿日＿＿时＿＿分　距离到达时间:＿＿分钟

超过理想时间的主要原因:□ 因患方决策时间延误 □ 明确诊断和确定方案导致延误

□ 溶栓药物准备时间较长 □ 其他＿＿＿＿＿＿＿＿＿＿＿＿

溶栓方案

□尿激酶:＿＿＿＿＿万 U ＿＿＿＿＿ min

参考:150 万单位(2.2 万/kg)溶于 100 mL 注射用水,30～60 min 内静脉滴入。

□链激酶:＿＿＿＿＿万 U ＿＿＿＿＿ min

参考:链激酶150 万,30～60 min 静脉滴注。

□阿替普酶:首剂＿＿＿＿＿mg,后续＿＿＿＿＿＿＿＿＿＿＿

参考:①90 min 加速给药法,首先静脉推注 15 mg,随后 30 min 内持续静脉滴注 50 mg,剩余的 35 mg 于 60 min 持续静脉滴注,最大剂量 100 mg。②3 h 给药法,首先静脉推注 10 mg,随后 1 h 持续静脉滴注 50 mg,剩余剂量按 10 mg/30 min 静脉滴注,至 3 h 末滴完,最大剂量 100 mg。

□瑞替普酶:首剂＿＿＿＿＿MU,重复＿＿＿＿＿MU

参考:10 MU 瑞替普酶溶于 5～10 mL 注射用水,静脉推注大于 2 min,30 min 后重复上述剂量。

备注:应用纤维蛋白特异性溶栓药物(如阿替普酶、瑞替普酶或替奈普酶)治疗时,普通肝素剂量:溶栓前给予冲击量 60 U/kg(最大剂量 4 000 U),溶栓后给予每小时 12 U/kg(最大剂量 1 000 U/h),将活化部分凝血活酶时间(APTT)调整至 50～70 s,持续 48 h。应用非选择性溶栓药物(链激酶、尿激酶)治疗的高危患者(大面积或前壁心肌梗死、心房颤动、既往栓塞史或左室血栓),也可给予普通肝素皮下注射(溶栓 12 h 后)。

急诊静脉溶栓记录表(二)

患者姓名:＿＿＿＿＿＿性别:＿＿＿年龄:＿＿＿门诊号:＿＿＿住院号:＿＿＿＿＿

溶栓结果判断

溶栓开始后 60～180 min 应当监测临床症状、心电图 ST 抬高程度及演变和心律的变化。

临床主要的间接判定指标包括:症状、心电图、心肌酶学峰值、再灌注心律失常,其中心电图和心肌损伤标志物峰值前移最重要。

□ 溶栓治疗开始后 90 min 内 ST 段抬高至少降低 50％。

□ 患者在溶栓治疗后 2 h 内胸痛症状明显缓解,但是症状不典型的患者很难判断。

□ 心肌损伤标志物的峰值前移,血清心肌型肌酸激酶同工酶酶峰提前到发病 12～18 h 内,肌钙蛋白峰值提前到 12 h 内。

□ 溶栓治疗后的 2～3 h 内出现再灌注心律失常,如加速性室性自主心律、房室阻滞或束支阻滞突然改善或消失或者下壁梗死患者出现一过性窦性心动过缓、窦房阻滞伴有或不伴有低血压。

是否成功:□是 □否

溶栓成功后策略选择

☐ 建议溶栓成功后 $3\sim24$ h 行转运冠脉介入诊疗。

☐ 继续留院行后续药物治疗。

溶栓失败后策略

☐ 建议行转运急诊冠脉介入诊疗。

☐ 继续留院行后续药物治疗。

未转运介入的原因

☐ 患方拒绝。

☐ 患者病情严重,不适合转运。

☐ 患者病情明显好转,不需要立即转运急诊冠脉介入诊疗。

附件 7

急诊静脉溶栓后告知书

患者姓名:_____ 性别:____ 年龄:____ 门诊号:_____ 住院号:_____

患者目前已进行急诊静脉溶栓治疗,根据相关的标准,目前考虑患者:

☐溶栓成功。根据相关指南和专家共识,患者可以考虑在溶栓成功后 $3\sim24$ h 转运行急诊冠脉介入,了解梗死血管通畅情况,但转运也存在一定的风险。以上情况告知患方,患方的意见为(填写"要求转运"或"拒绝转运"):_____

☐溶栓失败。根据相关指南和专家共识,患者应考虑立即转运行急诊冠脉介入,打通梗死血管,但转运也存在一定的风险。以上情况告知患方,患方的意见为(填写"要求转运"或"拒绝转运"):_____

患方签字:_____ 与患者关系:____ 时间:____月____日____时____分

谈话医生:_____

附件 8

NSTE-ACS 转运直接 PCI 评估

适应证(在符合的选项中打√):

以下情况推荐行紧急冠状动脉造影(<2 h):

☐ 持续(超过 30 min)或反复发作的缺血症状。

☐ 自发的 ST 段动态演变(压低>0.1 mV 或短暂抬高)。

☐ 前壁导联 $V_2\sim V_4$ 深的 ST 段压低,提示后壁透壁性缺血。

☐ 血流动力学不稳定。

☐ 合并心力衰竭。

☐ 严重室性心律失常。

以下情况推荐早期行冠脉造影(<24 h):

☐ GRACE 评分>140 分或存在多项其他高危因素的患者。

☐ 肌钙蛋白升高。

☐ 强化抗缺血治疗 24 h 内仍有反复发作心绞痛。

☐ 左室射血分数(LVEF)$<40\%$。

以下情况推荐延迟行冠脉造影(<72 h):

☐ GRACE 评分<140 分或不存在多项其他高危因素,但症状反复发作或负荷试验阳性的患者。

不推荐(在符合的选项中打√):

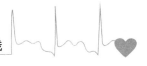

转运急诊 PCI 并无明确的绝对禁忌证，但以下情况需谨慎考虑：

☐ 严重并发症患者（如肝肾功能和肺功能衰竭、癌症），不主张早期介入干预策略。

☐ 疑似有主动脉夹层的患者。

☐ 有明显凝血功能障碍，不宜行动脉穿刺和大剂量使用抗栓药物的患者。

☐ 有活动性出血且无法有效止血的患者。

☐ 患者不同意或无法配合 PCI 手术的（如精神障碍等）。

☐ 急性胸痛但 NSTE-ACS 可能性较小、心肌缺血坏死面积小且病情稳定好转的。

GRACE 评分表

年龄/(岁)	分值	心率/ (次/分)	分值	收缩压/ mmHg	分值	肌酐/ (mg/dL)	分值	Killip 分级	分值	危险因素	分值
<40	0	<70	0	<80	63	0~0.39	2	Ⅰ	0	院前心脏骤停	43
40~49	18	70~89	7	80~99	58	0.4~0.79	5	Ⅱ	21	心肌酶升高	15
50~59	36	90~109	13	100~119	47	0.8~1.19	8	Ⅲ	43	ST 段下移	30
60~69	55	110~149	23	120~139	37	1.2~1.59	11	Ⅳ	64		
70~79	73	150~199	36	140~159	26	1.6~1.99	14				
≥80	91	>200	46	160~199	11	2.0~3.99	23				
				>200	0	>4.0	31				
计分											

合计：_____分

备注：

肌酐单位换算：1 mg/dL＝88.41 μmol/L

Killip 分级法：

Ⅰ级，尚无明显的心力衰竭。

Ⅱ级，有左心衰竭，肺部啰音＜50％肺野。

Ⅲ级，肺部有啰音，且啰音的范围大于 1/2 肺野（急性肺水肿）。

Ⅳ级，心源性休克，有不同阶段和程度的血流动力学变化。

第三节　ACS 的药物治疗

一、抗血小板药物治疗

（一）抗血小板药物种类及药理作用

动脉粥样硬化血栓形成是影响心、脑血管和外周动脉的全身系统性疾病。血小板在动脉粥样硬化血栓形成和发展中起着重要作用，常用的抗血小板药物有以下几种。

1. 血栓素 A2（TXA2）抑制剂

阿司匹林或乙酰水杨酸是临床上广泛应用的血栓素抑制剂，40 多年前发现其具有抑制血小板的作用，是目前抗血小板治疗的基本药物。阿司匹林通过对环氧酶（COX)-1 的作用直接抑制 TXA2 合成，抑制血小板黏附聚集活性。阿司匹林的其他作用包括介导血小板抑制的嗜中性一氧化氮/环磷酸鸟苷以及参与各种凝血级联反应和纤溶过程。阿司匹林口服后吸收迅速、完全，服用后 1 h 达峰值血药浓度，在胃内开始吸收，在小肠上段吸收大部分。阿司匹林以结合代谢物和游离水杨酸从肾脏排泄。嚼服阿司匹林，起效快。

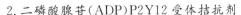

2.二磷酸腺苷（ADP）P2Y12 受体拮抗剂

ADP 存在于血小板内的高密度颗粒中,与止血及血栓形成有关。血小板 ADP 受体调控 ADP 浓度,人类血小板有 3 种不同 ADP 受体:P2Yl、P2Y12 和 P2Xl 受体,其中,P2Y12 受体在血小板活化中最重要。P2Y12 受体拮抗剂通过抑制 P2Y12 受体,干扰 ADP 介导的血小板活化。P2Y12 受体拮抗剂有噻吩吡啶类和非噻吩吡啶类药物。

（1）噻吩吡啶类药物:噻氯匹定和氯吡格雷均是前体药物,需肝脏细胞色素 P450 酶代谢形成活性代谢物,与 P2Y12 受体不可逆结合。噻氯匹定虽有较强的抗血小板作用,但起效慢且有皮疹、白细胞减低等不良反应。其后研发的氯吡格雷具有抗血栓强和快速起效的特性,在 STEMI、UA/NSTEMI 及 PCI 治疗的患者中广泛应用,但由于受肝脏代谢酶基因多态性影响,部分患者用氯吡格雷标准剂量无法获得满意疗效。普拉格雷也是噻吩吡啶类前体药物,需在肝脏代谢转变为活性产物才能发挥抗血小板效应。普拉格雷抗血小板效应强于也快于氯吡格雷,但其出血风险高于氯吡格雷。

（2）非噻吩吡啶类药物:为新研发的 P2Y12 受体拮抗剂。替格瑞洛是环戊基五氮杂茚,它对 P2Y12 受体的抑制作用是可逆的,由于它独特的药效和药代动力学特性,与氯吡格雷相比,它可提供更快和更完全的抗血小板作用,抗血小板疗效强于氯吡格雷,但出血风险略有升高,还有其他不良反应,如呼吸困难、室性心律失常等。

3.血小板糖蛋白（GP）Ⅱb/Ⅲa 受体拮抗剂

血小板 GPⅡb/Ⅲa 受体拮抗剂可提供最强的抗血小板作用。阿昔单抗是与血小板 GPⅡb/Ⅲa 受体非特异性结合的嵌合单克隆抗体,最先用于临床。但鉴于阿昔单抗对血小板 GPⅡb/Ⅲa 受体的免疫原性、不可逆性和非特异性等不足,陆续研发出一些小分子类新型血小板 GPⅡb/Ⅲa 受体拮抗剂,包括环七肽的依替巴肽,以及非肽类拮抗剂药物替罗非班和拉米非班。

4.其他抗血小板药物

蛋白酶激活受体（prolease-activated receptors,PAR）-1 拮抗剂:尚处于研究中的 Vorapaxar 是 PAR-1 受体拮抗剂,目前的研究结果未显示 Vorapaxar 改善临床预后,且出血事件明显增加。西洛他唑的药理作用主要是抑制磷酸二酯酶活性,使血小板内环磷酸腺苷（cAMP）浓度上升,抑制血小板聚集,并可使血管平滑肌细胞内的 cAMP 浓度上升,使血管扩张,增加末梢动脉血流量。

（二）冠心病的抗血小板治疗

1.慢性稳定性心绞痛

抗血小板治疗是减少慢性稳定性心绞痛患者再发事件和死亡的重要用药之一。

临床推荐:①如无用药禁忌证,慢性稳定性心绞痛患者都应服用阿司匹林,最佳剂量范围 75～150 mg/d。②不能耐受阿司匹林的患者,氯吡格雷可作为替代治疗。

2.急性冠状动脉综合征（ACS）

（1）UA/NSTEMI:尽早、充分、持久的抗血小板治疗对于 UA/NSTEMI 患者的疾病进展及预后具有重要意义。

临床推荐:①所有患者立即口服阿司匹林 300 mg,75～100 mg/d 长期维持。禁忌应用阿司匹林的患者,可用氯吡格雷替代。②在使用阿司匹林的基础上,尽早给予氯吡格雷负荷量 300 mg（保守治疗患者）或 600 mg（经皮冠状动脉介入治疗（percutaneous coronary intervention,PCI）患者）,然后 75 mg/d,至少 12 个月。③需用血小板 GPⅡb/Ⅲa 受体拮抗剂的情况有:a.冠状动脉造影示有大量血栓、慢血流或无复流和新的血栓并发症;b.拟行 PCI 的高危而出血风险较低的患者。④计划行冠状动脉旁路移植术（coronary artery bypass graft,CABG）的患者,至少停用氯吡格雷 5 d,除非需紧急手术。

（2）STEMI:无论是否接受早期再灌注治疗,尽早和充分使用抗血小板药物均可改善预后。

临床推荐:①立即嚼服阿司匹林 300 mg,长期维持剂量 75～100 mg/d。禁忌应用阿司匹林的患者,可用氯吡格雷替代。没有证据表明应用肠溶片获益。②在使用阿司匹林的基础上:a.接受溶栓治疗的患者,尽快口服氯吡格雷负荷量 150 mg（年龄≤75 岁）或 75 mg（年龄＞75 岁）,维持量 75 mg/d;b.接受直

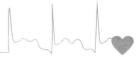

接 PCI 患者,口服氯吡格雷负荷量 300～600 mg,维持量 75 mg/d,至少 12 个月;c.发病 12 h 后接受 PCI 的患者,参照直接 PCI 用药;d.接受溶栓的 PCI 患者,溶栓后 24 h 内口服 300 mg 负荷量,24 h 后口服 300～600 mg 负荷量,维持量 75 mg/d,至少 12 个月;e.未接受再灌注治疗的患者,口服氯吡格雷 75 mg/d,至少 12 个月。③需用血小板 GP Ⅱ b/Ⅲ a 受体拮抗剂的情况有:a.冠状动脉造影示有大量血栓,慢血流或无复流和血栓形成的并发症;b.高危险或转运 PCI 患者。④对计划行 CABG 的患者,建议至少停用氯吡格雷 5 d,除非需紧急手术。

3.冠状动脉血运重建术后抗血小板治疗

(1)PCI 后抗血小板治疗:双联抗血小板治疗(阿司匹林与氯吡格雷)是预防支架围手术期及术后血栓事件的常规方法。

临床推荐:①如无禁忌证,PCI 后阿司匹林 75～150 mg/d 长期维持。②接受金属裸支架(bare metal stent,BMS)置入的非 ACS 患者术后合用氯吡格雷 75 mg/d 双联抗血小板治疗,至少 1 个月,最好持续 12 个月;接受 DES 置入的患者术后双联抗血小板治疗 12 个月,ACS 患者应用氯吡格雷持续 12 个月。③无出血高危险的 ACS 接受 PCI 患者氯吡格雷 600 mg 负荷量后,150 mg/d,维持 6 d,之后 75 mg/d 维持。

(2)CABG 后抗血小板治疗:抗血小板治疗与 CABG 围手术期二级预防的效果密切相关,合理应用抗血小板治疗可提高术后移植血管通畅率和患者生存率,但出血增加以及动脉桥血管和静脉桥血管的解剖和移植过程不同等因素也决定抗血小板治疗的不同。

临床推荐:①CABG 前抗血小板治疗:a.术前阿司匹林 100～300 mg/d,正在服用阿司匹林的患者,术前不需停药;b.使用血小板 GP Ⅱ b/Ⅲ a 受体拮抗剂增加出血,应短时间静脉内注射,并于术前 2～4 h 停用。②CABG 后抗血小板治疗:a.术前未服用阿司匹林,术后 6 h 内开始口服,75～150 mg/d;b.对阿司匹林有禁忌证者,用氯吡格雷 75 mg/d;c.阿司匹林联合氯吡格雷常规用于 CABG 后缺乏证据;d.PCI 后的 CABG 患者,按照 PCI 患者的建议行双联抗血小板治疗。

4.ACS 的新型 P2Y12 受体抑制剂抗血小板治疗

新型 P2Y12 受体抑制剂普拉格雷和替格瑞洛在 ACS 有良好的应用前景,需进一步积累中国患者的证据。临床建议如下:在使用阿司匹林的基础上,除氯吡格雷外,可根据出血风险选择联合应用下述一种 P2Y12 受体抑制剂。

(1)UA/NSTEMI:①对所有缺血事件中、高危(例如肌钙蛋白水平升高)而无出血高风险的患者,替格瑞洛 180 mg 负荷剂量后,90 mg、bid 维持;②在年龄≤75 岁且无卒中或短暂性脑缺血发作(transient ischemic attack,TIA)病史等高出血风险的患者,普拉格雷 60 mg 负荷剂量后,10 mg/d 维持。

(2)STEMI:①对拟行直接 PCI 而无出血高风险的患者,替格瑞洛 180 mg 负荷剂量后,90 mg、bid 维持;②在年龄≤75 岁、无卒中或 T 队病史等高出血风险且拟行直接 PCI 的患者,用普拉格雷 60 mg 负荷剂量后,10 mg/d 维持。

无论置入 BMS 或是药物洗脱支架(drug eluting stent,DES),普拉格雷、替格瑞洛与阿司匹林联合抗血小板治疗时间最好持续 12 个月。

(3)CABG:急诊 CABG,术前至少停替格瑞洛 24 h;计划行 CABG 的患者,术前至少停替格瑞洛 5 d,或停普拉格雷 7 d。

5.冠心病特殊人群的抗血小板治疗

(1)高龄患者:年龄≥75 岁的 ACS 患者临床表现常不典型,死亡率显著增加。

临床推荐:①阿司匹林和氯吡格雷长期治疗剂量无须改变;双联抗血小板治疗时,阿司匹林剂量不超过 100 mg/d。②急性期使用氯吡格雷 75 mg/d,酌情降低或不使用负荷剂量。③使用血小板 GPⅡb/Ⅲa 抑制剂需严格评估出血风险。④使用双联抗血小板治疗合并消化道出血危险因素时,联合质子泵抑制剂(proton pump inhibitor,PPI)。

(2)非心脏外科手术围术期抗血小板药物治疗:临床决策包括 ACS 患者,缺血可采用 GRACE 或 TI-

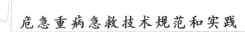

MI 风险评分系统,出血可采用 CRUSADE 出血风险评分系统。

临床推荐:①择期手术尽可能推迟至置入 BMS 6 周或 DES 12 个月后。②围手术期需中断抗血小板药物者,术前 7～10 d 停药,在缺血风险高的人群用低分子肝素替代。③根据手术出血风险分级调整抗血小板药物,酌情减量或停药。单用阿司匹林者,风险低可继续使用,风险高应停用;双联抗血小板治疗患者,风险低仅停氯吡格雷,风险高均停用。④根据手术出血严重程度,必要时输注血小板和采用特殊止血方法。

(3)慢性肾脏疾病(chronic kidney disease,CKD):CKD 指多种病因导致的肾脏结构或功能改变,伴或不伴肾小球滤过率(glomerular filtration rate,GFR)下降,可表现为肾脏损伤指标异常或病理检查异常。肾功能不全会影响患者血小板聚集能力和凝血功能,同时肾脏排泄能力减低又会影响抗血小板药物代谢,因此,肾功能不全是出血高危因素,在应用抗血小板药物前必须进行肾功能评估和出血风险评估。

临床推荐:①应将抗血小板药物用于心血管病的二级预防。②予双联抗血小板药物时充分考虑出血风险。③对严重肾功能不全(GFR<30 mL·min^{-1}·1.73 m^{-2})患者,血小板 GP Ⅱb/Ⅲa 受体拮抗剂需减量。

(4)心力衰竭:心力衰竭患者的血栓栓塞事件危险可能较高。

临床推荐:①伴明确动脉粥样硬化疾病的患者可用低剂量阿司匹林 75～150 mg/d 或氯吡格雷 75 mg/d。②不合并 ACS 的患者,不建议抗血小板和抗凝联合治疗。③扩张型心肌病患者,如无其他适应证,不建议行抗血小板治疗。

(三)抗血小板治疗的其他主要问题

1.抗血小板治疗出血风险评估和处理

冠心病患者在接受双联或者三联抗血小板药物治疗,特别是联合抗凝治疗后出血的风险增高。出血是冠心病预后不良的重要影响因素。针对高危者出血风险给予准确评估及出血后的有效处理措施建议。

临床推荐:①用 CRUSADE 出血风险预测模型,对患者出血风险个体化评估。根据评分分为很低危(<20)、低危(21～30)、中危(31～40)、高危(41～50)、很高危(>50)。②采用 TIMI/GUSTO/BAIRC 方法对出血情况定义分类。根据使用的药物和出血的严重程度,停用抗血小板药物或输注血小板;小出血可在充分治疗的基础上不停用抗血小板治疗,严密观察;大出血患者,除通过特殊止血方法充分控制的患者,推荐停用和(或)中和抗凝和抗血小板治疗。③胃肠道出血的高危患者服用抗血小板药物,联合应用质子泵抑制剂(PPI)或 H2 受体拮抗剂。溃疡病活动期或幽门螺杆菌阳性者,先治愈溃疡病并根除幽门螺杆菌。④输血对预后可能有害,只有在充分个体化评估后实施。血流动力学稳定、红细胞压积>25%或血红蛋白水平>70 g/L 患者不应输血。

2.血小板反应多样性(variability of platelet response,VPR)

VPR 是指不同个体对抗血小板药物治疗反应存在差异,低反应性可能存在高血栓风险,反之亦然。

临床证据:血小板对氯吡格雷和(或)阿司匹林的低反应性与 PCI 术后及老年患者的缺血事件可能存在相关性。ARMYDA-PRO 研究显示,血小板反应活性单位升高的 ACS 患者 30 d 的 MACE 发生率高。荟萃分析表明,中国汉族人群中 CYP2C19 慢代谢型比例总数约为 10%,这部分患者服用常规剂量抗血小板药物可能疗效不佳。

回顾性研究显示,携带至少 1 个 CYP2C19 功能缺失型等位基因的受试者(CYP2C19＊2 或 CYP2C19＊3 携带者),PCI 后 MACE 或支架内血栓形成相应增多。CHARISMA 研究遗传学亚组结果提示,CYP2C19＊2/＊2 纯合子携带者的慢代谢型患者心血管终点事件的风险显著高于非携带者。而近期两项遗传学分析提示,ACS 携带功能缺失型等位基因的患者终点事件率与非携带者无显著差异。目前,基因遗传变异与临床预后相关性尚待明确。GRAVITAS 研究以 VerifyNow 检测结果调整个体化治疗,未显著改善患者临床结局;POPULAR 研究显示以传统比浊法 LTA 或 VerifyNow 快速检测血小板活性,与缺血性事件率升高相关,但所有这些检测方法都不能预测 TIMI 大出血和轻微出血事件,提示 VPR 的检测方法尚难统一。

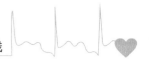

　　增加剂量可能克服氯吡格雷低反应。2010 年，一项研究显示，CYP2C19 慢代谢型受试者，增加氯吡格雷剂量可获更强的抗血小板聚集作用。CURRENT 研究发现，双倍剂量氯吡格雷（150 mg）治疗组心血管事件或支架内血栓明显降低。对于氯吡格雷低反应性的患者，华法林也可为常用选择。

　　在氯吡格雷低反应的患者中，其他 P2Y12 受体抑制剂也应是一种选择。PLATO 研究证实替格瑞洛在 ACS 患者中使用有效和安全，低反应性患者在择期 PCI 后，给予普拉格雷可大幅度降低血小板反应性。

二、调脂药物治疗

（一）他汀

　　他汀（statins）是一种羟甲基戊二酰辅酶 A（HMG-CoA）还原酶抑制剂，是最为经典和有效的调脂药物。他汀除具有调脂作用外，在急性冠状动脉综合征患者中早期应用，能够抑制血管内皮的炎症反应、稳定粥样斑块、改善血管内皮功能以及减少血栓形成。我国《急性冠状动脉综合征患者强化他汀治疗专家共识（2014）》指出，所有 ACS 患者，包括接受急诊经皮冠状动脉介入治疗（PCI）、择期 PCI、药物治疗者，均应接受强化他汀治疗。

　　强化他汀治疗是指大剂量和（或）大幅度降低低密度脂蛋白胆固醇（low density lipoprotein cholesterol，LDL-C）值的他汀治疗。其中，急性期强化治疗是他汀剂量的强化，建议使用他汀产品说明书推荐的最大耐受剂量，目的是保护心肌、降低围术期心肌梗死和主要不良心脏事件的发生率；长期强化治疗是为了达到治疗目标的强化，建议 LDL-C 水平达到低于 70 mg/dL（1.8 mmol/L）或降幅大于 50%，目的是降低近、远期心血管事件和死亡，最终改善 ACS 患者的预后。

　　强化他汀治疗的具体方案为：①ACS 患者入院后，均应尽早（24 h 内）启动强化他汀治疗；②入院后应常规在 24 h 内进行基线血脂水平检测，但强化他汀治疗并不依赖于基线血脂水平，对于基线 LDL-C 水平低于 70 mg/dL 的患者，同样能够从强化他汀治疗中获益；③通常使用大剂量他汀，如阿托伐他汀 80 mg（每日一次）等；④长期强化他汀治疗的目标是 LDL-C＜70 mg/dL 或降幅＞50%。强化剂量的他汀治疗应维持 3～6 个月，其间复查血脂水平，并可适当调整他汀剂量，确保 LDL-C 水平低于 70 mg/dL 或降幅＞50%。

　　ACS 患者强化他汀治疗总体安全性良好，获益远大于风险。但对不同个体强化他汀治疗应考虑肝、肾、肌肉等诸多方面的副作用，因此，对于高龄，肝肾功能异常，曾有他汀类药物不良反应史，低体重，甲状腺功能减退，存在潜在药物间相互作用的患者，在启动强化他汀治疗前，应衡量临床获益和药物不良反应的风险，建议在强化他汀治疗时注意相关指标的监测：①肝的安全性。所有他汀类药物治疗均可引起肝酶升高，发生率不到 1%，单纯肝酶升高不代表肝损伤。与他汀治疗相关的肝功能衰竭病例罕见，因此不建议常规定期检测肝酶。转氨酶＜3×ULN 的升高不应视为他汀治疗的禁忌证。如果转氨酶＞3×ULN，应停用他汀，待肝酶正常后再考虑继续或换用他汀治疗。非酒精性脂肪肝、慢性肝病、代偿性肝硬化均不是他汀治疗的禁忌证，但已有严重急性肝损伤或活动性肝炎患者应该慎重评价获益与风险的关系。②肌肉安全性。不同他汀的严重肌肉不良事件发生率存在差别，但总体发生率低。无症状的轻度肌酸激酶（creatine kinase，CK）升高常见，因此，服用他汀后不建议常规监测 CK 水平，除非患者出现肌肉症状，如肌痛、肌无力等。一旦患者出现肌肉症状并伴 CK＞5×ULN，应停止他汀类药物治疗。其中，高剂量辛伐他汀增加肌损害风险，临床应慎用。③肾的安全性。他汀在肾安全性方面存在异质性。肾功能良好的患者使用他汀是安全的。估算肾小球滤过率（estimated glomerular filtration rate，eGFR）＜30 mL/(min·1.73 m²)的患者使用阿托伐他汀、氟伐他汀外的其他他汀时均需调整剂量，禁用瑞舒伐他汀。④新发糖尿病风险。他汀治疗会轻微增加新发糖尿病风险，但他汀治疗的心血管获益远大于新发糖尿病风险，因此，无须改变现有的治疗推荐。但对于空腹血糖受损或合并代谢综合征的患者，建议在使用他汀类药物时可考虑血糖水平的监测。⑤他汀与新发肿瘤的关系尚未确定。总体来说，他汀治疗并未增加肿瘤发生的风险。

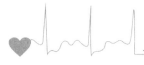
（二）依折麦布

虽然他汀可有效降低胆固醇水平、降低 ASCVD 事件风险，但是在临床实践中，许多患者接受他汀治疗后胆固醇水平仍不达标，还有些患者不能耐受他汀治疗。依折麦布是一种选择性胆固醇吸收抑制剂，与他汀剂量加倍或换用更强效的他汀相比，可提供更佳的 LDL-C 治疗达标率，且安全性和耐受性良好。《选择性胆固醇吸收抑制剂临床应用中国专家共识（2015）》对依折麦布联合他汀的适应人群给出 6 个范围：①与常规剂量他汀联合用于急性冠状动脉综合征患者或慢性肾脏疾病患者预防心血管事件。②经常规剂量他汀治疗后胆固醇水平仍不能达标者，可联合应用依折麦布。③不适于或不能耐受他汀治疗的患者，可应用依折麦布单药治疗。④以 TG 升高为主要表现的混合型血脂异常患者，可联合应用非诺贝特与依折麦布。⑤接受特殊治疗（如血浆置换疗法）血脂仍未能达标的纯合子型家族性高胆固醇血症患者，可联合应用依折麦布与他汀治疗。⑥用于纯合子型谷甾醇血症（或植物甾醇血症）患者的治疗。

三、β受体阻滞剂治疗

β受体阻滞剂是能选择性地与 β 肾上腺素受体结合从而拮抗神经递质和儿茶酚胺对 β 受体的激动作用的一种药物类型。

对于非 ST 段抬高 ACS（NSTE-ACS）患者，《2012 中华医学会非 ST 段抬高急性冠脉综合征诊断和治疗指南》指出，如无明确的禁忌证（如急性收缩性心力衰竭时）或对 β 受体阻滞剂不能耐受，NSTE-ACS 患者应常规使用 β 受体阻滞剂。对心绞痛基本缓解、血流动力学稳定的患者，发病后 24 h 内开始 β 受体阻滞剂治疗。该类药物通过阻断心脏 β1 受体减慢心率，抑制心肌收缩力，从而降低心肌耗氧量；通过延长心肌有效不应期，提高心室颤动阈值，可减低恶性心律失常发生率。β 受体阻滞剂治疗在缓解心绞痛症状的同时，降低患者的病死率。其在治疗时，宜从小剂量开始，逐渐增加剂量，并观察心率、血压和心功能状况。β 受体阻滞剂常用药物包括阿替洛尔、美托洛尔、比索洛尔、卡维地洛等。对心绞痛的发作频繁、心动过速、血压较高的患者，可先采用静脉 β 受体阻滞剂（美托洛尔、艾司洛尔等），以尽快控制血压、心率，缓解心绞痛发作。静脉艾司洛尔的用法：0.5 mg/（kg·min），约 1 min，随后以 0.05 mg/（kg·min）维持；如疗效不佳，4 min 后可重复给予负荷量并将维持量以 0.05 mg/（kg·min）的幅度递增，最大可加至 0.2 mg/（kg·min）。静脉美托洛尔的用法：首剂 2.5～5 mg（溶于生理盐水后缓慢静脉注射至少 5 min），30 min 后可根据患者的心率、血压和心绞痛症状缓解情况酌情重复给药，总量不超过 10 mg；病情稳定后改为口服药物治疗。

对于急性 ST 段抬高型心肌梗死（STEMI）患者，我国《急性 ST 段抬高型心肌梗死诊断和治疗指南（2015）》指出：β 受体阻滞剂有利于缩小心肌梗死面积，减少复发性心肌缺血、再梗死、心室颤动及其他恶性心律失常，对降低急性期病死率有肯定的疗效。无禁忌证的 STEMI 患者应在发病后 24 h 内常规口服 β 受体阻滞剂。建议口服美托洛尔，从低剂量开始，逐渐加量。若患者耐受良好，2～3 d 后换用相应剂量的长效控释制剂。出现以下情况时需暂缓或减量使用 β 受体阻滞剂：①心力衰竭或低心排血量；②心源性休克高危患者（年龄＞70 岁、收缩压＜120 mmHg（1 mmHg＝0.133 kPa）、窦性心率＞110 次/min）；③其他相对禁忌证：P-R 间期＞0.24 s、二度或三度 AVB、活动性哮喘或反应性气道疾病。发病早期有 β 受体阻滞剂使用禁忌证的 STEMI 患者，应在 24 h 后重新评价并尽早使用；STEMI 合并持续性房颤、心房扑动并出现心绞痛，但血流动力学稳定时，可使用 β 受体阻滞剂；STEMI 合并顽固性多形性室性心动过速（室速），同时伴交感兴奋电风暴表现者可选择静脉 β 受体阻滞剂治疗。

四、ACEI/ARB 类药物治疗

（一）ACEI/ARB 在冠心病药物治疗中的作用

临床研究证实，血管紧张素转换酶抑制剂（angiotensin converting enzyme inhibitors，ACEI）不仅仅

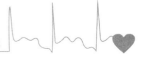

是单纯的降压药,更重要的是能够改善冠心病患者的预后。国际上多个指南均推荐 ACEI 用于无禁忌证的 ACS 患者、稳定性冠心病患者以及合并高血压、糖尿病、慢性肾病等疾病的冠心病患者。ACEI 主要通过影响心肌重构、减轻心室过度扩张而减少慢性心力衰竭的发生,降低死亡率。早期使用 ACEI 能降低死亡率,高危患者临床获益明显,前壁心肌梗死伴有左心室功能不全的患者获益最大。在无禁忌证的情况下,即可早期开始使用 ACEI,但剂量和时限应视病情而定,应从低剂量开始,逐渐加量。不能耐受 ACEI 者用血管紧张素受体阻滞剂(angiotensin receptor blocker,ARB)替代;可耐受 ACEI 的患者,不推荐常规用 ARB 替代 ACEI。

(二)ACS 用药建议

STEMI 发病 24 h 内,在无禁忌证的情况下,建议早期应用 ACEI。除非不能耐受,否则所有 NSTE-ACS 患者均应接受 ACEI 治疗。

1.临床应用注意点

(1)早期:AMI 早期口服 ACEI 可降低死亡率,ACEI 应在发病 24 h 内开始应用。

(2)长期:所有 AMI 后的患者都需要长期使用 ACEI。AMI 早期因各种原因未使用 ACEI 的患者,应该带药出院并长期使用。

(3)获益:合并 HF、房颤或前壁大面积 AMI 等高危患者获益更大。

2.给药方法和剂量

ACEI 治疗应从小剂量开始,逐渐增加剂量,早期干预方案通常在 24～48 h 内用到足量,如卡托普利的用法为首剂 6.25 mg,能耐受者 2 h 后给 12.5 mg,10～12 h 后给 25 mg,然后 50 mg、bid,治疗 28 d;福辛普利初始剂量为 5 mg,24 h 后重复一次,如收缩压仍＞100 mmHg(1 mmHg＝0.133 kPa)且无低血压症状体征,逐步倍增至 20 mg、qd 的最终靶剂量。

(三)ACEI 和 ARB 用于冠心病的循证医学证据比较和临床应用推荐

近年来的循证医学证据表明:与 ARB 相比,ACEI 更能为冠心病及合并心衰、高血压、糖尿病、慢性肾病的患者带来短期和长期获益,显著降低心血管事件的发生,改善临床预后,故建议冠心病及合并心衰、高血压、糖尿病、慢性肾病的患者应首选 ACEI 治疗,如确实不能耐受 ACEI,可考虑更换为 ARB 治疗,但不推荐 ACEI 与 ARB 联合应用。

(四)ACEI/ARB 禁忌证

血管性水肿、ACEI/ARB 过敏、妊娠和双侧肾动脉狭窄为 ACEI 绝对禁忌证。血钾＞6.0 mmol/L 或者血肌酐增幅＞50％或＞265 μmol/L(3 mg/dL)时应停用 ACEI。轻度肾功能不全(肌酐＜265 μmol/L)、轻度高钾血症(≤6.0 mmol/L)或相对低血压(收缩压＜90 mmHg(1 mmHg＝0.133 kPa))不是 ACEI/ARB 治疗的禁忌证,但应注意监测肾功能。左室流出道梗阻的患者(如主动脉瓣狭窄及梗阻型肥厚性心肌病)不宜使用 ACEI/ARB。

五、其他药物治疗

(一)硝酸酯类药物

1.硝酸酯类药物静脉应用在 ACS 治疗中的定位

硝酸酯类药物静脉应用在 ACS 治疗中的定位能改善心肌缺血症状,缩小心肌梗死面积。

2.ACS 时应用指征

ACS 起初发病 48 h 内为控制心肌缺血,或为控制合并存在的高血压、心衰,需要持续静脉应用硝酸酯,症状缓解后 12～24 h 可停止静脉用药。

3.ACS 时硝酸酯类药物静脉应用注意事项

①ACS 时硝酸酯类药物与 β 受体阻滞剂常联合应用,如合用出现了低血压等不能耐受情况时,应优先保留 β 受体阻滞剂,停用硝酸酯类药物;如已经使用 β 受体阻滞剂、硝酸酯类药物,仍有心绞痛发作,或

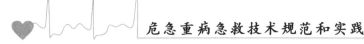

考虑为痉挛性心绞痛时可选用钙拮抗剂。②如患者收缩压＜90 mmHg 或较基础血压降低＞30%、严重心动过缓（＜50 次/分）或心动过速（＞100 次/分），下壁、右室心肌梗死时慎用硝酸酯类药物。静脉滴注硝酸甘油应从低剂量（5～10 μg/min）开始，酌情逐渐增加剂量（每 5～10 min 增加 5～10 μg），直至症状控制、收缩压降低 10 mmHg（血压正常者）或 30 mmHg（高血压患者）的有效治疗剂量。静脉滴注硝酸甘油过程中应密切监测血压（尤其大剂量应用时），如出现心率明显加快或收缩压≤90 mmHg，应降低剂量或暂停使用。静脉用药后可过渡到口服药物维持。（1 mmHg＝0.133 kPa）

4.静脉应用硝酸酯类药物的不良反应

使用硝酸酯类药物时可能出现头痛、反射性心动过速和低血压等不良反应，减少剂量或随着应用时间延长，大多数患者症状可缓解。此外，硝酸酯类药物会引起青光眼患者眼压升高；24 h 内曾应用磷酸二酯酶抑制剂（治疗勃起功能障碍）的患者易发生低血压，应避免使用。

（二）钙拮抗剂

不推荐 STEMI/ACS 患者使用短效二氢吡啶类钙拮抗剂。

对无左心室收缩功能不全或房室传导阻滞（atrioventricular block，AVB）的患者，为缓解心肌缺血、控制房颤或心房扑动的快速心室率，如果 β 受体阻滞剂无效或禁忌使用（如支气管哮喘），则可应用非二氢吡啶类钙拮抗剂（维拉帕米和地尔硫草）。

STEMI/ACS 后合并难以控制的心绞痛时，在使用 β 受体阻滞剂的基础上可谨慎应用地尔硫草。在 ACS 中静脉制剂地尔硫草初始应用 1～10 mg/h 静脉泵入，10 min 心绞痛症状不缓解则可增加剂量，直至心绞痛得到控制。剂量调整主要依据缺血症状和体征的改善以及是否达到血压效应。

STEMI 合并难以控制的高血压患者，可在 ACEI 或 ARB 和 β 受体阻滞剂的基础上应用长效二氢吡啶类钙拮抗剂。

（三）醛固酮受体拮抗剂（螺内酯）

通常在 ACEI 治疗的基础上使用，对 STEM 后心脏超声提示 LVEF≤40%、有心功能不全或糖尿病、无明显肾功能不全［血肌酐男性≤221 μmol/L（2.5 mg/dL），女性≤177 μmol/L（2.0 mg/dL），血钾≤5.0 mmol/L］的患者，应给予醛固酮受体拮抗剂。

第四节　急诊冠脉介入诊疗

一、急诊冠脉介入诊疗简介

1844 年，Bernard 首次将导管插入动物的心脏。1929 年，德国医生 Forssmann 首次将一根尿管从自己的肘静脉插入，经上腔静脉送入右心房，并拍摄下了医学史上第一张心导管胸片，开创了人类心导管技术发展的先河。此后，在此基础上，先后开展了右心导管和左心导管术。1953 年，Seldinger 创立了经皮血管穿刺技术，从而结束了介入操作需要进行血管切开的历史。1958 年，Sones 在进行一次主动脉造影时，无意中将导管插入右冠状动脉，并注入了造影剂使右冠显影。这一偶然并带有危险性的事件却成了现代冠脉介入技术的开端。1967 年，Judkins 采用股动脉穿刺的方法进行了冠状动脉造影，从此这一技术在冠心病的诊断上得以进一步的发展和推广。德国的 Gruentzig 于 1977 年首先施行了经皮冠状动脉成形术。此后，经皮冠状动脉球囊血管成形术（percutaneous coronary angioplasty，PTCA）技术从欧洲到美洲迅速被推广，适应证不断扩大，与之相关的工业产品也迅速发展，各种操作设备（如导管、球囊）不断改进，以适应不同病变的处理。1986 年，Puol 和 Sigmart 将第一枚冠脉支架置入人体。冠脉内支架置入术可显著减少 PTCA 的再狭窄，可以处理夹层和急性血管闭塞，成为冠脉介入治疗的又一个里程碑。

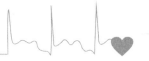

2003年,药物洗脱支架(drug eluting stent,DES)投入临床,使支架的再狭窄率明显降低,使冠脉介入治疗又进入一个新纪元。

(一)技术分类

1.PTCA

采用股动脉途径或桡动脉途径,将指引导管送至待扩张的冠状动脉口,再将相应大小的球囊沿导引钢丝送到狭窄的节段,根据病变的特点用适当的压力和时间进行扩张,达到解除狭窄的目的。

但单纯PTCA发生冠状动脉急性闭塞和再狭窄的概率较高,急性闭塞多见于术后24 h内,发生率在3%～5%,可导致患者急性心肌梗死,甚至死亡;再狭窄一般发生于术后6个月内,发生率在25%～50%,患者会再次出现心绞痛症状,多需再次血运重建。由于以上的局限性,目前已很少单独使用。

2.冠状动脉支架植入术

将以不锈钢或合金材料制成的网状带有间隙的支架置入冠状动脉内狭窄的阶段支撑血管壁,维持血流通常,可减少PTCA后的血管弹性回缩,并封闭PTCA时可能产生的夹层,大大减少了PTCA术中急性血管闭塞的发生。但由于支架置入部位内膜增生性改变,术后支架内再狭窄仍是主要的问题。早期应用的是裸金属支(bare metal stent,BMS)术后6个月内再狭窄率为20%～30%。DES在裸支架的金属表面增加具有良好生物相容性的涂层和药物,此种支架置入后,平滑肌的增生被抑制,使再狭窄进一步降低(10%以下),但DES使血管内皮化延迟而造成支架内血栓发生率较高。

3.冠状动脉旋磨术

冠状动脉旋磨术(rotational atherectomy)是采用呈橄榄形的带有钻石颗粒的旋磨头,根据"选择性切割"的原理选择性地磨除纤维化或钙化的动脉硬化斑块,而不会切割有弹性的组织和正常冠脉,主要应用于严重狭窄伴重度钙化的病变。

4.冠脉内血栓抽吸

冠脉内血栓抽吸应用负压的抽吸导管将冠脉内的血栓抽出。多用于血栓性病变或大隐静脉桥血管病变。

5.切割球囊成形术

切割球囊成形术是在球囊上纵向安装3～4片微型刀片,当球囊开始扩张时,刀片将血管狭窄处的增生组织切成3～4份,而后球囊充分扩张病变处,主要用于支架内再狭窄病变或是纤维组织增生为主的病变。

6.其他

准分子激光成形术、冠脉内放射治疗等可用于支架内再狭窄的治疗,但临床应用较少。

(二)介入路径

1.股动脉路径

股动脉比较粗大,穿刺成功率高。缺点是术后卧床时间长,穿刺相关并发症发生率较高,如出血、血肿、假性动脉瘤、动静脉瘘和腹膜后血肿等。

2.桡动脉路径

术后压迫时间短,无须卧床,患者不适感较股动脉路径轻,而且并发症较少,因此逐渐成为目前PCI治疗的首选路径。

(三)急诊PCI并发症介绍

1.冠状动脉痉挛

在冠脉造影或介入过程中,冠状动脉局部或弥漫的持续性收缩造成管腔狭窄,甚至闭塞,发生率在1%～5%。冠脉痉挛可以为自发,也可以为对比剂或器械操作诱发。冠脉痉挛时可无明显症状,也可出现明显的缺血症状,如胸痛、心肌梗死、心律失常,严重时可导致死亡。冠脉痉挛发生时可冠脉内注射硝酸甘油或钙拮抗剂。

2.冠状动脉穿孔

冠状动脉穿孔比较罕见,但危害较大,表现为造影剂外渗至心包内,严重时可导致心包积血、心包压

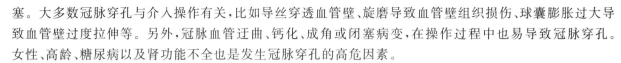

塞。大多数冠脉穿孔与介入操作有关,比如导丝穿透血管壁、旋磨导致血管壁组织损伤、球囊膨胀过大导致血管壁过度拉伸等。另外,冠脉血管迂曲、钙化、成角或闭塞病变,在操作过程中也易导致冠脉穿孔。女性、高龄、糖尿病以及肾功能不全也是发生冠脉穿孔的高危因素。

3.冠脉夹层

冠脉夹层多见于球囊预扩张病变时,是导致冠脉急性闭塞的主要原因,表现为造影可见的管腔内充盈缺损、管腔外造影剂滞留或可见内膜片。

4.冠状动脉急性闭塞

冠状动脉急性闭塞指 PCI 时或 PCI 后冠脉血流发生阻滞或减慢,是 PTCA 时代的主要并发症之一,可以导致心绞痛、心肌梗死,甚至死亡。支架应用后,冠脉急性闭塞的发生率明显降低。

5.支架内血栓形成

支架内血栓形成为一种少见但严重的并发症,分为急性血栓形成(术后 24 h 内)、亚急性血栓形成(术后 24 d~30 d)、晚期血栓形成(术后 30 d~1 年)和极晚期血栓形成(术后 1 年以上)。

6.慢复流或无复流

慢复流或无复流是指 PCI 时心外膜大冠状动脉血管已解除狭窄,但远端前向血流明显减慢或丧失,心肌细胞灌注不能维持的现象。其原因复杂,确切机制尚不清楚,可能是由于血栓或斑块碎片栓塞远端微血管引起。

7.支架脱落

支架脱落较少发生,与病变特征、器械以及术者操作等因素有关。

8.周围血管并发症

股动脉途径穿刺可见的并发症有血栓、栓塞、出血、血肿、腹膜后血肿、假性动脉瘤和动静脉瘘等。桡动脉途径可见的并发症有桡动脉痉挛、闭塞、前臂血肿、局部出血和骨筋膜室综合征等。

9.出血并发症

由于 PCI 术前后应用抗血小板药物,术中需要给予静脉肝素抗凝,因此围手术期的出血是 PCI 较为常见的并发症,主要包括穿刺部位出血、消化道出血,甚至可发生脑出血。对于出血高危患者应当合理应用抗栓药物,纠正可逆转的危险因素,尽量防患于未然。

10.对比剂肾病

应用含碘的对比剂后,部分患者会发生肾损伤,发生率小于 5%,多见于术后 2~3 d 内,表现为血清肌酐水平比使用对比剂前升高 25% 或 0.5 mg/dL,多可自行恢复,极少数发生不可逆的肾损伤。

(四)急诊 PCI 适应证

1.直接 PCI——适应证

(1)在 ST 段抬高和新出现或怀疑新出现左束支传导阻滞的 AMI 患者,直接 PCI 可作为溶栓治疗的替代治疗,但是直接 PCI 必须由有经验的术者和相关医务人员,在有适宜条件的导管室于发病 12 h 内或虽超过 12 h 但缺血症状仍持续时,对梗死相关动脉进行 PCI(ACC/AHA 指南列为Ⅰ类适应证)。

(2)急性 ST 段抬高/Q 波心肌梗死或新出现左束支传导阻滞的 AMI 并发心源性休克患者,年龄<75 岁,AMI 发病在 36 h 内,并且血运重建术可在休克 18 h 内完成者,应首选直接 PCI(ACC/AHA 指南列为Ⅰ类适应证)。

(3)适宜再灌注而有溶栓治疗禁忌证者,直接 PCI 可作为一种再灌注治疗手段(ACC/AHA 指南列为Ⅱa 类适应证)。

(4)AMI 患者非 ST 段抬高,但梗死相关动脉严重狭窄、血流缓慢(TIMI 血流≤2 级),如可在 12 h 内完成,可考虑进行 PCI(ACC/AHA 指南列为Ⅱb 类适应证)。

2.直接 PCI——实施标准

能在入院 90 min 内进行球囊扩张。

3.直接 PCI——人员标准

独立进行 PCI 每年超过 30 例。

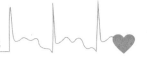

4. 直接 PCI——导管室标准

PCI>100 例/年,有心外科条件。

5. 直接 PCI——操作标准

AMI 直接 PCI 的成功率>90％以上,无急性冠脉搭桥术、脑卒中、死亡;在所有送到导管室的患者中,实际完成 PCI 者达 85％以上。

6. 直接 PCI——注意事项

在 AMI 急性期不应对非梗死相关动脉行选择性 PCI;发病 12 h 以上或已接受溶栓治疗且已无心肌缺血证据者,不应进行 PCI;直接 PCI 必须避免时间延误,必须由有经验的术者进行,否则不能达到理想效果,治疗的重点仍应放在早期溶栓治疗。近年来,AMI 患者用介入治疗达到即刻再灌注的最新进展是原发性支架植入术,根据 Zwolle、STENT-PAMI 等原发植入支架与直接 PCI 的随机对照研究结果,常规植入支架在降低心脏事件发生率和减少靶血管重建术方面优于直接 PCI 和仅在夹层、急性闭塞或濒临闭塞时紧急植入支架。因此,支架植入术可较广泛地应用于 AMI 患者的机械性再灌注治疗。

7. 直接 PCI——补救性 PCI

对溶栓治疗未再通的患者使用 PCI 恢复前向血流即为补救性 PCI。其目的在于尽早开通梗死相关动脉,挽救缺血但仍存活的心肌,从而改善生存率和心功能。建议对溶栓治疗后仍胸痛、ST 段抬高无显著回落、临床提示未再通者,应尽快进行急诊冠脉造影,若 TIMI 血流 0～2 级,应立即行补救性 PCI,使梗死相关动脉再通。尤其对发病 12 h 内、广泛前壁心肌梗死、再次梗死、血流动力学不稳定者意义更大。

(五)急诊 PCI 禁忌证

(1)没有绝对禁忌证。

(2)相对禁忌证:主动脉夹层、活动性出血、碘过敏、凝血功能障碍、预后不好的心理和躯体疾病。

(六)介入治疗——溶栓治疗再通者的 PCI 选择

对溶栓治疗成功的患者不主张立即行 PCI。建议对溶栓治疗成功的患者,若无缺血复发,应在 7～10 d后进行择期冠脉造影,若病变适宜可行 PCI。

二、转运 PCI 的实施

当 ACS 患者到达不具备直接 PCI 的医院急诊室后,接诊医师应迅速完成首份心电图、病史、生命体征等重要信息的采集和评估。对于考虑 STEMI 和高危 NSTE-ACS 患者,应评估是否有转运 PCI 的指征,并和家属及患者沟通有关转运的事宜。具体评估可参见本章第二节 ACS 的临床路径。

需要注意的是,在典型临床表现和心电图 ST 段抬高已能确诊为 STEMI 时,绝不能因等待血清心肌标志物检查结果而延误再灌注治疗的时间。如距离发病时间短(尤其是 3 h 以内),或转运 PCI 可能延误较长时间,应考虑快速开始静脉溶栓治疗;如溶栓失败,应积极考虑转运补救 PCI。

转运前应联系好接诊医院做好准备,并告知心电图和相关病史、处理,缩短接诊医院的准备时间。

第五节　ACS 诊治相关技术简介

一、ACS 心电图操作要点

ACS 往往病情严重且进展迅速,需要及时准确地进行判断。详细的病史、心电图检查和心肌损伤标志物检测起着至关重要的作用,而其中心电图是诊断 ACS 最有效、最便捷和最可靠的方法。以下就心电

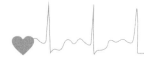

图的操作进行简要阐述。

(一)心电图的操作时间

(1)入急诊室后,要求在 10 min 内完成首份 12 导联心电图,建议尽量完成 18 导联心电图,送有经验的急诊医师查阅。

(2)在 12 导联的体表部位做标记,为后续的重复心电图检查提供更有价值的对比判断。

(3)如果首份心电图无明显变化,10～30 min 后需重复心电图检查。以后 2～4 h 反复检查心电图,直至诊断明确。

(4)开始溶栓后 60～180 min 心电图检查 ST 段回落和再灌注心律失常。

(5)住院期间应每日复查心电图,如病情变化则及时检测心电图变化。

(二)18 导联心电图的体表位置

肢导联:红、黄、绿分别夹在右腕、左腕和左踝。胸前导联电极的位置是:V_1,胸骨右缘第 4 肋间;V_2,胸骨左缘第 4 肋间;V_3,在 V_1 与 V_4 连线的中点;V_4,左锁骨中线第 5 肋间;V_5,左腋前线与 V_4 同一水平;V_6,在腋中线与 V_4 同一水平。V_{3R}～V_{5R} 导联与常规 12 导联的 V_3～V_5 导联呈影像关系。V_7～V_9 分别位于腋后线、肩胛线和脊柱左缘与 V_4 同一水平。

(三)心电图的判断与定位

1.ST 段抬高型心肌梗死心电图表现

超急性期:T 波的高尖,QRS 波振幅升高或时限增大。

急性期:ST 段弓背向上型抬高,与直立的 T 波连接,形成单相曲线。数小时至 2 d 内出现病理性 Q 波,同时 R 波降低。

亚急性期:ST 段抬高持续数日至两周左右,逐渐恢复到基线水平,T 波则变为平坦或倒置。

陈旧期:数周至数月后,T 波呈 V 形倒置,两支对称,波谷尖锐。T 波倒置可永久存在,也可在数月或数年内逐渐恢复。

体表心电图对应血管闭塞的定位:左主干病变典型的心电图表现为 AVR 导联 ST 段抬高,同时 I,II,V_4～V_6 导联 ST 段压低。如果同时伴有 V_1 导联 ST 段抬高,则 AVR 导联 ST 段抬高的程度大于 V_1 导联。

前降支开口或近段病变的心电图表现:ST 段抬高≥1 mm 最常见于 V_2 导联,其次为 V_3、V_4、V_5、AVL、V_1 和 V_6,V_2、V_3 导联抬高程度最大;AVL 导联 ST 段抬高,下壁导联 ST 段下移;如果 V_1 导联 ST 段抬高同时伴有 AVR 导联 ST 段抬高,则前者抬高的程度大于后者。

回旋支病变的心电图表现:II,III,AVF 导联 ST 段抬高,但是没有 AVL 导联 ST 段下移,并且 III 导联 ST 段抬高程度与 II 导联相当;可以伴有心前区导联 ST 段下移。

右冠近段病变的心电图表现:II,III,AVF 导联 ST 段抬高,III 导联 ST 段抬高程度大于 II 导联,同时伴有 I 和(或)AVL 导联的 ST 段下移;部分可伴有右室导联 ST 段抬高。

2.非 ST 段抬高型 ACS 心电图表现

心电图往往表现为 T 波倒置,ST 段水平型或下斜型压低或者 ST-T 无明显改变。

高危心电图表现为 ST 段显著性压低≥2 mm 提示高危,心电图 ST 段压低<2 mm 提示中高危,而心电图无明显心肌缺血表现为低危。

注意:心电图的定位应该以两个以上相关导联为参考点;胸痛患者如心电图完全正常,也不能排除 ACS 的可能性。

3.其他原因所致的 ST 段改变

非特异性 ST 段改变指 ST 段偏移小于 0.05 mV 或 T 波倒置≤0.2 mV,对诊断帮助不大。

III 导联孤立的异常 Q 波可能是正常的心电图,尤其是下壁导联上无任何异常的复极时。

ST 段或 T 波改变必须考虑其他可能的原因:如 ST 段抬高见于左室室壁瘤、心包炎、心肌炎、变异性心绞痛、早期复极综合征、左室心尖球囊综合征(Takotsnbo 心肌病)、W-P-W 综合征等;而深倒的 T 波可

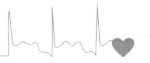

见于神经系统疾病、三环类抗抑郁药和吩噻嗪类药物治疗者、肥厚性心肌病等。

二、临时起搏器技术介绍和操作要点

(一)临时起搏器的历史进展

1952 年,Paul Zoll 首先在两例心室停搏患者中通过两个电极连接埋在胸壁皮下的穿刺针用脉冲电流成功地进行了临时心脏起搏,尽管在一个患者身上只维持了 25 min,在另一个患者身上也仅仅维持了 5 d,但这个报告提示了对临床上明显心动过缓的患者提供临时心室率支持的可能性。此后,该技术进一步发展,得以成功研制经心内膜、经心包、经食道的临时起搏,所有的方法均基于一个外部的脉冲通过电极提供心率支持。目前对于心内科医师来说,最为常见的是经颈内静脉、锁骨下静脉或股静脉置入心内膜临时起搏电极。目前常用的电极包括球囊漂浮电极和聚乙烯材料制作的普通电极。

(二)临时起搏器的指征

目前,临时起搏器的指征主要来自于临床经验而不是临床试验。其中,以下患者可考虑安装临时起搏器:急性心肌梗死、心脏停搏、有症状的心动过缓(窦性心动过缓伴低血压,二度 1 型型房室传导阻滞伴低血压、对阿托品无反应)、双束支传导阻滞、二度 2 型型房室传导阻滞、新出现双束支传导阻滞伴一度房室传导阻滞、非急性心肌梗死相关的心动过缓、二度房室传导阻滞或三度房室传导阻滞伴血流动力学改变或休息时晕厥、继发于心动过缓的室性心动过速。一些外伤(脑外伤、脊髓损伤)患者的迷走神经张力过高,造成明显的心动过缓或心脏停搏,有血流动力学明显改变,应安装临时起搏,渡过急性损伤期或手术期。起搏电极一般最长放置 1～2 周。

(三)临时起搏器的置入途径

1. 颈内静脉途径

穿刺右侧颈内静脉多见,患者多取仰卧位,肩部垫枕使之仰头并偏向左侧,操作者站于患者头端。以胸锁乳头肌三角的顶角作为穿刺点,该点距锁骨 5 cm,颈动脉搏动偏外侧处。针头指向胸锁关节右缘后下方,与皮肤成 30°～45°角。穿刺定位后,可先用局麻针试穿刺,借以确定颈内静脉的位置和深度,再换用穿刺针进行穿刺,进针深度 2～4 cm,当负压进针顺利抽吸到暗红色血液后,表明穿刺成功。

2. 锁骨下静脉穿刺

患者处仰卧位,头稍偏向对侧,操作者站于患者头端。穿刺点取锁骨下缘约 1 cm 处的锁骨中点(甚至偏外)部位,在相当于锁骨中内 1/3 交叉点下缘的外下方 1～2 cm 处进针。穿刺针以贴近皮肤或与皮肤的交角<15°为宜,针头方向指向胸骨上凹或喉结。用抽取生理盐水的针筒带负压进针 3～4 cm 即有穿透感,当负压进针顺利抽吸到暗红色血液后,表明穿刺成功。

3. 股静脉穿刺

患者处仰卧位,膝稍曲,髋关节外旋外展 45°,触诊股动脉最明显点,可采用双指法即食指与中指分开触诊股动脉,确定股动脉位置及走行。股静脉位于股动脉内侧 0.5～1.0 cm,腹股沟韧带下方 2～3 cm 处作为穿刺点。一般选用右侧,与皮肤成 30°～45°角,经选定穿刺点,针尖指向正中线上的肚脐进针。

穿刺成功后,迅速撤走注射器并沿穿刺针送入导引钢丝,沿导丝送入血管鞘。经血管鞘送入临时起搏电极,在 X 线透视下到达右心室心尖部。起搏电极末端的正负极分别对应于临时起搏器的正负极,旋紧螺丝后开始起搏程控。

(四)临时起搏电极的位置及参数设置

当电极到位右心室心尖后,进一步在左前斜 45°、右前斜 30°和后前位上明确电极的位置,如果在左前斜 45°上电极头端跨过脊柱可能提示起搏电极位于冠状窦内,回撤导管重新定位。心电监护仪上可见因导管触碰心内膜引起的室性早搏,如果患者自身心率较快,可能不出现期前,这时可程控起搏器来判断电极的到位情况。以高于自身心率 10 bpm 频率起搏,从高能量输出电压逐渐下调,直至不能起搏为主,以不低于最小阈值两倍的电压作为最终输出电压。如放置的位置较佳,1.0 V 左右的电压均能良好起搏,同时以低于自身频率来测试感知阈值。临床上一般设置频率为 50～60 bpm,输出电压 5 V,感知灵敏度 2 mV。

(五)临时起搏器的并发症

1.心脏穿孔、心脏压塞

临时起搏导线为双极导线,较硬,在植入时,动作应轻柔,在 X 线透视下无障碍送管。尤其对心脏扩大及下壁、右心室心肌梗死的患者,更应小心。另外,导线到位后,避免张力过大。

2.导管移位

临时起搏导线头端为柱状电极,植入后容易发生导线移位。植入术中应固定牢靠、张力合适,张力过大及过小均可引起移位。若经股静脉穿刺途径,则穿刺侧肢体制动。其他血管途径植入也应减少活动,以卧床休息为主。

3.下肢静脉血栓形成

股静脉穿刺后由于患侧下肢制动,加上导管对血管的堵塞和刺激作用,容易形成患侧下肢的静脉血栓。

4.气胸、血气胸

如穿刺方向偏移或进针过深误穿破同侧肺尖部,则引发气胸;如同时误穿刺锁骨下动脉和肺尖,则可导致血气胸。

5.心律失常

心律失常往往与导管的张力过高有关,或电极漂移至右室流出道,触发短阵室性心动过速。

6.阈值增高

由于电极周围心肌组织炎症、充血、水肿或缺血,或者电极导线微移位,使起搏阈值增加。

7.损伤静脉小分支

损伤静脉小分支尤其见于经股静脉入路,床旁盲送电极有损伤肾静脉等分支血管的可能,建议在 X 线透视下缓慢轻巧推进起搏电极,而经颈内静脉往往容易到位且不易损伤小分支。

参考文献

[1] 急性 ST 段抬高心肌梗死溶栓治疗中国专家共识组.急性 ST 段抬高心肌梗死溶栓治疗的中国专家共识(修订版)[J].中华内科杂志,2008,47(2):170-174.

[2] 沈卫峰,张奇,张瑞岩.2015 急性 ST 段抬高型心肌梗死诊断和治疗指南[J].中华心血管病杂志,2015,43(5):380-393.

[3] 王庆茹,刘仁光.心肌梗死第三次全球统一定义——2012ESC/ACCF/AHA/WHF 专家共识要点解读[J].中国心脏起搏与心电生理杂志,2013(3):269-270.

[4] 中华医学会心血管病学分会.抗血小板治疗中国专家共识[J].中华心血管病杂志,2013,41(3):183-194.

[5] 2013 ACCF/AHA Guideline for the Management of ST-Elevation Myocardial Infarction. A report of the American College of Cardiology Foundation/American Heart Association task force on practice guidelines[J]. J Am Coll Cardiol,2013,61(4):e78-e140.

(屈百鸣 车贤达 丁亚辉)

第六章 急性缺血性卒中规范化治疗技术

第一节 缺血性卒中急性期干预

一、卒中宣教

虽然快速识别卒中的能力对急性缺血性卒中获得良好预后非常重要,但目前大众对卒中科普知识的掌握却普遍缺乏。即便在美国等发达国家,也仅有不到一半的卒中患者在症状出现后1 h内拨打了急救电话,而拨打电话的人中也只有不到二分之一能识别出卒中症状。在国内,虽然缺少有关研究报道,但一致认为与发达国家差距很大,城市人群的急救意识相对好于农村地区。

研究表明,长期开展卒中宣教可以显著提高大众对卒中的识别能力。根据美国加利福尼亚州急性卒中试点登记(California Acute Stroke Pilot Registry,CASPR)的研究结果,如果卒中患者能在发病后及早就诊,则3 h内溶栓治疗的预期比例可由4.3%上升至28.6%,这说明了卒中宣教对患者寻求及早治疗的有效性和重要性。卒中教育不仅针对潜在患者,还应包括亲属及基层医护人员,使他们能够在需要时尽快拨打急救中心的电话或直接将患者送至医院。社区宣教工具大多简单易懂,方式也多种多样,通常包括印刷材料、视听节目、社区宣讲及电视广告与板报等内容。

卒中发生时,超过80%患者的表现为面部及肢体无力,以及言语困难中的一个或多个症状。2008年以前,卒中5个"突然"预警征象(突然无力,突然言语困难,突然视力缺损,突然头晕,突然严重的头痛)在美国公众教育活动中被广泛使用,效果显著。10多年前提出的FAST[面部(face)、肢体(arm)、言语(speech)、时间(time)]宣传活动正被重新得到重视。研究表明,首次接受卒中教育者,在3个月后100%仍可记住面瘫和言语不利是卒中的预警征象,98%能够回忆起肢体无力或麻木。经过宣教,更多的卒中患者通过呼叫急救中心进行转运,明显减少了院前延误时间。目前国内多个城市也在开展类似的卒中宣教活动并取得了积极效果,但在院前和院内急救的衔接方面,与西方发达国家还存在不小的差距。

二、卒中院前管理

在卒中院前管理方面,欧美等发达国家一直走在前列,其良好效果的急救模式具有重要的借鉴价值。

(一)卒中医疗系统急救服务(EMS)系统

2007年《成人缺血性卒中早期管理指南》发布后,美国心脏协会(American Heart Association,AHA)/美国卒中协会(American Stroke Association,ASA)发表"卒中医疗系统急救服务的履行策略"。在该策略采用以下指标对EMS系统的质量进行评定:

(1)卒中患者在尽可能短的时间内被送到有高水平卒中救治能力的医疗中心。

（2）接到电话起至派遣时间＜90 s。

（3）EMS 系统回应时间＜8 min（自接到电话至救护车到达现场时间）。

（4）分派时间＜1 min。

（5）出动时间（自接到电话至救助团队上路）＜1 min。

（6）到达现场的时间＜15 min（除非某些情有可原的情况，如救护车因特殊原因受困）。

（7）路途转运所用时间应等同于外伤或急性心肌梗死所需时间。

EMS 大致涵盖 3 个方面：一是院前卒中医疗（包括 9-1-1 的启动与派遣、急救医疗应答、现场分诊与安置，以及陆路或空中转运）；二是 EMS 系统构成（包括社区、急诊医护人员、公共安全机构、急诊设施和重症监护室）；三是 EMS 系统的功能（被用于处理与沟通、转运、收治、转诊、互助及系统回顾和评价相关的问题）。EMS 电子数据还有助于对这些绩效指标进行回顾并做出相应的改善。

对急救中心调度员进行卒中早期识别规范化培训，在提高其识别卒中发病的能力方面非常重要。研究表明，经过正规培训之后，如果急救电话求助者提到某些具体词语，如卒中、面部下垂、无力/跌倒或交流困难，则调度员可以正确地识别出 80% 的卒中。若调度员的判断与医护人员对卒中的诊断一致，则患者到院时间与救治时间均会缩短，还会得到更及时的院内处理。

（二）EMS 的评估与管理

EMS 的首要目标是快速综合评估患者和迅速将其转运到有卒中救治能力的医院。像处理所有疾病一样，EMS 的工作人员必须评估管理患者的气道、呼吸与循环（airway，breathing，circulation，ABCs），虽然大部分急性缺血性卒中患者无须 ABCs 紧急干预。

具体来讲，对于疑似卒中患者，推荐吸氧以维持氧饱和度＞94%。如果可疑卒中患者发生低血压，即血压显著低于病前状态或收缩压＜120 mmHg，应该将患者头部水平放置在担架上，并输注等渗盐水以改善脑灌注；对高血压（收缩压≥140 mmHg）的患者进行常规院前血压干预，其收益未得到证实；对极高血压（收缩压≥220 mmHg）的患者应进行干预。低血糖患者可出现卒中样症状，因此院前要常规检测血糖水平，如果发现患者血糖水平＜60 mg/dL，应静脉给予葡萄糖使神经功能缺损症状尽快得到缓解；对于非低血糖的疑似卒中患者，不要使用含有葡萄糖的液体以避免加剧脑损伤，如果患者需要补液治疗，使用生理盐水更适合。有条件的话，EMS 还可以在患者转运途中建立静脉通道和采集患者的血样，以节省抢救时间，但任何措施都应以不延误将患者运送至医院为前提。（1 mmHg＝0.133 kPa）

接下来，EMS 人员在询问病史的时候，要重点确认发病时间。发病时间应该从患者最后看起来正常的时间算起，这是考虑溶栓治疗所需的信息中最重要的。其他重要病史包括是否有痫性发作或症状出现前是否受过外伤。既往史有助于院前正确诊断卒中，以及痫性发作或低血糖等引起的卒中样表现。既往卒中病史、糖尿病、高血压和心房颤动等病史均有助于判断患者的症状很可能是由卒中引起。EMS 人员还要询问患者近期用药情况尤其是抗凝剂，近期罹患疾病，是否做过手术或受过伤等。此外，EMS 人员还应该对患者进行有重点的器官系统评估。

院前神经功能评估大多可以准确地识别出卒中患者，从而为及时抢救提供了便利。像所有的院前评估一样，EMS 工作者应该对患者进行第二次查体，重点检查头颈部是否存在外伤痕迹，进行心脏与肺部听诊，观察患者的肢端是否有外伤征象。为了提升院前医疗水平，医院的卒中医务工作者应对 EMS 机构提供反馈，以实现持续质量改进。

（三）空中医疗转运

空中医疗转运有助于方便偏远地区的卒中医疗。如果陆路转运至最近有卒中救治能力的医院时间＞1 h，应启动空中医疗转运。

（四）院间转运

随着初级卒中中心（primary stroke centers，PSCs）和高级卒中中心（comprehensive stroke centers，CSCs）（可提供动脉内治疗）的发展，急性卒中患者的院间转运越来越常见。有的患者在溶栓治疗前进行转诊，而有的患者则在接受静脉应用重组组织型纤溶酶原激活剂（recombinant tissue type plasminogen

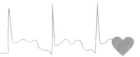

activator,rt-PA)后被转运至更高水平的医疗机构。但对适于溶栓的患者,转诊后再进行静脉 rt-PA 治疗很可能会延误溶栓时间和降低疗效。

总之,EMS 系统是所有卒中医疗系统的必要组成部分,采用标准化 EMS 教育和推广实施卒中医疗院前流程有助于提高 EMS 系统对卒中的院前识别与管理。通过卒中宣教让公众识别卒中的表现并拨打急救电话,是卒中生存链中最为关键的首要环节。及时拨打急救电话并使用 EMS 是患者获取最佳院前卒中医疗并被快速转运至卒中中心的最佳方案。EMS 系统要为分派、回应及到达现场救治过程制定明确的时间节点,实施过程需要接受持续监测。在到达前向接诊医疗中心,发出通知十分重要,因为这有助于卒中患者的快速诊断与处置,且在患者转运过程中要全力避免院前延误。

三、卒中中心认证与卒中医疗质量改进工程

(一)卒中医疗系统

卒中医疗系统包括卒中预防、社区卒中教育、EMS 优化使用、急性与亚急性卒中的规范化诊治、康复及卒中医疗实施的绩效回顾。卒中医疗系统实现了区域性卒中医疗机构的整合,包括可以随时接诊急性卒中患者的医院、初级与高级卒中中心、EMS 系统、公众和政府机构及资源。通过该系统,大部分患者能够被及时转运到卒中中心并得到恰当治疗的机会,降低了卒中致残率和与卒中相关的死亡风险。

(二)医院的卒中管理能力

1.初级卒中中心

对美国经过认证的 800 多家 PSC 观察性研究发现,到 PSC 接受治疗的缺血性卒中患者临床结局更好,静脉应用 rt-PA 的比例更高。PSC 认证还可使卒中医疗得到多方面的提高,如可缩短从患者到院至医生接诊的时间、到院后至计算机断层扫描(computed tomography,CT)检查的时间及到院后至静脉应用 rt-PA 的时间,以及加强深静脉血栓(deep vein thrombosis,DVT)预防等。不仅如此,实施组织化卒中医疗的医院,其卒中医疗质量的多项指标均得到了持续改进和提高。

2.高级卒中中心

根据 2011 年美国 ASA 发布的"高级卒中中心医疗质量评估指标",CSC 要求能够为各种类型的脑血管病提供全天候(每天 24 h,每周 7 d)最先进的卒中医疗服务。CSC 整合并入区域性卒中医疗系统进一步提高了卒中患者的救治水平。对新泽西医院 134 441 例卒中患者的分析显示,CSC 周末入院患者的死亡率与日常工作期间并无差异,而在其他卒中中心,周末入院患者的死亡率要高于工作日。芬兰一项针对全国所有卒中患者为期 7 年的研究显示,急性卒中医疗水平与患者的结局明确相关,CSC 的死亡率和严重致残率最低。

神经重症监护室是 CSC 的必要组成部分。急性缺血性卒中患者如有下列情况应考虑收入神经重症监护室,包括严重的功能缺陷、梗死面积较大可能引发严重的脑水肿、合并严重并发症、难以控制的高血压,或在进行静脉和动脉内血管再通干预之前等。

3.卒中远程医疗

卒中远程医疗的快速发展可以帮助解决神经科与放射科医生短缺的问题,促使医院成为能够随时接诊急性卒中的机构。远程医疗在卒中救治中主要采取中心辐射模式,中心医院通常为三级卒中中心,为下级医院提供特殊服务,如为没有提供全职神经科或影像科服务的下级医院提供全天候急诊卒中专家诊治。远程卒中的益处是多方面的:医院可在没有神经科医生在场的情况下恰当地应用静脉 rt-PA 治疗,缩短启动静脉 rt-PA 治疗的时间,获得与 PSC 相似的功能结局和安全治疗(症状性颅内出血的发生率为 2%～7%,院内死亡率为 3.5%)等。

4.远程放射学

远程放射学主要指具备卒中专业知识的神经科医生能够通过远程放射学判定患者是否适于进行静脉 rt-PA 治疗。远程放射学的前景尚需要进一步综合评估。

5.卒中医疗质量改进工程与数据储存库的建立

现在已有充足的证据支持启用卒中医疗质量改进工程。美国目前有 1 500 多家医院正在采用"跟着指南走(Get with the Guidelines,GWTG)"卒中项目。2003—2007 年,790 家美国教学与社区医院共计 322 847 例住院卒中患者自愿参加了 GWTG 卒中项目。该研究显示,参加这一项目使卒中医疗水平得到了显著提高。在 5 年内,2 h 内静脉使用 rt-PA 的百分比由 42.90% 升至 72.84%;入院 48 h 内抗栓治疗由 91.46% 升至 97.04%;DVT 预防由 73.79% 升至 89.54%;出院时给予抗栓药物治疗由 95.68% 升至 98.88%;心房颤动抗凝治疗由 95.30% 升至 98.39%;低密度脂蛋白胆固醇水平>100 mg/dL 的治疗由 73.63% 升至 88.29%;药物戒烟或戒烟咨询由 65.21% 升至 93.61%。需要强调的是,卒中医疗质量改进在任何一家医院都应当是持续改进过程。

四、急性缺血性卒中的急诊评估

由于急性缺血性卒中超早期治疗时间窗很窄,因此及时快速完成诊断性评估显得至关重要。这就需要在急诊室及病房创建有效的流程与绿色通道以加强卒中患者的管理,主要环节应该包括接诊、识别、评估、治疗,甚至转诊疑似卒中患者。美国专家小组为此专门设立了一个目标时间框架,并将其命名为"卒中生存链"(见表 6-1),以优化卒中患者的医疗。

表 6-1　基于急诊的医疗行动时间

进　程	时　间
到院至医师接诊	≤10 min
到院至卒中团队接手	≤15 min
到院至初始 CT 检查	≤25 min
到院至 CT 判读	≤45 min
到院至应用药物	≤60 min
到院至入住卒中单元	≤3 h

注:CT,computed tomography(计算机断层扫描)

诊预检分诊和首次评估

在分诊上,急诊所有疑似急性卒中患者原则上应该与急性心肌梗死或严重创伤的患者受到同样重视,即一旦到达急诊室,应该立即使用有效的量表等工具对其进行识别;在评估上,确保其气道、呼吸和循环(ABCs)稳定;随后应尽早让患者进入卒中绿色通道并通知卒中团队,迅速评价患者的神经功能缺陷与可能的并发症,以便开展个体化治疗。

1.病史信息

询问疑似急性卒中患者病史时,首要问题是要弄清楚症状开始出现的时间,即患者没有出现症状的最后正常时间。对于确实无法提供确切发病时间或醒后出现卒中症状的患者,发病时间应被确定为患者最后清醒或者最后看起来"正常"的时间。

患者在出现本次发病之前,可有相似症状出现而随后消失的现象。对于神经症状能够完全缓解者,症状出现的时间和治疗时间都应该重新计算。然而,短暂性神经功能缺损持续时间越长,在弥散加权成像和表观弥散成像上出现与神经功能缺损相符合的病灶可能性就越大,但这是否会增加溶栓治疗后出血转化的风险仍不明确。询问患者是否有动脉粥样硬化和心源性疾病的危险因素十分重要,还应该询问是否存在药物滥用史、偏头痛、癫痫、感染、外伤或妊娠等重要病史信息。

2.体格检查

完成对气道、呼吸和循环,以及其他重要生命体征如血压、心率、氧饱和度和体温等评估后,应该对患者进行更为详细的体格检查。头面部检查可能会发现外伤或痫性发作的迹象,颈部听诊可能会发现颈动脉杂音,心脏检查可能会发现充血性心力衰竭的征象,胸部听诊可能会发现心脏杂音、心律失常及肺部啰音等,对皮肤的检查可能会发现由凝血障碍、血小板功能异常引起的皮下瘀斑、外伤或栓塞性损伤(Jane-

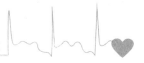

way 损伤,Osler 结节)。

3.神经查体与卒中量表

首次神经科查体力求简要、完整和快速。如果病史与神经科查体提示存在卒中,则接下来需要使用美国国立卫生研究院卒中量表(National Institutes of Health Stroke Scale,NIHSS)或加拿大神经科量表等对神经功能缺损程度进行量化评估,以便尽快确定干预措施。

尽管卒中是新发局灶性神经功能缺损的最常见原因,但仍需要与其他病因进行鉴别。有报道在接受溶栓治疗的患者中,约有 3%,甚至更多的患者为卒中疑似病例(不属于真正的缺血性卒中),其中以痫性发作、复杂性偏头痛和转换障碍最为常见,但是没有证据显示这些患者接受溶栓治疗后增加了症状性脑出血(sympotamatic intracerebral hemorrhage,sICH)风险。

4.寻求神经病学专家帮助

尽管急诊医师对疑似卒中的判别表现出了极高的敏感性与阳性预测价值,但在没有神经内科医师或急性卒中团队的协助下,初步研究显示,接受静脉 rt-PA 治疗的患者其院内 sICH 发生率和死亡率有所增加。这种现象是否普遍存在尚不清楚,但应该引起重视。就目前来说,要想卒中患者得到最优化的急性期治疗,仍然需要得到神经内科医生或急性卒中团队的协助。

5.辅助检查

为了排除脑出血和其他可能影响卒中治疗的疾病,所有可疑缺血性卒中患者均需进行的实验室检查包括血常规、血糖、电解质、肾功能、心肌损伤标志物、凝血酶原时间(prothrombin time,PT)、国际标准化比值(international normalized ratio,INR)和活化部分凝血活酶时间(activated partial thromboplastin time,aPTT)。低血糖症很可能会引起卒中样表现,而高血糖容易与不良结局有关。对服用华法林或存在肝功能异常的患者,PT 和 INR 的结果十分重要。急性缺血性卒中患者中,有 5%~34%存在心肌损伤标志物升高,这种升高对判断预后具有重要意义,因为肌钙蛋白 T 升高与卒中的严重性和死亡风险增加相关,也预示着较差的临床结局。

对于慢性心房颤动患者选择服用直接凝血酶抑制剂如达比加群,以及直接Ⅹa因子抑制剂如利伐沙班和阿哌沙班,PT 和 INR 无法帮助判定达比加群等抗凝效应是否存在,凝血酶时间(thrombin time,TT)是判断达比加群活性的敏感指标,但 TT 值也可受到其他抗凝剂的影响。蛇静脉酶凝血时间法(ecarin clotting time,ECT)的检测结果与直接凝血酶抑制剂水平呈线性关系。ECT 值一般不会受到其他抗凝剂的影响,结果正常可排除显著的直接凝血酶抑制剂效用。直接Ⅹa因子抑制剂等更新型抗凝剂的使用则需要研究更特异的实验方法以检验其活性。特别是对青年卒中患者,通过毒物检验以筛查其是否曾应用过拟交感类药物(可卡因、安非他命等),有时可发现潜在病因;妊娠试验有助于发现可能怀有身孕的育龄期女性急性卒中患者。

溶栓治疗前所有卒中患者唯一必须要求得到的实验室检查结果为血糖水平,可使用指尖血糖监测结果。回顾性研究发现,对于那些一开始未怀疑存在凝血功能异常或血小板减少症的患者,最终检测结果存在溶栓禁忌证的概率极小。因此,除非怀疑患者存在凝血异常、血小板减少症、接受过肝素或华法林治疗,否则,迫于时间窗的限制,美国指南建议不应为等待 PT、aPTT 或血小板的计数结果而延误了溶栓治疗。急性卒中患者溶栓前是否需要进行常规胸片检查仍存在争议,较一致的看法是应该与实验室诊断性检查一样对待,即除非病史信息中存在主动脉夹层或肺部占位等特殊原因,否则胸片检查应以不延误静脉 rt-PA 的应用为前提。

所有急性卒中患者都应进行心血管评估。急诊或入院时的心电图检查可以判断是否存在心房颤动,但常规心电图阴性并不能排除心房颤动作为卒中病因的可能,因此需要应用遥测技术或 Holter 进行心律持续监测,以发现心房颤动或其他严重的心律失常。急性缺血性卒中与急性心肌梗死可以同时存在或先后出现,缺血性卒中也可引起心电图异常或有时引发心功能不全。对可能共存的心肌缺血,首选检查肌钙蛋白,因为其敏感性和特异性均高于肌酸磷酸激酶或肌酸磷酸激酶-同工酶。重复的心肌酶和心电图检查有助于识别首次检测未发现而正在发生的无症状性心肌缺血或阵发性心房颤动。

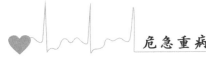

总之,建立组织化规程并成立卒中团队可加快对卒中患者的临床评估、诊断试验,并确定早期管理方案。对临床评估(病史、一般检查与神经科查体)要求简明扼要,尽量节省时间。NIHSS等卒中量表为判断卒中的严重性和预测预后有重要价值,并可影响急性期治疗决策。

由于时间窗的限制,急诊只需要进行有限而必要的诊断性试验。为此,卒中急救流程与绿色通道应该明确规定,何种检查应在紧急治疗前进行,而何种检查可在急性卒中治疗后进行。

五、脑影像技术

(一)颅脑影像学

1. 非增强 CT(non-contrast-enhanced CT,NECT)和增强 CT 扫描

NECT 是急性缺血性卒中最常用的影像检查工具,具有检查速度快和容易判读等特点。多数情况下,颅脑 NECT 可以准确识别颅内出血、显现 3 h 内可见的轻微脑实质损伤、鉴别脑肿瘤等非血管源性神经系统疾病。对于急性缺血性卒中,虽然 NECT 对于小面积的大脑皮质或皮质下梗死、后颅窝梗死相对不敏感,但可以及早发现严重缺血导致的广泛低密度区等溶栓禁忌证和颅内出血。

随着静脉溶栓治疗越来越得到重视和 CT 技术的快速发展,NECT 在快速识别早期梗死征和动脉闭塞时的特异性表现——高密度血管征方面,具有明显优势。在缺血性卒中发生后的最初几小时内,NECT 上可见水肿导致的脑沟脑回变浅或消失,灰白质交界不清,如基底神经节核团之间界限消失(豆状核征)、岛叶皮质与皮质下白质之间密度融合(岛带征),以及大脑凸面皮质与皮质下白质之间密度融合(皮质束带征)。这些表现出现得越早,说明缺血程度越严重。一般情况下,大约 2/3 的患者在发病 3 h 内可出现上述不同征象,但结果多少会受到影像专业判读人员能力的影响。有报道,使用阿尔伯塔卒中早期 CT 评分(Alberta Stroke Program Early CT Score,ASPECTS)等评分系统可以增加影像判读的准确性,标准化的 CT"窗位和层面"也有助于区别正常和异常组织。

NECT 上出现大脑中动脉(middle cerebral artery,MCA)高密度征提示大血管闭塞,是卒中严重程度、神经功能恶化和预后不良的独立预测因素,而且具有很高的预测价值。经血管造影证实 MCA 存在血栓的患者中,有 1/3~1/2 会出现 MCA 高密度征,因此 MCA 高密度征也是预测 MCA 出现血栓的可靠指标。MCA 高密度点征则代表了 MCA 分支内有血栓形成,因其提示缺血范围较 MCA 相对小而被认为是静脉溶栓的有利指标。有研究发现,仅有 MCA 高密度点征的患者,其预后优于存在 MCA 高密度征的患者。在经血管造影证实 MCA 分支内存在血栓的患者中,约 2/5 会出现 MCA 高密度点征。研究还发现,基底动脉高密度征与 MCA 高密度征有相同的预测效果。

研究发现,对发病 3 h 内进行静脉 rt-PA 溶栓治疗的患者,如果 NECT 上存在早期明确的低密度证据或占位效应,其症状性出血可能增加 8 倍;早期梗死征象超过 1/3 MCA 供血区范围与溶栓后卒中不良结局增加无独立相关性,提示部分此类患者仍可能从溶栓治疗中获益,因此谨慎处理此类患者的同时应积极寻找更好的个体化治疗策略。对发病 4.5 h 内给予静脉溶栓治疗的患者,梗死灶大于 1/3 MCA 供血区的颅内出血风险增加,而梗死灶小于 1/3 MCA 供血区的溶栓获益大。为此,发病 3.0~4.5 h 内的溶栓研究将 NECT 上早期卒中征象大于 1/3 MCA 供血区者作为排除标准。

2. 颅脑 MRI

弥散加权成像(diffusion-weighted imaging,DWI)已成为诊断急性脑梗死最敏感和特异的成像技术,远优于 T1 加权像、T2 加权像、液体衰减反转恢复像(fluid attenuated inversion recovery,FLAIR)等标准 MRI 序列和 NECT。DWI 在急性脑梗死发病数分钟内即可有阳性发现,明确梗死灶的大小和位置。有些在标准 MRI 序列和 NECT 扫描中无法识别或成像不清的脑梗死,如皮层小梗死灶、小的皮质下梗死、脑干或小脑梗死,甚至梗死灶周围的卫星病灶等,DWI 均可清晰显示并为判断卒中发病机制提供更加丰富的信息。颅脑 MRI 上发现的动脉磁敏感征与 NECT 上的 MCA 高密度征的意义相近。研究发现,对于 MCA 近端阻塞的患者,1/2 在 NECT 上可表现出 MCA 高密度征,4/5 在磁共振梯度回波序列中可发

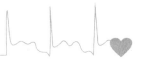

现血栓。FLAIR 序列上出现血管高信号影提示通过软脑膜脉络丛的血流缓慢。

基于 T2 * -加权磁共振序列,磁敏感成像能够检测出极少量的脱氧血红蛋白及其他含有铁或钙的化合物。研究表明,梯度回波序列能够检测出 NECT 上无法看到的微出血。虽然颅内微出血是有出血倾向的血管病标志,预示着抗栓和溶栓治疗后出血转化风险增加,但是研究尚未发现存在少量微出血会使患者的不良风险增加,存在大量微出血对于溶栓治疗的影响也仍未明确。

对短暂性脑缺血发作(transient ischemic attack,TIA)患者,临床尤其关注以下两方面的问题:一是患者临床症状完全恢复后,缺血部位是否已经遗留新鲜脑梗死灶;二是溶栓治疗前的近期内曾发生 TIA,是否增加溶栓风险。对来自 19 项研究、共计 1 117 例 TIA 患者的调查发现,DWI 的阳性检出率为 39%(25%～67%),病灶往往小而多发,且这些患者缺血事件的再发风险更高。对于溶栓前近期发生 TIA 者,溶栓治疗是否会增加出血风险尚不明确,小样本或回顾性研究得出的结果大多呈中性。

与 CT 相比,MRI 的优势显而易见,但在卒中急性期判读方面受到的限制也不容忽视,如检查持续时间相对较长,不作为急诊常规检查项目,运动伪影多,以及费用高等。因此,对于时间窗内到院的急性卒中患者,头颅 NECT 检查更加方便和普及。

(二)颅内血管成像

大面积梗死常常会致命或严重致残。无创颅内血管成像方法能够快速检测到闭塞的大血管,对于尽快明确卒中发病机制、提高医生的临床决策能力、防止卒中再发,以及改善患者预后,均具有重要价值。

1.CT 血管成像

螺旋 CT 血管成像(CT angiography,CTA)是一种快速和无创的检查方法,用于评价急性、亚急性和慢性卒中患者的颅内外血管,在判断大血管闭塞或狭窄方面准确度非常高。在某些情况下,其整体精确度接近数字减影血管造影(digital subtraction angiography,DSA)。有报道,CTA 检测颅内动脉闭塞的灵敏度和特异度分别能够达到 92%～100% 和 82%～100%,阳性预测值为 91%～100%。由于 CTA 提供的是血管解剖的静态图像,因此无法做到像 DSA 那样能够实时显示血液流速和方向。CTA 源图像(CTA source images,CTA-SI)对缺血区的检测效果较 CTA 更优,与 MRI/DWI 有相似的敏感性,还可更好地评价脑血容量,甚至能够预测脑梗死面积的最终大小。对小于 3 h 的超早期卒中,CTA-SI 才会测对缺血性改变较 NECT 有更高的敏感性。

2.磁共振血管成像

颅内磁共振血管成像(MR angiography,MRA)技术包括二维的时间飞跃法(time of flight,TOF)、磁共振动脉血管成像、三维 TOF、多模式重叠薄层扫描和对比增强 MRA。与 CTA 或 DSA 相比,应用非增强 TOF-MRA 成像对诊断颅内血管狭窄和闭塞的灵敏度分别为 60%～85% 和 80%～90%。通常情况下,TOF-MRA 能够有效识别急性近端大血管闭塞,但无法可靠判断远端或分支血管闭塞。在临床上,MRA 常通过与颅内 MRI 结果相结合进行分析,以指导制定急性卒中治疗决策。

3.多普勒超声

经颅多普勒超声(transcranial Doppler,TCD)检查通常被用于检测颅内血管异常。TCD 诊断颅内血管狭窄和闭塞的灵敏度和特异度分别为 55%～90% 和 90%～95%,小于 CTA 和 MRA。TCD 对大脑中动脉近端 M1 段病变的诊断准确性优于远端 M1 或 M2 段的病变。TCD 可以检测到微栓子信号,微栓子被视为颅外或心源性栓塞来源,因此在判断卒中发病机制上有帮助。TCD 还有用于卒中患者侧支循环状况的评估。

研究证实,对经超声可视化的血管,TCD 可被用于监测静脉 rt-PA 溶栓治疗过程,提供连续的实时成像,还可利用高频超声波能量促进血栓溶解和改善血管再通,以增强疗效,但低频超声波有增加颅内出血的风险。TCD 对后循环卒中帮助不大,对此需要进行 CTA、MRA 或传统的血管造影来明确诊断。

4.传统的血管造影

DSA 是检测各类脑血管病变和疾病的"金标准"。总体上,DSA 对病变血管狭窄或闭塞的分辨率、灵敏度和特异度均等同于或优于其他无创技术。鉴于 DSA 属于侵袭性检查,检查过程中仍存在卒中和死亡(<1%)等风险,对此,强调首先应该选择非侵袭性成像技术。

(三)颅外血管成像

为了能够及早明确脑缺血的发生机制和预防复发,需要对急性脑缺血卒中患者进行快速颅外血管评估。颅外非侵袭性成像技术主要包括超声、CTA、TOF、对比增强 MRA 和 DSA。DSA 是评价血管狭窄程度、确定患者是否适合行 CEA 或颈动脉血管成形术和支架置入术的"金标准"。非侵袭性检查与 DSA 诊断的符合率通常在 85%~90%。协同使用非侵袭性检查(包括超声、CTA、MRA)有助于提高诊断的准确性和临床决策的正确性。在动脉夹层的诊断上,对于极高程度狭窄——"线样征"的检测,精准度由高到低依次为 DSA、CTA 和对比增强 MRA;对于大多数动脉夹层,CTA(重度钙化除外)和多模式 MRI 检查有高度准确性;对于细微的动脉夹层,DSA 和多模式 MRI 有时可以相互补充,曾有报道称其中一种技术可检测出夹层,而另一种技术却难以识别。

1.颈动脉多普勒超声

颈动脉超声检查廉价安全,主要用于评价颈动脉分叉附近狭窄或斑块情况,主要参数包括血流速度、收缩期峰流速和舒张末流速,以及颈内动脉与颈总动脉收缩峰值流速比等。颈动脉多普勒的检测结果常常受到设备、工作环境及技术人员的操作等影响,在判断狭窄程度和斑块大小上可重复性一般。颈动脉超声对狭窄程度>70%的检测敏感性和特异性小于其他检查方法,灵敏度为 83%~86%,特异度为 87%~99%。此外,对显示颅外血管近端或远端至分叉的能力有限。

2.CT 血管成像

CTA 是常用的、具有高敏感性和特异度的颅外血管成像方法。CTA 对颈动脉闭塞和重度狭窄的辨别显著优于颈动脉超声。与 DSA 相比,CTA 对除外动脉狭窄程度>70%的阴性预测值接近 100%,A 对显著血管狭窄检测的灵敏度和特异度均大于 90%,因此是效果非常好的筛选工具。

3.MR 血管成像

如果将阈值狭窄率设定为 70%,二维和三维 TOF MRA 用于检测颅外颈动脉疾病的灵敏度为 93%,平均特异度为 88%。对比增强 MRA 较非增强 TOF 技术准确性更高。如果以 DSA 的结果为标准进行对比,其特异度和灵敏度分别为 86%~97% 和 62%~91%。MRA 容易发现颈动脉和椎动脉夹层,增强 MRA 可进一步提高动脉夹层的检出率。应用饱和脂肪技术的非增强 T1 加权 MRI 常可显示出动脉壁内的亚急性血肿,后者高度提示近期存在夹层;对急性壁内血肿,由于血液尚未代谢为高铁血红蛋白,饱和脂肪的 T1 加权成像无法充分显示。MRA 也可有效检测出肌纤维发育不良、静脉血栓及某些动脉炎等少见原因。

4.传统的血管造影

DSA 成像可为颈动脉和椎动脉提供最完整和准确的信息,包括病变血管、侧支血流代偿、灌注以及其他隐匿性血管损伤等情况。DSA 既可清晰地使夹层成像,又可显示脑部的侧支血供情况,因此尤其适用于颈动脉夹层的判读。

(四)灌注 CT 和 MRI

在急性卒中的救治中,挽救缺血半暗带是再灌注和神经保护治疗的主要目标。缺血事件发生时间的长短通常对缺血半暗带能否被挽救具有决定影响,因此,缺血时间直接关系到治疗决策的制定和实施,对卒中预后也有一定的预测作用。脑灌注成像在判断缺血半暗带上能够提供价值丰富的信息,但检查也需要额外时间。原则上,进行这些额外的成像序列检查要以不过分延迟 4.5 h 时间窗内静脉 rt-PA 溶栓治疗为前提。

MRI 灌注加权成像或 CT 灌注成像联合脑实质成像,可确定急性卒中是否存在缺血半暗带,以及是否已经发展为不可逆性梗死灶。因此,CT 灌注成像和 MRI 灌注加权成像为代表的急性多模式影像评价方案已越来越多地用于急性脑卒中评价。由于灌注数据的处理和获得灌注参数的方法多样,且尚未达成一致,因此目前尚无最佳或标准方案。

脑灌注成像的常用参数包括脑血流量、脑血容量和平均通过时间等。在 MRI 成像上,缺血半暗带被

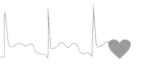

简单地定义为灌注加权像与 DWI 像之间的不匹配区；在 CT 灌注成像上，缺血半暗带被定义为平均通过时间与脑血容量之间的不匹配区。与 MRI 相比，多模式 CT 成像迅速，禁忌证更少，应用更广泛，因此优势更明显。CT 灌注的脑血容量、脑血流量、平均通过时间等参数较灌注加权 MRI 的相应序列更易进行量化，原因是碘化的 CT 对比浓度与 CT 成像结果的密度之间存在线性关系，而钆浓度与 MRI 信号强度间并无此种关系。CT 灌注的主要缺点是产生电离辐射和使用碘造影剂（有 3% 左右的肾毒性风险），其另一个缺点是对脑部的覆盖范围有限，只有最新一代的 256 排和 320 排 CT 扫描可以覆盖到全脑。与灌注 CT 相比，灌注 MRI 的主要优势在于有效地评价脑实质的各个方面（包括 DWI 像是否存在新鲜脑梗死），并可避免电离辐射，但无法在急诊进行推广或普及。需要注意的是，MRI 检查所用的钆类造影剂可引起肾源性系统纤维化及肾源性纤维化皮肤病。因此，对于重度肾功能衰竭患者，一般应避免使用含钆的 MRI 对比剂。

总之，在脑血管成像评估急诊疑似卒中和 TIA 方面，CT 或 MRI 均可用于初始影像评估。MRI 对判断是否存在新鲜梗死更敏感，但 CT 仍是最实用的初始颅脑影像检查手段。对于症状快速缓解的患者，MRI 弥散成像对判断是否已发生卒中有突出价值，应优先选择。颅脑多模式 CT 和 MRI 可为急性卒中的诊断、治疗，以及判断预后提供有价值的重要信息，而且尤其适用于血管内再通治疗的预评价。

六、对症支持治疗和急性并发症的处理

(一)开放气道、通气支持和补充供氧

卒中发生后，为了避免中枢神经系统的进一步损害，应该防止低氧血症和低血压的出现。为此，患者送抵急诊室时要重新评估气道、呼吸和循环状况。

1. 缺氧

2013 年《美国急性缺血性卒中防治指南》将缺氧定义为急性卒中患者血氧饱和度 <96% 的时间大于 5 min。按照该定义，不少缺血性卒中患者在发病 48 h 内出现缺氧，其中有心脏和肺部疾病史的患者绝大多数容易发生缺氧。有一组研究数据显示，其中半数患者需要供氧，剩下的一半患者中，1/3 的患者夜间平均血氧饱和度 <93%，约 6% 的患者 <90%。因此，缺氧的问题需要引起临床医护人员的高度重视。

2. 患者体位和监护

患者体位会影响氧饱和度、脑灌注压、大脑中动脉（middle cerebral artery，MCA）平均血流量和颅内压（intracranial pressure，ICP）。对没有缺氧或呼吸系统疾病者，仰卧位或侧卧位对氧饱和度的影响小，仰卧位时可能更有利于维持脑灌注；对有缺氧或明显肺部疾病者，仰卧位时氧饱和度低于直立位。总体上，不缺氧者采取仰卧位为宜；有气道阻塞风险或误吸者，以及可疑高颅压者，应将床头抬高 15°～30°。当患者体位改变时，应密切观察病情变化并及时调整体位。

3. 补充供氧

对于没有明显缺氧的急性卒中患者是否需要供氧，存在分歧。有研究显示，卒中发病 12 h 之内开始给予适当供氧，可能有助于暂时减轻神经损害，并改善 MRI 的弥散和灌注成像。但大型随机对照试验发现，患者入院后接受 24 h 每分钟 3 L 的鼻导管吸氧，1 年死亡率或神经功能缺损与未吸氧者之间无显著差别。重症卒中患者是否应该行气管插管也存在很大争议。一般性的观点是，如果气道受到威胁，应该进行气管内插管和机械通气。显而易见的好处是，气管插管和机械通气有利于预防误吸以减少肺炎的发生，也有助于减轻卒中后 ICP 升高或恶性脑水肿。但是，气管插管后患者的总体预后差，卒中发生后 30 d 的死亡率甚至可以达到 50%，说明气管插管意味着预后不良。

(二)体温

1. 发热

大约 1/3 的患者在卒中发病后 1 h 内会出现体温升高（体温 >37.6 ℃）。对于急性缺性卒中患者，高热与神经功能不良预后明显相关，有报道称住院第一个 24 h 内的发热患者近期死亡风险增加 2 倍。发

热的常见原因包括肺炎、尿路感染(urinary tract infection,UTI)、感染性心内膜炎、脓毒症以及深静脉置管等医源性感染,也可能是代谢需求增高和神经递质释放增强等原因所致。无论如何,卒中患者一旦出现发热,应尽快明确病因并采取针对性的治疗。常用的降温措施包括物理降温和药物治疗。

2.低体温

卒中患者采用人工低温治疗是否有效,仍不明确。

(三)心脏监护

越来越多的证据显示,卒中发病后第一个 24 h 甚至更长时间进行持续心电监护有助于发现更多的心房颤动或其他严重心律失常事件。

(四)血压

1.高血压

研究显示,当抵达急诊室时,约 77% 的急性卒中患者收缩压＞139 mmHg,15% 的患者＞184 mmHg,其中有高血压病史的患者血压通常高于既往无高血压者。对于急性缺血性卒中患者,血压升高的主要益处是可以改善缺血组织的脑灌注压,但血压过高或过低都是有害的。血压过高可能加重脑水肿、增加缺血组织出血转化的风险,还可导致脑病、心脏并发症和肾功能不全;血压过低则容易加重脑组织缺血性损害。研究显示,缺血性卒中急性期血压通常会自然地降低,多开始于卒中发病 90 min 内。较合理的血压范围是收缩压 121~200 mmHg,舒张压 81~110 mmHg。对于静脉 rt-PA 溶栓治疗的患者,血压必须保持在低于 180/105 mmHg 的水平以限制脑出血的风险。对于需要降压者,合理的考虑是最初降低收缩压 15%,同时要密切监测神经功能恶化与血压降低的关系。对卒中患者来讲,真正合理的血压范围既要参考上述推荐,更要重视卒中亚型和其他伴随基础疾病(如心肌缺血、主动脉夹层、心力衰竭以及严重的肾功能不全等)与血压的关系。尽管如此,急性缺血性卒中患者住院期间高血压与临床不良预后之间仍可能存在关联。因此,医生在决定降压启动时机和降压幅度时,仍需谨慎对待。急性缺血性卒中发病后开始或重新开始降压治疗的合理时间也尚未完全确定,但卒中发病 24 h 后开始长期降压治疗适合大多数患者。个体化降压被认为是最好的方案。(注:1 mmHg ＝0.133 kPa)

2.低血压

急性缺血性卒中低血压的确切定义因人而异。一般认为,急性缺血性卒中患者如果血压低于发病前,则可以认为是低血压。实际上,急性缺血性卒中很少出现血压过低,一旦出现应尽快查明原因,如严重的心律失常、心肌缺血、主动脉夹层、低血容量以及休克等。脑组织在急性缺血性卒中时尤其易受低血压的影响,一旦发生低血压,很容易加重卒中患者的不良预后,因此需要尽快予以纠正。

(五)静脉补液

急性缺血性卒中患者应该维持正常的血容量。对血容量正常的成年患者,每日需要量大致按照每日生理需要量(约为每千克体重 30 mL)再加上非正常丢失的液体量来计算。高血容量可加重缺血性脑水肿和增加心肌负担。低血容量容易造成缺血低灌注并使缺血性脑损伤进一步恶化,还可造成肾功能不全和血黏度增高导致的血栓再发。因此,当血容量出现异常时需要及时进行纠正。在补液的选择上,等张液体如 0.9% 生理盐水更多分布到细胞外间隙(组织间和血管内),因此更合适于急性缺血性卒中患者;低张液体如 5% 葡萄糖(葡萄糖代谢后)或 0.45% 生理盐水更多分布到细胞内间隙,可能会加重缺血性脑水肿,急性期宜尽可能避免使用。

(六)血糖管理

1.低血糖

除非发生降糖药物的不当使用或严重少食,急性缺血性卒中患者罕见出现低血糖症。严重的低血糖会导致卒中样表现和痫性发作,如低血糖被及时和迅速纠正,这些症状通常是可逆的;如果得不到及时处理,可能会导致持续的脑损伤。临床上,血糖＜60 mg/dL 时需紧急处理,可通过缓慢静推 50% 葡萄糖 25 mL 迅速纠正。口服葡萄糖虽然也合理,但需要更长的时间才能使血糖水平得到恢复。

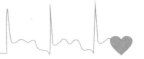

2. 高血糖

超过 40% 的急性缺血性卒中患者入院时血糖升高,其中大部分有糖尿病史,产生的原因主要与应激状态下糖代谢异常或非空腹状态有关。研究发现,接受静脉内 rt-PA 治疗的患者中,高血糖与颅内出血和较差的临床结局相关;高血糖也与大面积梗死病灶的不良预后相关。这些都说明高血糖通常与临床转归不良有关。临床上将急性缺血性卒中患者的血糖保持在 140~180 mg/dL 的范围内是合理的,皮下注射胰岛素可以安全地降低血糖并使其处于适当水平。目前推荐急性缺血性卒中患者血糖超过 200 mg/dL 时进行干预,与此同时应避免造成低血糖。

总之,对症支持治疗在急性缺血性卒中的处理中占有重要地位,通过合理控制患者的血压和血糖能够有效避免脑组织损伤加重和改善预后。

七、静脉内纤溶治疗

(一)静脉内 rt-PA 溶栓

静脉溶栓目前被认为是急性缺血性卒中最有效的治疗方法。基于美国国立神经疾病和卒中研究院(National Institute of Neurological Disorders and Stroke,NINDS)的 rt-PA 卒中试验结果,3 h 时间窗内静脉内 rt-PA 治疗显著改善了患者的功能预后。在整体残疾(40% vs 28%)、整体预后(43% vs 32%)、日常生活能力(53% vs 38%)和神经功能缺损(34% vs 20%)等各单项功能测评中,静脉内 rt-PA 治疗组较安慰剂组的结局更好,并且在卒中后 1 年也同样受益。欧洲合作组急性卒中研究(European cooperative acute stroke study,ECASS)Ⅰ 和 Ⅱ,以及急性缺血性卒中阿替普酶的非介入溶栓治疗(alteplase thrombolysis for acute noninterventional therapy in ischemic stroke,ATLANTIS)A 和 B 等 4 项研究得出类似的结果。

研究发现,静脉内 rt-PA 溶栓治疗越早开始,预后越好。NINDS 溶栓试验亚组分析发现,与安慰剂组相比,症状出现 90 min 内开始静脉内 rt-PA 治疗,3 个月后良好预后的 OR 值为 2.11;症状出现 90~180 min 开始治疗,则 3 个月后的 OR 值为 1.69。急性卒中静脉 rt-PA 溶栓的大型荟萃分析同样证实了这种时间效应。

虽然静脉内 rt-PA 溶栓治疗会增加症状性脑出血(sICH),但 3 h 时间窗内进行静脉内 rt-PA 治疗是安全的。在 NINDS 溶栓试验中,6.4% 静脉内 rt-PA 治疗和 0.6% 安慰剂治疗患者出现与颅内出血相关的早期轻微神经功能损害或神经功能短暂缺损,但两组在 3 个月(17% vs 20%)和 1 年(24% vs 28%)的死亡率相似。虽然头颅 CT 出现水肿或占位效应与 sICH 的发生风险有关,但这些患者仍可能得到较好的预后。2002 年,最大的社区注册卒中安全治疗-国际卒中溶栓注册表(safe implementation of treatments in stroke international stroke thrombolysis register,SITS-ISTR)报道了发病 3 h 内接受静脉 rt-PA 治疗的 11 865 例患者中,与静脉内 rt-PA 溶栓治疗后脑实质出血相关的早期神经功能缺损发生率为 1.6%。从实际结果看,轻度到中度卒中(NIHSS<20)和年龄<75 岁的患者接受溶栓治疗很可能预后良好,重度卒中(NIHSS 评分>20 分)患者接受溶栓治疗后完全恢复或接近完全恢复的机会提高,但危重患者这种恢复的可能性很少。

除 sICH 的危险外,其他不良事件包括系统性出血、急性心肌梗死数天后溶栓出现的心肌破裂、过敏反应或血管性水肿,但发生的概率低。对于唇、舌和咽喉的水肿反应,经验性治疗推荐静脉用雷尼替丁、盐酸苯海拉明和甲泼尼龙。

近年来,报道了大量"适应证外用药"的 rt-PA 溶栓治疗患者,如年龄>80 岁、有卒中史合并糖尿病、轻型卒中、症状快速恢复型卒中、近期心肌梗死、口服抗凝药物,以及 3 个月内接受大型手术或外伤等。资料显示,这些存在禁忌证的患者给予治疗的预后好于对照组,而且 sICH 的发生率无明显增加。对符合上述情况的患者进行静脉 rt-PA 溶栓治疗,在证据学方面还需要广泛积累,有条件和经验丰富的卒中中心可以积极探索。

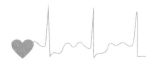
(二)静脉用 rt-PA 的超时间窗治疗

对发病时间在 3~6 h 进行静脉 rt-PA 溶栓治疗的初期研究结果显示,在 3.0~4.5 h 时间窗内静脉溶栓治疗有效,既增加了良好预后的比例,又改善了卒中后严重残疾的康复程度,同时没有增加死亡率,但影像学出现脑实质水肿的比例增多。ECASS Ⅲ 是证明发病 3~4.5 h 时间窗内进行静脉内 rt-PA 治疗是否有效的重要试验。在 ECASS Ⅲ 中,3.0~4.5 h 时间窗内的入组患者随机分为 rt-PA 组($n=418$)与安慰剂组($n=403$)。与发病 3 h 内的静脉 rt-PA 溶栓治疗标准相比,试验排除了年龄>80 岁、基线 NIHSS 评分>2 5、口服抗凝剂(INR<1.7)、卒中和糖尿病病史者。rt-PA 采用的方案为:0.9 mg/kg(最大量 90 mg),先团注 10%,剩余剂量在 1 h 内注入。ECASS Ⅲ 的研究结果与前期试验结果一致,即在卒中后 3.0~4.5 h 对合适的患者予静脉用 rt-PA 治疗是安全的,同时可以改善预后。

在发病 4.5~6.0 h 时间窗内进行静脉溶栓治疗,不能增加良好预后的比例,反而会增加死亡率和影像学脑实质水肿的发生率。2012 年公布的国际卒中试验-3(third international stroke trial,IST-3)是一项大型随机和安慰剂对照试验,对参加的 3 035 例患者在发病 6 h 内进行随机治疗。入选标准与其他静脉用 rt-PA 试验相似,但没有年龄上限并放宽了血压限制(收缩压 90~220 mmHg 和舒张压 40~130 mmHg,1 mmHg=0.133 kPa),结果显示,rt-PA 组发生 sICH 和 7 d 死亡患者均显著高于安慰剂治疗组,但 6 个月时,两组中均有 27% 的患者死亡。

目前尽管静脉 rt-PA 溶栓治疗的最大时间窗被扩展到 4.5 h,但是临床前研究、脑血管影像检查和临床试验证据均表明:最大程度缩短缺血时间和尽早恢复尚未发生梗死区域的血流是最有价值的。要想真正实现这一目标,根据急性心肌梗死和急性缺血性卒中系统管理的成功经验,各医疗中心应该制定患者从送达医院急诊到开始治疗的时间限制,通过开通绿色通道并持续不断的追踪反馈,努力使卒中患者到达医院 60 min 内得到治疗的比例至少达到 80%。

(三)轻症孤立症状患者或神经功能缺损快速恢复患者

一般率中症状轻微者不会导致残疾,但其中近 1/3 的患者到达医院时,由于卒中症状较轻或症状快速恢复而未使用静脉 rt-PA 治疗,其卒中预后差。除去 NIHSS≥4 的患者可能出现残疾外,一些共济失调、单纯失语或单纯偏盲者,虽然 NIHSS 评分仅为 2 分,但仍可能遗留残疾症状。有的症状轻微或有临床快速改善者,被影像学证实为大动脉病变所致,存在症状随时恶化的可能。因此,症状轻微或快速改善而不予静脉 rt-PA 溶栓治疗的做法经常被质疑。与此相反,由于缺少安全有效的关键证据支持,对这些患者采取静脉 rt-PA 溶栓治疗的做法又经常被谨慎对待。

(四)应用凝血酶抑制剂和 Ⅹa 因子抑制剂的患者

新型抗凝剂的使用越来越广泛,直接凝血酶抑制剂达比加群和 Food and Drug Administration,Ⅹa 因子抑制剂利伐沙班在美国已被认证使用。其他 Ⅹa 因子抑制剂如阿哌沙班(apixiban)近期已被美国食品药品管理 FDA 认证,依度沙班(edoxaban)已进入后期临床试验阶段。这些新型口服抗凝剂不要求进行治疗追踪,很少出现副作用(特别很少出现大出血)。与华法林相比,很少出现药物和食物的干扰。面对急性缺血性卒中患者,在评估和选择治疗方案时,医生最大的挑战就是如何去判断抗凝剂的治疗效果,以及评估再灌注治疗所带来的出血风险。达比加群,此药在口服后 2~3 h 出现药物浓度高峰,半衰期为 12~17 h,由肾脏代谢清除。患者若存在肾功能损害,此药的半衰期可延长至 20~30 h。医生对急性卒中患者予此项治疗需评估药物对凝血系统的影响。传统的凝血检测不能有效地测量达比加群的抗凝效果。

INR 不能用于预测达比加群的抗凝效果。虽然达比加群的血浆浓度与部分凝血活酶时间(aPTT)的结果存在非线性关系,但 aPTT 也不能预测其效果。凝血酶时间(TT)及蛇静脉酶凝结时间(ECT)与凝血酶抑制剂(包括达比加群)均存在良好的线性关系,且敏感。如果 TT 或 ECT 正常,可推测达比加群的血浆浓度较小。很遗憾的是,在急诊中这些检测不作为常规检查,而且检测的结果需要数小时才能获得。

利伐沙班的半衰期为 5~9 h,由肝、肾及肠道清除。阿哌沙班的半衰期为 8~15 h,由细胞色素 P450 系统清除。Ⅹa 因子抑制剂可导致凝血酶原时间(PT)和 aPTT 的延长,但这些指标不能用于检测此类药

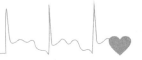

物的效果。直接Ⅹa因子的活性检测可预示治疗的效果,但在急诊中不作为常规检查,且需等待数小时方能得到检测结果。

凝血酶抑制剂和Ⅹa因子抑制剂在临床运用中需要简单、迅速和有效的检测方法。运用这些新型药物进行溶栓和再灌注治疗时,需收集很多资料,尤其是既往药物使用情况。当患者已服用一种此类药物,且病史及检验显示当前抗凝剂的治疗无效果时,治疗仍需谨慎并进行追踪。当病史或检验显示达比加群的抗凝效果适度时,其溶栓治疗仍可能出现很大的危险,所以通常不被选用。其他新型抗凝剂开始在临床运用时,也同样需要考虑这种情况。

(五)尿激酶溶栓治疗

我国"九五"攻关课题"进行缺血性脑卒中6小时的尿激酶静脉溶栓治疗"试验分为前后两个阶段:第一阶段为开放实验,初步证实急性缺血性卒中患者使用国产尿激酶是安全的,同时确定了尿激酶使用剂量范围为100万～150万IU。第二阶段则采用多中心随机、双盲和安慰剂对照试验,将465例发病在6 h内的急性缺血性卒中患者随机分为3组,100万IU、150万IU和安慰机组分别为162例、155例和148例,结果显示6 h内静脉给予尿激酶溶栓组相对安全有效。但在欧美等发达国家和地区,尿激酶未被推荐作为缺血性卒中急性期静脉溶栓治疗药物。

总之,对于急性缺血性卒中患者,在发病3 h内的大部分患者以及3.0～4.5 h内的部分选择性患者中,给予静脉rt-PA溶栓治疗可改善预后,溶栓启动越早疗效越好,风险越低。与此同时,静脉rt-PA溶栓治疗与致命性颅内出血的发生率增高有关。

八、血管内介入治疗

随着设备的不断更新及技术的不断进步,急性缺血性卒中血管内治疗得到越来越多的重视和认同。

(一)动脉内溶栓

对于近心端动脉闭塞导致的急性缺血性卒中患者,采取动脉内溶栓治疗被认为比静脉溶栓更有效,但是相关研究证据有限,尤其缺少有效的大样本随机对照试验数据。主要的支持证据来自于队列研究,该研究比较了两个卒中中心的数据结果,其中一个使用静脉rt-PA溶栓,另一个使用动脉内尿激酶溶栓。预后良好的比例(mRS评分0～2分)在动脉内治疗占53%(29/55),静脉治疗占23%(13/57),差异具有显著性。有观点认为,颅内大血管闭塞所致的严重卒中(NIHSS评分≥10分)是动脉内治疗的潜在适应证,但这种临床获益有可能被其他因素所抵消,如动脉内治疗延迟、继发的再灌注损伤、围术期麻醉风险和手术本身的并发症等。此外,对于不适合静脉rt-PA溶栓的患者,可谨慎考虑动脉内溶栓,依据主要来自成功的病例报道而非研究资料。

(二)静脉和动脉内联合溶栓

对于颅内大血管闭塞导致的急性缺血性卒中患者,仅采用静脉rt-PA溶栓疗效低,如果采用静动脉联合溶栓治疗,可能是提高颅内动脉近段闭塞(颈内动脉远端、大脑中动脉、基底动脉)快速再通的有效手段,因为这有助于解决单独动脉内治疗所造成的溶栓延迟问题。

有3项试验先后评估了使用低剂量rt-PA的动静脉联合溶栓治疗,包括卒中急诊管理的桥接研究(the emergency management of stroke bridging)、卒中血管内治疗(the intervention management of stroke,IMS)研究和IMS Ⅱ研究。3项研究样本量均较低,但所得结果均支持动静脉rt-PA联合溶栓的有效性和安全性。其中,IMS研究入选了80例发病在3 h内、年龄18～80岁、NIHSS评分≥10分的患者,在接受静脉rt-PA溶栓治疗(0.6 mg/kg,最高剂量60 mg,持续超过30 min)后,如果存在持续性血管闭塞,则在血栓部位再予动脉内rt-PA溶栓(最高22 mg)。结果显示,56%的病例得到良好再灌注,43%的病例临床预后良好(mRS评分0～2分),而症状性颅内出血的发生率和3个月死亡率与NINDS rt-PA试验中静脉rt-PA组相似。但是,IMS Ⅲ试验计划入组900例的第三阶段研究却因报道无效而被停止,造成了静脉和动脉内联合溶栓效果的不确定性。

通过对 IMS 和 IMS Ⅱ 试验的汇总分析表明,当再灌注时间延长了 30 min,则临床良好结局(mRS 评分 0～2 分)的可能性就减少 10.6％,这说明尽快行动脉内介入治疗达到再灌注才是获得良好临床结局的关键。

(三)机械性碎栓/取栓

机械性取栓被认为是急性缺血性卒中闭塞大血管再通的重要手段。通过血栓碎裂、血栓取出和增强纤溶药物的渗透等共同作用,机械性取栓可达到血管再通的目的。目前临床使用的血栓装置有 4 个,包括 Merci 系统、Penumbra 系统、Solitaire 血流重建装置和 Trevo 取栓装置。其中,Solitaire 血流重建装置和 Trevo 取栓装置是将可回收支架置入血栓中释放,让血栓充满支架,然后将支架取出。

Merci 取栓系统被用于不适合行静脉 rt-PA 溶栓和发病时间在 8 h 内的动脉闭塞患者。在由 151 例入组的意向-治疗分析中,发现使用该装置有助于实现血管再通和 90 d 的神经功能恢复(mRS 评分 0～2 分),而临床上重要并发症和症状性颅内出血没有显著增加。随后进行的 Multi Merci 试验使用了新一代取栓装置进行血栓切除术治疗,同样获得了类似临床疗效。对 Multi Merci 试验的一个亚组分析发现,术前使用和未使用静脉 rt-PA 的症状性颅内出血发生率分别为 7％和 10％。

半暗带试验是对发病时间在 3 h 内不适合静脉 rt-PA 溶栓或静脉 rt-PA 溶栓无效者的单中心研究。该研究采用 Penumbra 系统进行治疗,报道称治疗血管的部分或完全再通率为 82％,手术并发症和症状性颅内出血发生率分别为 13％和 11％,最终 25％的患者临床预后良好(mRS 评分 0～2 分),33％的患者死亡。

关于 Solitaire 和 Trevo 装置的研究结果是最近发表的。Solitaire 取栓研究(Solitaire FR with the intention for thrombectomy,SWIFT)是一项随机前瞻性非劣性试验,它比较了 Solitaire 和 Merci 取栓系统对不适合静脉 rt-PA 治疗或静脉 rt-PA 治疗无效的血管再通疗效,结果发现,Solitaire 病例中 61％的患者成功血管成型(TIMI 2～3 级血管再通)而没有合并症状性颅内出血,Merci 组为 24％($P < 0.001$);90 d 良好神经功能恢复率(mRS 评分 0～2 分)为 58％ vs 33％($P = 0.001$);90 d 死亡率为 17％ vs 38％($P = 0.001$)。急性缺血性卒中大血管闭塞的血栓切除术血运重建研究(thrombectomy revascularization of large vessel occlusions in acute ischemic stroke,TREVO)是一个与 Solitaire 取栓研究相似的试验设计。该研究报道 Trevo 组血管成型率为 86％,Merci 组为 60％;90 d 良好临床预后率(mRS 评分 0～2 分)为 40％ vs 22％($P = 0.01$);90 d 死亡率为 33％ vs 24％($P = 0.18$)。总体上,两个研究均支持其各自设备优于 Merci 装置。

最新公布了 ESCAPE,EXTEND-IA,SWIFTPRIME 及 MR CLEAN 等 4 项研究所取得的最新进展,均显示对于急性前循环梗死伴有近段大血管闭塞的患者,血管内治疗可显著改善预后,每治疗 3～4 人就有 1 人可获得独立生活能力,并降低死亡率。因此,对于急性前循环梗死伴有近段大血管闭塞的患者,推荐在静脉溶栓的基础上应用支架取栓装置进行血管内治疗。

2014 年,在世界卒中学会大会上公布的 MR CLEAN 多中心研究是前瞻性、随机、开放性血管内治疗缺血性卒中的研究,入组标准是发病 6 h 内的急性缺血性前循环卒中患者、NIHSS≥2 分、年龄≥18 岁。结果显示,急性缺血性卒中患者在发病 6 h 内(大多数经过静脉 rt-PA 溶栓治疗)血管内治疗安全有效。该研究提示,对急性缺血性卒中患者,仍优先考虑进行静脉 rt-PA 溶栓治疗,若溶栓效果不好,在 6 h 时间窗内的前循环梗死患者还可进行血管内再通治疗。

在 ESCAPE 多中心研究中,受试者被随机分为标准内科治疗组和标准内科治疗加血管内治疗组。入组患者若符合静脉 rt-PA 溶栓,则首先行 rt-PA 溶栓直接入组,以避免之前研究中存在的时间延误问题。该研究还有另外两个特点:一是影像学显示的是小梗死灶、近端颅内动脉闭塞、经 CT 及血管造影(CTA)评估有较好的侧支循环;二是控制好 2 个关键时间点,即从行 CT 检查到股动脉穿刺 60 min,到第 1 次再通 90 min。结果显示,快速血管内治疗可明显改善急性缺血性卒中功能预后并使死亡率减半。

EXTEND-IA 多中心研究目的是通过使用先进的影像学选择病例技术、新取栓装置和尽早干预,观察是否会改善患者预后。该研究强调术前影像学评估,基于 CT 灌注成像,所有入组患者颈内动脉或大

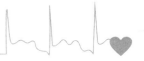

脑中动脉有闭塞,且核心梗死体积小于 70 mL。入组患者被随机分为标准内科组和血管内支架取栓组。结果显示,支架取栓组 100％患者缺血组织有再灌注,而阿替普酶单一治疗组为 37％;支架取栓组 24 h 内再灌注 90％及以上的患者比例为 89％,阿替普酶单一治疗组为 34％;支架取栓组 71％的患者 90 d 随访得到良好预后,而阿替普酶单一治疗组这一比例只有 40％。两组间死亡或症状性颅内出血发生率无显著差异。该研究得出的结论是血管内支架取栓能够显著改善急性缺血性卒中患者预后。

SWIFTPRIME 多中心研究虽然提前结束,但结果同样表明,对急性大血管前循环闭塞者给予溶栓治疗和 Solitaire 支架取栓术治疗可减少 3 个月时卒中致残率并增加患者存活率和功能独立性。与 ES-CAPE 和 EXTEND-IA 研究结果相似,SWIFTPRIME 研究从成像到腹股沟穿刺仅用时 58 min,从影像学评估完成到第一次取栓平均用时 87 min,从症状发作至第一次取栓平均用时 252 min,完成了快速再灌注。

如果将上述 4 项研究结果与以往的实验结果进行对比,很容易发现血管内治疗获益不仅取决于先进的支架取栓装置,快速分诊和再灌注治疗同样至关重要。

(四)急性血管成形术和支架植入术

1.颅内血管急性血管成形术和支架植入术

紧急血管成形术和支架植入术被用来恢复前向血流。Solitaire FR 和 Trevo 装置等可回收支架是血管内血管再通治疗的最新方法,通过将这些支架放置在症状侧的颅内血管血栓内,快速恢复脑组织再灌注并取出血栓。支架的取出则可以避免因长期支架植入而采取双重抗血小板治疗。有研究显示,对于不适合或对静脉 rt-PA 治疗无效的颅内责任大血管闭塞患者,直接支架植入在技术上对快速重建血流是有效的,而且能够获益。

2.颅外血管急性血管成形术和支架植入术

颅外颈动脉和椎动脉颅外段的血管成形术和支架植入术主要用于卒中预防而不是卒中急救,但存在以下两种特殊情况:当卒中是由严重的动脉粥样硬化或夹层导致颅外颈动脉或椎动脉颅外段血管完全或接近完全闭塞所致,或作为治疗远端颅内段血管闭塞的术前需要,颅外颈动脉重度狭窄妨碍了颈动脉血管成形术/支架植入术。此外,对急性缺血性卒中颅外段颈动脉血管成形术和支架植入术的探索虽然有益,但需谨慎对待。在急性椎基底动脉缺血性卒中患者中,血管成形术和支架植入术与急诊纤溶药物已联合使用。

未来,有关急性缺血性卒中血管闭塞的部位、受影响区域的侧支代偿水平以及血管重建后的再通状况等有可能被纳入一个体系进行综合评估,以用于判断动脉内溶栓治疗患者的短期疗效。

总之,联合药物溶栓和机械血管切除术有更可靠的血管再通率,且并未显著增加颅内出血发生率,但这些装置大多仅局限于高级卒中中心使用。因为临床终点的安全有效直接与实现再灌注的时间相关,所以"时间就是大脑"同样适用于所有形式的血管内再灌注治疗,以努力减少实现再灌注的时间。

九、抗凝治疗

使用静脉或口服抗凝药物治疗急性缺血性卒中,前后经历了半个世纪的探索,其适用范围越来越明确。目前,抗凝药物经常用于近期卒中患者,以预防包括心房颤动在内的心源性栓塞复发。研究发现,未经治疗的脑栓塞患者早期栓塞再发风险约为 12％,伴有心房颤动患者 1 周内再发脑栓塞风险为 8％。卒中后及早启动抗凝治疗则明显能够降低心源性栓塞的再发风险。

(一)普通肝素

大多数研究数据显示,抗凝治疗不会明显降低卒中再发,既未显著增加脑出血也未降低死亡率和致残率。对于开始口服抗凝药物的脑梗死伴心房颤动患者,临时使用肝素并不能减少血栓栓塞风险,或增加出血的风险,但肝素会增加住院时间。除此之外,接受肝素治疗的急性缺血性卒中患者可能出现肝素诱导血小板减少相关的并发症。

(二)低分子量肝素和达纳肝素

大部分低分子量肝素试验发现,这类药物早期会增加出血风险,并严重影响患者的临床获益。药物对照研究显示,达纳肝素并不比阿司匹林能够有效地预防卒中再发,在死亡率或神经功能恶化方面也没有差别,却增加了出血并发症。对于再发风险极大的大动脉粥样硬化严重狭窄的缺血性卒中患者,达纳肝素治疗可能获益。研究还发现,皮下注射常规肝素或依诺肝素等均能预防症状性或无症状性深静脉血栓形成或肺栓塞,但也增加了症状性出血的风险。

(三)凝血酶抑制剂

直接凝血酶抑制剂在治疗急性缺血性卒中方面被认为是抗凝剂的替代物,并且可以用在肝素相关的血小板减少患者。达比加群是一种直接凝血酶抑制剂,在长期使用抗凝治疗的随机评价试验(randomized evaluation of long-term anticoagulation therapy,RE-LY)中,达比加群比华法林在预防心房颤动患者卒中或系统性栓塞方面更有效,低剂量达比加群不优于华法林但出血发生率低,高剂量达比加群优于华法林且出血风险与其相似。阿加曲班也是一种直接凝血酶抑制剂,回顾性研究发现阿加曲班较肝素能更好地改善卒中后预后和降低死亡率,虽然它可以延长 aPTT 水平,但不会增加严重出血风险。

总之,早期使用常规肝素或低分子量肝素通常不会降低早期再次卒中的发生率,包括心源性栓塞,也不会减少神经功能恶化,但会增加出血风险。夹层动脉瘤或基底动脉栓塞患者急诊使用抗凝治疗的有效性仍不确定。虽然达比加群可以预防心房颤动患者卒中或系统性栓塞的发生,但在卒中后什么时间开始启动治疗尚需要进一步明确。

十、抗血小板治疗

(一)口服药物

两项大型试验均证实卒中后 48 h 内开始阿司匹林治疗的主要作用是预防卒中复发,并不能显著降低死亡率或致残率,而且颅内出血并发症有轻微增加。氯吡格雷在每天 75 mg 的常规治疗剂量下,平均大约 5 d 后才能产生最大的血小板聚集抑制作用,这种延迟现象无法满足急性缺血性卒中的早期治疗要求。临床单次口服剂量 300～600 mg 氯吡格雷可以达到快速抑制血小板聚集。小样本研究显示,卒中后 25 h 首次口服氯吡格雷 600 mg 的卒中患者没有出现神经功能恶化或颅内出血,或首次联合使用 325 mg 阿司匹林和 375 mg 氯吡格雷不仅是安全的,而且能够预防神经功能缺损加重。但这些资料还不能提供确定的证据支持氯吡格雷在治疗急性缺血性卒中方面有效。

其他两项临床试验对联合用药进行了评价。TIA 或缺血性卒中发病 24 h 内阿司匹林联合缓释双嘧达莫(潘生丁)早期治疗(early treatment with aspirin plus extended release dipyridamole for transient ischaemic attack or ischaemic stroke within 24 h of symptom onset,EARLY)研究强调卒中早期(24 h)和 7 d 给予抗血小板治疗,结果显示联合用药与阿司匹林单用同样安全、有效,且越早用药获益越大。快速评价卒中和 TIA 预防早期复发试验(the fast assessment of stroke and transient ischemic attack to prevent early recurrence,FASTER)评价了 24 h 内使用氯吡格雷＋阿司匹林和阿司匹林＋安慰剂组 90 d 卒中发生率,结果显示联合应用可有更多获益趋势,但因入选病例过少未显示明显差异。研究还显示,早期联合使用在更多获益的同时会导致出血风险的增加。

(二)静脉抗血小板药物

基于研究所显示的能够增加血管再通及明显改善微循环,血小板膜糖蛋白Ⅱb/Ⅲa 受体抑制剂被认为能够用于治疗急性缺血性卒中。目前临床上使用的血小板膜糖蛋白Ⅱb/Ⅲa 受体抑制剂有阿昔单抗、替罗非班和依替非巴肽。阿昔单抗在Ⅱ期临床试验中虽然具有改善卒中预后的趋势,但来自Ⅲ期临床试验最先入组的 435 例接受阿昔单抗治疗患者因没能被证实具有可接受的风险-获益率从而导致试验被终止。作为Ⅲ期临床试验的一部分,发现阿昔单抗用于治疗觉醒型卒中的出血风险高于预期安全值,因此被最先终止。在替罗非班治疗缺血性卒中Ⅱ期临床试验中,发现其不会增加颅内出血转化事件或消化道

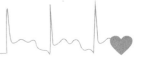

出血的发生率,并可降低卒中后 5 个月的死亡率。最近,依替非巴肽在治疗急性缺血性卒中方面的研究也值得期待。

总之,缺血性卒中急性期使用阿司匹林的主要作用是减少早期卒中复发,急性期单独使用氯吡格雷或与阿司匹林联合治疗急性缺血性卒中的证据有限。另外,静脉溶栓后 24 h 内使用抗血小板药物治疗的安全性尚无证据支持。

十一、血液稀释疗法、血管扩张剂和诱导高血压治疗

急性缺血性卒中的治疗策略之一是通过改善侧支循环以增加脑灌注。

(一)急性缺血性卒中的血容量扩张和血液稀释疗法

理论上,缺血性卒中急性期可能由于容量不足、红细胞聚集或压积增高、纤溶水平增加以及红细胞变形能力下降等造成血黏度增加和再灌注减少,导致梗死面积扩大甚至死亡率增加。血液稀释和血容量增加则可作为一种治疗途径来降低血黏度、改善脑血流,以及提高携氧能力。但是研究发现,在缺血性卒中急性期,采用右旋糖酐、羟乙基淀粉和白蛋白等血容量扩张疗法以及放血等血液稀释疗法,并不能明显降低患者的致残率和死亡率。因此,不建议血容量扩张的血液稀释疗法治疗急性缺血性卒中。

(二)急性缺血性卒中的血管扩张治疗

研究发现,促进血管扩张的药物如己酮可可碱和丙戊茶碱等药物未能改善急性缺血性卒中的预后,因此,不建议使用血管扩张药物治疗急性缺血性卒中。

(三)急性缺血卒中管理中的诱导高血压

探索性研究显示,少数缺血性卒中患者在超早期通过药物方法适当升高血压可能获益。有观点认为,大血管严重狭窄或闭塞所导致的较大范围脑灌注不足,而又不适合静脉溶栓或动脉内治疗的患者通过短时间适当升高血压,可能有助于改善其受损的神经功能。在临床实践中,只有当全身血压下降到影响神经功能时,医生才可以考虑使用升压药物来改善脑血流,同时要密切监测神经和心脏功能。

(四)白蛋白用于急性缺血性卒中治疗

观察研究表明,缺血性卒中患者急性血浆白蛋白降低与高致残率和高死亡率相关。白蛋白在急性卒中(albumin in acute stroke,ALIAS)的前期临床试验显示,缺血性卒中早期使用白蛋白治疗或许具有神经保护作用,且与白蛋白相关的不良反应很轻。随后进行的 ALIAS2 Ⅲ期临床试验,要求卒中开始后的 5 h 内开始进行白蛋白治疗,发现白蛋白组患者具有结局良好的趋势,但最终研究结果尚不得而知。因此,基于目前的研究证据,不建议对大多数急性缺血性卒中患者使用高剂量的白蛋白。

十二、神经保护剂

神经保护是指能够直接挽救缺血脑组织或延迟缺血半暗带发生梗死,但不包括对这些组织进行再灌注的治疗措施。

(一)药物制剂

迄今为止,绝大多数有关急性卒中神经保护剂的研究结果要么疗效不显著,要么比对照组预后更差,要么不良事件发生率过高,其中包括临床熟悉的药物如尼莫地平、氟桂利嗪、胞磷胆碱、神经节苷脂、硫酸镁以及 N-甲基-D-门冬氨酸拮抗剂等。一项小规模临床试验发现依达拉奉可能改善预后,但随后没有得到更加充分的阳性结果。

他汀除了具有降低低密度脂蛋白胆固醇作用外,还具有急性神经保护作用。一项小规模随机试验纳入 89 例长期应用他汀的急性缺血性卒中患者,在发病 24 h 内被随机分为停用他汀 3 d 或者继续他汀治疗两组。初步结果显示,在急性期短暂停用他汀与死亡率增加或 3 个月残疾相关。因此,发病时已经使用他汀治疗的缺血性卒中患者,急性期应该继续他汀治疗。

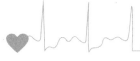

（二）低 温

低温可能具有延迟能量储备枯竭、减轻细胞内酸中毒、减轻兴奋性氨基酸影响、延缓缺血细胞钙内流、抑制氧自由基产生、改变细胞凋亡信号、抑制炎症和细胞因子产生等诸多有利机制。美国心脏协会（AHA）甚至推荐低温为心脏停搏后昏迷患者首选的神经保护措施。但是，对于急性缺血性卒中患者，低温治疗仍然缺乏足够的临床证据，而且还存在潜在的副作用，如低血压、心律失常和肺炎等。

（三）高压氧治疗（hyperbaric oxygen therapy，HBOT）

除非卒中是继发于空气栓塞，目前没有证据支持 HBOT 可以改善急性卒中的临床预后，因此不支持常规应用 HBOT 治疗急性缺血性卒中。

十三、颈动脉内膜切除术

早期颈动脉内膜切除术（carotid endarterectomy，CEA）被认为仅适用于某些轻微或无致残性卒中患者，手术目的是减少持续产生血栓栓子或改善脑缺血。然而，早期干预有可能使脑梗死发生出血转化，或加重脑水肿以及产生高灌注综合征。一项纳入 96 例、NIHSS 评分≤22 分或梗死面积≤大脑中动脉供血区的 2/3、从卒中发生到 CEA 手术时间平均为 1.5 d 的研究发现，大多数患者有明显改善（85/96），但 30 d 总体死亡率为 7.3%（7/96），CT 上未见出血转化或新发梗死灶。另外一项多中心研究纳入 mRS 评分＜2 分的 102 例卒中患者，发病到行 CEA 治疗的平均时间为 8 d，结果显示没有患者出现新发卒中、出血转化或脑水肿。但是，有分析认为严重的或神经功能不稳定的患者早期行 CEA 不仅对预后无益，反而可能更加有害。Rerkasem 和 Rothwell 等对严重致残性卒中、进展性卒中或渐进性 TIA 患者行 CEA 治疗的有效与安全性做了系统回顾，发现对神经功能状态不稳定的患者进行急诊 CEA 风险极高，目前没有证据支持对此类患者展开急诊 CEA 治疗。对于这类患者，通过加强内科药物治疗反而可以稳定其神经功能状态。

十四、入院后的常规护理治疗

大约 1/4 的急性卒中患者在发病 24～48 h 内可能出现病情恶化，有些患者还可能出现其他并发症，因此需要及时入院治疗。

（一）卒中监护病房

西方发达国家的成功经验表明，急性缺血性卒中患者在卒中监护病房治疗的获益可以类似于静脉 rt-PA 溶栓治疗的效果。在卒中监护病房，标准化流程治疗或卒中综合治疗路径是卒中患者治疗的最佳实践方案。研究表明，相对于普通医院而言，卒中监护病房患者的静脉溶栓比例明显增加，死亡率及临床结果均明显改善。

（二）卒中护理

卒中的严重程度和预后与并发症密切相关，而并发症又容易出现在卒中发病早期，因此，卒中护理所关注的重点应是预防急性期并发症的发生。研究显示，卒中发病第 1 周内最常见的并发症是疼痛、发热、进展性卒中、肺部感染以及尿路感染（urinary tract infection，UTI）等。深静脉血栓（deep vein thrombosis，DVT）和肺栓塞（pulmonary embolism，PE）的发生率虽然相对较低，但也应予以足够重视。

大多数卒中住院患者以卧床休息为主，但只要患者病情稳定就应及时增加活动。超早期卒中康复试验（a very early rehabilitation trial for stroke，AVERT）表明，卒中患者在发病 24 h 内即开始活动是安全可行的，而且能降低各类并发症（如肺炎、DVT、PE 和褥疮）的风险。反过来，长时间不活动容易出现肌肉挛缩、骨质疏松，以及骨科并发症等。频繁的翻身和气垫床的使用有助于预防压疮。此外，还要预防跌倒。

1. 营养与补液

吞咽障碍是卒中患者常见的神经功能缺损，并与肺炎风险增加和死亡率升高相关。脑干梗死、反复

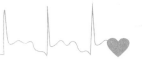

多次卒中、优势半球病变、意识障碍或抑郁状态的患者均可出现吞咽障碍。对急性缺血性卒中患者,均应在经口进食或服药前完成吞咽功能评估,以降低患者发生肺炎和死亡的风险。急性卒中患者如无法常规进食,可选择静脉补液、鼻饲(nasogastric,NG)或鼻十二指肠管等适合的方式补充营养。长期不能进食的患者可放置经皮内镜下胃造瘘术(percutaneous endoscopic gastrostomy,PEG)管。研究表明,对于无法常规进食的卒中患者,早期 NG 喂养可大幅降低死亡风险,而早期通过 NG 进食较 PEG 喂养效果更佳。部分通过 NG 或 PEG 管进食的患者可由于渗透梯度不同导致腹泻的发生。

2.感染

卒中相关性肺炎可增加患者住院天数、死亡率以及住院费用。早期适当运动以及良好的肺部护理可有效预防肺炎的发生,及时治疗恶心和呕吐可降低吸入性肺炎的发生率。在可能的情况下,气管插管患者应尽可能缩短插管时间。卒中患者一旦出现发热,应积极寻找肺炎征象并及时给予适当的抗生素治疗。

尿路感染很常见,并可导致菌血症或败血症。卒中患者出现发热后应进行尿检及尿培养,在可能的情况下,尽可能避免留置导尿管。间歇性导尿可降低感染风险。对留置导尿者,一旦病情稳定,应予以拔除导尿管。酸化尿液可减少感染的风险,而抗胆碱能药物可能有助于膀胱功能恢复。对于尿路感染,不主张预防性使用抗生素,只有当尿路感染明确后,再合理使用抗生素进行治疗。

3.DVT 与 PE

DVT 和 PE 多发生在卒中后的 3 个月内。无法活动的老年卒中患者更易出现 DVT,PE 则一般来源于瘫痪下肢或骨盆中产生的静脉血栓,有症状的 DVT 也会减慢患者卒中后的康复。

预防 DVT 的方法包括早期活动、外部加压以及抗栓药物的应用,抗凝剂可用于重症患者 DVT 和 PE 的预防。大部分对抗凝剂应用的支持证据来自对此类药物在长期卧床的患者治疗卒中的临床研究。研究表明,缺血性卒中患者每日皮下注射 1 次依诺肝素 40 mg,较每日 2 次注射 5 000 IU 的 UFH 能够更有效地预防率中 DVT 发生风险,而严重出血并发症的风险相对较低。此外,低强度的华法林治疗可有效预防复发性静脉血栓。对有抗凝剂禁忌的患者,阿司匹林也可能是有效的。如果 PE 患者的静脉血栓来自下肢,且具有抗凝治疗禁忌证,可考虑通过置入下腔静脉过滤装置加以预防。

总之,急性期卒中住院患者的规范化护理对促进卒中康复和减少并发症具有重要作用。

十五、急性期神经系统并发症的治疗

临床上约有 25% 的缺血性卒中患者在急性期出现症状加重,其中约 1/3 是由于卒中进展,1/3 是由于脑水肿,剩下的 1/3 是由于卒中复发或出血转化等所致。

(一)缺血脑组织水肿

急性脑梗死发生后,细胞毒性水肿通常在发病后 3～4 d 达到峰值,大面积脑梗死的早期再灌注可在最初 24 h 内造成恶性水肿。

1.脑组织水肿的治疗

减轻脑水肿的一般性措施包括限制摄入游离水、避免摄入多余的葡萄糖、改善低氧血症和降温治疗等,也可将床头抬高至 20°～30°以帮助静脉回流,但应该尽量避免使用降压药物,尤其是可诱发脑血管舒张的药物以尽可能避免脑水肿加重。

当水肿导致颅内压(ICP)升高时,可以采取过度换气、高渗盐水、渗透性利尿剂、脑室脑脊液引流以及手术减压。插管患者采用过度换气可导致脑血管收缩,从而引起脑血流量减少并降低 ICP。甘露醇(0.25～0.5 g/kg)每 6 h 静脉应用十次,每次持续 20 min 以上以降低 ICP(常规最大剂量为 2 g/kg)。对于缺血性导致的小脑幕疝使用高渗盐水可迅速降低 ICP。

2.减压手术

大面积梗死灶发生后,随着脑水肿的加重,容易出现脑干受压,继而损害脑干功能并出现意识障碍

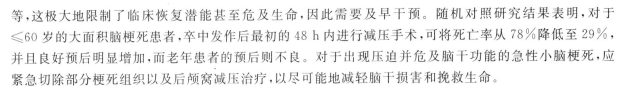

等,这极大地限制了临床恢复潜能甚至危及生命,因此需要及早干预。随机对照研究结果表明,对于≤60 岁的大面积脑梗死患者,卒中发作后最初的 48 h 内进行减压手术,可将死亡率从 78% 降低至 29%,并且良好预后明显增加,而老年患者的预后则不良。对于出现压迫并危及脑干功能的急性小脑梗死,应紧急切除部分梗死组织以及后颅窝减压治疗,以尽可能地减轻脑干损害和挽救生命。

(二)症状性颅内出血(sICH)

大面积脑梗死、心源性脑栓塞以及年龄较大的患者容易发生 sICH。此外,静脉 rt-PA 溶栓治疗、动脉内血管再通和应用抗凝药物治疗的患者中,约 5% 可出现 sICH。静脉使用 rt-PA 治疗发生的 sICHs 大多发生于最初 24 h 内,而致死性出血则大多发生在最初 12 h 内。sICH 临床表现类似于自发性颅内出血(ICH),如神经系统症状和精神状态恶化、头痛伴恶心呕吐,以及血压升高等。sICH 是否需要外科干预,应根据出血量的大小、出血部位、神经系统功能受损的情况、患者对手术的耐受性等进行综合考虑,决定是否手术清除血肿。

(三)痫性发作

缺血性卒中急性期一旦痫性发作,应及时予以控制,但不主张预防性使用抗癫痫药物。

总之,大面积脑梗死患者容易并发脑水肿和高颅压。对有恶性脑水肿风险的患者应早期转至神经外科救治,对半球脑梗死患者施行去骨板减压能够有效挽救生命,对具有占位效应的小脑梗死患者施行去骨板减压可有效防治脑疝和脑干受压。

第二节　急性缺血性脑血管病的二级预防

最新的流行病学调查资料显示,中国罹患缺血性卒中的患者近 1 000 万,短暂性脑缺血发作(TIA)也呈高发态势。虽然 TIA 后不遗留神经功能障碍,但却是缺血性事件再发的高危因素,尤其是 TIA 症状出现后的几天和几周内。有资料显示,首次缺血性卒中或 TIA 后再发缺血性卒中的平均年风险为 3%～4%,这得益于预防科学领域的一些重要进展,包括抗血小板治疗,以及高血压、心房颤动、动脉闭塞、高脂血症等方面治疗。此外,健康的生活方式和控制肥胖可以降低卒中等血管事件风险。新的指南和进展还关注临床无症状脑梗死,认为其同样是二级预防的重点和可以预防的事件。无症状脑梗死的定义为由于血管病变引起脑实质损伤,但未出现该血管支配区相应的急性神经功能损伤。脑成像可以为诊断无症状脑梗死提供证据,这些看似"沉默的"梗死灶,是典型的缺血性卒中危险因素,而且增加了再发卒中的风险。因此,临床医师诊断无症状性脑梗死时应常规询问是否实施了二级预防措施。

一、TIA 和缺血性卒中亚型的定义

传统 TIA 临床定义是指局灶性神经系统缺损症状或体征持续<24 h。随着影像技术的快速发展,发现超过 1/3 的症状持续<24 h 的患者为脑梗死。这促使了一种新的、基于组织学的 TIA 定义:由于局灶性脑、脊髓或视网膜缺血所导致的短暂的神经功能障碍。

与 TIA 相比,中枢神经系统梗死被定义为大脑、脊髓或视网膜细胞死亡导致局部缺血,依据神经病理学、神经影像或临床证据表明永久性损伤。缺血性卒中特指伴随明显中枢神经系统症状的梗死,反之无症状脑梗死依照定义则为不伴随临床症状。当无法获得神经影像及病理资料时,临床卒中可由 24 h 持续出现症状而诊断。根据假定的局灶大脑损伤的机制、受损血管的类型及部位,缺血性卒中的经典病因学分类如下:大动脉粥样硬化性卒中(颅外或颅内),心源性栓塞,小血管疾病,其他确定因素引发缺血性卒中,如血管夹层、血液高凝状态、镰状细胞疾病,以及不明原因梗死。缺血性卒中发病机制分类与理想情况相差很远,它同时也反映出诊断方法的不充分,在某些病例中,很难明确哪支动脉闭塞或明确的栓

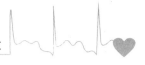

塞原因。

二、卒中及短暂性脑缺血发作患者危险因素的控制

(一)高血压

对于缺血性卒中患者,控制高血压被认为是最重要的二级预防措施。高血压被定义为收缩压(systolic blood pressure,SBP)≥140 mmHg 或舒张压(diastolic blood pressure,DBP)≥90 mmHg。近期发生缺血性卒中患者约有 70% 合并高血压。权威数据表明,首次缺血性卒中的发生与血压直接相关,从 SBP 115 mmHg 开始,随着血压增高发生卒中的风险增加。

在卒中二级预防中,中国卒中后降压治疗研究(post-stroke antihypertensive treatment study,PATS)奠定了控制高血压能够有效预防卒中复发的基础。该研究表明,在平均 24 个月的随访期间,安慰剂组和吲达帕胺组的平均 SBP 分别下降了 6.7 mmHg 和 12.4 mmHg,吲达帕胺组较安慰机组的卒中复发相对风险(relative risk reduction,RRR)下降了 30%。培哚普利预防卒中复发研究(perindopril protection against recurrent stroke study,PROGRESS)进一步证实了血压控制在卒中二级预防中的有效性。在平均 4 年的随访中,与安慰剂组相比,积极治疗组(接受培哚普利或培哚普利联合吲达帕胺治疗)的 SBP 和 DBP 分别下降了 9 mmHg 和 4 mmHg,培哚普利-吲达帕胺组分别更多地降低了 SBP 12.3 mmHg 和 DBP 5.0 mmHg。积极治疗组的致死或非致死卒中相对风险减少了 28%,培哚普利-吲达帕胺联合治疗组减少了 43%。PROGRESS 对在卒中二级预防中降压治疗的有效性进行了后分析研究,结果显示,随着基线血压的降低和降压治疗后平均 SBP 的下降,降压预防卒中复发均具有明显的递减趋势。这意味着,对于血压越高的卒中患者,降压治疗预防卒中再发的疗效越好。其他荟萃分析结果也同样表明,降压治疗与降低卒中复发风险显著相关,而且 SBP 越低,卒中发生风险也就越低。此外,控制高血压同样减少了心肌梗死和所有血管病事件的发生风险。降压治疗对卒中一级预防研究中的有效性也间接支持了二级预防的研究结论。

卒中二级预防中最理想的血压目标仍无法确定。以往认为,降压治疗应该个体化,SBP/DBP 降低 10/5 mmHg 可以获益。新观点认为,对有卒中或 TIA 病史的成年患者,推荐起始治疗血压值为 SBP≥140 mmHg 或 DBP≥90 mmHg 外,该推荐与高血压指南总体保持一致。最近发表的关于皮层下小卒中二级预防试验(secondary prevention of small subcortical strokes,SPS3)的论文表明,对于近期有腔隙性脑梗死患者,将血压控制在 SBP<130 mmHg 可能比较合理。在降压药物的选择上,由于不同降压方案之间的直接比较有限,因此理想的药物治疗方案尚无法确定。基于以往研究中所使用的药物治疗方案,利尿剂或利尿剂与 ACEI 的联合使用是有效的。此外,要强调健康生活方式的重要性,如减肥,多食用水果、蔬菜及低脂奶制品,地中海饮食,减少盐的摄入,规律的有氧运动以及少喝酒等。

(二)血脂异常

研究发现,高水平的低密度脂蛋白胆固醇(LDL-C)与缺血性卒中高风险之间关系密切,但低水平的 LDL-C 能够增加颅内出血风险。大规模研究表明,汀类药物能够通过明显降低 LDL-C 的水平从而有效降低卒中风险,颅内出血风险却未显著增加。在缺血性卒中二级预防方面,强化降低胆固醇预防卒中(stroke prevention by aggressive reduction in cholesterol levels,SPARCL)研究被认为具有里程碑意义。该研究入组了 4 731 例有卒中或 TIA 病史、LDL-C 介于 100~190 mg/dL、无心脏病史的患者,将他们随机分为每天 80 mg 阿托伐他汀和安慰剂两组,经过中位数为 4.9 年的随访,阿托伐他汀治疗组较安慰剂组发生卒中的风险下降 16%,主要冠脉事件降低 35%,差异具有显著性。虽然阿托伐他汀组肝酶和肌酸激酶升高人数较多,但并无肝衰竭或显著肌损害、肌痛、肌溶解等不良事件发生。

SPARCL 同时发现他汀类治疗与较高的出血性卒中发生率[他汀类治疗组 n=55(2.3%),安慰剂组 n=33(1.4%),HR 1.66,95%CI 1.08~2.55]相关。心脏保护研究(heart protection study,HPS)中也观察到相似的结果,他汀类治疗组出血性卒中的风险相对提高了 91%。进一步分析 SPARCL 的研究结果显示：出血性卒中风险与他汀类药物之间的关系与年龄、性别、血压控制及 LDL-C 下降幅度无关。考虑到 SPARCL 和 HPS 研究中他汀治疗会增加出血性卒中的风险，且有颅内出血史的卒中患者出血可能性较大，所以对这类患者使用他汀类药物要非常谨慎。

SPARCL 试验结果显示：LDL-C 水平＜70 mg/dL 与卒中风险下降有关（HR 0.72,95％CI 0.59～0.89,P＝0.001 8），出血性卒中没有明显增加（HR 1.28,95％CI 0.78～2.09,P＝0.335 8），而且 LDL-C 减少 50％以上，卒中或 TIA 患者致死和非致死卒中风险减少 35％。这些结果提示，将 LDL-C 下降到正常或特定水平能够带来临床获益，但 LDL-C 的最佳达标值仍尚未明确。对此，正在进行的治疗卒中达标研究（treat stroke to target，TST），对近期患有缺血性卒中和 TIA 的患者，通过分析不同 LDL-C 目标水平对血管病事件的影响进行研究，旨在更好地解决该问题。

观察性研究显示，血清中甘油三酯水平升高与缺血性卒中和大动脉粥样硬化性脑梗死有关，低水平的高密度脂蛋白胆固醇（HDL-C）与缺血性卒中有关，升高的脂蛋白 a 与卒中事件相关。治疗高甘油三酯、LDL-C 和脂蛋白 a 的药物包括纤维酸类、烟酸和胆固醇吸收抑制剂，研究显示纤维酸类或烟酸在减少卒中风险方面是有益的，但减少再发卒中风险的证据仍有限。

2013 年发布的《ACC/AHA 成人血脂管理降低动脉粥样硬化性心脏病风险指南》取代了之前的《美国国家胆固醇健康计划》。新指南的最大变化是确定了对 4 个"他汀获益组"给予药物治疗来降低动脉粥样硬化心血管疾病（atherosclerotic cardiovascular disease，ASCVD）的风险：患者有①临床 ASCVD；②LDL-C水平≥190 mg/dL；③糖尿病，年龄 40～75 岁，LDL-C 70～189 mg/dL 且无临床 ASCVD；或者④无临床 ASCVD 或糖尿病，LDL-C 70～189 mg/dL，预计 10 年 ASCVD 风险≥7.5％。重要的是，临床 ASCVD 包括动脉粥样硬化导致的卒中或 TIA 患者，也包括有急性冠状动脉综合征、心肌梗死、稳定或不稳定型心绞痛、冠状动脉或其他血管重建病史的患者。对于年龄≤75 岁、LDL-C≥190 mg/dL 的临床 ASCVD 患者，或有糖尿病且预计 10 年 ASCVD 风险≥7.5％的患者推荐高剂量他汀治疗（即 LDL-C 减少 50％以上）；其他获益组的患者推荐中等剂量治疗（如 LDL-C 减少 30％～50％）。

总之，对于有动脉粥样硬化病因、LDL-C≥100 mg/dL，伴或不伴其他临床 ASCVD 证据的缺血性卒中/TIA 患者推荐强化他汀治疗以降低卒中和心血管事件风险。对于有动脉粥样硬化病因、无其他临床动脉粥样硬化性心血管病证据，但 LDL-C＜100 mg/dL 的缺血性卒中/TIA 患者，为降低卒中和心血管事件风险，推荐强化他汀治疗。对于缺血性卒中/TIA 和其他并发动脉粥样硬化性心血管病患者，还应遵循 2013 年 ACC/AHA 指南中有关生活方式改变、饮食调整和药物治疗的建议。

(三)糖代谢紊乱和糖尿病

糖代谢紊乱主要是指 1 型糖尿病、糖尿病前期和 2 型糖尿病，每一种类型的糖代谢紊乱都是通过测量血糖、HbA1c 和高血糖症状来诊断的。正常的空腹血糖＜100 mg/dL(5.6 mmol/L)，空腹血糖调节受损是指血糖介于 100～125 mg/dL(5.6～6.9 m mo l/L)。当通过口服 75 g 葡萄糖进行糖耐量试验测得的餐后2 h血糖在 140～199 mg/dL(7.8～11.0 mmol/L)时，可诊断为糖耐量异常。HbA1c 为 5.7％～6.4％时定义为糖尿病前期。HbA1c≥6.5％、空腹血糖≥126 mg/dL(7.0 mmol/L)、糖耐量试验餐后2 h血糖≥200 mg/dL(11.1 mmol/L)或高血糖症状下的随机血糖≥200 mg/dL(11.1 mmol/L)定义为糖尿病。除了最后一种情形，在确诊为糖尿病前应对血糖值和 HbA1c 进行重复测试。

糖尿病与首次缺血性卒中风险大幅增加有关，校正相对危险度介于 1.5～3.7。空腹血糖异常、糖耐量异常和通过 HbA1c 诊断的糖尿病前期同样增加了首次卒中风险。但空腹血糖异常的首次卒中风险只在其上限的范围内比较明显[空腹血糖≥110～125 mg/dL(6.1～6.9 mmol/L)，校正风险比(hazard risk，HR)1.21]。当糖耐量异常和 HbA1c 介于 6.0％～6.5％时，引起卒中的风险可能要高于空腹血糖调节受损。

在脑血管病患者中，糖代谢紊乱普遍存在。约 28％的缺血性卒中患者处于糖尿病前期，25％～45％患有明确的糖尿病。60％～70％的脑血管病患者有一种类型的高血糖状态。有关糖尿病前期对预后影响的研究有限，但合并糖尿病再发缺血性卒中的风险增加。在心血管健康研究的子研究中入组的首次卒

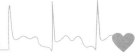

中患者,糖尿病增加了60%的卒中再发风险。

随机对照试验的数据证实,不论 LDL-C 的水平高低,所有处于血管病风险的糖尿病患者都能够从他汀治疗中获益。ADA 推荐对已患心血管疾病(包括卒中)的所有糖尿病患者进行他汀治疗,治疗目标是 LDL-C<100 mg/dL(也可<70 mg/dL)。糖尿病患者合理的血压控制目标目前尚存在争论,但控制糖尿病患者心血管风险(action to control cardiovascular risk in Diabetes,ACCORD)试验结果表明:SBP 目标值低于 140 mmHg 对预防主要的心血管不良事件并没有获益。因此,ADA 建议血压目标为 SBP<140 mmHg 或 DBP<80 mmHg,对于某些特定人群可设定更低的目标值,如能耐受更低血压的年轻患者。

研究证实,与目前血糖控制目标(HbA1c<7%~8%)相比,强化血糖控制(HbA1c<6% 或<6.5%)对于预防非致命心血管事件(特别是心肌梗死)可能更有效。然而,强化降糖并不能减少全因死亡或卒中风险,还使低血糖风险明显增加。ADA 认为 HbA1c<6.5% 的目标值对于大多数年轻糖尿病患者可能是合适的,那些糖尿病病程较短、预期寿命长且心血管疾病少的患者很可能会从强化降糖中获益。这些获益主要来自于微小血管并发症长期风险的降低。

初步证据表明,二甲双胍、吡格列酮、二肽基肽酶-4 抑制剂在减少大血管事件方面可能比较有优势。吡格列酮在大血管事件方面的前瞻性临床试验(prospective pioglitazone clinical trial in macrovascular events,PROactive)中入组的患者都有卒中史,吡格列酮治疗能减少47%卒中再发相对风险(HR 0.53,95%CI 0.34~0.85),降低28%卒中、心肌梗死或血管死亡的相对风险(HR 0.72,95%CI 0.53~1.00)。

目前推荐哪种糖尿病药物在血管病预防效果更好为时尚早,但这是个值得研究的领域。与这种判断相一致,ADA 最近修改了其治疗建议,推荐医生对使用二甲双胍后的 2 型糖尿病患者进行以患者为中心的药物选择方案。通过这种方式,患者将接受基于合理的 HbA1c 降幅、毒副作用、可能的非血糖获益和费用综合考虑后的合理药物方案。

总之,所有 TIA 或缺血性卒中患者均应经空腹血糖、HbA1c 或口服葡萄糖耐量试验筛查糖尿病,通常情况下,HbA1c 较其他筛查试验在发病后短期内更为准确。

(四)超重和肥胖

当体重指数(body mass index,BMI)≥30 kg/m² 时,称为肥胖,它是心血管疾病和过早死亡的明确危险因素,也会增加卒中发生的风险。研究表明,当 BMI 达到 20 kg/m² 时,卒中风险与 BMI 呈线性关系增长:BMI 增加 1 kg/m,则卒中风险增加 5%。中心型肥胖(如腰围)比普通型肥胖(如 BMI)更能体现肥胖和卒中风险之间的关系。虽然肥胖在 TIA 或卒中患者中的比例较高,但尚未被确定为卒中再发的危险因素。

(五)代谢综合征

代谢综合征是指人体的蛋白质、脂肪、碳水化合物等物质发生代谢紊乱,增加血管病事件风险的一系列综合征。这些代谢紊乱包括:超重、高甘油三酯血症、低高密度脂蛋白胆固醇(HDL-C)、高血压和高血糖。近期有研究将其范围扩大到包括亚临床炎症反应和血栓形成、纤溶系统、内皮功能的紊乱,并且已经被证明可能与遗传有关。美国 AHA 提出的代谢综合征诊断标准要求满足以下任意 3 项条件:腰围增大(排除人种和国别的差异);血甘油三酯≥150 mg/dL(1.7 mmol/L),男性 HDL-C<40 mg/dL(1.0 mmol/L)或女性 HDL-C<50 mg/dL(1.3 mmol/L),SBP≥130 mmHg 或 DBP≥85 mmHg;空腹血糖≥100 mg/dL(5.6 mmol/L)。缺血性卒中患者的代谢综合征患病率为30%~50%。

代谢综合征中度增加了心血管疾病的患病风险(RR 2~3)及全因死亡率(RR 1.5~2.0),与缺血性卒中和无症状性脑梗死的风险增加有关。荟萃分析显示,其对任何卒中(缺血性或出血性)的风险估值为 2.27(95% CI 1.80~2.85),其中高血压和高血糖对缺血性卒中风险的影响最大。在华法林-阿司匹林治疗症状性颅内动脉狭窄临床研究(warfarin aspirin symptomatic intracranial disease,WASID)试验中,与无代谢综合征患者相比,代谢综合征患者在平均 1.8 年的随访中,更容易患卒中、心肌梗死或大血管死亡(HR 1.6,95% CI 1.1~2.4,P=0.009 7),有代谢综合征的患者可单独增加缺血性卒中的风险

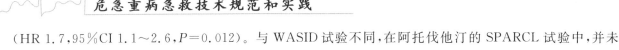

（HR 1.7,95％CI 1.1～2.6,$P=0.012$）。与 WASID 试验不同,在阿托伐他汀的 SPARCL 试验中,并未发现代谢综合征与 TIA 或缺血性卒中有关。

对患有代谢综合征或肥胖症的成年男性和女性,减肥能够改善胰岛素敏感性,降低血糖、LDL-C、甘油三酯,提高 HDL-C,降低血压,减轻炎症,改善纤溶系统以及改善内皮功能。饮食控制、锻炼和药物能够提高胰岛素敏感度,对于代谢综合征患者也能够产生上述改善作用。但迄今为止尚没有对卒中伴代谢综合征患者进行二级预防治疗的随机试验。

（六）营　养

8％～13％的急性卒中患者伴有营养不良。卒中后几个星期可能会发生营养不良,并与较差的短期结局相关,但日常的食物供给似乎并没有明显改善结局。有限的随机对照试验（$n=124$）表明:对处于营养危险（BMI<20 kg/m^2,近期体重下降或吸收差）或已经营养不良的急性卒中患者给予个体化干预,可能阻止体重的减少、改善生活质量和 3 个月的运动功能。

在微量元素方面,尽管卒中患者大多存在维生素 D 等微量元素的缺乏,但临床试验尚未探索出补充任何一种微量元素对二级预防是否有效。在维生素干预与卒中预防（vitamin intervention for stroke prevention,VISP）研究中,高同型半胱氨酸血症和中度维生素 B$_{12}$血清水平亚组的患者可能从治疗中获益。近期患有缺血性卒中的日本患者通过补充叶酸和维生素 B$_{12}$,能够预防骨折。反过来,一些微量元素过量也会产生害处,如钠摄入的增多和补钙可能会增加卒中的风险;过量的钠能够很明确地升高血压,是卒中的一个危险因素。

（七）饮食结构

目前,卒中或 TIA 后饮食推荐主要来源于对无症状性脑血管病患者人群进行的研究结果。在心血管病患者中进行地中海饮食试验,有强烈证据支持地中海饮食能够预防血管病事件的再发。对于无心血管病但存在高危因素的患者来说,与低脂饮食相比,地中海饮食能够明显预防心肌梗死、卒中和心血管死亡。

（八）阻塞性睡眠呼吸暂停

不少卒中或 TIA 患者伴有睡眠呼吸暂停。睡眠呼吸暂停是指睡眠呼吸紊乱指数（apnea-hypopnea index,AHI）≥5 次/小时,AHI 越高越严重。对包括 2 343 例患者的 29 项研究荟萃分析发现:72％的卒中或 TIA 患者 AHI>5 次/小时,63％的患者 AHI>10 次/小时,38％的患者 AHI>20 次/小时。其中,仅 7％的患者患有中枢性呼吸暂停,说明中枢性睡眠呼吸暂停的发生率要小于阻塞性睡眠呼吸暂停。尽管睡眠呼吸暂停的阳性检出率很高,但高达 70％～80％的患者既没有被诊断也没有接受过治疗。

在脑血管病患者中,睡眠呼吸暂停与不良结局有关,包括高死亡率、谵妄、抑郁和较差的功能状态。睡眠呼吸暂停可通过多种方法治疗,但主要的治疗方法还是持续气道正压通气（continuous positive airway pressure,CPAP）。多个随机对照试验和观察性队列研究已经验证了 CPAP 在改善卒中或 TIA 预后的有效性,因此,临床上应该对此予以重视。

（九）吸烟与饮酒

吸烟是首次缺血性卒中的重要且独立危险因素,会增加无症状性脑梗死的风险。关于吸烟和首次卒中风险之关系的研究很充分,但与再发卒中之间的关系研究有限。此外,尚无对戒烟在卒中/TIA 二级预防中的有效性研究证据。尽管如此,压倒性的证据表明吸烟是有害的,戒烟是有益的,这已经成为常识之一。

研究显示,对于缺血性卒中,酒精摄入与缺血性卒中之间的关系呈 J 形,少量及适度饮酒者（女性 1 次/天,男性 2 次/天）能够观察到保护作用,对于颅内动脉狭窄的卒中/TIA 患者也是如此,但过量饮酒和过快饮酒会导致卒中风险有所增加。任何类型的饮酒都会增加出血性卒中的风险,过量饮酒带来的风险更大。

适度饮酒的保护作用可能与 HDL-C、载脂蛋白 A1 升高及纤维蛋白原水平下降、血小板聚集减少等有关。过量饮酒可能增加高血压、心房颤动、心肌病和糖尿病的风险,进而增加卒中的风险。

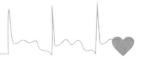

二、大动脉粥样硬化的介入治疗

(一)颅外颈动脉疾病

经过 50 多年的不断发展,在预防颈动脉粥样硬化患者发生卒中的过程中,颈动脉血管成形术和支架置入术(carotid artery stenting,CAS)已经成为颈动脉内膜剥脱术(carotid endarterectomy,ECA)的一种替代治疗方案。

1. 颈动脉内膜剥脱术

欧洲颈动脉外科手术试验(the European Carotid Surgery Trial,ECST)、北美症状性颈动脉内膜剥脱术试验(the North American Symptomatic Carotid Endarterectomy Trial,NASCE T)和退伍军人事务部合作研究项目(the Veterans Affairs Cooperative Study Program,VACS)等 3 项大型前瞻性随机试验证明,症状性重度颈动脉狭窄的动脉粥样硬化患者(狭窄程度＞70％),CEA 联合药物治疗的疗效优于单纯药物治疗,均支持 CEA。然而,这些大规模试验均提示外科手术对于颈动脉狭窄程度小于 50％的患者在减少卒中发病率方面并无任何优势。此外,CEA 对于狭窄程度介于 50％～69％的症状性动脉硬化性狭窄患者的疗效尚不清楚。现行指南同时建议,围术期卒中及病死率＜6％的外科医师才有资质开展CEA 手术。

2. 影响手术风险的因素

虽然性别对 CEA 结果的影响研究尚存在争议,且代表性不充分,但需谨慎对待。NASCET 试验的亚组数据分析显示,女性在手术病死率、神经系统发病率和复发性颈内动脉狭窄(14％ vs 3.9％,$P=0.008$)方面结局更差。有推测这可能与女性的血管直径较小,易发生斑块和复发狭窄等因素有关。

颈动脉内膜剥脱与支架置入术的比较试验(the Carotid Revascularization Endarterectomy versus Stent Trial,CREST)通过随机对照研究发现性别对主要终点事件并没有影响,而 CEA 对年龄超过 70 岁的患者而言,使其获益明显。病例分析也证明 CEA 对于 80 岁以上的患者是安全的。

当决定是否进行颈动脉血管重建术时,除了要考虑年龄和性别等因素影响外,围手术期和麻醉过程中潜在的医学并发症也应该充分考虑。

3. 颈动脉血管重建的时机选择

在上述 3 项大型随机研究中,从试验开始到手术的中位时间是 2～14 d。ECST 和 NASCET 数据分析显示,如果在 2 周内对颈动脉狭窄达 70％及以上的患者进行手术,30 d 内因手术导致的同侧卒中或任何卒中及死亡的归因危险度在 2～4 周从 30％下降至 18％,4～12 周时则下降至 11％。美国指南据此推荐:如果没有禁忌证,血管重建手术应该在 2 周内进行。

目前,CAS 已经成为除 CEA 以外治疗颅外颈动脉闭塞的另一种重要治疗方法。以往,基于大规模随机研究分析,CAS 主要是针对开放性动脉内膜切除手术风险较高的患者,如:①合并严重并发症(Ⅲ/Ⅳ级充血性心力衰竭、Ⅲ/Ⅳ级心绞痛、左冠状动脉主干冠状动脉粥样硬化性心脏病、涉及大于或等于2 支血管的冠状动脉粥样硬化性心脏病、左室射血分数≤30％、近期发生心肌梗死(MI)、严重的肺肾疾病;②技术难度大或解剖复杂,如既往颈部手术(如颈淋巴结清扫术)或颈部放疗,CEA 后再狭窄,病灶在手术范围之外(即颈内动脉 C2 段以上、锁骨以下),对侧颈动脉闭塞,对侧声带麻痹,或气管切开。

上述 3 项大型随机试验对单个支架/神经保护装置的有效性也进行了充分研究。第一个大型随机试验是颈动脉和椎动脉经皮腔内血管成形术研究(Carotid and Vertebral Artery Transluminal Angioplasty Study,CAVATAS),结果提示接受支架术与剥脱术患者 30 d 卒中或病死率相当,两组均为 6％。长期随访(3 年)提示两组间卒中发生率无差异。在 CEA 高风险患者辅以保护装置的血管成形和支架置入术(Stenting and Angioplasty with Protection in Patients at High Risk for Endarterectomy,SAPPHIRE)研究中,334 例症状性及非症状性颈动脉狭窄患者接受了 CAS(使用栓子保护装置)或 CEA 治疗,30 d 内CEA 组患者卒中、MI 和死亡发生率为 9.9％,CAS 组为 4.4％。1 年内主要终点事件(30 d 内卒中、死

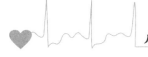

亡、MI；31 d 至 1 年发生同侧卒中或由卒中导致的死亡）CEA 组 20.1%，CAS 组 12.2%（$P=0.05$）。主要结论是在特定的高危人群中，CAS 并不比 CEA 差。

在症状性颈内动脉狭窄患者 CAS 和 CEA 两种治疗方法优劣的随机比较研究中，针对严重症状性颈动脉狭窄患者中 CEA 与 CAS 比较（Endarterectomy Versus Angioplasty in Patients with Symptomatic Severe Carotid Stenosis，EVA-3S）、经皮 CAS 成形术与 CEA 比较（Stent-supported Percutaneous Angioplasty of the Carotid Artery Versus Endarterectomy，SPACE）和国际颈动脉支架置入术的研究试验（International Carotid Stenting Study，ICSS）的 meta 分析比较了术后 120 d 时卒中发生率和死亡的概率，CAS 及 CEA 的概率分别是 8.9% 和 5.8%（HR 1.53，$P=0.000\ 6$）。在年龄≥70 岁的患者中，CAS 和 CEA 后 120 d 时卒中发病率及死亡率分别为 12.0% 和 5.9%（HR 2.04，$P=0.005\ 3$），而在 70 岁以下的患者中，两种手术方法的结果并无显著差异。因此，年龄被认为是影响治疗效果的因素。

颈动脉血管再通内膜成形术与支架比较研究（the Carotid Revascularization Endarterectomy Versus Stent Trial，CREST）是一项前瞻性随机研究，比较了 CAS 和 CEA 的有效性。该试验将 2 502 例症状性及无症状性的颈动脉狭窄（颈动脉超声提示狭窄＞70% 或血管造影提示＞50%）患者进行了随机化分组。两组间主要复合终点（30 d 卒中发生、死亡、MI 发生率，以及 4 年同侧卒中发生率）并无显著差异（7.2% vs 6.8%，$P=0.51$），无症状性患者 4 年主要终点事件发生率分别为 5.6% 和 4.9%（HR 1.5，$P=0.56$），症状性患者发生率分别为 8.6% 和 8.4%（$P=0.69$）。

通过对症状性和无症状性患者进行汇总分析，发现年龄和治疗效果之间存在相互作用（$P=0.02$）。对主要终点，CAS 与 CEA 的 HR 从＜65 岁患者的 0.6 升至 65～74 岁患者的 1.08，以及再到≥75 岁患者的 1.63。年龄的影响主要是卒中危险因素，而不是 MI 风险增加导致的。随着年龄的增长，CAS 组卒中危险因素的增加较 CEA 组更明显。主要终点的风险比为 1.0 是 70 岁左右的患者，而卒中风险比为 1.0 是 64 岁的患者。

在 CREST 中，由于将 MI 纳入主要复合终点，围手术期并发症的发生率低于以往试验。在最初30 d 内发生卒中、MI 或死亡的概率，CAS 组和 CEA 组分别为 5.2% 和 4.5%（HR 1.18）。其中围手术期 CAS 患者发生 MI 的概率低于 CEA 患者（1.1% vs 2.3%，HR 0.50），但是有较高的卒中发生率（4.1% vs 2.3%，HR 1.79）。对于无症状性患者，CAS 与 CEA 的并发症发生率分别为 3.5% 和 3.6%，而症状性患者的比例分别为 6.7% 和 5.4%。

Cochrane 卒中组于 2012 年更新了 CAS 和 CEA 随机对照研究结果的综述，该综述包括了 16 项研究的 7 572 例患者。对合并常规外科手术风险的症状性患者，CAS 组比 CEA 组在手术后 30 d 内发生死亡或卒中的风险更高（OR 1.72），但同侧卒中风险并无显著差异（OR 0.93）。如果把围手术期并发症和卒中纳入一起考虑，CAS 组的死亡风险、任何围手术期卒中或同侧卒中风险均增加（OR 1.39）。此外，该综述显示年龄和治疗效果存在相关性，主要终点风险在＜70 岁的患者中是相似的，但在≥70 岁的患者中，CAS 的风险将会提高（OR 2.2）。

4.颈动脉颅外段干预后的再狭窄

颈动脉颅外段干预后的再狭窄一直被关注。无症状性颈动脉粥样硬化研究（the Asymptomatic Carotid Atherosclerosis Study，ACAS）证实，如果手术指征为血管狭窄≥60%，7.6% 在术后 18 个月内发生再次狭窄，而在随后的 42 个月内发生率仅为 1.9%。这与近期结束的 CREST 对 CEA 的研究结果相仿（24 个月内再狭窄范围超过 70% 的概率为 6.3%）。糖尿病、高血压和女性均为血管再狭窄的独立预测因素。吸烟史是 CEA 血管发生再狭窄的独立预测因素，而与 CAS 无关。

与 CEA 相比，CAS 后血管再狭窄的发生率似乎更高。SPEACE 试验术后 2 年发生再狭窄（狭窄程度≥70%）的概率在 CAS 和 CEA 组分别为 10.7% 和 4.6%，CAVATAS 试验术后 5 年内发生再狭窄的概率则分别为 30.7% 和 10.5%。Cochrane 对 6 项 CAS 试验的综述结果表明，血管腔内治疗比外科手术治疗后更容易发生血管再狭窄（OR 2.41，$P=0.007$）。

总之，CAS 和 CEA 后均存在一定的血管再狭窄比例，且最新研究结果显示两组间的差异没有早期

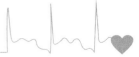

的报道显著。

(二)颅外椎基底动脉疾病

颅外椎动脉狭窄(extracranial vertebral artery stenosis,ECVAS)是后循环卒中的主要病因之一。在血管内治疗和近期接受内科药物治疗的比较研究方面,前期研究证据有限。对 980 例症状性 ECVAS 患者回顾性的非随机支架治疗结果显示,技术成功率达 99%,围手术期卒中风险为 1.2%,TIA 风险为0.9%。平均随访 21 个月后,椎基底动脉系统卒中或 TIA 发生率分别为 1.3% 和 6.5%。来自前瞻性维护数据库的资料显示,在放置支架治疗椎动脉起始段损伤的 114 例患者中,88% 被认为"极可能"或"可能"是患者后循环症状的原因,放置支架 1 年后症状再发仅 2%。

支架和积极的内科治疗预防颅内动脉狭窄卒中再发试验(Stenting and Aggressive Medical Therapy for Preventing Recurrent Stroke in Intracranial Stenosis,SAMMPRIS)结果显示,积极的内科治疗对于近期有症状的颅内大血管狭窄的卒中二级预防是非常有效的,这些措施包括双重抗血小板治疗(dual-antiplatelet therapy,DAPT)(阿司匹林联合氯吡格雷、普拉格雷或替格瑞洛 3 个月)、控制血压、他汀药物降脂治疗、控制血糖、改变危险因素等。这提示积极的内科治疗可能也同样适用于症状性 ECVAS 患者。

目前最大的综述显示,药物洗脱支架再狭窄率比金属裸支架可能更低(11.2% vs 30%),加之药物洗脱支架本身即可改善临床预后,提示临床获益可能更大,但放置药物洗脱支架后是否需要长期 DAPT,仍然缺乏有说服力的研究证据。此外,手术后再狭窄的临床结局也尚未明确,需要开展深入研究。

(三)颅内动脉粥样硬化

颅内动脉粥样硬化不仅是最常见的卒中病因之一,而且与卒中再发高风险相关。因此,与此有关的随机双盲对照研究虽然不多,但长期受到重视。在华法林-阿司匹林症状性颅内动脉疾病(WASID)试验中,569 例由 50%～99% 狭窄的 MCA、颅内段 ICA、颅内段椎动脉或基底动脉狭窄所引起卒中或 TIA 患者,随机分为阿司匹林 1 300 mg 或华法林组[国际标准化比值(INR)目标值 2～3]。经过平均 1.8 年的随访,两组均有 22% 的患者发生主要终点事件(缺血性卒中、脑出血、非卒中血管死亡),但由于华法林组死亡率和主要出血发生率较高,该试验提前终止。狭窄动脉供血区 1 年和 2 年卒中发生率,阿司匹林组为 12% 和 15%,华法林组为 11% 和 13%。两组联合分析,在狭窄程度≥70% 的狭窄动脉供血区 1 年卒中发生率为 18%,在狭窄程度 50%～69% 的狭窄动脉供血区 1 年卒中发生率为 7%～8%。WASID 试验还显示将 SBP 控制在 140 mmHg(1 mmHg＝0.133 kPa)以下和降低 LDL-C 可以显著减少随后的卒中风险,这与血压降低后可能导致脑血流量减少而因此增加大血管狭窄患者卒中风险的预期相反。小部分LDL-C＜70 mg/dL 的患者血管事件发生率更低。

颅内动脉狭窄患者的抗血小板药物治疗取得了积极进展,值得重视的有以下几项研究:一是双盲法,对 135 例症状性 MCA 狭窄或基底动脉狭窄患者,给予西洛他唑 200 mg/d 加阿司匹林 100 mg/d 或仅给予阿司匹林 100 mg/d,6 个月后随访,MRA 显示在西洛他唑组狭窄进展较少和复原较多,但两组均无卒中复发。二也是双盲法,对 457 例症状性 MCA 狭窄或基底动脉狭窄患者随机给予西洛他唑(100 mg,bid)加阿司匹林(75～150 ng/d)或氯吡格雷(75 mg/d)加阿司匹林(75～150 ng/d),经过 7 个月的随访,西洛他唑加阿司匹林组 MRA 狭窄进展患者比率(9.9%)小于氯吡格雷加阿司匹林组(15.5%),但无统计学差异($P＝0.092$),头颅 MRI 新发缺血性损害(18.7% vs 12.0%,$P＝0.0 78$)或重要出血(0.9% vs 2.6%,$P＝0.163$)也均无显著差异。三是对颅外颈动脉或颅内动脉狭窄引起的缺血性卒中或 TIA 患者,随机每日给予患者氯吡格雷加阿司匹林或单独阿司匹林,在第 1、2 和 7 天复查 TCD 检测微栓子信号。分析 70 例颅内动脉狭窄患者(34 例联合治疗,36 例单独阿司匹林治疗),发现在治疗第 7 天,联合治疗组较单独阿司匹林组栓子产生明显减少(RR 56.5%,$P＝0.029$)。

在支架和积极的内科治疗预防颅内动脉狭窄卒中复发研究方面,SAMMPRIS 试验有重要影响。在SAMMPRIS 试验中,发病 30 d 内,由大脑中动脉以上且狭窄达到 70%～99% 引起的 TIA 或卒中患者被随机分为积极内科治疗组或积极内科治疗加血管成形术和 Wingspan 支架系统组。积极内科治疗包括入组后阿司匹林 325 mg/d 和氯吡格雷 75 mg/d 治疗 90 d,初始目标 SBP＜140 mmHg(糖尿病患者 SBP

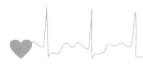

<130 mmHg,1 mmHg＝0.133 kPa),LDL-C<70 mg/dL,改变生活方式计划等。

由于支架组 30 d 卒中发生率和死亡率显著升高,因此在最初入组的 451 例患者被随机分配后,SAMMPRIS 试验终止了入组新患者。在入组 30 d 内,支架组 33 例患者(14.7％)发生卒中或死亡,内科治疗组 13 例患者(5.8％)发生卒中或死亡(P＝0.002)。入组后 30 d 内支架组有 5 例卒中相关死亡(2.2％),内科治疗组 1 例非卒中死亡(0.4％)。30 d 内发生的卒中,支架组 33 例中 10 例(30.3％)、内科治疗组 12 例中 0 例(0％)为症状性脑出血(P＝0.04)。完成分析后首次公布时,在入组 30 d 后每组各有 13 例患者发生了相同区域的卒中,支架组 1 年主要终点估计发生率为 20.0％,内科治疗组为 12.2％(P＝0.009)。主要出血(任何脑出血或主要的非卒中相关性出血)1 年估计发生率支架组为 9.0％,内科治疗组为 1.8％(P<0.001)。SAMMPRIS 试验入组的 451 例患者中,284 例(63％)在抗栓治疗时发生了合格事件。在这个 SAMMPRIS 试验队列最大的亚组中,30 d 主要终点发生率支架组为 16.0％,内科治疗组为 4.3％;1 年主要终点发生率支架组为 20.9％,内科治疗组为 12.9％(比较两组之间时间－事件曲线的对数秩和检验,P＝0.028)。这样看来,对于已经进行抗栓治疗的 TIA 或卒中患者,Wingspan 支架不是一个安全或有效的救治方法。

SAMMPRIS 试验内科治疗组主要终点发生率比基于 WASID 试验的预计值低得多。在 WASID 试验中的与 SAMMPRIS 试验采用相同入组标准的亚组患者,在给予阿司匹林或华法林治疗、常规的危险因素控制,30 d 卒中和死亡率为 10.7％,1 年主要终点发生率为 25％。比较起来,SAMMPRIS 试验中内科治疗组的同样事件发生率则分别为 5.8％ 和 12.2％。尽管与历史对照比较有很大的局限性,SAMMPRIS 试验中内科治疗组实际主要终点事件低于预计风险显示,用于 SAMMPRIS 试验的积极内科治疗措施(双抗、SBP 和 LDL-C 的强化管理、生活方式计划)可能比仅用阿司匹林和常规的血管危险因素管理更有效。SAMMPRIS 试验人群长期随访结果 2014 年被公布,显示内科治疗较 Wingspan 支架的早期获益持续存在。WASID 试验的患者被给予阿司匹林 1 300 mg/d 治疗,但在这部分人群中合适的阿司匹林剂量并未确定。低剂量阿司匹林在其他的大型二级预防试验中是有效的,这些试验中大多数纳入了更多类型的卒中患者。在 SAMMPRIS 试验中,相对于介入治疗组,内科组应用阿司匹林 325 mg/d 获得了良好的卒中预后。综合考虑,这些数据显示低于 1 300 mg/d 的更低剂量的阿司匹林对颅内动脉狭窄患者可能是有效的。

一些但不是全部研究建议治疗症状性颅内动脉狭窄单独血管成形术比支架可能更安全和更有效;然而,所有的这些研究都是回顾性的。迄今尚没有关于血管内成形术治疗颅内动脉狭窄的多中心、前瞻性研究,也没有比较单独血管内成形术和内科治疗的随机研究。

四、心源性栓塞患者的药物治疗

(一)心房颤动

心房颤动(atrial fibrillation,AF)在老年人中常见,是缺血性卒中重要的独立危险因素,占所有缺血性卒中的 10％～12％。CHADS2 或 CHA2DS2-VASC 等评分工具常用于对 AF 患者进行分类,以预测其卒中发生风险,如 CHADS2,包括充血性心力衰竭(1 分)、高血压(1 分)、年龄≥75 岁(1 分)、糖尿病(DM)(1 分),以及卒中或 TIA 病史(2 分)。随着分值增加,发生卒中风险的预测值分别为每年 1.9％(0 分)、2.8％(1 分)、4％(2 分)、5.9％(3 分)、8.5％(4 分)、12.5％(5 分)和 18.2％(6 分)。CHA2DS2-VASC 能够准确鉴定出非常低危患者的卒中风险,增加的评分指标包括增加了年龄分层 65～74 岁(1 分)、女性(1 分)、并且除脑血管疾病外的血管事件(1 分)、年龄≥75 岁(2 分)。随着所得分值增加,其卒中危险分别为:每年 0.5％(0 分)、1.5％(1 分)、2.5％(2 分)、5％(3 分)、6％(4 分),以及 7％(5～6 分)。然而,CHADS2 或 CHA2DS2-VASC 等预测工具都可能低估了新近发生 TIA 或缺血性卒中,而没有其他危险因素的卒中再发风险,这类患者实际发生卒中的风险可能每年 7％～10％。此外,和 AF 相比,虽然对于心房扑动患者的卒中发生和预防关注较少,但在处理上通常与 AF 一样。

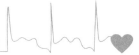

1. 抗凝药物治疗

在一级预防上，大规模临床研究证实，与安慰剂比较，华法林能够有效预防 AF 患者发生血栓栓塞事件，相对风险降低 68%，剂量达标患者卒中年发病率下降 4.5%，而对照组则下降 1.4%。在二级预防上，欧洲心房颤动试验(European Atrial Fibrillation Trial，EAFT)证实华法林同样能够明显降低主要结局(血管性死亡、MI，卒中或全身性栓塞事件)，每年卒中危险从 12% 降低到 4%，而年严重出血发生率为 1.3%，略高于安慰剂组或阿司匹林组的 1%。

在 AF 患者预防卒中方面，口服抗凝药物最理想的剂量是使 INR 介于 2.0～3.0。如果 INR 低于 2.0，口服抗凝药物的有效性明显降低。现实情况是，AF 患者中的大部分人抗凝药物剂量不达标，因此不能有效预防卒中。

由于一些患者不能耐受华法林或者担心出血风险，因此选择阿司匹林作为替代药物进行治疗。研究显示，阿司匹林与安慰剂相比，RR 仅下降 21%，预防效果上远低于华法林。在 AF 患者氯吡格雷联合厄贝沙坦预防血管事件(the Atrial Fibrillation Clopidogrel Trial with Irbesartan for Prevention of Vascular Events，ACTIVE-A)研究中，对于华法林不能耐受的 AF 患者，阿司匹林联合氯吡格雷组 RR 下降了 28%，而出血风险较阿司匹林单药治疗组有所增加。

华法林由于存在有效剂量范围有时难以掌控，与食物或药物间产生相互作用，以及患者的依从性差等因素，因此使用期间通常需要频繁监测 INR，并据此调整药物剂量。目前新研发的口服抗凝药物已经开始逐步进入临床，以替代华法林，这些药物包括直接凝血酶抑制剂和凝血因子 Xa 抑制剂。

达比加群是直接凝血酶抑制剂。研究显示，达比加群在预防房颤所致的心源性脑栓塞方面优于华法林，其中达比加群 150 mg 每日两次更能减少卒中和全身血栓形成；达比加群 110 mg 每日两次的疗效不劣于华法林，而严重出血率与华法林相似。达比加群与华法林比较的另一优势是不需要监测 INR。两种凝血因子 Xa 抑制剂同样被证实能够有效预防心房颤动所致的心源性脑栓塞。在比较口服直接 Xa 因子抑制剂利伐沙班每日 1 次与维生素 K 抑制剂预防 AF 患者卒中和血栓事件试验(the Rivaroxaban Once Daily Oral Direct Factor Xa Inhibition Compared with Vitamin K Antagonism for Prevention of Stroke and Embolism Trial in Atrial Fibrillation，ROCKET-AF)中，利伐沙班 20 mg/d(如果肌酐清除率为 30～49 mL/min，利伐沙班减到 15 mg)的疗效不劣于华法林，在严重出血并发症方面，利伐沙班组 ICH 发生率和致死性出血较华法低，而严重的胃肠道出血高于华法林。亚组分析结果还显示，有卒中或 TIA 病史与没有这些病史的患者之间，利伐沙班的治疗效果无显著差别。但是，ROCKET-AF 试验中华法林组的达标时间仅有 55%，低于其他试验结果，因此引起对 ROCKET-AF 试验结果如何解释的关注。阿哌沙班降低 AF 患者的卒中疗效在 2 项研究中得到检验。其一是在阿哌沙班和阿司匹林在预防卒中的比较研究(the Apixaban Versus Acetylsalicylic Acid to Prevent Strokes Study，AVERROES)，由于阿哌沙班的有利影响，试验被提前结束了。该研究 5 599 例非瓣膜性 AF 合并至少 1 项其他卒中危险因素的入组人群中，51 例阿哌沙班组患者结局为卒中或全身血栓形成，明显优于阿司匹林组的 113 例，严重出血发生率在阿哌沙班(1.4%)和阿司匹林(1.2%)组之间相似，消化道出血发生率是相同的(每年 0.4%)。其二是在阿哌沙班减少 AF 患者卒中和其他血栓事件(the Apixaban for Reduction in Stroke and Other Thromboembolic Events in Atrial Fibrillation，ARISTOTLE)研究中，18 201 例非瓣膜性 AF 合并至少 1 项其他卒中危险因素的患者随机分成阿哌沙班 5 mg 每日两次组或治疗剂量华法林组。经过平均 1.8 年的随访，阿哌沙班组 212 例患者发生缺血性卒中、出血性卒中或全身血栓形成，显著优于华法林组的 265 例患者，主要 ICH 的发生率阿哌沙班组患者明显较低。

抗凝与抗血小板联合治疗 AF 患者，比单用抗凝药物可以降低卒中或 MI 的风险，但会增加出血风险。因此，对于大多数 AF 导致的卒中患者，应尽量避免抗凝药物治疗的同时给予阿司匹林。在与 AF 相关的缺血性卒中患者中，大约有 20% 也存在明确的冠状动脉疾病(coronary artery disease，CAD)病史。对于这类患者，临床上一般建议给予口服抗凝药物进行卒中预防。美国胸内科医师学会(American College of Chest Physicians，CAAP)最近综述了 AF 合并临床明确 CAD 患者的资料群(CHADS2 评分

≥2分),在初次急性冠状动脉综合征后的12个月里,双抗(口服抗凝药物加上阿司匹林或氯吡格雷)的获益高于风险,但由于证据有限,应谨慎对待。

值得注意的是,与华法林不同,维生素K和新鲜冰冻血浆或许可以用来中和急性出血时抗凝药物的作用,新的口服抗凝药物的解药已在研究中。

2.抗凝的启动时机和风险应对

研究显示,AF患者14 d内再发缺血性卒中的风险为8%,因此,理论上讲应该尽早启动抗凝治疗预防卒中再发,但这种可能的获益必须兼顾到潜在的出血风险。到目前为止,有限的证据显示,急性缺血性卒中合并AF患者14 d内抗凝治疗预防卒中再发没有达到预期的疗效,出血风险也没有显著高于阿司匹林。对于AF合并TIA和小卒中的患者,有报道显示症状出现后14 d开始抗凝治疗有效,而对于大面积梗死,治疗开始时即有出血性转化,血压控制不佳,以及有出血倾向的患者,早期抗凝需适当谨慎。概括地讲,除了大面积梗死或合并出血高危因素的患者,一般应在心源性栓塞发生后的2周启动抗凝治疗。

对于发生缺血性卒中或TIA的AF患者,没有证据表明增加抗凝强度或联合应用抗血小板药物可对未来缺血性卒中事件提供额外保护,这与AF合并临床明确CAD患者加强抗凝的结果明显不一样。反过来,这些治疗都与出血风险增加相关。在口服凝血酶抑制剂预防卒中试验(Stroke Prevention Using an Oral Thrombin Inhibitor in Atrial Fibrillation Study,SPORTIF)中,既往有卒中史或TIA并接受过阿司匹林和华法林联合治疗的AF患者,存在相当高的严重出血风险(华法林:1.5%/年,华法林联合阿司匹林:4.95%/年,$P=0.004$),同时缺血性事件没有减少。当INR值>4.0时,ICH的风险极大地增加。

3.抗凝治疗中断时的过渡治疗

当既往有卒中史或TIA的AF患者在进行外科术前准备时,通常需要暂停口服抗凝药物,此时患卒中的风险增加。对此,应首先对这些患者进行CHADS2评分,如果风险特别高(3个月内发生卒中或TIA,CHADS2评分5~6分,人工瓣膜或风湿性瓣膜病),推荐过渡抗凝治疗;如果CHADS2评分3~4分,应该综合考虑患者与手术相关的因素后决定是否需要过渡治疗。过渡治疗方法一般是在门诊给予充分治疗剂量的低分子肝素(low molecular weight heparin,LMWH,相对于低预防剂量)。对于正在接受新型口服抗凝药物治疗的患者,最佳术前治疗方案还不明确,但突然停用新型口服抗凝治疗可能会增加卒中风险和其他动脉闭塞事件。因此,在不影响治疗效果的情况下,可以换用其他抗凝治疗方法。

4.非药物治疗

经皮置入装置封堵左心耳用于预防AF患者卒中得到越来越多的关注。WATCHMAN左心耳封闭系统用于心房颤动患者栓塞预防(WATCHMAN Left Atrial Appendage System for Embolic Protection in Patients with Atrial Fibrillation,PROTECT-AF)研究证实,AF患者置入封堵器是可行的并且有可能降低卒中发生率。在这个试验中,707例有华法林适应证的AF患者随机分配至封堵治疗组($n=463$)和华法林治疗组($n=244$)。WATCHMAN组主要终点事件(卒中、心血管死亡或猝死及全身性栓塞)的年发生率为3%,而华法林组为4.9%(RR 0.62,95%CI 0.35~1.25),但围手术期的并发症偏高。左心耳封堵治疗可能对不适合口服抗凝药物的高卒中风险AF患者有重要临床意义。

(二)心肌病

缺血性或非缺血性扩张型心肌病会增加卒中风险,因此需要加以预防。在华法林与阿司匹林对于减少心脏射血分数的比较试验中(Warfarin Versus Aspirin in Reduced Cardiac Ejection Fraction,WARCEF),2 305例窦性心律、心力衰竭和LV射血分数≤35%的患者随机服用325 mg/d的阿司匹林或其INR目标为2.0~3.5的华法林,主要终点为第一次发病时间,次要终点为全因死亡、缺血性卒中或颅内出血。经过平均3.5年随访的结果显示,阿司匹林和华法林组的首要终点没有区别,华法林可以降低缺血性卒中风险($P=0.005$)。两组颅内出血的发生率无显著差别,但华法林组发生大出血的风险更高($P<0.001$)。一项包括4项随机试验的荟萃分析结果也发现,华法林降低了41%的卒中风险,但同时增加了接近2倍的大出血风险。在致死率、MI或心力衰竭恶化方面,华法林与阿司匹林组无显著差异。

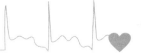

(三)瓣膜性心脏病的抗栓治疗

1.二尖瓣狭窄

二尖瓣疾病主要包括狭窄,反流,二尖瓣环钙化、脱垂。虽然有时栓塞可能先于 AF 出现,但 AF 导致栓子脱落仍是二尖瓣狭窄引起脑栓塞的主要原因。对二尖瓣狭窄合并 AF、曾有栓塞事件或有左心房血栓的患者进行抗凝治疗已达成广泛的共识。当超声心动图显示左心房增大≥55 mm 时,可以考虑开始抗凝治疗,但抗栓治疗明显增加了出血风险。

慢性二尖瓣反流是最常见的心脏瓣膜病,其中器质性反流主要由于瓣膜受损所致,功能性反流(瓣膜本身是正常的)则由心室重塑所致,最常见于心肌病。二尖瓣脱垂是器质性二尖瓣反流最常见的原因,可增加 45 岁以下人群罹患缺血性卒中的风险,但也有罹患卒中风险比较低的报道。这类患者卒中或 TIA 患者抗血栓治疗的疗效也有待明确。

2.二尖瓣环钙化

二尖瓣的特发性钙化在普通人群中常见,与缺血性卒中存在相关性。在 Framingham 心脏研究中,历时 8 年的观察发现二尖瓣环钙化与所有类型的卒中风险增加相关(RR 2.10,95%CI 1.24～3.57),其中 22 例患者中有 14 例为脑栓塞,有些患者还逐渐演变为 AF。但目前尚无研究表明二尖瓣环钙化和缺血性卒中复发风险之间存在相关性,以及抗栓药物疗效和安全性的随机对照研究。

3.人工心脏瓣膜

机械瓣的所有机械瓣膜均可增加血栓事件的风险,但可以通过口服华法林降低这一风险。对于主动脉瓣膜置换且曾有血管栓塞事件(包括缺血性卒中和 TIA)的患者,目前 ACC/AHA 指南建议 INR 的范围在 2.5～3.5,而 ACCP 的指南建议 INR 的范围在 2～3。对于二尖瓣机械瓣膜置换术的患者,ACC/AHA 和 ACCP 指南均建议 INR 的范围在 2.5～3.5。无论患者是否曾有栓塞事件,两个组织都推荐加用阿司匹林治疗所有低出血风险的患者。

与机械心脏瓣膜相比,生物心脏瓣膜发生血栓栓塞事件的概率要低。对于植入主动脉瓣或二尖瓣生物瓣膜伴有缺血性卒中或 TIA 病史,且已在放置瓣膜 3～6 个月使用抗凝治疗的患者,长期使用阿司匹林 75～100 mg/d,优于长期抗凝治疗。对于植入主动脉瓣或二尖瓣生物瓣膜且既往有 TIA、缺血性卒中或全身性栓塞性疾病病史的患者,尽管有足量的抗血小板治疗,但加用 INR 目标值 2.5 的华法林抗凝治疗(范围 2.0～3.0)仍是可以考虑的。

人工心脏瓣膜建议:

(1)对于植入主动脉机械瓣膜且有缺血性卒中或 TIA 病史的患者,推荐华法林抗凝治疗,INR 目标值为 2.5(范围,2.0～3.0)(Ⅰ类推荐;B 级证据)(建议修改)。

(2)对于植入二尖瓣机械瓣膜且有缺血性卒中或 TIA 病史的患者,推荐华法林抗凝治疗,INR 目标值为 3.0(范围 2.5～3.5)(Ⅰ级推荐;C 级证据)(新建议)。

(3)对于已植入机械性二尖瓣或主动脉瓣膜且既往有缺血性卒中或 TIA 病史的患者,若患者出血风险低,可在华法林抗凝的基础上加用阿司匹林 75～100 mg/d(Ⅰ类推荐;B 级证据)(新建议)。

(4)对于已使用足量的抗血栓治疗的有缺血性卒中或全身性栓塞性疾病的机械瓣膜植入患者,可以通过增加阿司匹林的剂量至 325 mg/d 或增加 INR 目标值进行强化治疗,方案的选择取决于出血的风险(Ⅱa 级推荐;C 级证据)(建议修改)。

(5)对于植入主动脉瓣或二尖瓣生物瓣膜且有缺血性卒中或 TIA 病史,且已在放置瓣膜 3～6 个月使用抗凝治疗的患者,长期使用阿司匹林 75～100 mg/d,优于长期抗凝治疗(Ⅰ类推荐;C 级证据)(新建议)。

(6)对于植入主动脉瓣或二尖瓣生物瓣膜且既往有 TIA、缺血性卒中或全身性栓塞性疾病病史的患者,尽管有足量的抗血小板治疗,但加用 INR 目标值 2.5 的华法林抗凝治疗(范围,2.0～3.0)仍是可以考虑的(Ⅱb 类推荐;C 级证据)(建议修改)。

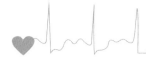

五、非心源性栓塞所致卒中或短暂性脑缺血发作的抗栓治疗

(一)抗血小板药物

在卒中二级预防中使用阿司匹林整体上可以获益。研究显示,阿司匹林能使任何类型卒中(出血性和缺血性)发生的相对风险降低15%。不同剂量阿司匹林(50~1 500 mg/d)的疗效相似,但不良反应与药物剂量呈正相关。阿司匹林的主要不良反应是胃肠道出血,长期服用小剂量(≤325 mg)阿司匹林发生严重胃肠道出血的风险约为0.4%,是未服药患者的2.5倍。

氯吡格雷是一种血小板腺苷二磷酸受体拮抗剂,已经在两项卒中二级预防试验中得到验证。在氯吡格雷与阿司匹林预防缺血性事件比较(Clopidogrel Versus Aspirin in Patients at Risk of Ischemic Events,CAPRIE)试验中,发现氯吡格雷治疗组缺血性卒中、心肌梗死或血管性死亡事件的相对危险度较阿司匹林治疗组降低(RRR)8.7%($P=0.043$)。卒中二级预防有效性研究(Prevention Regimen for Effectively Avoiding Second Strokes,PRoFESS)比较了氯吡格雷与阿司匹林/缓释双嘧达莫联合的疗效,结果显示,阿司匹林/双嘧达莫联合治疗不次于氯吡格雷。尽管颅内出血的风险无显著差异,但阿司匹林/缓释双嘧达莫联合治疗组的胃肠道出血风险显著高于氯吡格雷治疗组。此外,质子泵抑制剂(proton pump inhibitor,PPI)如埃索美拉唑可能会降低氯吡格雷的疗效,因此,使用氯吡格雷的患者如果需要抑酸治疗,应考虑H2受体阻滞剂;如果确实需要使用PPI,泮托拉唑可能较奥美拉唑更好,因为奥美拉唑能降低CYP2C19 P-450细胞色素位点的效应。CYP基因的功能性遗传变异也能影响氯吡格雷抑制血小板的有效性。

在卒中二级预防中的双重抗血小板药物治疗方面,双嘧达莫/阿司匹林联合治疗至少与阿司匹林单药治疗一样有效,但患者的耐受性相对较差,国内目前尚无双嘧达莫/阿司匹林的缓释制剂。在氯吡格雷对近期短暂性脑缺血发作或缺血性卒中高危患者动脉粥样硬化的治疗研究(Management of Atherothrombosis with Clopidogrel in High-Risk Patients with Recent Transient Ischemic Attacks or Ischemic Stroke,MATCH)中发现,与氯吡格雷75 mg单药治疗相比,氯吡格雷75 mg/阿司匹林75 mg联合治疗在降低主要终点或任何次要终点方面均无明显获益,而联合治疗组的严重出血风险却明显增加,致死性出血事件绝对增加1.3%。在阿司匹林、氯吡格雷与阿司匹林预防动脉粥样硬化事件的对照研究(Clopidogrel for High Atherothrombotic Risk and Ischemic Stabilization,Management,and Avoidance,CHARISMA)中,对卒中后入组患者的亚组分析显示,与阿司匹林单药治疗相比,联合治疗增加了出血风险,但是差异仍无显著性。皮层下小卒中二级预防(Secondary Prevention of Small Subcortical Strokes,SPS3)对确诊180 d内的腔隙性脑梗死患者的随机对照研究结果显示,氯吡格雷/阿司匹林联合治疗组缺血性卒中再发率略低于阿司匹林单药组,但颅内出血率略高,所有原因的死亡率均明显升高。

在对TIA或轻型卒中患者的预防研究方面,快速评估卒中和TIA以预防早期再发(Fast Assessment of Stroke and Transient Ischemic Attack to Prevent Early Recurrence,FASTER)试验纳入24 h内发生的TIA或轻型卒中患者,比较联合治疗(阿司匹林每日81 mg/氯吡格雷300 mg负荷剂量后继以每日75 mg)和阿司匹林单药治疗的卒中预防效果。虽然该试验因入组缓慢被提前终止,但已显示联合治疗组缺血性终点事件发生率有下降趋势。在氯吡格雷用于急性非致残性脑血管高危人群(Clopidogrel in High-Risk Patients with Acute Nondisabling Cerebrovascular Events,CHANCE)的双盲和安慰剂对照试验中,入组年龄≥40岁的24 h内发生急性非致残性脑血管事件的患者。结果显示,氯吡格雷/阿司匹林联合治疗组8.6%的患者发生主要终点事件(缺血性或出血性卒中),而阿司匹林单药治疗组有11.7%(HR 0.68,95% CI 0.57~0.81;$P<0.001$),两个治疗组中重度出血的发生率相似。

(二)如何选择口服抗血小板药物

单纯就抗血小板药物疗效而言,缺血性小卒中或TIA发生后24 h内启动阿司匹林/氯吡格雷联合治疗可有效预防卒中在第一个90 d内复发;急性期后或持续超过90 d开始治疗,阿司匹林、阿司匹林/双嘧

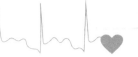

达莫联合、噻氯匹定对卒中二级预防均有效。

对于长期使用抗血小板药物进行二级预防而言,药物的选择应兼顾有效性、安全性、成本、患者特征和患者偏好等多种因素。在有效性方面,阿司匹林/双嘧达莫联合治疗可能较阿司匹林单药治疗更能有效预防卒中再发和预防卒中、心肌梗死、死亡或大量出血复合终点的发生。一般说来,与用阿司匹林单药治疗相比,联合用药治疗1年能预防100例患者发生1次事件。在安全性方面,阿司匹林或阿司匹林/双嘧达莫联合治疗发生胃肠道出血或其他大出血风险可能较氯吡格雷更大,大约每年每500例患者中会有1例发生大出血。剂量50~75 mg的阿司匹林与阿司匹林/双嘧达莫联合治疗的风险相近。阿司匹林/双嘧达莫联合治疗较阿司匹林或氯吡格雷单药治疗更容易发生头痛。在成本方面,阿司匹林是目前最便宜的药物。可能会影响药物选择的患者特征包括特定药物耐受性和伴随疾病。对阿司匹林过敏或不能耐受其胃肠道不良反应的患者,选择氯吡格雷比较合适;对不能耐受双嘧达莫所致头痛的患者,选择阿司匹林或氯吡格雷比较合适等;对近期行血管支架成形术的患者,选择阿司匹林/氯吡格雷联合治疗更合适。

尽管口服抗凝药和抗血小板药联合常用于心房颤动和心血管疾病患者,但没有心血管疾病的卒中或TIA患者却很少应用,因为联合治疗的患者发生大出血不良反应的风险大幅增加。有研究表明,不论是否有卒中史和伴随心血管疾病,大多数心房颤动患者单独应用维生素K拮抗剂抗凝治疗应该能足够降低脑血管和心血管事件的发生风险,但近期行支架置入治疗的患者例外,因为没有证据表明单独应用维生素K拮抗剂抗凝治疗对其足够有效。

(三)新型抗血小板药物

在卒中二级预防疗效研究方面,目前证据最多的是西洛他唑。一项入组了720例近期发生过缺血性卒中患者的随机、双盲预备试验初次比较了西洛他唑与阿司匹林(剂量不详)的疗效,在12~18个月的随访中发现,西洛他唑没有显著减少任何卒中主要终点事件的发生(HR 0.62,95% CI 0.30~1.26)。在一项大型的非劣性试验中,2 757例亚洲非心源性栓塞性卒中患者随机分为西洛他唑100 mg每日2次治疗组或阿司匹林81 mg每日1次治疗组。平均随访29个月后,西洛他唑治疗组任何卒中主要终点事件的年发生率是2.76%,而阿司匹林治疗组是3.71%(HR 0.74,95% CI 0.64~0.98),符合非劣性试验的标准。但西洛他唑的颅内和全身性出血的发生率明显低于阿司匹林(每年0.77% vs 每年1.78%;HR0.46,95% CI 0.30~0.71),尤其是颅内出血方面,西洛他唑治疗组明显少于阿司匹林治疗组(分别是8次和27次事件)。

(四)口服抗凝剂

研究发现,对于非心源性卒中或TIA患者,维生素K拮抗剂抗凝治疗在预防卒中再发方面并不优于抗血小板治疗,与此同时却增加了大出血的风险。在可逆性缺血性卒中的预防研究(Stroke Prevention in Reversible Ischemia Trial,SPIRIT)中,因发现口服大剂量抗凝(INR 3.0~4.5)比给予阿司匹林(30 mg/d)的出血风险增加而提早终止了试验。华法林-阿司匹林卒中再发研究(Warfarin-Aspirin Recurrent Stroke Study,WARSS)是一个双盲试验,共纳入2 206例非心源性卒中患者,结果发现2年内华法林(INR 1.4~2.8)和阿司匹林(325 mg/d)对预防卒中再发或死亡差异无显著性。亚组分析显示华法林的疗效在大动脉粥样硬化、小穿支动脉病变或隐源性卒中等不同卒中亚型中均不优于阿司匹林,两组药物之间大出血的发生概率也无显著差别。近期一项荟萃分析汇总了8项随机试验(包括SPIRIT、WARSS和ESPRIT),共包括5 762例接受维生素K拮抗剂抗凝治疗或抗血小板治疗的患者,结果表明在预防血管事件发生方面,维生素K拮抗剂总体上并不优于抗血小板治疗,中等以上剂量的维生素K拮抗剂抗凝治疗明显增加了大出血风险(INR 2~4.5;中等剂量,RR 1.93,95% CI 1.27~2.94;大剂量,RR 9.0,95% CI 3.9~21),但小剂量抗凝治疗并未增加出血风险(RR 1.27,95% CI 0.79~2.03)。

六、其他特殊情况卒中患者的药物预防

研究发现,主动脉弓粥样斑块与脑血管疾病相关,因此对有主动脉弓粥样硬化证据的缺血性卒中或

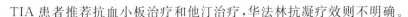

TIA 患者推荐抗血小板治疗和他汀治疗,华法林抗凝疗效则不明确。

与动脉夹层相关的缺血性卒中主要是由于血栓栓塞所致,血流动力学障碍也是发病机制之一。动脉夹层一经确诊,经典方案是立即给予肝素或低分子肝素(LMWH)抗凝治疗,因为在血管损伤后最初几日内卒中风险最大。然而,现有的观测数据表明,抗血小板和抗凝治疗的卒中再发风险相似,但前者可能更安全。动脉夹层常随时间逐步愈合,夹层患者通常需要维持抗栓治疗至少 3~6 个月,在改变治疗方法前应重复影像学检查以评估夹层血管是否再通。对于大部分患者来说,血管再通并不意味着解剖学愈合,夹层即使没有完全愈合,卒中再发风险似乎也不高,因此通常不需要积极干预。

成人卵圆孔未闭(patent foramen ovale,PFO)的发生率多达 15%~25%,且与缺血性卒中的风险增加有关。荟萃分析表明,年轻患者的 PFO 与隐源性缺血性卒中风险增加的关系较老年患者更显著。小于 55 岁的患者 OR 值是 5.1(95% CI 3.3~7.8),而 55 岁以上的患者是 2.0(95% CI 1.0~3.7)。在治疗方面,对有 PFO 的缺血性卒中或 TIA 患者,如果没有接受抗凝治疗,则推荐抗血小板治疗;对有 PFO 和下肢或盆腔静脉栓子来源的缺血性卒中或 TIA 患者,应该选择抗凝治疗,如果有抗凝禁忌,可以考虑使用下腔静脉过滤器。

大约 70% 的非心源性脑梗死患者有轻中度的高同型半胱氨酸血症,同型半胱氨酸可以通过多种机制增加卒中风险。研究显示,补充叶酸能降低原发性卒中的发生风险,但并未发现补充降低同型半胱氨酸的维生素可以在心血管疾病或卒中二级预防中获益。

如果 TIA 或缺血性卒中患者合并网状青斑、产科并发症、不明原因的血小板减少症或延长的凝血试验,应该考虑抗磷脂抗体综合征(antiphospholipid antibody syndrome,APS)。抗磷脂抗体阳性缺血性卒中或 TIA 患者的抗体滴度持续保持中到高度超过 12 周则达到 APS 的诊断标准。目前还没有关于抗磷脂抗体阳性缺血性卒中或 TIA 患者的最佳抗栓治疗共识,大多推荐应用抗血小板治疗。

卒中是镰状细胞病常见的并发症,其中 SS 基因型患者的卒中风险最高,其最常见的发病机制是反复内皮损伤后内膜增生所致的大动脉病变,但其他机制也可引起卒中。对伴镰状细胞病的缺血性卒中或 TIA 患者,推荐长期输血使血红蛋白 S 降低至总血红蛋白的 30% 以下;如果不能输血治疗或输血无效,则应考虑羟基脲治疗。

第三节　急性缺血性卒中绩效测量指标参照标准

一、住院患者下肢深静脉血栓的预防和治疗

对不能活动的(non-ambulatory)缺血性卒中患者在住院第 2 日启动深静脉血栓(deep vein thrombosis,DVT)预防措施。

不能活动者定义:①患者卧床;②患者以卧床为主,但能被转运或辅助下至床边便器或座椅,只能够短时间停留。

DVT 的预防措施:

(1)使用间歇压力充气泵。

(2)使用抗凝药物:低分子肝素针 40 mg,皮下注射,每日 1 次。

(3)两者同时使用:只有当患者处于 DVT 高危状态时使用。

(4)对已经确诊的 DVT 患者,低分子肝素针 40 mg,皮下注射,每 12 h 一次。

(5)对 DVT 低危患者,只选择(1)或(2)之间的一项即可。

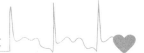

二、急性期患者住院 48 h 内抗血栓治疗

(1)无禁忌证的不溶栓患者应在卒中后尽早(最好 48 h 内)开始使用阿司匹林。

(2)溶栓的患者应在溶栓 24 h 后使用阿司匹林。

(3)阿司匹林的推荐剂量:160～300 mg/d,持续 2～4 周,不能口服的患者可鼻饲给药。

(4)有阿司匹林禁忌的患者可考虑波立维 75 mg/d。

三、超早期 rt-PA 静脉溶栓治疗

rt-PA 剂量:0.9 mg/kg(最大剂量 90 mg)。给药方式:先静脉推注 10%(1 min),其余剂量连续静滴,60 min 滴完。

静脉溶栓患者需具备以下条件:

(1)能够收至 ICU 或者卒中单元进行监测。

(2)对神经功能进行如下评估:在静脉点滴溶栓药物过程中 1 次/15 分;随后 6 h 内,1 次/30 分;此后 1 次/60 分,直至 24 h。

(3)患者出现严重头痛、血压急剧增高、恶心或呕吐,应立即停用溶栓药物,立即复查头颅 CT。

(4)血压监测:如果收缩压≥185 mmHg 或者舒张压≥105 mmHg,应监测血压,并可酌情选用 β-受体阻滞剂,如拉贝洛尔、压宁定等。如果收缩压>230 mmHg 或舒张压>140 mmHg,则选用硝普钠静滴降压。(注:1 mmHg=0.133 kPa)

(5)静脉溶栓后,继续综合治疗,根据病情选择个体化方案。

(6)溶栓治疗后 24 h 内一般不用抗凝、抗血小板药,24 h 后常规复查头颅 CT,无禁忌证者可用阿司匹林 160～300 mg/d,持续 10 d,后改为维持量 75～100 mg/d。

(7)24 h 内不放置鼻胃管、导尿管或动脉内测压导管。

四、胆固醇水平管理

(1)对于无冠心病史的缺血性卒中患者,如有动脉粥样硬化证据、LDL-C≥100 mg/dL(2.6 mmol/L),启用他汀强化降脂治疗。

(2)有动脉粥样硬化且无冠心病史的患者,将 LDL-C 降低 50% 或将目标 LDL-C 水平设定为 <70 mg/dL(1.8 mmol/L)。

(3)患者如胆固醇高或同时患有冠心病,应根据《NCEP ATP Ⅲ指南》用其他方式处理,包括生活方式改变、饮食指南和用药建议。

(4)患者如 HDL-C 低,则用烟酸或吉非贝齐治疗。

五、房颤患者抗凝治疗

(1)对于有阵发性(间歇性)或持续性心房颤动(AF),即房颤者,无禁忌证的条件下,使用维生素 K 拮抗剂进行抗凝治疗(INR 目标值 2.5,范围 2.0～3.0)。

(2)对于不能服用口服抗凝药者,推荐单独使用阿司匹林,剂量在 50～325 mg/d。氯吡格雷联合阿司匹林与华法林出血风险相似,因此不推荐用于有华法林出血禁忌证的患者。

(3)对于具有较高卒中风险(3 个月内卒中或 TIA,CHADS 评分 5～6 分,人工瓣膜或风湿性瓣膜病)的 AF 患者,当需要暂时中断口服抗凝药物时,逐渐改用皮下注射低分子肝素治疗是合理的。

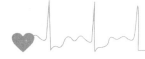

六、高血压管理路径

(1)溶栓治疗中或治疗后收缩压＞180 mmHg 或舒张压＞105 mmHg。尼卡地平针：5 mg/h,ivp,5～10 min增加 2.5 mg/h,最大用至 15 mg/h,达到理想血压后降至 3 mg/h;如不能控制,硝普钠针,0.5～3 μg/(kg·min),ivp。

(2)不溶栓的脑梗死患者收缩压＞220 mmHg 或舒张压＞120 mmHg。卡托普利片,6.25～12.5 mg,po;乌拉地尔针,10～50 mg,iv,后 4～8 mg/h,ivp;尼卡地平针,5 mg/h,iv,5～10 min 增加 2.5 mg/h,最大用至 15 mg/h,达到理想血压后降至 3 mg/h,降压目标:第一个 24 h 降压 15%～25%。

(3)不溶栓的脑梗患者舒张压＞140 mmHg。硝普钠针,0.5～3 μg/(kg·min),ivp;硝酸甘油针,5 mg, iv,后 1～4 mg/h,ivp。降压目标:第一个 24 h 降压 15%～25%。

(4)发病 1 周后开始降压,推荐使用 CCB,ARB,ACEI 和利尿剂。（注:1 mmHg＝0.133 kPa）

七、糖尿病管理路径

(1)脑梗死急性期患者入院后常规指测血糖 3 d(空腹＋三餐后 2 h),糖化血红蛋白。

(2)既往无糖尿病,如指测血糖结果达到糖尿病诊断标准,按糖尿病处理(饮食、宣教等),如血糖＞200 mg/dL,立即应用胰岛素,嘱 3 个月后只服葡萄糖耐量试验(oral glucose tolerance test，OGTT)以明确。

(3)急性期血糖升高,用胰岛素控制,可予常规优泌林(餐前半小时)或诺和锐(门冬胰岛素针,餐前)8 iu,6 iu,6 iu 起用,空腹血糖高可加临睡前中效胰岛素。

(4)比较合理的餐后血糖控制目标为 140～180 mg/dL。

(5)急性期过后如胰岛素用量＜20 iu,可改用口服降糖药。

八、吞咽功能评估

(一)饮水试验

让患者喝一定容量的水,观察有无呛噎、咳嗽、音质改变或努力吞咽。此法可检查出大部分吞咽困难的病例。

(二)具体操作

(1)患者取坐位,无法坐立的患者需抬高床头至少 45°。

(2)嘱患者饮水:1 mL → 3 mL → 连续 3 个 5 mL。

(3)异常指征:①任意程度的意识水平下降;②饮水之后声音变化;③自主咳嗽减弱;④饮水时发生呛咳。

注意:一旦某个饮水过程出现误吸,说明患者存在严重的吞咽困难,应立即停止试验。

(三)洼田氏饮水试验

若以上饮水过程未出现误吸,即进行洼田氏饮水试验。

以水杯盛温水 30 mL 递给患者,嘱其如日常一样将水饮下,注意观察患者饮水经过,并记录所需时间,一般可分下述 5 种情况:

A. 一饮而尽,无呛咳。

B. 两次以上喝完,无呛咳。

C. 一饮而尽,有呛咳。

D. 两次以上喝完,有呛咳。

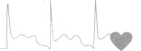

E.呛咳多次发生,不能将水喝完。

(四)判断标准

①正常:A,5 s 之内;②可疑:A,5 s 以上或 B;③异常:C,D,E,其中,B,C 为轻度吞咽困难,D 为中度吞咽困难,E 为重度吞咽困难。

九、卒中教育

卒中教育必须包括以下 5 项:
(1)告知患者存在的卒中危险因素和防治方法。
(2)患者的用药情况和可能的不良反应。
(3)卒中发生时的常见症状及体征。
(4)卒中再发时如何拨打 120。
(5)出院后如何随访。

十、戒烟教育

教育对象:患者本人和/或其家属。范围:入院前 1 年内任何时间有吸烟史者。
(1)向患者/家属直接进行戒烟教育。
(2)住院期间或出院时给予戒烟辅助药物。
(3)向患者/家属推荐戒烟课程或戒烟班、戒烟门诊等。
(4)提供戒烟宣教手册。

十一、康复评估和康复服务

(1)康复会诊和治疗。
(2)有康复小组成员的评估和治疗。
(3)建议患者出院后去康复医院。

十二、卒中瘫痪患者防治褥疮宣教

(1)卧位 2~4 h 翻身 1 次,有红斑时翻身时间应明显缩短。
(2)注意保持床面平整、干燥,保护好骨突部位,要采用适当的卧位姿势,并加软垫。
(3)选择适当的床有助于预防压疮,如各种类型的气垫床。
(4)补充足够的营养、维生素及微量元素,治疗贫血等;增加蛋白摄入有助于预防压疮性损伤,并可以保证患者获取足够的热量。
(5)注意皮肤清洁卫生,保持皮肤干燥,避免皮肤过度暴露,增加被动或者主动运动。

十三、出院时抗血栓治疗

(1)对于非心源性栓塞性缺血性卒中,推荐使用抗血小板药而不是口服抗凝药来降低卒中复发及其他心血管事件的风险。
(2)单用阿司匹林 100 mg/d 或单用氯吡格雷 75 mg/d,均可作为基本治疗方案。选择抗血小板药物应当个体化,基于患者的危险因素、经济情况、耐受性及其他临床特征进行选择。

（3）在氯吡格雷基础上联用阿司匹林会增加出血风险,不推荐在缺血性卒中或短暂性脑缺血发作(TIA)后二级预防中常规使用。

（4）对于阿司匹林过敏的患者,使用氯吡格雷是合理的。

（5）对于在服用阿司匹林期间发生缺血性卒中的患者,没有证据表明增加阿司匹林剂量能够额外获益。尽管通常会考虑更换抗血小板药物,但目前尚无针对在服用阿司匹林期间发生缺血事件的患者的单药或联合用药研究。

（耿　昱　林高平　范永梅）

参考文献

[1] ABBOTTA L,PARASKEVAS K I,KAKKOS S K,et al. Systematic review of Guidelines for the Management of Asymptomatic and Symptomatic Carotid Stenosis[J]. Stroke,2015,46:3288-3301.

[2] ALLEN N B,KALTENBACH L,GOLDSTEIN L B,et al. Regional variation in recommended treatments for ischemic stroke and TIA:get with the guidelines - Stroke 2003—2010[J]. Stroke,2012,43:1858-1864.

[3] BUSHNELL C,MCCULLOUGH L D,AWAD I A,et al. Guidelines for the prevention of stroke in women:a statement for healthcare professionals from the American Heart Association/American Stroke Association[J]. Stroke,2014,45:1545-1588.

[4] CHUNG J W,KIM B J,HAN M K,et al. Impact of guidelines on clinical practice:intravenous heparin use for acute ischemic stroke[J]. Stroke,2016,47:1577-1583.

[5] DEMAERSCHALK B M,KLEINDORFER D O,ADEOYE O M,et al. Scientific rationale for the inclusion and exclusion criteria for intravenous alteplase in acute ischemic stroke:a statement for healthcare professionals from the American Heart Association/American Stroke Association[J]. Stroke,2016,47:581-641.

[6] FURIE K L,GOLDSTEIN L B,ALBERS G W,et al. Oral antithrombotic agents for the prevention of stroke in nonvalvular atrial fibrillation:a science advisory for healthcare professionals from the American Heart Association/American Stroke Association[J]. Stroke,2012,43:3442-3453.

[7] HA A C,MAZER C D,VERMA S,et al. Management of postoperative atrial fibrillation after cardiac surgery[J]. Curr Opin Cardiol,2016,31:183-190.

[8] JAKOBSSON S,HUBER D,BJÖRKLUND F,et al. Implementation of a new guideline in cardiovascular secondary preventive care:subanalysis of a randomized controlled trial[J]. BMC Cardiovasc Disord,2016,16:77.

[9] JAUCH E C,SAVER J L,ADAMS H P,et al. Guidelines for the early management of patients with acute ischemic stroke:a guideline for healthcare professionals from the American Heart Association/American Stroke Association[J]. Stroke,2013,44:870-947.

[10] KELLY A G,HELLKAMP A S,OLSON D,et al. Predictors of rapid brain imaging in acute stroke:analysis of the get with the guidelines-stroke program[J]. Stroke,2012,43:1279-1284.

[11] KERNAN W N,OVBIAGELE B,BLACK H R,et al. Guidelines for the prevention of stroke in patients with stroke and transient ischemic attack:a guideline for healthcare professionals from the American Heart Association/American Stroke Association[J]. Stroke,2014,45:2160-2236.

[12] LACKLAND DT,ELKIND MS,D'AGOSTINO R,et al. Inclusion of stroke in cardiovascular risk prediction instruments:a statement for healthcare professionals from the American Heart Association/American Stroke Association[J]. Stroke,2012,43:1998-2027.

[13] MENON B K,SAVER J L,GOYAL M,et al. Trends in endovascular therapy and clinical out-

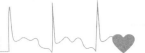

comes within the nationwide get with the guidelines-stroke registry[J]. Stroke,2015,46:989-995.

[14] MESCHIA J F, BUSHNELL C, BODEN-ALBALA B, et al. Guidelines for the primary prevention of stroke: a statement for healthcare professionals from the American Heart Association/ American Stroke Association[J]. Stroke,2014,45:3754-3832.

[15] MIDDLETON S, GRIMLEY R, ALEXANDROV A W. Triage, treatment, and transfer: evidence-based clinical practice recommendations and models of nursing care for the first 72 hours of admission to hospital for acute stroke[J]. Stroke,2015,46:e18-e25.

[16] NAYOR M, VASAN R S. Recent update to the US Cholesterol Treatment guidelines: a comparison with international guidelines[J]. Circulation,2016,133:1795-1806.

[17] POWERS W J, DERDEYN C P, BILLER J, et al. 2015 American Heart Association/American Stroke Association focused update of the 2013 Guidelines for the Early Management of Patients with Acute Ischemic Stroke Regarding Endovascular Treatment: A Guideline for Healthcare Professionals from the American Heart Association/American Stroke Association[J]. Stroke,2015, 46:3020-3035.

[18] RERKASEM K, ROTHWELL P M. Carotid endarterectomy for sympotomatic carotid stenosis [J]. Cochrane Database Syst Rev,2011,(4):CD001081.

[19] SACCO R L, KASNER S E, BRODERICK J P, et al. An updated definition of stroke for the 21st century: a statement for healthcare professionals from the American Heart Association/American Stroke Association[J]. Stroke,2013,44:2064-2089.

[20] SMITH C J, KISHORE A K, VAIL A, et al. Diagnosis of stroke-associated pneumonia: recommendations from the pneumonia in stroke consensus group[J]. Stroke,2015,46:2335-2340.

[21] SMITH E E, SAVER J L, ALEXANDER D N, et al. Clinical performance measures for adults hospitalized with acute ischemic stroke: performance measures for healthcare professionals from the American Heart Association/American Stroke Association[J]. Stroke,2014,45:3472-3498.

[22] WIJDICKS E F, SHETH K N, CARTER B S, et al. Recommendations for the management of cerebral and cerebellar infarction with swelling: a statement for healthcare professionals from the American Heart Association/American Stroke Association[J]. Stroke,2014,45:1222-1238.

[23] WINSTEIN C J, STEIN J, ARENA R, et al. Guidelines for adult stroke rehabilitation and recovery: a guideline for healthcare professionals from the American Heart Association/American Stroke Association[J]. Stroke,2016,47:e98-e169.

[24] XIAN Y, SMITH E E, ZHAO X, et al. Strategies used by hospitals to improve speed of tissue-type plasminogen activator treatment in acute ischemic stroke[J]. Stroke,2014,45:1387-1395.

[25] ZAIDAT O O, YOO A J, KHATRI P, et al. Recommendations on angiographic revascularization grading standards for acute ischemic stroke: a consensus statement [J]. Stroke, 2013, 44: 2650-2663.

第七章　亚低温脑保护技术

第一节　亚低温概述

低温(hypothermia)疗法是一种以物理方法将患者的体温降低到预期水平而达到治疗疾病目的的方法。根据治疗温度的不同,分为轻度低温(mild hypothermia,33~35 ℃)、中度低温(moderate hypothermia,28~32 ℃)、深度低温(profound hypothermia,17~27 ℃)和超深度低温(ultra-profound hypothermia,2~16 ℃)。1987 年,Busto 开创性地提出了亚低温(32~35 ℃)的概念,因临床多采用 32~35 ℃的低温治疗各种疾病,故也称为治疗性低温(therapeutic hypothermia)。但国内则一直习惯于采用亚低温治疗的概念。2011 年,欧美危重病相关的 5 个学会提出了目标性体温管理(targeted temperature management)的概念,取代了传统的治疗性低温的概念,进一步拓宽了低温治疗的内涵。

一、低温治疗的历史

低温治疗可追溯到 5 000 年前,古埃及书籍上记载 Papyrus 第 1 次提出使用低温治疗患者。希波克拉底建议用血和冰块来为伤员止血。十四五世纪时,还应用低温来治疗破伤风。1650 年 12 月,在一个寒冷的冬天,年轻的 Anne Greene 被处以绞刑,半小时后人们把她放下来,发现她居然还活着,并慢慢地恢复正常。1700 年,苏格兰的 Currie 医生第一次在人体上进行系统的低温实验,记录了人体在低温时的温度、脉搏和呼吸的情况,第一次成功地应用冷水给人体降温。拿破仑的首席军医 Baron Larry 观察到,把寒冷环境中的伤员置于温暖的室内烤火时,他们更容易死亡。随后,人们观察到一些深低温环境的溺水或窒息者,往往有很好的生存机会,从而进一步认识到低温的主要作用是保护人的神经系统。

现代医学最早将低温用于脑保护治疗是针对颅脑损伤患者,可追溯到 20 世纪 40 年代。到了 50 年代,低温被应用于心血管外科手术,紧接着被用于颅内动脉瘤的围手术期处理,均起到了良好的脑保护作用。1958 年,治疗性低温首次被用于心脏骤停后的昏迷患者,低温组 50%的患者存活,而正常体温组只有 14%存活。1964 年,Safar 教授提出将低温作为心肺复苏的一部分,建议自主循环恢复后如果患者的神经功能没有恢复,应在 30 min 内开始低温治疗。但在临床应用过程中发现,体温低于 28 ℃时,常诱发心律失常、凝血机制障碍、血压下降、免疫抑制等并发症,有些甚至抵消了它带来的益处。随后 30 多年的时间内,低温脑保护的应用陷入低谷,从 20 世纪 80 年代起深低温已很少应用。

80 年代末,研究发现脑温下降 2~3 ℃对缺血性脑损伤也有保护作用,且无深低温所致的各种并发症。自此,低温治疗重新引起人们的兴趣。90 年代初期,国外率先开始使用 30~35 ℃的低温治疗脑缺血、脑缺氧和脑出血患者,取得了令人瞩目的研究成果。研究发现,轻到中度低温(32~35 ℃)有显著的脑保护作用,且由于降温程度不大、副作用明显减少,此后亚低温技术在神经外科领域得到广泛的应用。2002 年,亚低温应用于院外心脏骤停患者的两个随机对照研究发表,表现出理想的脑保护效果,低温治

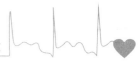

疗也因此被美国心脏学会（AHA）的《2005 心肺复苏指南》所推荐。随后，人们对亚低温治疗的机制、适应证、降温时机、降温设备和监护、复温控制等进行了更加细致深入的研究。2013 年，Nielsen 等的随机对照研究发现，33 ℃和 36 ℃的体温对院外心脏骤停患者的神经功能预后和存活率没有明显影响，引起了复苏学界的轰动与争议，但也进一步提高了对目标性体温管理的认识。

虽然亚低温治疗的脑保护作用比较明确，但是要将理论转化为实践仍然受很多条件限制。2006 年美国的调查发现，只有 1/3 的医生进行亚低温脑保护治疗，未实施亚低温治疗的主要原因是数据不够充分，操作技术难度大，从未考虑行亚低温治疗。2008 年，加拿大的调查发现，只有 1/2 的医生对心脏骤停患者进行亚低温治疗，而且很多方面都不够规范。2010 年，英国的问卷调查显示，至少 85.6% 的 ICU 医生对心脏骤停的患者进行亚低温治疗，较前几年有明显的提高。目前，亚低温技术在发达国家应用的普及和规范程度都有明显改善。

20 世纪 90 年代，国内提出 28～35 ℃轻中度低温的亚低温概念，实验研究证实亚低温对缺血性和创伤性脑损伤具有显著的保护作用，此后在脑卒中、颅脑损伤、心肺脑复苏方面得到广泛的研究和应用。亚低温治疗的概念在我国已经推广很多年，但应用的情况不容乐观，不同地区和单位医护人员的认识程度、临床开展情况、尤其在实施的规范性上还有着很大的差异。部分医师认为亚低温治疗的循证医学依据不足、方法烦琐且难以操作；还有部分医师担心不良反应而放弃亚低温治疗；还有在具体实施过程中，对治疗的时间窗、温度控制、并发症防治方面很不规范，难以达到和国外研究报告相当的预期治疗效果，因而迫切需要提高临床实施过程的规范性。

二、亚低温脑保护作用的机制

各种病因导致的脑损伤均包括缺血/再灌注损伤等一系列错综复杂的病理生理过程，起始于伤后数分钟至数小时内，持续数天甚至更长的时间。这种损伤为温度依赖性，即体温升高时恶化，体温降低时被抑制。亚低温治疗产生脑保护作用的机制涉及多个方面。

（一）降低脑代谢

低温期间，体温每降低 1 ℃，脑代谢下降 6%～10%，当降到 32 ℃时，代谢率下降到正常时的 50%～65%。

（二）抑制细胞凋亡

轻度低温能阻断细胞凋亡的途径，由此避免细胞损伤。其主要影响凋亡的早期阶段和启动阶段，如抑制天冬氨酸特异性半胱氨酸蛋白酶（caspase）的激活，可能是由于减轻线粒体功能障碍，抑制线粒体释放促凋亡物质。缺血/再灌注后细胞凋亡出现较晚，可持续 48～72 h，甚至更长。

（三）影响离子泵和抑制兴奋性神经毒性

脑缺血/再灌注后细胞存在钙超载和兴奋性神经毒性。缺血/再灌注后早期事件的基因被激活并且神经细胞膜去极化，大量兴奋性谷氨酸释放至细胞外间隙，导致神经细胞膜上相关受体持续和过度激活，以一个恶性循环的形式通过激活 Ca^{2+} 通道促进 Ca^{2+} 内流，且谷氨酸长时间刺激神经元可引起兴奋性毒性级联反应，引起神经细胞损伤和死亡。低温能减轻神经兴奋性级联反应的一些关键性环节，如 Ca^{2+} 内流、谷氨酸水平升高及与谷氨酸起协同作用的甘氨酸的释放。

（四）抑制免疫反应和炎症反应

脑缺血/再灌注后约 1 h 就可出现持续很长时间（5 d 以上）的炎症反应，使补体系统被激活，并促进中性粒细胞和单核细胞通过血脑屏障，进一步激活免疫反应，对大脑造成明显的继发性损伤。低温能抑制缺血/再灌注诱导的炎症反应，主要是抑制促炎细胞因子的释放，同时抑制中性粒细胞和巨噬细胞的功能，并降低白细胞的数量。

（五）减轻氧化应激损伤

脑缺血/再灌注后大量产生氧自由基（ROS）和脂质过氧化反应。线粒体是 ROS 产生的主要场所，除活化

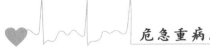
的炎性细胞中还原型辅酶Ⅱ(NADPH)氧化酶产生一部分 ROS 外,细胞内超过 90% 的 ROS 由电子传递链的电子漏形成。低温能明显减少 ROS 的产生,且能够保护或提高内源性抗氧化机制,减少血中丙二醛的含量。

(六)保护血脑屏障和减轻脑水肿

脑缺血/再灌注后血脑屏障明显受损,形成脑水肿和颅内压升高。低温可治疗脑水肿和降低颅内压,其机制为:抑制炎症反应;降低基质金属蛋白酶并增加基质金属蛋白酶 1 组织抑制剂的表达;减轻或逆转细胞膜完整性破坏和缺氧诱导的血管渗漏等,抑制血管性水肿。低温也能通过减轻炎症反应,减少 ROS 产生,改善离子稳态及其他机制,减轻细胞性脑水肿。

(七)改善细胞内外酸中毒和细胞代谢

缺血/再灌注后细胞膜完整性破坏、各种离子泵障碍、线粒体功能障碍、各种酶异常活化等均参与细胞内酸中毒的形成,并强烈地促进其他病理机制的发展。脑缺血/再灌注也可导致大脑乳酸水平急剧上升,而低温能减轻细胞内外的酸中毒。脑缺血/再灌注后最初数小时糖代谢是增加的,随后保持在较低水平,且线粒体氧化磷酸化和糖利用的降低可持续数周,而低温能改善大脑的糖利用,增加代谢恢复的速度。

(八)降低脑热潴留

脑损伤和脑热潴留存在恶性循环,脑损伤导致大脑产热过多,尤其是受损脑区可引起局部,甚至整个大脑水肿,而脑水肿更难以散热。受损脑区的温度可能超过中心体温 $2\sim4\ ℃$。低温治疗能降低颅内温度,从而减轻或预防脑热潴留现象。

(九)抗凝效应

对于心脏骤停患者而言,心肺复苏激活凝血系统,导致大脑和心脏的血管内纤维蛋白形成及微血管阻塞。理论上低温治疗的抗凝效应可能是一种神经保护机制,体温 $<35\ ℃$ 可出现轻度的血小板功能障碍;$<33\ ℃$ 凝血反应的某些环节受抑制,也可减少血小板的数量。

(十)影响血管活性物质分泌

血栓素 A_2(thromboxane A_2,TXA_2)和前列环素(prostaglardin I_2,PGI_2)在调节局部脑血流中起重要作用,两者的平衡在缺血/再灌注后被打破,TXA_2 产生相对增加,导致受损脑区的血管收缩、低灌注和血栓形成。低温治疗能够逆转或减轻大脑局部内皮素-1 水平升高、TXA_2/PGI 失衡。

(十一)改善脑对缺氧的耐受性

低温能改善脑对缺氧的耐受性,因为神经损伤发生后数日内可能因再次缺血而加重。心肺复苏后即使动脉血氧水平正常,脑缺血也要持续数小时。

(十二)抑制癫痫发作

无抽搐发作的癫痫持续状态经常发生于缺氧性脑病、脑卒中、脑外伤和蛛网膜下腔出血的患者,它与脑损伤可发生协同作用,加重脑损害。低温能够抑制癫痫的发作。

(十三)抑制扩散抑制样去极化

扩散抑制样去极化能明显增加神经元损害,主要见于脑外伤和脑卒中,在心肺复苏引起的缺血/再灌注损伤中的作用还不清楚。低温治疗可能抑制各种类型神经损伤中的扩散抑制样去报化。

(十四)影响基因表达

即刻早期基因表达是细胞对损伤的保护性应激反应,冷休克蛋白能使细胞免受缺血性和创伤性损害。低温治疗能增加即刻早期基因和冷休克蛋白的表达。

三、亚低温治疗的分类与方法

亚低温治疗按照降温的方式,可以分为表面降温(非侵入性降温)与侵入性降温;按照低温治疗的部位,分为全身性低温脑保护与局部性低温脑保护治疗,也可以在体表物理降温的基础上加用某些药物或机械装置,以增强全身降温的效果。具体的治疗方法如下所述。

1.表面降温
表面降温是非侵入性的,包括冰袋、冰毯、降温外套、降温盘、冰帽选择性头部降温和鼻咽蒸发制冷。

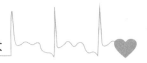

冰袋可放在患者头、颈、躯干和肢体的末端,以每小时 0.9 ℃的温度缓慢降温。冰毯通过紧贴患者皮肤,利用循环的冷水调控患者的体温,其降温速度可达每小时 1.2 ℃。降温外套是一种快速表面降温方法,使患者身体浸泡在流动的冰水中,使患者体温快速达到降温目标。降温盘中盛有冰和石墨,石墨可加快热传导,增加散热速度,克服了冰融化成水后的隔热效应。鼻咽蒸发制冷是一种新的表面制冷技术,它是通过一个导管进入鼻腔喷洒一种蒸发性制冷剂以降低颅底的温度直至降低全身的体温,临床表明这种方法的降温速度是每小时 2~4 ℃。表面降温的缺点是热交换效率低,患者达到治疗温度所需要的时间长,体表冷热不均匀易导致寒战,温度控制困难,复温过程容易病情反跳,这些情况都显著影响了亚低温的疗效。单独使用体表降温常很难达到降温的效果,需要使用环境温度控制、麻醉药物、呼吸机控制呼吸等措施配合。表面降温的优势在于容易实施,降温速度尚可,有电脑反馈系统,可以调节目标温度,可以根据皮肤或中心温度自动调节水温。目前在国内大部分医院应用最普遍的是冰毯降温,缺点在于有时可能会冻伤皮肤,降温速度没有血管内快,尤其是患者出现寒战时,降温效果可能会大打折扣。

2.体腔降温

体腔降温是用冷却的无菌生理盐水灌入胸腔或腹腔进行灌洗降温。此法在操作上有一定的难度,而且冰水直接接触心脏会发生心室颤动或其他心律失常等严重并发症,常用于手术中的降温,还缺乏大规模的临床试验。

3.血液降温

(1)静脉输注冰盐水。最大的优势是简单有效,价格便宜,30 min 内静脉输注 4 ℃的晶体液 30 mL/kg 能显著降低中心温度而不引起肺水肿,但不能准确地控制体温变化,且输液量受心功能限制。最近有高质量研究发现,对心脏骤停患者院前静脉输注冰盐水降温,并没有降低死亡率。AHA 的《2015 心肺复苏指南》建议,对于院外心脏骤停的患者,反对院前常规采用在恢复自主循环后立即快速、大量静脉内输注冰液体的降温方式。

(2)体外循环法。利用体外循环机、体外膜肺氧合器(extracorporeal membrane oxygenation,EC-MO)进行降温,降温准确快速、容易控制,可结合血滤技术清除血液内有害物质,治疗脑水肿。缺点是需要复杂的设备和准备、创伤大、副作用多,不易在院前及大多数急诊室使用,仅用于心血管大手术的心脑保护。连续血液净化技术又名连续性肾脏替代治疗(continuous renal replacement therapy,CRRT)可以在改善机体内环境的同时进行快速降温,但早期应用的价值还存在争议。

(3)血管内导管降温。这是最近几年才应用到临床的降温新技术,采用介入方法将温度控制导管插入人体动、静脉等大血管内,直接对血液进行降温、复温。它的特点是降温迅速可靠,中心温度迅速可控地降低(利用冰冷导管降温速度达 1~2 ℃/h,如用冰冻盐水灌注则更快);降温稳定、精确,目标温度可控;创伤较体外循环降温小,无皮肤损伤,少或无冷战;复温容易且可控,是目前较为理想的控制降温的技术。尽管有很多优势,但研究发现血管内降温与表面降温相比,对患者预后的影响一样。血管内降温增加了血流感染的风险、静脉血栓及出血等相关并发症。

四、亚低温治疗的临床价值

美国 AHA 在《2015 心肺复苏指南》中提出,对于院内外心脏骤停的患者,不论初始心律类型如何,在自主循环恢复后仍然昏迷时,建议使用低温治疗。低温对于重型颅脑损伤患者的神经功能预后和生存率的影响还存在较大的争议,但是部分研究认为可能是有益的,尤其是在降低颅内压方面可能效果比较明显。指南也推荐治疗性低温用于新生儿缺血、缺氧性脑病。有研究证明颅内动脉瘤破裂出血的患者,建议术中进行低温治疗,同样具有脑保护治疗。低温对脑中风的患者也具有脑保护作用。有动物实验证实,治疗性低温在心肌保护方面同样有作用,可减少心肌梗死。有研究证明对肝性脑病和肝功能衰竭的患者可能同样有效。

(李雨林　张　茂)

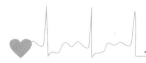

第二节　亚低温治疗的实施

一、临床适应证

(1)心脏骤停患者自主循环恢复后仍然意识不清者。

(2)闭合性重型颅脑损伤患者(GCS 3～8分)。

(3)广泛性脑挫裂伤及脑水肿。

(4)原发性和继发性脑干损伤。

(5)弥漫性轴索损伤。

(6)难以控制的颅内高压。

(7)其他各种原因,如电击伤、溺水、一氧化碳中毒、中暑所致的急性脑损伤患者。

二、禁忌证

(1)入院时中心体温低于30 ℃。

(2)终末期患者。

(3)拒绝心肺复苏(do not resuscitate,DNR)患者。

(4)明确脑死亡的患者。

(5)严重的脓毒症与脓毒性休克。

(6)严重的失血性休克、活动性出血。

(7)心脏骤停前CPC(cerecral performance scale)3～4 或 GCS≤8分者。

(8)对血管活性药物和/或支持治疗无效的休克。

三、相对禁忌证

高龄患者、凝血功能异常的患者应慎用本疗法。凝血功能障碍的患者需要根据临床实际情况纠正凝血障碍后慎重选择亚低温治疗,治疗期间注意密切监测。

四、亚低温治疗的实施方案

亚低温治疗的临床策略为尽早诱导、稳定维持、缓慢复温,并且在复温后需要避免高热。在维持阶段,要保持体温稳定在目标范围之内,避免体温波动,同时在复温过程中做到缓慢复温,避免快速复温给患者带来神经功能损害加重,增加病死率。

1.亚低温治疗的时间窗

亚低温治疗有严格的时间限制。动物实验证明,越早达到目标体温,疗效越好。尽管没有大规模的临床研究,但是尽快达到目标体温预后可能会越好,已被大家广泛认可。2015年加拿大关于心脏骤停患者低温治疗的指南建议,即使由于各种原因导致不可避免的延误,在患者恢复自主循环后8 h甚至更长的时间内,应用低温治疗仍然可能有益。有文献认为,24 h内达到目标体温可能仍然有帮助。2015年加拿大的指南推荐由知晓并接受过培训的现场医护人员尽快启动低温治疗,而无须邀请任何专科会诊来决定;只要具备必要的支持条件,可在院前、急诊室、重症监护室等任何医疗环境下启动。

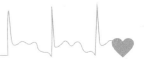

2.亚低温治疗的临床分期

亚低温治疗的临床分期包括诱导期、维持和复温3个时期。

(1)诱导期:进行亚低温诱导前常规给予镇静剂、镇痛剂及肌松剂,争取尽快并至少在4 h内达到目标体温。提前估计体温在规定时间内能否达标,如不能达标,注意查看患者是否存在呼吸对抗、寒战,可加大镇静、肌松剂的剂量,将冰袋放置患者的颈部、腋窝、腹股沟处,也可以在身体上面再加一块冰毯,增加降温的接触面积;如仍不能达标,给予500 mL冰盐水(4 ℃)静脉滴注。

(2)维持期:达到目标体温后,维持体温在目标范围,严格控制体温波动,维持目标体温至少24 h。持续期间应用镇静、镇痛剂,即使患者存在血流动力学不稳定。

(3)复温期:复温应缓慢并可控(速率0.25~0.5 ℃/h)。在复温阶段,要预计到回心血量会有所减少,血钾从细胞内转移到细胞外。要每小时记录生命体征,复温前预先给予250~500 mL生理盐水补充血容量,停止所有含钾液体的输入,保证血钾和其他电解质在正常范围。每6 h复查电解质,同时注意预防低血糖。要缓慢复温,一般持续12 h以上将体温恢复至37 ℃,可能需要使用肌松剂保证复温过程的稳定,镇静剂仍可持续应用,但要注意预防寒战。复温后需注意保持正常体温,AHA的指南建议心脏骤停后至少72 h内需预防体温升高(核心体温>37.5 ℃)。

3.亚低温治疗的目标温度

亚低温治疗的目标温度目前国内外学者认同的观点以32~34 ℃为宜,近来根据临床实际及不同温度治疗下的亚低温脑保护研究成果,常将33 ℃作为脑温控制的适宜值。但是2013年的研究发现,33 ℃和36 ℃对于心脏骤停患者神经功能预后和存活率没有明显差异。2015年AHA的指南推荐目标温度为32~36 ℃,对于是否某些特定的人群会从较低(32~34 ℃)或较高(36 ℃)的目标温度中获益还不清楚,有待进一步的研究阐明。

4.亚低温治疗的持续时间

对于心脏骤停的患者,建议低温治疗至少持续24 h,如脑水肿明显、颅内压明显升高,可适当延长。对于重型颅脑损伤患者,可能需要的时间更长,应在颅内压降至正常水平后再持续维持亚低温治疗24 h即可复温,甚至国内专家提出长时程低温治疗的概念,但还存在争议。

5.亚低温治疗的药物使用

亚低温治疗期间,充分的镇静、镇痛至关重要,目前主要采用咪达唑仑或丙泊酚、芬太尼,用生理盐水稀释至50 mL用微量泵泵入,调整用药速率获得充分的镇静、镇痛,患者没有颤动、肌张力无增高、生命体征稳定的最少剂量为佳。也可加用冬眠合剂以减少寒战发生,建议在低温诱导与复温阶段使用肌松药,以便严格控制体温和避免寒战。期间注意使用延长QTc间期的药物,监测心电图的QTc间期。

6.亚低温治疗的监测

(1)体温。需要监测中心体温,可使用血管内、食道、直肠或膀胱内体温探头进行连续监测,有条件者可监测脑温。水银温度计由于体温测量范围有限,体表温度不能准确反映中心体温,而且容易发生破碎致水银溢出,因此不适于亚低温治疗的监测。红外线耳温仪测定的鼓膜温度能够反映脑温,但准确性有待进一步验证,而且不能连续监测。

(2)循环功能监测。包括连续心电图、心率、血压监测,建议使用连续动脉内测压,记录平均动脉压(mean arterial pressure,MAP),以MAP维持在合适的目标值为临床治疗策略。循环不稳定者应进行全套的血流动力学指标监测,可使用PICCO导管、肺动脉导管、心脏超声等手段,以及监测心肌损伤的酶学和蛋白指标如肌钙蛋白、肌酸磷酸激酶、乳酸脱氢酶、B型利钠肽等。

(3)呼吸功能监测。包括连续的呼吸频率、幅度、脉搏氧饱和度、呼气末正压,规律的动脉血气分析,并设定上述指标的目标值,尤其是动脉血氧分压、CO_2分压和pH值。低温治疗的患者一般都需要机械通气支持,故还包括潮气量、气道压力、呼吸阻力、顺应性、吸入氧浓度的监测。

(4)中枢神经功能监测。包括定时评估格拉斯哥昏迷评分(GCS)、脑干反射,有条件时应尽可能监测颅内压(ICP)、脑灌注压(CPP)、连续脑电图,还可以监测脑组织氧分压、脑组织氧饱和度、脑温、脑组织微

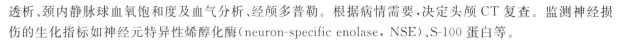

透析、颈内静脉球血氧饱和度及血气分析、经颅多普勒。根据病情需要,决定头颅 CT 复查。监测神经损伤的生化指标如神经元特异性烯醇化酶(neuron-specific enolase,NSE)、S-100 蛋白等。

(5)肾功能监测。连续监测尿量,定时监测尿常规、血清尿素氮和肌酐,必要时查其他肾损伤的标记物、肾脏超声。

(6)血液和凝血功能。监测血常规变化,尽量将血红蛋白维持在 9 g/dL 以上,注意血小板计数和功能变化,后者可通过血栓弹力图检测实现。常规的凝血功能检测是在 37 ℃ 的恒温下测定,不能反映亚低温治疗下的真实凝血/纤溶功能,建议使用血栓弹力图。

(7)肝脏功能、胃肠功能和水电解质、内环境。定期检测血生化指标包括肝脏酶学、电解质、血糖、乳酸和动脉血气分析,将血糖控制在 180 mg/dL 内。低温阶段建议维持血钾水平＞3.0 mmol/L。

(8)免疫功能与感染的标记物。包括血白细胞计数及分类、C 反应蛋白、降钙素原、免疫球蛋白、淋巴细胞分类和计数等,需要注意在低温治疗期间慎用降钙素原诊断感染。

(9)其他。包括 ICU 内其他常规的监测项目,如营养指标、内分泌功能指标、体重等。

(李雨林　张　茂)

第三节　亚低温治疗的并发症与处理

一、寒　战

亚低温治疗可引起寒战,而寒战可增加氧耗和代谢率、呼吸负担和心率,从而增加心肌耗氧量。镇静药、镇痛药、肌松剂等药物可减轻或消除寒战。常用有效的抗寒战药物有芬太尼、丙泊酚等,短效肌松剂在诱导期和复温期有用,但不宜长时间持续应用。如果降温时没有消除寒战,则亚低温治疗的神经保护作用可能部分或全部丧失。

二、心血管效应

对于镇静且血容量正常的患者,亚低温治疗可以降低心率并增加心肌收缩力,但心肌舒张功能则轻度降低。深度低温(<30 ℃)也可降低心肌收缩力。心率随中心体温降低而进行性下降,当中心体温降至 33 ℃ 时,心率可降至 45~55 次/分。发生机制是心脏起搏细胞的自动去极化率降低,且动作电位持续时间延长,心电传导速度轻度下降。通常不必人为地增加心率,因为虽然在常温下心率加快可增心肌收缩力和心排血量,但是在低温下增加心率可明显降低心肌收缩力。亚低温可降低代谢率并引起心动过缓,因此对缺血性心肌起保护作用。低温治疗还能成功逆转心肺复苏后严重心源性休克,故心肺复苏后出现严重心源性休克不应成为亚低温治疗的禁忌证。心排血量可随心率下降而降低,但低温治疗引起的代谢率降低通常等于或超过心排血量的降低,结果是机体的能量供求关系保持不变或改善。低温能稳定细胞膜,并增加成功除颤的可能性,降低了心律失常的风险;而深低温(≤28 ℃)则增加心律失常的风险,且心律失常不易纠正,因为低温状态下心肌对抗心律失常药物的反应性较差,且更难以除颤。

亚低温治疗期间,多数患者血压会保持稳定或轻度增加。低温能通过增加静脉回流、激活心房利尿钠肽、降低抗利尿激素和肾脏的抗利尿激素受体水平以及肾小管功能障碍而引起“冷利尿”,导致低血容量。复温过程中由于血管扩张,回心血量减少,引起低血容量休克,即所谓的复温性休克。为此,复温速度宜缓慢,一旦发生复温性休克,可补充晶体液扩容,必要时用儿茶酚胺类药物如多巴胺提高外周阻力。

三、消化系统

在亚低温治疗期间,胃肠道的运动与吸收功能减缓,患者存在肠道菌群移位、应激性溃疡的风险,可

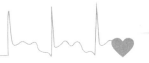

以引起血淀粉酶轻度升高,但出现胰腺炎的风险很低。针对不能进食的患者可予质子泵抑制剂类药物,置入鼻空肠管或给予促胃肠动力药物。但是,改善患者胃肠道功能的最佳方式还是通过肠内营养达到,早期、适量的肠内营养支持治疗必不可少。

四、凝血功能障碍

亚低温治疗能引起轻度的凝血功能障碍。轻度低温(35 ℃)不影响凝血,即使存在出血高风险也能安全使用。体温<35 ℃时可引起血小板功能障碍,血小板计数轻度降低。体温<33 ℃时凝血酶和纤溶酶原激活物抑制剂的合成及动力学也可能受影响,故与亚低温治疗相关的严重出血风险相对小。

五、内分泌和代谢紊乱

亚低温治疗降低代谢率,从而使氧耗及 CO_2 产量减少,所以机械通气参数需经常调整,在诱导期应避免过度换气。血气分析值是温度依赖性的,如果血样在分析之前被加温到 37 ℃,那么低温患者的血氧分压(PO_2)和血二氧化碳分压(PCO_2)将被高估,而 pH 值被低估。为保证检测的准确性,血样应在患者实际体温下分析,否则可通过下述方法进行估计:血样在 37 ℃下分析,如果患者的体温<37 ℃,每降低1 ℃时 PO_2 减去 5 mmHg,PCO_2 减去 2 mmHg,pH 值增加 0.012。(注:1 mmHg=0.133 kPa)

亚低温治疗也能降低胰岛素敏感性及胰腺分泌胰岛素的量,导致高血糖,需监测血糖并予强化胰岛素治疗。在复温阶段,由于胰岛素的敏感性恢复,易出现低血糖。亚低温治疗可引起电解质向细胞内转移,并且引起肾小管功能障碍,导致肾脏对电解质的分泌增加,引起低镁血症、低钾血症和磷酸盐的丢失。电解质紊乱可以增加心律失常及其他并发症。有证据显示,镁离子可以减少神经功能损害。低磷酸盐与呼吸相关问题和增加感染有关。电解质水平应保持在正常范围的上限。在复温阶段,要特别关注血钾,因为此时血钾从细胞内转移至细胞外,会导致高血钾。

六、药物代谢清除

在药物代谢过程中,大多数酶介导反应的速度都是温度依赖性的,故亚低温治疗会降低这些反应的速度,使许多危重患者常用药物的清除率降低。亚低温治疗也直接影响机体对特定药物的反应,比如轻度减弱肾上腺素和去甲肾上腺素对血压的影响。

七、感染的风险

亚低温治疗时由于应用镇静剂、肌松剂,导致患者呼吸抑制,咳嗽反射减弱甚至抑制,容易发生坠积性肺炎、吸入性肺炎,因此应加强呼吸道的护理,勤翻身、扣背、吸痰,加强湿化及雾化,注意呼吸机相关性肺炎防范措施的落实,必要时应用支气管扩张药;进行血气分析的动态监测,用呼吸机控制辅助呼吸,适当使用抗菌药物。一旦患者清醒,能自行咳嗽,肺部感染的风险将明显减少。

此外,亚低温治疗可抑制白细胞的迁移和吞噬,降低促炎因子的合成,从而抑制炎症反应。这是亚低温治疗保护性机制之一,但缺点是会增加感染的风险,故应注意感染的监测和防控。亚低温治疗期间给予选择性消化道去污能降低感染风险。低温引起皮下血管收缩可增加伤口感染和褥疮感染的风险。感染的一些常见迹象(如发热、C 反应蛋白和白细胞计数增加)缺如或被抑制,需要注意。

八、其他影响

亚低温对脑组织无损伤,但复温速度过快易引起颅内压增高,出现颅内压反跳现象,还可出现其他实验室检测指标的异常,如肝酶、皮质醇、去甲肾上腺素和肾上腺素水平升高。

第四节 亚低温治疗的脑功能评估

亚低温治疗能够改善心脏骤停患者的神经功能预后,但同时改变了患者对神经系统查体的反应,因此对昏迷的患者需要更精确的神经功能预后评估方法。研究发现那些早期无肢体活动和 NSE $>33\ \mu g/L$ 的患者仍然可能有好的神经功能恢复。因此,美国神经病学会(American Academy of Neurology,AAN)的指南指出,对于亚低温治疗患者神经功能预后的评估应该重新考虑,推荐使用多方面新的神经功能预后评估方法,包括完整的神经功能查体、影像学检查、脑电图、体感诱发电位及生物酶学指标等。

一、神经功能查体

复苏治疗 1～3 d 内丧失瞳孔反射或角膜反射,复苏治疗后 3 d 肢体无反应或仅有伸直反应,均提示预后较差。但是对于亚低温治疗后脑功能评估的理想时机,目前尚无统一标准,有指南推荐在自主循环恢复后的 72 h 内不采用临床神经功能检查来评估预后,因为在此期间神经查体的结果无法客观地反映患者病情。有研究发现,亚低温治疗期间有肢体反应的患者神经功能预后并没有比那些没有反应的好。心脏骤停患者亚低温治疗和镇静延迟了肢体反映活动至 5～6 d。如果考虑有药物残留效应,建议推迟采用临床神经功能检查来评估预后,直到确认混杂因素不再存在时。瞳孔对光反射和肌阵挛对于神经功能预测可能更加可靠,但是仍然不能完全依靠它们来判断神经功能预后。

二、影像学检查

目前还没有足够的证据支持 CT、MRI 检查结果可以明确地预测患者的预后。但是 MRI 的弥散加权成像(diffuse-weighted imaging,DWI)可用来评估患者脑功能,能够在心脏骤停 3～5 d 内提示脑组织变化。若存在弥漫性脑组织肿胀,还可以通过非增强 CT 发现,提示神经功能预后较差。但在亚低温诱导前,它们的临床价值并不清楚。最近研究应用 MRI 发现,心脏骤停患者大脑皮层和皮层下的损害提示神经功能预后不良。对于心脏骤停的昏迷患者,1.5 d 时,MRI 弥散成像可以发现微小的和时间依赖性的皮层和皮层下的病变。在 ICU 早期,通过 MRI 弥散成像可以区分哪些昏迷的患者能够清醒并出院。MRI 定量分析技术在心脏骤停低温治疗患者中有较强的神经功能预测价值,可预估哪些患者能够清醒,以及缺氧性脑病患者的认知功能和长期预后。

三、体感诱发电位(SSEPs)

复苏后 1～3 d 内采用中等强度神经刺激,如果患者双侧体感诱导电位 N20 反应缺失,提示预后差,但这种反应容易受低温影响。最近的一项 Meta 分析发现,在诱导亚低温前进行体感诱发电位与全面神经查体相比,在神经功能预后评估方面只有微弱的优势,因此它的价值受到了质疑。一些研究发现,双侧体感诱导电位 N20 反应缺失的患者可能仍然有较好的预后。

四、脑电图(EEG)

EEG 检查发现广泛抑制、伴有广泛癫痫活动的爆发抑制,或在平坦基础上有弥漫性周期性复合波,提示预后不良。美国心脏病学会建议,复苏后的患者在 24 h 内或较长时间未进行亚低温治疗的情况下

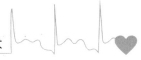

进行 EEG 监测,间断爆发抑制及广泛的癫痫活动预后较差。无脑电活动的患者可能提示预后较差。有研究报告,没有脑电活动的 18 例心脏骤停低温治疗的患者,17 例最终死亡。复苏后 1 周,EEG 的特异表现,对预测心脏骤停后存活的昏迷患者的不良后果十分有价值。EEG 在神经功能预后评估方面要优于体感诱发电位。

五、癫痫状态

在心脏骤停患者中约 30％会发生癫痫持续状态,循环骤停 1 d 以内的昏迷患者出现肌阵挛性癫痫状态提示预后差。癫痫持续状态可能意味着患者神经功能预后不良,并不可靠,但它可以加重神经功能损害。有研究发现,通过脑电图早期诊断和处理癫痫持续状态的患者,神经功能预后良好的患者与未发生癫痫患者的比例相同。脑干反射、脑电图的脑电活动、体感诱发电位 3 者同时存在,往往提示患者神经功能预后良好。这 3 项同时存在的患者如果控制癫痫,可以明显提高神经功能预后。然而,对于脑电图提示脑电波形低或无脑电活动,即使给予积极的治疗也不会有好的预后。

脑电图提示无脑电活动和癫痫持续状态是预测心脏骤停患者神经功能预后强有力的指标。脑电图可作为神经功能预后的金标准。对于所有心脏骤停患者建议行 30 min 脑电图监测,如果有癫痫发生,建议行持续脑电图监测。

六、生物标记物

NSE 的升高提示缺氧后神经系统严重受损。AAN 的指南认为,复苏后 1～3 d 内 NSE＞33 μg/L 的患者预后差。NSE 一般从缺氧损伤的神经元、红细胞、血小板中释放,可以从血液及脑脊液标本中检测。亚低温治疗期间患者 NSE 水平可能相对较低,且 NSE＞33 μg/L 患者仍然可以有较好的预后,这对 NSE 的临床意义提出质疑。目前认为 NSE 预测神经功能并不完全可靠,因 NSE 在血小板、红细胞中都存在,抽血样本可能会产生影响,因此对于患者抽血样本应严格处理,防止发生溶血和假阳性的结果。

曾有研究提示,在心脏骤停后第 1 天 S-100B＞21 ng/mL 的患者 100％死亡,或者神经功能预后不良。因为还缺乏强有力的证据,2006 年美国神经病学会的指南并没有推荐。也有人提出 S-100B 较 NSE 在神经预后评估方面更加准确,但仍然存在争议。

(李雨林　张　茂)

参考文献

[1] BERNARD S A, GRAY T W, BUIST M D, et al. Treatment of comatose survivors of out-of-hospital cardiac arrest with induced hypothermia[J]. N Engl J Med,2002,346(8):557-563.

[2] CASTREN M, NORDBERG P, SVENSSON L, et al. Intra-arrest transnasal evaporative cooling:a randomized, prehospital, multicenter study (PRINCE:Pre-ROSC IntraNasal Cooling Effectiveness) [J]. Circulation,2010,122(7):729-736.

[3] CONNOLLY E S, RABINSTEIN A A, CARHUAPOMA J R, et al. Guidelines for the management of aneurysmal subarachnoid hemorrhage:a guideline for healthcare professionals from the American Heart Association/american Stroke Association[J]. Stroke,2012,43(6):1711-1137.

[4] GILLIES M A, PRATT R, WHITELEY C, et al. Therapeutic hypothermia after cardiac arrest:a retrospective comparison of surface and endovascular cooling techniques[J]. Resuscitation,2010,81(9):1117-1122.

[5] HOLZER M. Targeted temperature management for comatose survivors of cardiac arrest[J]. N Engl J Med,2010,363(13):1256-1264.

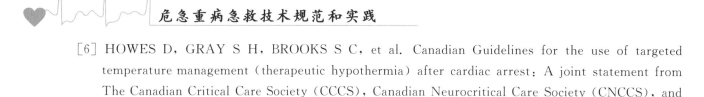

［6］ HOWES D，GRAY S H，BROOKS S C，et al. Canadian Guidelines for the use of targeted temperature management（therapeutic hypothermia）after cardiac arrest：A joint statement from The Canadian Critical Care Society（CCCS），Canadian Neurocritical Care Society（CNCCS），and the Canadian Critical Care Trials Group（CCCTG）［J］. Resuscitation，2016，98：48-63.

［7］ HYPOTHERMIA AFTER CARDIAC ARREST STUDY GROUP. Mild therapeutic hypothermia to improve the neurologic outcome after cardiac arrest［J］. N Engl J Med，2002，346（8）：549-556.

［8］ KIM F，NICHOL G，MAYNARD C，et al. Effect of prehospital induction of mild hypothermia on survival and neurological status among adults with cardiac arrest：a randomized clinical trial［J］. JAMA，2014，311（1）：45-52.

［9］ KLIEGEL A，JANATA A，WANDALLER C，et al. Cold infusions alone are effective for induction of therapeutic hypothermia but do not keep patients cool after cardiac arrest［J］. Resuscitation，2007，73（1）：46-53.

［10］ LEE Y C，PHAN T G，JOLLEY D J，et al. Accuracy of clinical signs，SEP，and EEG in predicting outcome of hypoxic coma：a meta-analysis［J］. Neurology，2011，74（7）：572-580.

［11］ MORTBERG E，ZETTERBERG H，NORDMARK J，et al. S-100B is superior to NSE，BDNF and GFAP in predicting outcome of resuscitation from cardiac arrest with hypothermia treatment［J］. Resuscitation，2011，82（1）：26-31.

［12］ NEUMAR R W，SHUSTER M，CALLAWAY C W，et al. Part 1：Executive summary：2015 American Heart Association Guidelines Update for Cardiopulmonary Resuscitation and Emergency Cardiovascular Care［J］. Circulation，2015，132（18 Suppl 2）：S315-S367.

［13］ NIELSEN N，WETTERSLEV J，CRONBERG T，et al. Targeted temperature management at 33 degrees versus 36 degrees after cardiac arrest［J］. N Engl J Med，2013，369（23）：2197-2206.

［14］ NUNNALLY M E，JAESCHKE R，BELLINGAN G J，et al. Targeted temperature management in critical care：a report and recommendations from five professional societies［J］. Crit Care Med，2011，39（5）：1113-1125.

［15］ ODDO M，ROSSETTI A O. Predicting neurological outcome after cardiac arrest［J］. Curr Opin Crit Care，2011，17（3）：254-259.

［16］ POLDERMAN K H，HEROLD I. Therapeutic hypothermia and controlled normothermia in the intensive care unit：practical considerations，side effects，and cooling methods［J］. Crit Care Med，2009，37（3）：1101-1120.

［17］ POLDERMAN K H，PEERDEMAN S M，GIRBES A R. Hypophosphatemia and hypomagnesemia induced by cooling in patients with severe head injury［J］. J Neurosurg，2001，94（5）：697-705.

［18］ POLDERMAN K H. Induced hypothermia and fever control for prevention and treatment of neurological injuries［J］. Lancet，2008，371（9628）：1955-1969.

［19］ RUNDGREN M，WESTHALL E，CRONBERG T，et al. Continuous amplitude-integrated electroencephalogram predicts outcome in hypothermia-treated cardiac arrest patients［J］. Crit Care Med，2010，38（9）：1838-1844.

［20］ STEFFEN I G，HASPER D，PLONER C J，et al. Mild therapeutic hypothermia alters neuron specific enolase as an outcome predictor after resuscitation：97 prospective hypothermia patients compared to 133 historical non-hypothermia patients［J］. Crit Care，2010，14（2）：R69.

（李雨林　张　茂）

第八章　机械通气

第一节　机械通气概述

机械通气是 ICU 日常工作中非常重要且不断变化的部分,是当患者的自然通气和/或氧合功能难以维持时,通过呼吸机的使用,来维持气道通畅、改善通气和氧合、防止机体缺氧和 CO_2 蓄积,使机体有可能渡过基础疾病所致的呼吸功能衰竭,为进一步治疗基础疾病创造条件的一种方式。同时,随着医学的发展,机械通气通过提高氧输送、肺脏保护、改善内环境等途径成为治疗多器官功能不全综合征的重要治疗手段。

一、分　类

（一）机械通气的分类
机械通气根据器械连接气道方式的不同分为"有创"或"无创"通气。
1. 无创通气
(1)定义:无须插管或气管切开(非侵入性)的辅助正压通气的方法。
(2)连接方式:鼻罩、口鼻罩及头盔式。
2. 有创通气
(1)定义:需要通过插管或气管切开(侵入性)方式连接呼吸机或球囊进行辅助呼吸的方法。
(2)连接方式:口咽通气管、喉罩、气管插管及气管切开。
（二）呼吸机的分类
简单来说,呼吸机是一个机器,一个按照既定程序可以改变、传输和直接应用能量来完成有效工作的系统。它由能量输入、控制结构(包括能量的传输或转换)及输出(压力、容积和流量波形)所级成。
呼吸机可以有以下分类:
(1)依工作动力不同,分为手动、气动(以压缩气体为动力)及电动(以电为动力)。
(2)依使用压力方式不同,分为正压通气和负压通气。
(3)依调控方式不同,分为简单和微电脑控制。

二、正压通气的生理效应

（一）对呼吸功能的影响
1. 对呼吸肌的影响
机械通气一方面全部或部分替代呼吸肌做功,使呼吸肌得以放松、休息,另一方面通过纠正低氧和

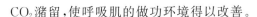

CO_2潴留,使呼吸肌的做功环境得以改善。

2. 对呼吸动力学的影响

机械通气的主要目的是通过提供一定的驱动压以克服呼吸机管路和呼吸系统的阻力,把一定潮气量的气源按一定频率送入肺内。驱动压和对比关系决定潮气量,用运动方程式(equation of motion)表示为:$p=VT/C+F\times R$,其中 p 为压力,VT 为潮气量,C 为顺应性,R 为阻力,F 为流速。

3. 对肺气容积的影响

机械通气通过改善顺应性、降低气道阻力和对气道、肺泡的机械性扩张作用使肺气容积增加。

4. 对气体分布的影响

(1)时间常数(time constant,TC)。$TC=R\times C$,决定气体在肺内的分布,正常为 0.4 s。

(2)自主呼吸参与的程度。自主呼吸的主动参与,使外周肺组织扩张较控制通气显著,加之膈肌的主动下移可使肺门以下的肺叶扩张,让更多的气体进入下肺区,从而改善气体的分布。

5. 对肺血流和通气/血流比值(V/Q)的影响

正压通气能改善低氧和 CO_2 潴留,缓解肺血管痉挛,降低无效腔通气,V/Q 改善。

6. 对弥散功能的影响

弥散功能与膜弥散能力、肺血管床容积和气体与血红蛋白的结合速率有关。正压通气通过减轻肺水肿和增加功能残气量使膜弥散能力增加,但回心血量减少,使肺血管床容积下降,弥散降低。

(二)对循环系统的影响(心肺交互作用)

正压通气通过对肺容积、胸膜腔内压和呼吸功耗的影响而影响循环系统的功能。

三、适应证及禁忌证

(一)适应证

根据机械通气的生理效应,机械通气的适应证可参考以下情况:

(1)呼吸衰竭一般治疗方法无效者。

(2)呼吸形式严重异常:

1)呼吸频率大于 35～40 次/分或小于 6～8 次/分。

2)呼吸节律异常或自主呼吸微弱或消失。

(3)气道完整性或保护能力缺失。

(4)呼吸衰竭伴有严重意识障碍。

(5)严重通气或氧合障碍。

1)氧疗后 PaO_2 小于 50 mmHg(1 mmHg=0.133 kPa)。

2)或 $PaCO_2$ 进行性升高,pH 动态下降。

(6)严重肺水肿。

(7)严重感染,心功能不全等需要保证一定氧供。

(二)禁忌证和相对禁忌证

(1)气胸及纵隔气肿未行引流者。

(2)肺大疱。

(3)低血容量性休克补充血容量者。

(4)严重肺出血。

(5)缺血性心脏病及充血性心力衰竭。

(6)当危及生命需要抢救时,无绝对禁忌证。

四、基本模式

(一)控制通气(controlled mechanical ventilation，CMV)

CMV 指呼吸机完全取代患者的自主呼吸，并提供全部通气量的工作方式。根据送气方式的不同，CMV 可分为容量控制通气和压力控制通气。应用 CMV 时，不能允许患者进行自主呼吸，否则会造成患者与呼吸机的拮抗，所以有时需应用镇静剂或麻醉剂来抑制自主呼吸。

(二)辅助控制通气(assisted CMV，ACMV)

ACMV 指在预设频率规定的时限内(60 s/预设频率)，患者吸气用力达到触发灵敏度或达到预设频率规定的时限，呼吸机给予预设参数的通气。与 CMV 相比，患者可触发吸气，减少与呼吸机发生拮抗的可能性。根据送气的方式不同，ACMV 可以分为压力控制通气(pressure-controlled ventilation，PCV)和容量控制通气(volume control ventilation，VCV)。

(三)间歇指令通气(intermittent mandatory ventilation，IMV)/同步间歇指令通气(synchronized IMV，SIMV)

IMV/SIMV 指呼吸机以预设频率所规定的间隔(60 s/预设频率)给予患者预设参数的指令通气，两次指令通气之间允许患者自主呼吸。SIMV 允许患者自主呼吸，每隔预定时间，由患者自主呼吸的吸气负压触发呼吸机，给予一次同步正压通气。临床上应用 SIMV，主要是在撤机时，作为控制通气到完全自主呼吸之间的过渡。

(四)压力支持通气(pressure support ventilation，PSV)

PSV 指在自主呼吸期间，患者吸气相一开始，呼吸机即开始送气并使气道压迅速上升到预置的压力值，并维持气道压在这一水平。当自主吸气流速降低到最高吸气流速的一定百分比(一般为 25% 左右)时，送气停止，患者开始呼气。PSV 同步性能良好，通气时气道峰压和平均气道压较低，可减少气压伤等机械通气的并发症。

(五)持续气道正压(continuous positive airway pressure，CPAP)

气道压在吸气相和呼气相都保持一定的正压水平即为 CPAP。当患者吸气使气道压低于 CPAP 水平时，呼吸机通过持续气流或按需气流供气，使气道压维持在 CPAP 水平。它与呼气末正压(positive end-expiratory pressure，PEEP)不同之处在于前者是通过对持续气流的调节而获得动态的、相对稳定的持续气道正压，而后者是通过在呼气末使用附加阻力装置获得一个静态的、随自主呼吸强弱波动的呼气末正压。CPAP 的生理学效应与 PEEP 基本相似。

(六)气道压力释放通气(airway pressure release ventilation，APRV)

APRV 是在 CPAP 气路的基础上以一定的频率释放压力，压力释放水平和时间长短可调。在压力释放期间，肺部将被动地排气，相当于呼气，这样可以排出更多的 CO_2。当短暂的压力释放结束后，气道压力又恢复到原有 CPAP 水平，这相当于吸气过程。因此，APRV 较 CPAP 增加了肺泡通气，而与 CMV+PEEP 相比，APRV 显著降低了气道峰压。

(七)压力调节容量控制通气(pressure regulated volume controlled ventilation，PRVCV)

在使用 PCV 时，随着气道阻力和胸肺顺应性的改变，必须人为地调整压力控制水平才能保证一定的 VT。在使用 PRVCV 时，呼吸机通过连续监测呼吸力学状况的变化，根据预置 VT 自动对压力控制水平进行调整，使实际 VT 与预置 VT 相等。

(八)双相间隙正压气道(biphasic intermittent positive airway pressure，BIPAP)通气

BIPAP 为一种双水平 CPAP 的通气模式，自主呼吸在双相压力水平均可自由存在。高水平 CPAP 和低水平 CPAP 按一定频率进行切换，两者所占时间比例可调。该模式允许自主呼吸与控制通气并存，能实现从 PCV 到 CPAP 的逐渐过渡，具有较广的临床应用和较好的人机协调。BIPAP 的实际效果与 APRV 相同。事实上，如果在 BIPAP 中使低水平 CPAP 所占时间很短，即相当于 APRV。

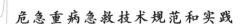

(九)神经调节辅助通气(neurally adjusted ventilatory assist,NAVA)

NAVA 的工作原理是在存在自主呼吸的情况下,通过监测膈肌电活动(Edi)的信号来感知患者的实际通气需要,提供合适的通气支持。NAVA 主要以在最小值基础上增加多少作为触发灵敏度,即呼吸中枢发放到膈肌的冲动开始增加的同时,呼吸机给予通气辅助。NAVA 按照 Edi 的一定比例给予通气辅助,也就是以呼吸中枢驱动的一定比例给予通气辅助。NAVA 作为一种新的机械通气模式,在中枢反馈调节机制的干预下,操作者可以在不了解患者通气需求的情况下调节呼吸机参数并能满足其生理需要。

(徐　觅　方　强)

第二节　机械通气的适应证

机械通气的临床应用逐渐增多,不仅应用于呼吸衰竭的治疗和外科手术的支持,还用于慢性神经肌肉疾病、慢性心功能不全和呼吸系统疾病的康复。然而,无论对于术后患者还是重症患者来说,机械通气不是一项简单且安全的干预措施。人们越来越多地认识到机械通气可能会引起肺损伤,最常见的是呼吸机相关性肺损伤(ventilator-induced lung injury,VILI)和被称为呼吸机相关性膈肌功能障碍(ventilator-induced diaphragmatic dysfunction,VIDD)的呼吸肌损伤,甚至仅短期使用呼吸机的术后患者也有 VILI 的风险。这涉及机械通气适应证的把握。

机械通气的生理学作用是提供一定水平的分钟通气量以改善肺泡通气,改善氧合,提供吸气末压(平台压)和呼气末正压(PEEP)以增加吸气末肺容积(EILV)和呼气末肺容积(EELV);对气道阻力较高和顺应性较低者,机械通气可降低呼吸功耗,缓解呼吸肌疲劳。随着对呼吸生理认识的不断深入,机械通气的理论和策略发生了重大变化,其适应证也逐渐变化。总的来说,各种原因引起的急性呼吸衰竭或慢性呼吸衰竭急性加重,经保守治疗后效果不佳且在继续发展者、呼吸停止及某些特殊治疗目的,均为机械通气的适应证。

机械通气的适应证如下所述。

(一)心肺复苏

各种原因导致急性呼吸心搏骤停,如窒息、电击、溺水、急性心肌梗死、心室颤动或心室扑动,经短时人工呼吸和心脏按压急救后,应根据条件迅速进行机械通气。

(二)呼吸衰竭

任何原因导致的呼吸动力不足,如颅内高压、脑干损害、吉兰-巴雷综合征、运动神经元病、重症肌无力;或通气阻力增加,如慢性阻塞性肺病(COPD)、支气管哮喘、严重的胸廓畸形或胸廓损伤、急性呼吸窘迫综合征(ARDS)、急性肺水肿皆可导致呼吸衰竭,经保守治疗无效后应及早机械通气。

(三)特殊目的的机械通气

(1)预防性机械通气:呼吸功能减退的患者做胸部、心脏或腹部手术,严重感染或创伤,慢性肺功能损伤并发畸形感染,估计短时间内可能发生呼吸衰竭,可预防性应用无创通气;若手术后需保证呼吸道引流通畅,则宜建立人工气道。

(2)康复治疗:多采用无创机械通气,主要用于 COPD 等慢性肺功能减退的呼吸系统疾病、慢性心功能不全、慢性神经　肌肉功能障碍性疾病。

(3)分侧肺通气:多用于手术患者,也可用于双肺病变严重不均、双侧呼吸动力学明显不一致的患者。

(4)其他:麻醉中保证镇静和肌松剂的安全使用;减少全身和心肌的氧耗;过度通气降低颅内压;促进肺泡复张,预防肺不张。

机械通气包括有创正压机械通气(invasive positive pressure ventilation,IPPV)和无创机械通气(noninvasive positive pressure ventilation,NPPV)。IPPV 和 NPPV 各有相应的适应证,在人工机械通

气治疗中起到相互补充的作用。IPPV指经人工气道(气管插管、气切套管)进行的机械通气。

经口气管插管适应证如下:

(1)严重低氧血症或高碳酸血症,或其他原因需较长时间机械通气,又不考虑气管切开。

(2)不能自主清除上呼吸道分泌物、胃内反流物或出血,有误吸危险。

(3)下呼吸道分泌物过多或出血,且自主清除能力较差。

(4)存在上呼吸道损伤、狭窄、阻塞、气管食道瘘等严重影响正常呼吸。

(5)患者突然出现呼吸停止,需紧急建立人工气道进行机械通气。

气管切开术适应证如下:

(1)预期或需要较长时间机械通气治疗。

(2)上呼吸道梗阻所致呼吸困难,如双侧声带麻痹、有颈部手术史、颈部放疗史。

(3)反复误吸或下呼吸道分泌较多而且患者气道清除能力差。

(4)减少通气无效腔,利于机械通气支持。

(5)因喉部疾病致狭窄或阻塞而无法气管插管。

(6)头颈部大手术或严重创伤需行预防性气管切开,以保证呼吸道通畅。

(7)高位颈椎损伤。

NPPV即仅使用面罩或鼻罩而无须气管切开或气管插管便可实施正压机械通气的一种通气模式,主要用于呼吸衰竭的早期和慢性呼吸衰竭,亦可应用于辅助有创通气的早期拔管等。NPPV的应用是否成功在很大程度上取决于对适应证和禁忌证的掌握是否正确。

可考虑实施NPPV的情况有:

(1)患者必须是神智清楚且能配合治疗(COPD患者例外)。

(2)无须紧急气管插管来清除气道内分泌物。

(3)无颜面部外伤。

(4)近期无胃肠道手术。

(5)无消化道出血。

(6)无吞咽功能异常。

(7)血流动力学稳定,心率、心律规整。

(8)鼻罩/面罩同患者脸型匹配。

NPPV适应证如下:

(1)阻塞性睡眠呼吸暂停综合征(obstructive sleep apnea syndrome,OSAS)以及肥胖低通气综合征(pickwickian syndrome):NPPV已成为OSAS的主要治疗手段。

(2)慢性阻塞性肺疾病(COPD)所致呼吸衰竭:是临床上除OSAS外应用最成熟的疾病,已作为轻中度患者的一线治疗手段。原则上重度,特别是昏迷患者,只要NIPPV适当就可迅速纠正高碳酸血症和低氧血症,随着患者神志和呼吸肌疲劳的改善,咳嗽反射也相应改善,病情逐渐好转,因此NPPV可以用于重症患者。

(3)危重支气管哮喘:其气道阻力和内源性PEEP比较高,患者比较难以接受面罩机械通气,需经简易呼吸器治疗好转后,再过渡至面罩机械通气。

(4)急性呼吸窘迫综合征(ARDS):研究表明,非感染因素诱发的ARDS,如手术、骨折等致病因素多为一次性,短时通气后可迅速改善低氧,并较快脱离呼吸机,可选择NIPPV。

(5)肺间质纤维化:应首选FMMV,具体应用方法与ARDS相似,但避免通气压力过高,否则容易导致低氧血症进一步加重。

(6)肺外疾病:如中枢性低通气、神经肌肉和胸廓病变等诱发的呼吸衰竭原则上应首选FMMV,但多数患者常存在神志异常或咳嗽无力,呼吸道分泌物引流不畅,此时则应选择人工气道机械通气(ETMV)。

(7)心源性肺水肿:研究表明,适当MV不仅可降低左心室后负荷,还能维持适当的前负荷,增加左心

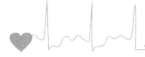

室射血量,改善冠状动脉供血,且患者多神志清,自主呼吸能力强,通气时间短,应首选 FMMV。当然有 FMMV 诱发心肌梗死的报道,这可能主要与通气是否适当及患者的选择有关。

(8)有创通气脱机前的过渡。

(9)免疫功能低下的患者:免疫功能低下并发的肺部感染越来越多见,不少患者最终发展为呼吸衰竭需应用机械通气辅助呼吸。但插管后患者的预后极差,死亡率在 60% 以上,气管插管及机械通气引起的并发症如呼吸机相关性肺炎、败血症常是致命的重要原因。无创通气能够迅速纠正致命的血气异常及代谢紊乱,为病因治疗如抗感染争取时间,从而避免气管插管及相关并发症,成为免疫功能低下患者呼吸衰竭的可选择的通气手段。

(10)其他:胸部或上腹部手术的患者,若有明显心、肺功能损伤,高龄,肥胖,术前应用 NIPPV 做适应性通气,术后做支持性通气可减少呼吸衰竭和 ETMV。

(施云超　王倩倩)

第三节　机械通气的禁忌证

机械通气是利用机械装置来代替、控制或改变自主呼吸运动的一种通气方式,经过多年来医学理论的发展及呼吸机技术的进步,已经成为涉及气体交换、呼吸做功、肺损伤、胸腔内器官压力及容积环境、循环功能等,可产生多方面影响的重要干预措施,并主要通过提高氧输送、肺脏保护、改善内环境等途径成为治疗多官功能不全综合征的重要治疗手段。

机械通气禁忌证选择可分两方面:一是必须进行机械通气,通气时应采用适当通气方式及呼吸工作参数;二是对于自主呼吸尚能维持基本通气,尽量不采用机械通气。

在出现致命性通气和氧合障碍时,严格讲没有绝对机械通气禁忌证,但对于一些特殊情况,如在大咯血急性期,张力性气胸、肺大疱未适当处理前应慎用;双侧肺呼吸动力学参数严重不均者,应尽量采用双侧肺通气;低血容量或低血压的患者以及颅脑损伤、颅内高压的患者在适当处理前,应严格掌握机械通气指征,否则会使原发疾病加重,造成严重不良后果。如下情况列为机械通气相对禁忌证。

(一)伴有肺大泡的呼衰患者

由于机械通气为正压通气,因此易造成肺大泡破裂引起气胸、纵隔气肿等并发症。

(二)张力性气胸及纵隔气肿未行引流者

原则上有气胸患者只要自主呼吸能维护基本通气,临床症状不很严重,则不进行机械通气,如果必须进行机械通气,在机械通气前必须行闭式引流尤其是张力性气胸、纵隔气肿,否则机械通气会加重气胸,造成适得其反的结果。

(三)大咯血或严重误吸引起窒息

大咯血或误吸引起窒息,原则上不宜立即进行机械通气,因为机械通气会将血块或误吸物质压入小气道引起阻塞性肺不张,应先吸出血液或误吸物后再进行机械通气。

(四)急性心肌梗死

过去认为急性心肌梗死禁忌机械通气,现在认为心梗伴有肺水肿、呼衰,在治疗原发病基础上可进行机械通气,可采用低压通气并注意病情变化。

(五)左心衰竭

过去认为急性左心衰竭禁忌机械通气,现在认为急性左心衰竭时机械通气采用适当压力可有利于左心衰竭纠正。

(六)低血压休克

原则上低血压休克未纠正前应列为禁忌,正压通气可使胸腔负压减小,导致回心血量进一步下降,加

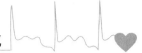

重休克症状,当必须进行机械通气时,应采取低压通气及应用升压药维持血压。

(七)活动性肺结核

活动性肺结核的病灶范围不大时可进行机械通气,如合并咯血、肺大泡或多次气胸应慎用,如果必须进行机械通气,可参照上述几种情况处理。

机械通气根据是否建立人工气道分为"有创正压机械通气"和"无创正压机械通气"。

1.有创机械通气

有创机械通气人工气道的建立包括"经口气管插管""经鼻气管插管",在临床应用时需根据实际情况加以选择。经口气管插管的关键在于声门的暴露,在声门无法暴露的情况下,容易失败或出现较多并发症。禁忌证或相对禁忌证包括:①张口困难或口腔空间小,无法经口插管;②无法后仰(如疑有颈椎骨折)。经鼻气管,较易固定,舒适性优于经口气管插管,患者较易耐受,但管径较小,导致呼吸功增加,不利于气道及鼻窦分泌物的引流。经鼻气管插管禁忌证或相对禁忌证:①紧急抢救,特别是院前急救;②鼻或颌面骨折;③凝血功能障碍;④鼻或鼻咽部梗阻,如鼻中隔偏曲、息肉、囊肿、脓肿、水肿、异物、血肿等;⑤颅底骨折。经口气管插管减少了医院获得性鼻窦炎的发生,而医院获得性鼻窦炎与呼吸机相关性肺炎的发病有着密切关系。因此,在排除禁忌证的前提下,应优先选择经口气管插管。但是,在经鼻气管插管技术操作熟练的单位,或者患者不于经口气管插管时,仍可以考虑先行经鼻气管插管。

2.无创正压机械通气

无创正压机械通气(NPPV)是指无须建立人工气道的正压通气,常通过鼻/面罩等方法连接患者。临床研究证明,在合适的病例中,NPPV可以减少急性呼吸衰竭的气管插管或气管切开的需要以及相应的并发症,改善预后;减少慢性呼吸衰竭呼吸机的依赖,减少患者的痛苦和医疗费用,提高生活的质量。由于NPPV不可避免地存在或多或少的漏气,使得通气支持不能达到与有创机械通气相同的水平,临床主要应用于意识状较好的轻、中度的呼吸衰竭,或自主呼吸功能有所恢复,从有创机械通气撤离的呼吸衰竭患者,其禁忌证及相对禁忌证:①患者意识障碍,呼吸微弱或无自主呼吸;②患者完全不配合;③患者伴有或疑有气胸或纵隔气胸时,需严密观察患者。有肺大泡的患者可视作相对禁忌证;④对鼻面罩材料有过敏史的患者,有可能引起全身过敏反应,而抵消通气治疗所带来的益处;⑤患者咳嗽无力,无法自行清除气道分泌物;⑥鼻衄;⑦严重呼吸衰竭,必须立即插管者;⑧正压通气导致低血压;⑨急性鼻窦炎及中耳炎。

机械通气只是一种脏器功能的支持手段,其临床价值在于为诊治导致呼吸衰竭的原发病争取时间,对原发病本身并无治疗作用。对于导致呼吸衰竭的原发病不可治疗或终末期患者(如晚期肿瘤,严重多脏器衰竭),即使接受机械通气治疗,其预后也很差,加之机械通气本身具有相当的副作用和需要支付高昂的医疗费用,故在决定给患者应用机械通气前应慎重考虑。

(施云超 张玲玮)

第四节 呼吸机与患者的连接方式

机械通气是一种重要的脏器功能支持手段,其最主要的临床应用价值在于纠正任何原因导致的缺氧及CO_2潴留,为原发病的诊治争取时间。但是在机械通气时如何选择合适的连接方式,有时会成为危重病救治过程中一个关键的环节,而机械通气连接方式的不同点在于建立何种方式的人工气道。

一、人工气道

人工气道是指为了保证气道通畅而在生理气道和其他气源之间建立的有效连接,可分为上人工气道

(如口咽通气道及鼻咽通气道)和下人工气道(如气管插管及气管切开)。

二、有创与无创正压通气

根据人工气道建立方式的不同,呼吸机与患者的连接方式也不同,由此机械通气可分为有创和无创正压通气。有创正压通气是指通过气管内插管或气管切开管与呼吸机相连接,因为在气管插管或气管切开过程中可能会出现不同程度的出血、感染等而给患者造成损伤,严重者可能直接造成死亡,故称作有创;无创正压通气是指通过鼻罩或面罩等方法连接患者,无须建立人工气道的正压通气,一般不会对患者造成损伤。

三、机械通气时各种连接方式的特点

(一)气管插管

气管插管分为经口气管插管及经鼻气管插管。适应证包括:上呼吸道梗阻、气道保护机制受损、气道分泌物潴留及实施机械通气。两者的区别在于:经口气管插管操作较容易,更合适于各种抢救场合,同时因管径较粗,吸痰比较方便、通气时阻力较小,但容易出现滑脱、移位而需要固定,口腔护理工作也不方便,患者舒适度欠佳,插管过程中还容易出现牙齿脱落及口咽部损伤。经鼻插管患者较易耐受,口腔护理方便,留置时间较长,但操作不易掌握,有时需要纤维支气管镜引导,不适合急救,同时容易出现鼻出血、鼻窦炎及鼻骨折等并发症,而且由于管径较小,气道阻力较大,不利于通气,吸痰不方便。气管插管的并发症较多,常见的有心动过速、心动过缓或心脏骤停,喉痉挛、支气管痉挛,以及紧急插管过程中因使用镇静剂而易出现的血压下降等。

(二)气管切开

与气管插管相比较,气管切开管长度短,管径粗,有利于吸痰,明显减小解剖无效腔,可减少呼吸功的消耗,解放患者口腔,有利于口腔护理,便于患者进食、饮水,固定方便,提高患者舒适度因而利于耐受,可保留较长时间。但气管切开管是一种非生理通道,丧失了气道对吸入气体的过滤和加温、加湿作用,下呼吸道感染的机会增加,同时气管切开手术时可能损伤临近组织,有发生出血、皮下气肿、气胸及气道狭窄等风险。

(三)鼻、面罩

鼻、面罩的优点是非侵入性,使用方便,操作快捷,容易掌握,不影响进食和饮水,患者较舒适,容易耐受。面罩脱卸方便,便于医患交流,减轻患者心理负担。但是,面罩容易出现面部压迫性损伤,同时患者若配合欠佳容易出现胃肠胀气,可能因患者呕吐而出现窒息。其主要的禁忌证为:心搏呼吸停止,昏迷或自主呼吸微弱,呼吸循环不稳定,频繁呕吐及误吸危险性高,消化道出血或穿孔,颜面部畸形或损伤,上呼吸道梗阻,不配合者,严重低氧血症,近期面、颈部,或口腔、食道或上腹部手术等。

四、机械通气连接方式的选择

选择合适的呼吸机连接方式需要综合考虑多种因素。

(一)病情紧急程度

病情紧急,如窒息患者,须采用最简便而有效的通气方法,一般选择经口气管插管。如病情更紧急,随时可能导致患者死亡,则先用面罩加压给氧,同时做经口气管插管准备,缺氧有所缓解后再行气管插管。

(二)估计呼吸机应用的时间

应用呼吸机时间短暂,如数小时之内,一般选择面罩通气。如果面罩通气效果不佳,或需要更长时间机械通气治疗,则采用经口气管插管。如果通气时间预计超过一周,则选择气管切开。

（三）是否需要间断或持续使用机械通气

某些慢性疾病如睡眠呼吸暂停综合征,可能需要间断、反复接受呼吸机治疗,选择面罩通气即可,不应选择气管切开等。

（四）气道分泌物多寡

气道分泌物多时,为了便于吸引分泌物和气道湿化,首选气管插管。

（五）意识状态及配合程度

清醒、能配合患者,估计接受呼吸机治疗时间短,呼吸道痰液不多,或昏迷程度轻且短时间内可能清醒的患者,选择面罩通气;反之,昏迷、不合作者,应考虑气管插管。

（六）气道梗阻部位

建立的人工气道必须超过梗阻部位,喉部梗阻,则需选择气管插管或气管切开以超过喉部梗阻部位。

（七）患者体位情况

如为重症哮喘、急性左心衰患者不能平卧,气管插管及气管切开无法操作,首选面罩通气。

五、机械通气连接方式的更换

（一）面罩通气改为有创通气

面罩通气时如出现如下情况则要考虑气管插管或气管切开:意识水平逐渐下降;气道痰液逐渐增多有窒息的危险;存在严重胃肠胀气或明显恶心呕吐或消化道大量呕血或呼吸道咯血者,有造成反流误吸的危险;面部压迫性损伤患者难以忍耐;休克或呼吸衰竭等病情经面罩通气 2 h 后不能改善者。

（二）由气管插管改为气管切开

病情严重,短期内不能脱机而需要长时间机械通气;气管插管下痰液引流不畅。

（三）由有创通气改为面罩通气

病情明显改善,但仍需要呼吸支持,如 COPD 肺部感染得到有效控制后,痰液引流不是主要问题,但呼吸机疲劳仍较明显,仍需要通气支持,此时可考虑拔出气管插管改面罩通气,既能改善通气又能减少长时间气管插管所致并发症。

（施云超　宋先斌）

第五节　机械通气模式

一、常用机械通气模式

1. 控制通气（control ventilation,CV）

控制通气指通气量及呼吸方式全部由呼吸机决定,与自主呼吸无关,包括容量控制通气和压力控制通气。

(1)容量控制通气（volume control ventilation,VCV）,即传统意义上的控制通气,也简称 CV。潮气量（tidal volume,VT）、呼吸频率（respiratory rate,RR）、吸呼比（I/E）和吸气流速完全由呼吸机来控制。其压力变化为间歇正压通气,现多加用吸气末正压及时间转换。

(2)压力控制通气（pressure control ventilation,PCV）:分为两种基本模式,一是传统意义上的通气模式,即压力转换式;二是时间转换式,压力为梯形波或方波,流量为递减波,后者已逐渐取代前者。

2. 辅助通气（assist ventilation,AV）

辅助通气指通气量（或压力）由呼吸机决定,但由自主呼吸触发,呼吸频率和吸呼气时间比随自主呼吸变化,可理解为控制模式同步化,也分为容量辅助通气(volume assist ventilation,VAV 或 AV)和压力辅助通气(pressure assist ventilation)。

3. 辅助控制通气(A/CV 或 A/C)

辅助控制通气是上述两种通气方式的结合,分为定容型(VA/CV 或 VA/C)和定压型(P-A/CV 或 P-A/C),自主呼吸能力强,超过预设呼吸频率为辅助通气;反之,若自主呼吸能力弱,实际呼吸频率等于预设呼吸频率则为控制通气。预设呼吸频率起"安全阀"作用,有利于防止通气过度或不足,也有利于人机的配合。现代呼吸机多用此方式取代单纯控制通气和辅助通气。

上述通气方式总的特点是不管自主呼吸次数多少和强弱,呼吸机皆在预设吸气时间,按预设的潮气量(定容型模式)或压力(定压型模式)等对每次呼吸给予通气辅助,故称为持续指令通气(continuous mandatory ventilation,CMV);有自主触发时则称为同步持续指令通气(synchronized continous mandatory ventilation,SCMV)。因现代呼吸机皆有同步功能,故 CMV 和 SCMV 有相同含义。A/CV 与 P-CMV 或 P-SCMV 也有相同的含义,即按压力控制或压力辅助完成的持续指令通气也称为 P-CMV;而通过自主呼吸触发的定压型持续指令通气称为 P-SCMV,包括压力辅助通气、压力辅助/控制通气。CMV 模式如图 8-1 所示。

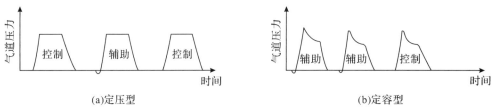

图 8-1　CMV 模式

4. 间歇指令通气(intermittent mandatory ventilation,IMV)

间歇指令通气也称为间歇强制通气,呼吸机按预设要求间断发挥指令通气作用,其压力变化相当于间断 IPPV,每两次机械通气之间是自主呼吸,此时呼吸机只提供气量,在自主呼吸期间可加各种"自主性通气模式",最常用压力支持通气。IMV 也分容量控制间歇指令通气(VC-IMV 或 IMV)和压力控制间歇而指令通气(PC-IMV)。VC-IMV 是传统意义上的间歇指令通气,每次机器输送的潮气量是恒定的;PC-IMV 的自变量是压力,即每次输送的压力是恒定的。

5. 同步间歇指令通气(synchronized intermittent mandatory ventilation,SIMV)

SIMV 即 IMV 同步化,特点是呼吸机皆设定一定的触发窗,一般为呼吸周期的后 25%,在这段时间内,自主吸气动作可触发呼吸机送气,若无自主呼吸,在下一呼吸周期开始时,呼吸机按 IMV 的设置要求自动送气。SIMV 分为定容型同步间歇指令通气和定压型同步间歇指令通气。SIMV 模式如图 8-2 所示。现代呼吸机的 IMV 皆有同步功能,因此 IMV 和 SIMV 有相同含义。

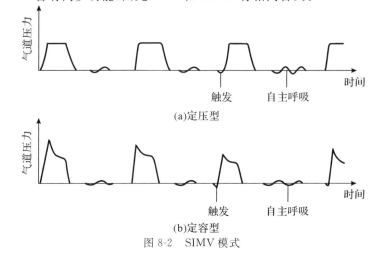

图 8-2　SIMV 模式

6.压力支持通气(pressure support ventilation,PSV)

PSV 指自主呼吸触发和维持吸气过程(间接影响呼吸气的转换),呼吸机给予一定的压力辅助,压力为方波,流量为递减波,流量转换、吸气流量、潮气量、呼吸频率受自主呼吸能力和通气阻力的双重影响,是目前最常用的通气模式之一。无自主呼吸的患者不能触发 PSV 送气,不能使用;呼吸中枢兴奋性显著降低、神经/肌肉严重病变、呼吸肌极度疲劳的患者不能有效触发或维持 PSV 送气,不宜应用;气道阻力显著增加的患者触发和维持 PSV 通气非常困难,也不适合应用 PSV 模式;胸肺顺应性显著减退的患者容易导致浅快呼吸,也应注意。

7.持续气道正压(CPAP)

CPAP 指呼吸机在整个呼吸周期中只提供一恒定的压力,整个通气过程由自主呼吸完成。需注意 CPAP 与呼气末正压(PEEP)的异同。CPAP 是在自主呼吸条件下,整个呼吸周期内(无论吸气或呼气时)气道均保持正压。PEEP 是指在呼吸机辅助或指令通气时,气道持续保持正压。两者具有相似的功效:①增加肺泡内压和功能残气量,使 $P(A-a)O_2$ 减少,有利于氧向血液内弥散;②使萎陷的肺泡复张,在整个呼吸周期维持肺泡的通畅;③对容量和血管外肺水的肺内分布产生影响。

CPAP 及其与其他压力的区别如图 8-3 所示。

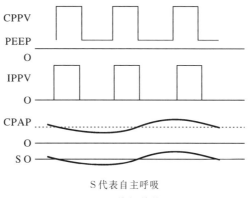

S 代表自主呼吸

图 8-3　CPAP 及其与其他压力的区别

二、较少用到的通气模式

其他较少用到的通气模式包括指令分钟通气(mandatory minute ventilation,MMV)、反比通气(inverse ratio ventilation,IRV)、气道压力释放通气(APRV),以及叹气样通气(sign)、自动持续气道正压(auto continuous positive airway pressure,auto-CPAP)、压力限制通气(pressure limited ventilation,PLV)、压力调节容积控制通气(pressure-regulated volume control ventilation,PRVCV)、容积支持通气(volume support ventilation,VSV)、高频振荡通气(high-frequency oscillatory ventilation)、双相间隙气道正压(BIPAP)通气等,对于各种新型的机械通气模式,应客观地予以评价和应用。

三、常用通气模式的选择

目前各类新的通气模式层出不穷,但从机械通气的四大主要效应——改善通气、改善换气、机械通气相关性肺损伤、影响循环功能等综合比较,定容型模式仅在保障通气量上有优势,而定压型模式在后 3 种效应上有诸多优点。总体上讲,改善通气比较容易,而在后 3 个方面取得较好的效应比较困难。目前通气策略上总体强调保护性肺通气,甚至允许性高碳酸血症(permissive hypercapnia,PHC),而不必过分顾及 V_T 是否"充足",因此传统定压型模式的应用逐渐增多。但在通气模式的选择上,不应拘泥于某一种模式,最主要是根据操作者的熟悉程度及病情个体化选用。

(施云超　沈　鹏)

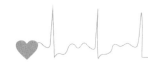

第六节　无创正压通气

无创正压通气(NPPV)是指无须建立人工气道的正压通气,常通过鼻/面罩等方法连接患者,包括双水平正压通气(bi-level positive airway pressure,BiPAP)和持续气道内正压(CPAP)等气道内正压通气模式。NPPV 可以避免人工气道的不良反应和并发症(气道损伤、呼吸机相关性肺炎等),但同时不具有人工气道的一些作用(如气道引流、良好的气道密封性等)。

1.适应证和禁忌证

(1)适应证:原则上具有呼吸功能不全的表现,并且无使用 NPPV 的禁忌证均可试用 NPPV。

患者出现较为严重的呼吸困难,辅助呼吸肌的动用,而常规氧疗方法(鼻导管和面罩)不能维持满意氧合或氧合障碍有恶化趋势时,应及时使用 NPPV。NPPV 并发症较少,可随时停用、间断使用,故可以早期试用。但患者必须具备使用 NPPV 的基本条件:较好的意识状态、咳痰能力、自主呼吸能力、血流动力学状况和良好的配合 NPPV 的能力。

(2)禁忌证:意识障碍,呼吸微弱或停止,无力排痰,严重的脏器功能不全(上消化道大出血、血流动力学不稳定等),未经引流的气胸或纵隔气肿,严重腹胀,上气道或颌面部损伤/术后/畸形,严重低氧血症($PaO_2<45$ mmHg,1 mmHg＝0.133 kPa),严重酸中毒(pH 值≤7.20)不能配合 NPPV 或面罩不适等。

NPPV 可作为急性加重期 COPD 和急性心源性肺水肿患者的一线治疗手段[A 级]。

对于免疫功能受损合并呼吸衰竭患者,建议早期首先试用 NPPV,可以减少气管插管的使用和病死率[A 级]。

胸部创伤的患者予以足够的局部镇痛和高流量吸氧后,如仍存在低氧血症且没有其他并发症和无创通气的禁忌证者,应选用 NPPV 治疗[B 级]。

NPPV 可防治手术后呼吸衰竭,在 COPD 或充血性心力衰竭患者行肺切除术后的作用尤为明显[B 级],但不建议用于上呼吸道、食道、胃和小肠术后的呼吸功能不全的患者。

建议在合适的病例中,可以应用 NPPV 辅助早期撤机拔管,尤其是在 COPD 并高碳酸性呼吸衰竭的患者[A 级],此策略的应用需要掌握其应用指征,注意密切监护和做好再插管的准备。在非 COPD 患者中,NPPV 辅助撤机拔管策略的有效性依据尚不足[C 级],指征也不明确,不宜常规应用,尤其是不适合用于气管插管操作难度大的患者。

对于不同类型的急性呼吸衰竭,NPPV 使用的支持证据不同。对于急性加重期 COPD(acute exacerbation of chronic obstructive pulmonary disease, AECOPD)、急性心源性肺水肿(acute cardiogenic pulmonary edema, ACPE)和免疫抑制患者,已有较多的 RCT 研究表明,较早地应用 NPPV 可降低这类患者的气管插管率和住院病死率。对于支气管哮喘持续状态、术后可能发生呼吸衰竭和拒绝插管者,仅有为数不多的研究表明 NPPV 可能对这些患者有效,部分患者有避免气管插管的可能,但证据尚不充分,临床可以试用,不作为一线治疗手段。而对于肺炎和 ARDS,目前支持证据很有限,对于病情相对较轻者才可试验性使用,但必须严密观察,一旦病情恶化,立即采取气管插管行有创通气治疗,以免延误病情。

2.呼吸机的选择

要求能提供双相的压力控制/压力支持,其提供的吸气压力可达到 20～30 cmH_2O,能够提供满足患者吸气需求的高流量气体(60～100 L/min),具备一些基本的报警功能。若用于 I 型呼吸衰竭,要求能提供较高的吸氧浓度(>50%)和更高的流速需求。

3.连接方式

应准备不同大小型号的鼻罩和口鼻面罩以供不同患者使用。鼻罩和口鼻面罩都能成功地用于急性呼吸衰竭的患者,在应用 NPPV 的初始阶段,口鼻面罩应首先考虑应用。患者病情改善 24 h 后若还需较长时间应用 NPPV,则可更换为鼻罩。

4.通气模式与参数调节

持续气道正压(CPAP)和双水平气道正压通气(BiPAP)是最为常用的两种通气模式,以后者最为常用。BiPAP 有两种工作方式:自主呼吸通气模式(S 模式,相当于 PSV+PEEP)和后备控制通气模式(T模式,相当于 PCV+PEEP)。因此,BiPAP 的参数设置包括吸气压(IPAP)、呼气压(EPAP)及后备控制通气频率。当自主呼吸间隔时间低于设定值(由后备频率决定)时,即处于 S 模式;当自主呼吸间隔时间超过设定值时,即由 S 模式转向 T 模式,即启动时间切换的背景通气 PCV。急性心源性肺水肿患者首选CPAP,如果存在高碳酸血症或呼吸困难不缓解可考虑换用BiPAP。

CPAP 常用值:6~10 cmH_2O。

BiPAP 参数调节原则:IPAP/EPAP 均从较低水平开始,待患者耐受后再逐渐上调,直到达到满意的通气和氧合水平,或调至患者可能耐受的最高水平。BiPAP 模式通气参数设置的常用参考值见表 8-1。

表 8-1 BiPAP 模式参数设置常用参考值

参 数	常用值
IPAP/潮气量	10~25 cmH_2O/6~12 mL/kg
EPAP	3~5 cmH_2O(Ⅰ型呼吸衰竭时用 4~12 cmH_2O)
后备频率(T 模式)	10~20 次/分
吸气时间	0.8~1.2 s

5.NPPV 转换为有创通气的时机

应用 NPPV 1~2 h,病情不能改善应转为有创通气。

在应用 NPPV 过程中如何及时、准确地判断 NPPV 的效果,对于是继续应用 NPPV,还是转换为有创机械通气具有重要意义:一方面可以提高 NPPV 的有效性;另一方面可避免延迟气管插管,从而提高NPPV 的安全性。对于能够成功应用 NPPV 的患者的特征可能是:基础病情较轻,应用 NPPV 后血气能快速明显改善,呼吸频率下降。而可能失败的相关因素为:较高的 APACHE Ⅱ 评分,意识障碍或昏迷,对 NPPV 的初始治疗反应不明显,胸片提示肺炎,呼吸道分泌物很多,高龄,满口缺齿,营养不良等。

(俞慧丽 方 强)

第七节 机械通气参数的设置

一、潮气量(VT)

人体正常的潮气量为 5~7 mL/kg,自主呼吸频率为 12~18 次/分,自主分钟通气量大约为100 mL/kg。在容量控制通气模式下,潮气量的选择应保证足够的气体交换及患者的舒适性,通常依据体重选择 5~12 mL/kg。一般情况下 6~12 mL/kg 的范围通常用于成人,而 5~10 mL/kg 用于婴儿和儿童,同时应结合呼吸系统的顺应性、阻力进行调整,避免气道平台压超过 30~35 cmH_2O。如患者吸毒过量或患者受术后麻醉药的影响,则初始 VT 为 10~12 mL/kg 及呼吸频率10~12 次/分呼吸是能接受的。在慢性阻塞性肺病或哮喘等气道阻塞和阻力增高的患者,初始 VT 为 8~10 mL/kg 及呼吸频率 8~12次/分呼吸是合适的。慢性或急性的限制性疾病患者,如肺间质纤维化或成人呼吸窘迫综合征(ARDS),初始 VT 为 4~8 mL/kg 及呼吸频率 15~25 次/分,这样能防止较高的压力,避免肺泡过度通气。不建议将潮气量的设置超过12 mL/kg,因为会对患者产生过高压力的风险以及造成肺过度膨胀,导致肺部损伤,产生其他并发症。在压力控制通气模式时,潮气量主要由预设的压力、吸气时间、呼吸系统的阻力及顺应性决定,最终应根据动脉血气分析进行调整。

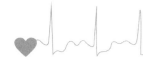

二、呼吸频率（f）

呼吸频率是机械通气最常用的参数,几乎所有的呼吸机都需要设置该项参数。呼吸频率设置得合适与否,涉及患者的呼吸做功和呼吸机的协调情况,掌握好呼吸频率的合理设置,有利于减少呼吸做功,有助于自主呼吸与呼吸机的协调。临床使用时要注意:①根据患者的自主呼吸频率设置,在不增加呼吸做功的前提下减少无效腔通气,保障有效的肺泡通气,一般将呼吸频率设置在 15～18 次/分的水平;②根据不同疾病的病理生理特点,在设置呼吸频率时,有时还需分析患者发生呼吸衰竭的病理生理学特点,针对性地调整呼吸频率,以适合疾病的改变和需求,目的是减少"人机对抗",减少镇静剂的使用。

三、流速调节

呼吸机的流量设置取决于仪器的性能和患者病理改变。机械通气时,过高的流速能缩短吸气时间,可能会导致更高的峰值压力和不均衡的气体分布;较慢的流速会降低峰值压力,改进气体分布,使呼气时间缩短,导致空气滞留。理想的峰流速应能满足患者吸气峰流速的需要,成人常用的流速设置在 40～60 L/min,根据分钟通气量和呼吸系统的阻力和肺的顺应性调整,流速波形在临床常用减速波或方波。压力控制通气时,流速受选择的压力水平、气道阻力及患者吸气努力的影响。

四、吸气时间/I：E 设置

I：E 的选择基于患者的自主呼吸水平、氧合状态及血流动力学,适当的设置能保持良好的人机同步性。机械通气患者通常设置吸气时间为 0.8～1.2 s 或吸呼比为 1：(1.5～2);控制通气患者,为抬高平均气道压改善氧合,可适当延长吸气时间及吸呼比,但应注意患者的舒适度,监测 $PEEP_i$ 及对心血管系统的影响。若吸气时间较长和(或)呼吸频率较快时可致呼气时间过短,呼气不完全,产生气体陷闭和 $PEEP_i$。

五、触发灵敏度调节

一般情况下,压力触发常为 $-0.5～-1.5 cmH_2O$,流速触发常为 2～5 L/min,合适的触发灵敏度设置将明显使患者更舒适,促进人机协调。一些研究表明,流速触发较压力触发能明显减低患者呼吸功。若触发灵敏度过高,则会引起与患者用力无关的误触发;若设置触发灵敏度过低,将显著增加患者的吸气负荷,消耗额外呼吸功。

六、吸入氧浓度（FiO₂）

机械通气初始阶段,可给予高 FiO_2(100%)以迅速纠正严重缺氧,以后依据目标 PaO_2、PEEP 水平、MAP 水平和血流动力学状态,酌情降低 FiO_2 至 50% 以下,并设法维持 $SaO_2 > 90\%$,更高的 PaO_2 和 SaO_2 则无必要。若不能达上述目标,即可加用 PEEP,增加平均气道压,应用镇静剂或肌松剂;若适当 PEEP 和 MAP 可以使 $SaO_2 > 90\%$,应保持最低的 FiO_2。

七、PEEP 的设定

设置 PEEP 的作用是使萎陷的肺泡复张,增加平均气道压,改善氧合,同时影响回心血量及左室后负

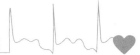

荷,克服 PEEP;引起呼吸功的增加。PEEP 常应用于以 ARDS 为代表的Ⅰ型呼吸衰竭,PEEP 的设置在参照目标 PaO_2 和氧输送的基础上,与 FiO_2 与 VT 联合考虑。虽然 PEEP 设置的上限没有共识,但下限通常在 $P\text{-}V$ 曲线的低拐点(LIP)或 LIP 之上 2 cmH_2O,还可根据 PEEP;指导 PEEP 的调节,外源性PEEP 水平大约为 PEEP; 的 80%,以不增加总 PEEP 为原则。

使用机械通气后,应严密观察患者病情变化,根据呼吸机上的监测和报警参数,尤其是测定的动脉血气结果及其发展趋势来调整呼吸机参数。

1.为达到并维持 PaO_2 目标值的呼吸机参数调整

严重呼吸衰竭机械通气患者氧合的目标值通常为。在 $FiO_2<0.6$ 情况下,$PaO_2>60$ mmHg(1 mm-Hg=0.133 kPa),$SaO_2>90\%$,更高的 PaO_2 和 SaO_2 常无必要。纠正严重低氧血症的措施有:①增加FiO_2,尽快纠正严重缺氧,使 PaO_2 和 SaO_2 达目标值以后,再逐渐降低 FiO_2;②加用 PEEP,从 3~5 cmH_2O开始逐渐增加,直至达目标值;③延长吸气时间,增加 I:E 值,直至反比通气;④增加潮气量;⑤降低氧耗(如止惊、退热、镇静等);⑥增加氧输送量(纠正严重贫血、休克、心衰及心律失常,增加心输出量)。

2.为维持恰当 $PaCO_2$ 和 pH 目标值的呼吸机参数调整

对于慢性呼吸性酸中毒患者来说,$PaCO_2$ 只要能降至 60 mmHg 以下,pH≥7.30,即可认为达目标值。$PaCO_2$ 下降的速率不宜过快,在 2~3 d 内使其降至目标值即可,若使 CO_2 过快排出,而慢性贮存的碳酸氢盐则来不及排出,易发生代谢性碱中毒,或发生呼吸性碱中毒。调节 pH 值和 $PaCO_2$ 最直接的方法就是调整通气量,可以在 VT 不变的情况下,通过调节通气频率来增加或降低分钟通气量;也可在频率不变的情况下,改变 VT,或 VT 和频率同时改变。$PaCO_2$ 下降过慢可上调通气量,$PaCO_2$ 下降过快可减小通气量,使 $PaCO_2$ 和 pH 值的变化速率控制在理想水平并最终达到目标值。

ARDS、危重型哮喘等实行控制性低通气时,允许 $PaCO_2$ 逐渐增加,但希望增加的速率最好控制在<10 mmHg/h的水平,以便肾脏能较好地发挥代偿作用,而不致使 pH 值严重降低。在颅脑创伤、颅内压增高的患者实行有意过度通气时,希望维持 $PaCO_2$ 在 25~30 mmHg,以便降低颅内压。这都需要精确地调整通气量来达到。(注:1 mmHg=0.133 kPa)

3.为加强患者-呼吸机协调的呼吸机参数调整

患者的自主呼吸与呼吸机的机械呼吸不协调甚至对抗,可增加患者的呼吸功耗,增高气道压,减少通气量,并给患者的血流动力学带来不良影响,增加患者的不适感。发生人机不协调的原因很多,总的说来,不外乎两方面的因素:患者方面的因素和呼吸机方面的因素。从通气参数调整的角度说,改进人机协调性的措施有:增加触发灵敏度或用流量触发,增加设置的峰流速,试用不同的吸气流量波形,试用压力控制或压力支持通气,试用较高或较低的 VT,试用较高或较低的通气频率等,必要时还可酌情应用镇静剂或肌肉松弛剂,但切忌不认真查清原因,盲目地给患者应用镇静剂。原则上说,凡能通过呼吸机参数调整来改善人机协调的,就尽量不用或少用镇静剂。

(董科奇 邓 杰)

第八节 呼吸机报警的处理

一、处理呼吸机报警的根本原则

当呼吸机报警时,临床医务人员的第一反应应该是保证患者有效通气。多数情况下,呼吸机的报警明确,处理也简单直接。比如,患者的气管插管与呼吸机回路脱离,这时仅将管路重新连接即可。而有些报警的原因并不十分明确,这时切忌仅关注报警项目,忙于调整机械通气参数,而忽视对患者通气和氧合的监测。当不能在短时间内判断出报警的原因及处置方案时,最安全有效的办法是立即将患者与呼吸机脱离,应用简易呼吸皮囊进行手动通气。若患者的情况好转,说明问题出在呼吸机方面;若手动通气仍不能改善患者情况,说明问题出在患者方面,此时应考虑气道堵塞、气胸、肺栓塞、气体陷闭或心血管方面的病情变化。

呼吸机报警时应按下列顺序检查,逐一排除:

(1)患者是否存在呼吸窘迫症状与体征。

(2)检查患者的氧合和通气是否恶化。

(3)将患者与呼吸机脱离,采用呼吸皮囊人工通气,情况是否能好转。

(4)检查呼吸机的报警设置是否合适。

(5)完成上述处理后重新将患者与呼吸机连接,看相同的报警是否反复出现。

(6)调整呼吸机通气参数,情况无法解决时更换呼吸机。

二、呼吸机报警的常见原因及处理流程

(一)常见呼吸机报警

常见的呼吸机报警包括:

(1)电源或气源故障。

(2)窒息。

(3)压力过限,包括高压和低压报警。

(4)潮气量或分钟通气量过限。

(5)呼吸频率过限。

(6)吸气温度报警。

(7)吸入氧浓度报警。

(二)常见报警的处理流程

1. 低压报警(low pressure alarm)

(1)检查呼吸管路是否脱开(见图 8-4)。

(2)检查是否漏气:包括人工气道(尤其是导管气囊)、呼吸机回路及胸腔引流(见图 8-5)。

(3)若连接近端压力传感器,检查是否脱开、阻塞。

(4)压力报警限设定是否合适。

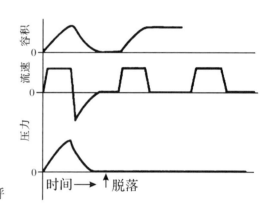

图 8-4 呼吸回路连接完全脱开

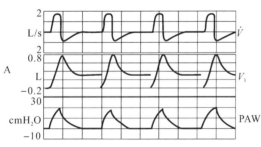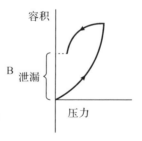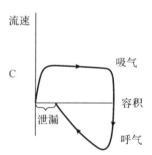

图 8-5 呼吸回路漏气

2. 高压报警(high pressure alarm)

(1)人工气道、呼吸回路是否阻塞、扭曲,是否可进行清理(见图 8-6)。

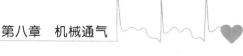

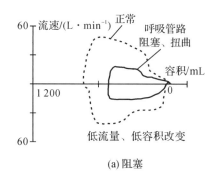

(a) 阻塞

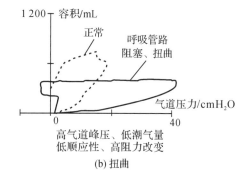

(b) 扭曲

图 8-6　呼吸管路阻塞、扭曲

(2) 患者是否咳嗽。

(3) 气道内是否有分泌物积聚(见图 8-7)。

(4) 患者是否咬管,人工气道是否打折,呼吸回路是否通畅。

(5) 气道阻力是否增高(见图 8-8),顺应性是否降低(见图 8-9)。

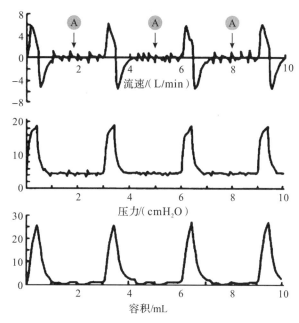

图 8-7　呼吸管路内分泌物积聚

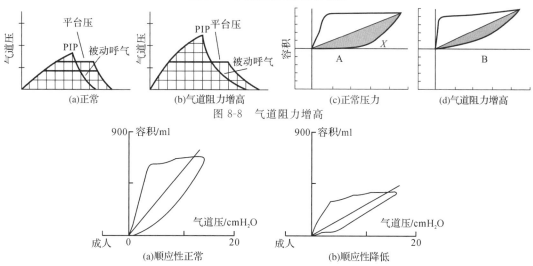

图 8-8　气道阻力增高

图 8-9　胸肺顺应性降低

209

(6)是否存在人机失调。

(7)是否存在内源性 PEEP。

(8)呼出阀的工作是否正常。

3.低呼气末正压/持续气道正压报警(low PEEP/CPAP alarm)

(1)低 PEEP 报警限的设定是否低于 PEEP 水平。

(2)患者是否表现为用力吸气。

(3)其余同低压报警的处理。

4.窒息报警(apnea alarm)

(1)检查患者的呼吸是否停止。

(2)窒息报警设定是否合适:窒息时间和窒息通气设定。

(3)触发设定是否合适,患者是否可成功触发呼吸机送气。

(4)是否存在漏气。

(5)压力和流量传感器的工作是否正常。

5.气源或电源报警(low source-gas pressure or power input alarm)

(1)检查气源压力和气源连接。

(2)检查供电和电源连接。

(3)检查保险丝。

(4)尝试报警复位(按压 reset 键)。

(5)上述处理后持续报警,应更换呼吸机。

6.其他报警

(1)高 PEEP/CPAP 报警(high PEEP/CPAP alarms):

1)处理措施同高压报警。

2)在流量切换模式下(如 PS),检查是否存在漏气。

(2)低潮气量、低分钟通气量、低频率报警(low VT,low VE,low freguency alarms):

1)处理措施同低压报警。

2)检查患者通气量下降的原因。

3)检查报警限设定是否合适。

4)流量传感器是否脱开、工作是否正常。

(3)高潮气量、高分钟通气量、高频率报警(high VT,high VE,high freguency alams):

1)检查是否存在自身触发。

2)检查患者通气量增高的原因(如发热、呼吸窘迫等)。

3)检查报警限设定是否合适。

4)若应用附加雾化器,则重新设定报警限,直至雾化治疗结束。

5)检查流量传感器是否工作正常。

(4)低和高吸入氧浓度报警(low/high FiO₂ alarms):

1)检查气源。

2)检查氧电池。

(董科奇　邓　杰)

第九节 常见并发症的识别与处理

机械通气是重要的生命支持手段之一,但也会带来一些并发症,甚至是致命的。合理应用机械通气将有助于减少甚至避免并发症的产生。因此,了解机械通气的并发症,具有重要的临床意义。机械通气的并发症包括:人工气道相关的并发症、正压通气相关的并发症、机械通气对肺外器官功能的影响及镇静与肌松相关的并发症等。下面重点介绍正压通气相关并发症的识别与处理。

一、呼吸机相关肺损伤

呼吸机相关肺损伤指机械通气对正常肺组织的损伤或使已损伤的肺组织进一步加重。呼吸机相关肺损伤包括气压伤、容积伤、萎陷伤和生物伤。气压伤是由于气道压力过高导致肺泡破裂,临床表现因程度不同表现为肺间质气肿、皮下气肿、纵隔气肿、心包积气、气胸等,一旦发生张力性气胸,可危及患者生命,必须立即处理。容积伤是指过大的吸气末容积对肺泡上皮和血管内皮的损伤,临床表现为气压伤和高通透性肺水肿。萎陷伤是指肺泡周期性开放和塌陷产生的剪切力引起的肺损伤。生物伤即以上机械及生物因素使肺泡上皮和血管内皮损伤,激活炎症反应导致的肺损伤,其对呼吸机相关肺损伤的发展和预后产生重要影响。以上不同类型的呼吸机相关肺损伤相互联系、相互影响,不同原因呼吸衰竭患者可产生程度不同的损伤。

为了避免和减少呼吸机相关肺损伤的发生,机械通气应避免高潮气量和高平台压,吸气末平台压不超过 $30\sim35$ cmH$_2$O,以避免气压伤、容积伤,同时设定合适呼气末正压,以预防萎陷伤。

二、呼吸机相关肺炎

呼吸机相关肺炎是指机械通气 48 h 后发生的院内获得性肺炎。文献报道大约28%的机械通气患者发生呼吸机相关肺炎。气管内插管或气管切开导致声门的关闭功能丧失,机械通气患者胃肠内容物反流误吸是发生院内获得性肺炎的主要原因,一旦发生,会明显延长住院时间,增加住院费用,显著增加病死率。

明确呼吸机相关肺炎的危险因素,有助于预防呼吸机相关肺炎的发生。一般认为高龄、高 APACHE Ⅱ 评分、急慢性肺部疾病、Glasgow 评分<9 分、长时间机械通气、误吸、过度镇静、平卧位等均为呼吸机相关肺炎的高危因素。因此,机械通气患者没有体位改变的禁忌证,应予半卧位,避免镇静时间过长和程度过深,避免误吸,尽早撤机,以减少呼吸机相关肺炎的发生。

三、氧中毒

氧中毒即长时间地吸入高浓度氧导致的肺损伤。所谓高浓度,一般指 FiO$_2$>60%,因为目前尚无 FiO$_2$(50%)引起肺损伤的证据,即 FiO$_2$(50%)是安全的。FiO$_2$ 越高,肺损伤越重。至于长时间的定义,目前尚无明确的规定,有人发现正常人连续吸入纯氧 6 h 就可以出现咳嗽、胸痛等症状,FiO$_2$>60%持续 $24\sim48$ h 以上可以引起与氧中毒相同的肺部病理改变,所以,所谓长时间应该超过 48 h。但当患者病情严重必须吸高浓度氧时,应避免长时间吸入,尽量不超过 60%。

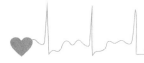
四、呼吸机相关的膈肌功能不全

1%～5%的机械通气患者存在撤机困难。撤机困难的原因很多,其中,呼吸肌的无力和疲劳是重要的原因之一。

呼吸机相关的膈肌功能不全特指在长时间机械通气过程中膈肌收缩能力下降。动物实验证明,机械通气可以导致膈肌功能不全,临床上由于存在多种因素(休克、全身性感染、营养不良、电解质紊乱、神经肌肉疾病、药物等)可以导致膈肌功能不全,而缺乏机械通气对患者膈肌功能的影响的直接证据。因此,临床诊断呼吸机相关的膈肌功能不全很困难。

保留自主呼吸可以保护膈肌功能。研究表明,实施控制通气时,膈肌肌电图显示肌肉活动减少,并且具有时间依赖性,随着时间延长,损伤明显加重,而保留自主呼吸部分可以减轻呼吸机相关的膈肌功能不全。

机械通气患者使用肌松剂和大剂量糖皮质激素可以导致明显肌病的发生,患者肌肉活检显示肌纤维萎缩、坏死和结构破坏,以及肌纤维中空泡形成。因此,机械通气患者应尽量避免使用肌松剂和糖皮质激素,以免加重膈肌功能不全。

总之,呼吸机相关的膈肌功能不全导致撤机困难,延长了机械通气和住院时间。机械通气患者尽可能保留自主呼吸,加强呼吸肌锻炼,以增加肌肉的强度和耐力。同时,加强营养支持可以增强或改善呼吸肌功能。

(董科奇　邓　杰)

第十节　机械通气的撤离

当需要呼吸机支持的病因被去除,患者恢复自主呼吸能力时,及时撤离呼吸机对于患者恢复和减少并发症十分重要。延迟撤机将增加医疗费用和机械通气并发症的发生;过早撤机又可导致撤机失败,增加再插管率和病死率。撤机过程(也称脱机)是指逐渐降低机械通气水平,逐步恢复患者自主呼吸,最终脱离呼吸机的过程。目前对脱机的理解并不是过去那种严格意义的脱机,即患者完全脱离呼吸机,而是把降低呼吸机支持条件到完全脱机拔管的全部过程理解为脱机,这种认识更符合脱机的病理生理过程。

一、筛　查

待机械通气的病因好转或去除后开始进行撤机的筛查试验。筛查试验包括客观和主观评估两部分(见表8-2),具体内容包括下列4项:

(1)导致机械通气的病因好转或去除。

(2)氧合指数(PaO_2/FiO_2)>150～200 mmHg,呼气末正压(PEEP)≤5～8 cmH_2O,吸入氧浓度≤40%～50%,动脉血 pH 值≥7.25;慢性阻塞性肺疾病(COPD)患者动脉血 pH 值>7.30,动脉血氧分压>50 mmHg,吸入氧浓度<35%。(注:1 mmHg=0.133 kPa)

(3)血流动力学稳定,没有心肌缺血动态变化,临床上没有显著的低血压,不需要血管活性药治疗或只需要小剂量血管活性药物,如多巴胺或多巴酚丁胺<5～10 $\mu g/(kg \cdot min)$。

(4)有自主呼吸的能力。

表 8-2　撤机常用的筛查标准

标　准	说　明
客观测量结果	足够的氧合(动脉血氧分压≥60 mmHg 且吸入氧浓度≤0.4,PEEP≤5~10 cmH$_2$O) 氧合指数(PaO$_2$/FiO$_2$)≥150~300 mmHg 稳定的循环功能(如心率≤140 次/分,血压稳定);不需(或小剂量的)血管活性药 无高热 没有明显的呼吸性酸中毒 血红蛋白≥8~10 g/dL 神志清楚(如可唤醒的,格拉斯哥昏迷评分(GCS)≥13,没有连续的镇静剂输注) 稳定的代谢状态(可接受的电解质水平)
主观的临床评估	疾病的恢复期;医师认为可以撤机;具有有效的咳嗽能力

注:1 mmHg=0.133 kPa。

二、自主呼吸试验

自主呼吸试验(spontaneous breathing trial,SBT)是临床上判断患者自主呼吸功能的有效方法。其基本方法是短期降低呼吸机支持水平或断开呼吸机后,观察患者自主呼吸情况及各项生理指标的变化,以对患者的自主呼吸能力做出判断,并为撤机提供参考。大量研究证实,SBT 可为临床判断患者能否成功撤机提供信息,能耐受 SBT 的患者撤机成功率高,可考虑撤机。Esteban 等对 546 名患者研究显示,有 84% 耐受 SBT 的患者撤机成功。其他研究也证实了能耐受 SBT 的患者撤机成功率在 77%~96%。此外,SBT 的实施非常安全,目前尚无数据显示 SBT 可直接导致任何的不良后果。因此,具备撤机条件的患者均应进行 SBT。

SBT 的实施可采用以下 3 种方式:①T 管。直接断开呼吸机,并通过 T 管吸氧。②低水平持续气道内正压(CPAP)。将呼吸机调整至 CPAP 模式,压力一般设为 5 cmH$_2$O。③低水平的压力支持通气(pressure support ventilation, PSV)。将呼吸机调整至 PSV 模式,支持压力一般设为 5~7 cmH$_2$O。目前研究显示,采用上述 3 种方法进行 SBT 的效果基本一致,临床医师可结合患者具体情况远用 SBT 的方式。

符合筛查标准的患者并不一定能够成功撤机,因此,需要对患者自主呼吸的能力做进一步的判断,即自主呼吸试验(SBT)。目前较准确地预测撤机的方法是两分钟 SBT,包括两分钟 T 管试验和持续气道内正压(CPAP)/压力支持通气(PSV)试验。实施两分钟 SBT 时,应在患者床旁密切观察患者的生命体征,但患者出现超出下列指标时,应中止 SBT,转为机械通气:①呼吸频率/潮气量(呼吸浅快指数)>105;②呼吸频率<8 次/分或>35 次/分;③自主呼吸潮气量<4 mL/kg;④心率>140 次/分或变化>20%,出现新发的心律失常;⑤动脉血氧饱和度(SaO$_2$)<90%。

两分钟 SBT 通过后,继续自主呼吸 30~120 min,如患者能够耐受可以确定撤机成功,可准备拔除气管插管。据文献报道观察 30 min 与 120 min 的拔管成功率无差异,在 SBT 阶段进行监测评估,可以得到最有用的撤机信息以帮助临床决策。研究发现,通过 SBT30~120 min 的患者至少有 77% 可以成功撤机。导致 SBT 失败的原因有多种,须注意的是气管插管引起的不适或持续气道正压通气(CPAP)自动供气阀不敏感/触发不良等医源性因素。

三、气道评估

(1)通过自主呼吸试验的患者并不意味着就能成功拔除气管插管,决定拔除气管插管前还必须做气道的评估。具体脱机流程如下:

1)气道通畅程度的评估。机械通气时,把气管插管的气囊放气,可以用来评估上气道的开放程度(气囊漏气试验),出现拔管后喘鸣的患者,可以使用类固醇和(或)肾上腺素,也可用无创通气和(或)氦氧混合气治疗,而不需重新插管。如果患者气囊漏气量较低,也可在拔管前 24 h 使用类固醇和(或)肾上腺素预防拔管后喘鸣。

2)气道保护能力的评估。对患者的气道评估包括咳痰时咳嗽的力度、有无过多的分泌物和需要吸痰的频率(吸痰频率应＞2次/小时或更长)。

(2)如果患者在进行通气自主呼吸试验时,气道保护能力差,咳嗽反射不能足够清除气道内的分泌物,可脱离呼吸机,但不能拔除人工气道。

四、拔　管

患者通过上述评价,在给予积极气道管理的基础上,可以脱机拔管,具体流程如图 8-10 所示。

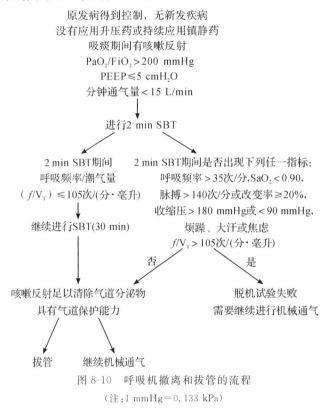

原发病得到控制,无新发疾病
没有应用升压药或持续应用镇静药
吸痰期间有咳嗽反射
$PaO_2/FiO_2 > 200$ mmHg
$PEEP \leq 5$ cmH$_2$O
分钟通气量＜15 L/min

进行2 min SBT

2 min SBT期间
呼吸频率/潮气量
(f/V_T)≤105次/(分·毫升)

2 min SBT期间是否出现下列任一指标:
呼吸频率＞35次/分,SaO$_2$＜0.90,
脉搏＞140次/分或改变率＞20%,
收缩压＞180 mmHg或＜90 mmHg,
烦躁、大汗或焦虑
f/V_T＞105次/(分·毫升)

继续进行SBT(30 min)

否　　　　是

咳嗽反射足以清除气道分泌物
具有气道保护能力

脱机试验失败
需要继续进行机械通气

拔管　　继续机械通气

图 8-10　呼吸机撤离和拔管的流程

(注:1 mmHg＝0.133 kPa)

五、撤机失败

机械通气＞24 h尝试撤机失败的患者,应寻找所有可能引起撤机失败的原因,尤其是一些潜在的、可逆的原因。

常见的原因包括:①神经系统因素。代谢性或药物性因素导致呼吸中枢和(或)外周神经功能失常。②呼吸系统因素。呼吸肌方面包括失用性肌萎缩,严重的神经性肌病或药物导致的肌病等;呼吸负荷增加。③代谢因素。营养、电解质和激素都是影响呼吸机功能的代谢因素。④心血管因素。对心功能储备较差的患者,降低通气支持可诱发心肌缺血或心力衰竭。⑤心理因素。恐惧和焦虑是导致撤机失败的非呼吸因素。

当 SBT 失败的原因纠正后,每日进行一次 SBT 试验,没有必要一天内多次反复进行 SBT。呼吸系统异常很少在数小时内恢复,一天内频繁行 SBT 对患者没有帮助。研究表明,SBT 失败的原因常是呼吸系统机械力学的异常,而这些异常不能迅速恢复。

SBT 失败后机械通气应选择恒定的支持水平,以保证患者的呼吸肌充分休息,这可以大大地缩短训练的时间。所以在 SBT 失败后的 24 h,应该让肌肉休息、舒适(包括使用镇静剂)和避免并发症,而不是积极地降低通气支持的水平。

因此,若 SBT 失败,应给予充分的通气支持以缓解呼吸肌疲劳,并查找原因。

(董科奇　邓　杰)

第十一节 脱机困难

需要延长机械通气的危重患者越来越多,不仅影响 ICU 的周转率、占用医疗资源,还限制其他患者的入住,对患者、家庭、医生、政府来说都是巨大的挑战。

一、定　义

目前困难脱机的定义争议很多,主流观点认为无论是气管插管还是气管切开,持续机械通气≥21 d,且每天≥6 h 者为困难脱机。

二、流行病学

困难脱机患者在 ICU 中虽然只是少数,但数量在逐年增加。发生于各个年龄段,平均年龄在 65 岁左右的多见,没有明显的性别差异,多见于脓毒症、创伤、ALI/ARDS、其他原因引起的多器官衰竭;非创伤患者常伴有一个以上的基础疾病,尤其是慢性肾病、COPD、充血性心力衰竭、糖尿病及血管病变。

急性呼吸衰竭时,引起呼吸机依赖的因素很多(见表 8-3),几乎都是临床上本身存在的,但有些也与治疗有关。脱机困难的患者渡过了疾病的急性阶段,发生的后遗症使得他们不能维持自主通气,这些后遗症与急性疾病(如 ARDS 的纤维化、危重病的神经病变)及治疗(如气管切开引起的上呼吸道梗阻)直接相关。另外,危重病的神经病变也是引起脱机困难的重要因素。有研究显示:在 ICU 治疗超过 28 d 的患者中,95%的患者部分肌肉神经功能发生生理改变。

表 8-3　呼吸机依赖的相关机制

全身因素	医疗差错
慢性基础疾病(如恶性肿瘤、COPD、免疫抑制)	长期住院治疗的并发症
疾病严重性	经常性吸入
肺外器官衰竭	感染(如肺炎、脓毒症)
高血糖	应激性溃疡
营养不良	深静脉血栓
机械因素	PMV 治疗过程中的其他医疗问题
呼吸做功增加	心理因素
呼吸肌力下降	镇静
危重病的神经病变	谵妄
糖皮质激素肌病	忧郁
失用性肌病	焦虑
膈神经/膈肌损伤(如术后)	失眠
增加的呼吸功和呼吸肌力失衡	治疗因素
上呼吸道梗阻(气管狭窄)	没有脱机计划
医源性因素	护理人员不足
未及时发现撤机的能力	医生经验不足
呼吸机设置不当导致额外的负荷或不适	
来自气管切开导管的呼吸做功	

临床研究提出了几个住院期间延长通气的预测指标,包括误吸、拔管失败、院内获得性肺炎、较高的 APACHEⅡ评分、高龄、基础功能状态差、原发病,但至今还没有可靠的预测机械通气时间的方法。

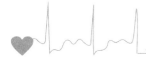

三、减少困难脱机的发生

很多因素与机械通气持续时间有关,如疾病的严重性、年龄、并发症、基础疾病,但有些治疗有利于降低脱机困难的风险,包括严格控制外科患者血糖,实施自主呼吸试验,ALI 时采用低潮气量。已有研究表明,严格控制血糖可以缩短内科患者和外科患者的机械通气时间及脱机困难的发生率。另外,ICU 相关并发症的预防也可以缩短机械通气时间,尤其是呼吸机相关性肺炎和导管相关性血行性感染。洗手、抬高床头、置管章程和维持呼吸机部件清单以及管道无菌,这些措施并不复杂,却能显著影响在 ICU 的呼吸机使用时间。

另一个重要因素是危重病的神经病变,神经病变的两个危险因素——神经肌肉阻断剂和大剂量糖皮质激素,需要严格按照适应证使用。当镇静剂需要持续维持时,镇静计划里应包括每日唤醒制度。过度镇静影响自主呼吸试验的实施,增加拔管评估的难度,循证医学表明包含常规的镇静评分的镇静计划是防止该并发症的最有效方法。

四、气管切开的时机

对于需要长时间呼吸支持的患者,气管切开可以减少镇静、易于沟通、降低呼吸阻力而减少呼吸做功、有利于气道分泌物的清除。临床上没有统一的切开时间,一项 meta 分析涉及了 5 个研究,400 多例患者,发现早期(≤ 7 d)和延迟(≥ 8 d)气管切开之间在死亡率和肺炎上无相关性,但早期气管切开减少机械通气时间 9 d,降低入住 ICU 时间 15 d。气管切开时间能否影响预后存在争议,但早期气管切开有利于患者尽早转入专科病房和监护后病房。经皮扩张气管切开术费用低,不需要转运患者,术后并发症小,对于患者来说是一个较好的选择,但解剖异常或肥胖的患者还是适合于行传统的外科气管切开术。

五、脱机困难患者的预后

由于身体上、认知上的限制及无法解决的一些医学问题(包括某些患者持续呼吸机依赖),只有不到 20% 的困难脱机患者可以直接从治疗医院出院回家,大部分需转到另一家医院或后期治疗场所。其中,高达 60% 的患者在出院后的第一年需要重新入住急诊治疗医院,患者出院后的死亡风险高达 25%～50%。大多数研究发现,从入住 ICU 后起 1 年内的死亡率为 50%～77%,生存者的日常基本功能活动明显受限。在西欧和北美,未来的 10 年,老龄化及国家卫生保健的支出日益受限,无限制资助脱机困难患者的做法争议很大。

六、脱机的方法

目前医护人员对最好的脱机策略还没有达成共识,大部分专家认为自主呼吸和呼吸机支持周期性交替是最好的脱机策略,也有证据表明逐渐降低压力支持水平也能达到相似的脱机率。许多临床医生在血流动力学稳定、内外科急性问题解决后,呼吸机支持水平达到 10～15 cmH$_2$O 时开始进入无支持的自主呼吸周期。根据自主呼吸试验成功的情况逐渐增加自主呼吸锻炼的比例。大部分临床医生喜欢压力支持(pressure support,PS),因为 PS 模式与自主呼吸相似;不推荐 SIMV 和 PS 联合使用,因为复合的潮气量和流量模式的不自然结合会使患者觉得很不稳定。如果必须保证分钟通气量,那么容量辅助控制通气、压力辅助控制通气和 PRVC 模式都是可行的。

在 ICU,目前推荐的脱机成功的定义是连续脱离呼吸机 7 天,也包括需要夜间无创通气的患者。

多学科团队方式治疗对加速脱机、康复、功能独立性的恢复是最好的办法。对团队成员来说,治疗协议化可能有助于简化整个过程。

七、困难脱机患者的对症治疗

尽管有许多患者经过长时间的机械通气支持后,远期仍有非常好的生活质量,但大部分 PMV 患者在初期治疗后 1 年内死亡。困难脱机患者有许多主诉,因此,有效的对症治疗非常重要,如口渴、呼吸困难、疼痛和焦虑,提供适当的对症治疗(镇静、镇痛、其他药物干预)又不影响清醒、咳痰、肌力是一个挑战。同时,适当地控制症状可以减少生理上的压力,提高患者的合作能力和意志力,有利于脱机和康复。对症治疗不只用于终末期或不能脱机的患者,在实施脱机和康复的进程中应同时积极给予。

治疗困难脱机的患者具有挑战性且代价很大,学科团队方式治疗是最好的办法,其自然恢复病程往往需要以月计,而不是以周来评估。

(章云涛　方　强)

第十二节　机械通气的监测

对于危重症患者,机械通气是一种极其重要的支持和治疗手段,其主要作用是维持足够的通气和氧合,减少呼吸做功并确保患者的舒适性和人机同步,同时使副作用的风险最小化,并促进患者尽早脱离呼吸机。良好的监测可用于评估机械通气疗效、尽早识别机械通气过程中患者和/或呼吸机的异常状况,为临床治疗方案的实施提供有力的依据。

以下将围绕常用呼吸机通气指标,机体氧合、通气功能,气体交换效率,呼吸力学,自主呼吸功能,气道等的监测等方面进行叙述。

一、呼吸机通气指标的监测

(一)潮气量(tidal volume,Vt)

Vt 是指机械通气时患者每次呼吸过程中吸入或呼出的气体容积,可分为吸入潮气量(Vti)和呼出潮气量(Vte),正常情况下两者之间应保持一致。当 Vti>Vte 时,通常提示存在回路、泄漏或流量传感器误差;而当 Vti<Vte 时,应检查回路中是否存在外接流量(如雾化吸入治疗时)或流量传感器误差。

Vt 的大小可在一定程度上反映呼吸机的支持水平,常选择 6~10 mL/kg(根据理想体重计算)。Vt 设置过大,可对自主呼吸产生抑制作用,表现为自主呼吸减弱或消失,此时常伴有动脉血气分析(arterial blood gas analysis,ABG)中 $PaCO_2$ 降低。与之相反,若 Vt 设置过低,对于自主呼吸微弱甚至没有自主呼吸的患者,会导致通气不足,表现为 ABG 中 $PaCO_2$ 升高;而对于自主呼吸较强患者,当呼吸机支持水平不足时,则表现为人机不协调,呼吸机由吸气相切换为呼气相,但患者仍旧处于吸气状态,当吸气努力足够强时可在呼气过程之前再次触发呼吸机,从而形成"双吸气(double trigger)",如图 8-11 所示。

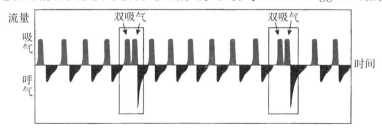

图 8-11　双吸气

(二)流量(flow)

流量指的是机械通气过程中气体运动的快慢程度,呼吸机波形可用于判断流量设置是否合适。流量不足指的是呼吸机输送的气体过缓不能满足患者需求,呼吸机压力时间曲线将出现气道压力异常降低甚至呈负压,提示"流量饥渴",如图 8-12 所示;而流量过高则是指呼吸机输送的气体过快超过患者需求,出现人机不协调,可表现为气道压力内异常升高。

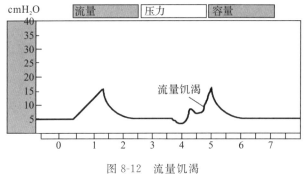

图 8-12 流量饥渴

(三)压力

机械通气时需要监测的压力指标较多,包括了气道峰压(Ppeak)、平台压力(Pplat)、平均气道压(Pmean)、呼气末正压(PEEP),如图 8-13 所示。

Ppeak 指的是机械通气过程中整个呼吸周期内气道压力的最高值(见图 8-13,中 C 点),其影响指标包括潮气量、流量、呼吸系统顺应性和气道阻力。

Pplat 是指在吸气相通过延长吸气时间使气体流量为 0 时测得的气道压力(见图 8-13 中 E 点),由于流量为 0,此时 Pplat 与肺泡内的压力相等。多项研究和临床指南指出机械通气过程中应限制 Pplat 不高于 $30 \sim 35$ cmH_2O,可显著降低气压伤的发生率,改善临床预后。Pplat 的影响因素包括潮气量和呼吸系统顺应性。

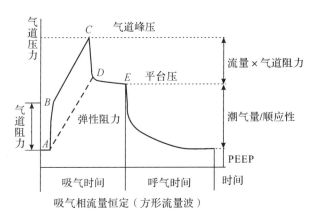

图 8-13 正压通气时压力组成部分

注:C 点和 E 点之间的压力差包括了气道阻力和肺组织黏性阻力,常被近似视为气道阻力

Pmean 代表的是整个通气周期的平均气道压力,这一数值的正确测量要求对开放气道的气道压力进行持续采样。Pmean 的大小可在一定程度上反映平均肺容积,因此和肺泡通气量、动脉氧合、血流动力学及气压伤的发生密切相关。

PEEP 是指在呼气末气道内压力高于大气压的部分。PEEP 可分为内源性 PEEP(即 auto-PEEP 或 $PEEP_i$)和外源性 PEEP。auto-PEEP 产生的常见原因包括高分钟通气量、肺弹性减低、气道阻力增加或呼气时间不足等,由于在下一次呼吸周期吸气开始时仍没有呼气完全,此时呼气末肺内容积大于平衡位容积,肺泡内压力高于气道基础压力。机械通气时,auto-PEEP 是动态变化的,最简单的识别 auto-PEEP 的方法是观察流量时间曲线上呼气末流量是否回到基线(见图 8-14)。auto-PEEP 根据测定的方法分为静态内源性呼气末正压(auto-PEEP stat)和动态内源性呼气末正压(auto-PEEP dyn)。静态 auto-PEEP 的测量在临床上运用最为广泛,通常在充分镇静麻醉的前提下采用呼气末气道阻断法测定。动态 auto-PEEP 检测则采用食管囊管法测定吸气流量始动前吸气肌肉产生的食管负压的变化值。一旦发现存在

auto-PEEP,应根据不同的产生原因采取积极的方法降低或消除auto-PEEP,包括使用外源性PEEP的方法。外源性PEEP是通过呼吸机直接进行设置的。机械通气时低水平的PEEP($\leqslant 5$ cmH$_2$O)主要用于预防呼气末肺泡的陷闭,而较高水平的PEEP(> 5 cmH$_2$O)主要用于改善ARDS及其他低氧性呼吸衰竭患者的氧合或消除auto-PEEP对呼吸的影响。

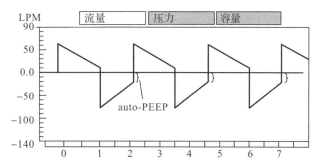

图8-14　auto-PEEP的识别:呼气末流量未回到基线

(四)分钟通气量(MV)

分钟通气量等于呼吸频率和潮气量的乘积。正常健康成人静息状态下MV在$5 \sim 6$ L/min。机械通气时出现MV增加,往往表示患者通气需求增加,如机体处于高热、代谢性酸中毒、低氧、无效腔通气量增加、中枢驱动增加等情况;MV降低则要注意自主呼吸的减弱,此外也见于压力通气模式下气道阻力增高或顺应性降低。由于MV反映了机体通气需求大小,因此理论上可用于预测呼吸机撤离。

二、氧合、通气功能监测

呼吸功能的作用是维持机体足够的氧合并同时将代谢后产生的CO$_2$排出体外。在机械通气时,可通过对体内氧合及CO$_2$水平的监测来判断呼吸机支持水平是否合适。

经皮氧饱和度监测是对周围组织中动脉血氧饱和度进行连续性监测的非创伤性方法,其主要工作原理是还原血红蛋白及氧合血红蛋白对光具有不同的吸收特性。正常值根据不同基础疾病而有所不同,变化范围在$88\% \sim 100\%$。经皮氧饱和度监测使用简便,无须校准,但存在多项因素可导致信号检出困难或监测不准,如测量部位血流低灌注、肢体移动、测量部位表面污染、涂抹指甲油及一氧化碳中毒等,要加以关注。

血气分析通过对动脉或混合静脉中氧分压(PO$_2$)、二氧化碳分压(PCO$_2$)及酸碱度(pH值)的测定,反映机体气体交换及氧利用可能存在的问题。

血液中的O$_2$主要是通过化学结合和物理溶解的方式进行运输的,每100 mL血液中包含的O$_2$的总量称为氧含量,动脉血氧含量(CaO$_2$)和混合静脉血氧含量(CvO$_2$)计算方法如下:

$$CaO_2 = 1.34 \times Hgb \times SaO_2 + 0.003 \times PaO_2$$
$$CvO_2 = 1.34 \times Hgb \times SvO_2 + 0.003 \times PvO_2$$

式中,Hgb为血液中血红蛋白含量;SaO$_2$为动脉血氧饱和度;SvO$_2$为混合静脉血氧饱和度;PaO$_2$为动脉血氧分压;PvO$_2$为混合静脉血氧分压。

根据Fick公式,机体每分钟耗氧量(VO$_2$)的计算方式如下:

$$VO_2 = Qt \times (CaO_2 - CvO_2)$$

式中,Qt为总的心排血量。

体内氧转运利用时各项基本指标的正常范围参见表8-4。临床工作中各项指标的变化对于判断组织缺氧的原因和环节具有重要的作用:

(1)PaO$_2$、SaO$_2$、PvO$_2$和SvO$_2$同时降低,而(CaO$_2$-CvO$_2$)基本保持不变时,通常提示肺氧合功能降低。

(2)PaO$_2$、SaO$_2$正常,PvO$_2$、SvO$_2$降低,(CaO$_2$-CvO$_2$)增高,则为周围组织循环不良或代谢量增加。

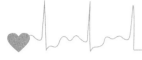

(3)PaO_2,SaO_2 正常,PvO_2,SvO_2 增高,(CaO_2-CvO_2)降低,则提示可能存在组织代谢降低、氧利用障碍或存在分流。

对于上述氧合功能下降的患者,则需在治疗原发因素的同时对机械通气参数进行调整。

相对而言,通气功能的监测则比较简单,主要是通过 ABG 观察 PCO_2 水平,并对呼吸机参数进行调整。

表 8-4　体内氧转运利用的基本指标

指　标	正常范围	单　位
PaO_2	>60～80	mmHg
SaO_2	>92%	—
CaO_2	16～22	vol%
PvO_2	35～45	mmHg
SvO_2	68%～77%	—
CvO_2	12～17	vol%
CaO_2-CvO_2	3.5～5.5	vol%
VO_2	180～280	L/min

注:1 mmHg=0.133 kPa

三、气体交换效率的监测

气体交换效率的监测主要用于评估气体在肺泡和肺毛细血管之间的交换效率,常用的指标包括肺泡动脉血氧分压差[$P_{(A-a)}O_2$],PaO_2/P_AO_2,PaO_2/FiO_2,分流百分比(Qs/Qt)及 Vd/Vt 等。

(一)$P_{(A-a)}O_2$

$P_{(A-a)}O_2$ 的计算方法是用肺泡内氧分压(P_AO_2)和 PaO_2 相减获得。P_AO_2 的计算方法如下:

$$P_AO_2=(Pb-47)\times FiO_2-PaCO_2/R$$

式中,Pb 为大气压,R 为呼吸商。

正常机体在吸入空气时,$P_{(A-a)}O_2$ 为 5～10 mmHg;随着吸入氧浓度的增加,$P_{(A-a)}O_2$ 逐渐升高,当吸入纯氧时,$P_{(A-a)}O_2$ 的正常范围为 30～60 mmHg(注:1 mmHg=0.133 kPa)。$P_{(A-a)}O_2$ 正常范围随着吸入氧浓度变化而发生改变的这种特性,使其临床指导意义受到了一定限制;但 $P_{(A-a)}O_2$ 的升高常伴随弥散功能障碍、通气/血流比值异常或分流样效应程度加重。

(二)PaO_2/P_AO_2

PaO_2/P_AO_2 是动脉血氧分压和肺泡氧分压的比值。与 $P_{(A-a)}O_2$ 不同,吸入氧浓度的变化对 PaO_2/P_AO_2 的影响较小。当 $PaO_2/P_AO_2<0.75$ 时,说明存在弥散功能障碍、通气/血流比值异常或分流样效应。

(三)PaO_2/FiO_2

PaO_2/FiO_2 值除作为气体交换效率指标外,还被用于 ARDS 的诊断、区分严重程度和预测患者病死率。2012 年,ARDS 的柏林标准根据 P/F 值和 PEEP 将 ARDS 分为轻、中、重 3 度:轻度 ARDS 为 200 mmHg<P/F 值≤300 mmHg,且同时 PEEP≥5 cmH_2O;中度 ARDS 为 100 mmHg<P/F 值≤200 mmHg 且同时 PEEP≥5 cmH_2O;重度 ARDS 为 P/F 值≤100 mmHg 且同时 PEEP≥5 cmH_2O(注:1 mmHg=0.133 kPa)。

(四)Qs/Qt

Qs/Qt 是指每分钟从右心排出的血中未经肺内氧合直接进入左心的量占心排出量的比率。由于实际的肺毛细血管血流量代表了灌注到通气肺泡的血流量(Qc,即 Qt 与 Qs 之差),若以 CcO_2 表示流经通气肺泡血液的氧含量,则

$$VO_2=Qc\times(CcO_2-CvO_2)$$

结合 Fick 公式,通过数学推导可知:

$$Qs/Qt = (Cc\,O_2 - CaO_2)/(Cc\,O_2 - CvO_2)$$

正常人约有 5% 的混合静脉血不经肺毛细血管直接进入体循环,如 Qs/Qt>10% 说明有异常分流。

(五)Vd/Vt

每次呼吸过程中进入肺内的气体仅有呼吸性细支气管及肺泡内的部分才可参与肺与血液的气体交换。呼吸性细支气管以上的气体容积被称为解剖无效腔,约为 150 mL;而进入肺泡内的气体也可能由于血液分布不均使部分气体无法参与交换,这部分气体容积称为肺泡无效腔。解剖无效腔和肺泡无效腔合称生理无效腔。

临床上常用无效腔容积和潮气量的比值(Vd/Vt)来衡量无效腔量的大小,其计算方法为

$$Vd/Vt = (PaCO_2 - P_ECO_2)/PaCO_2$$

式中,P_ECO_2 为呼出气 CO_2 分压。

正常人的 Vd/Vt 在 0.2~0.4,Vd/Vt 增大时在排除呼吸回路或气管导管过长后,说明肺泡无效腔量增加。如 Vd/Vt<0.6,一般认为肺的病理改变不影响自主通气能力;如 Vd/Vt 介于 0.6~0.8,提示肺的病理改变已经影响机体维持持续的自主通气;如 Vd/Vt>0.8,则要求完全的机械通气支持。

四、呼吸力学的监测

呼吸系统的阻力分为非弹性阻力和弹性阻力。非弹性阻力包括气道阻力(R_{Aw})、惯性阻力、重力和肺组织与胸廓的变形阻力,气道阻力是非弹性阻力最主要的组成部分。弹性阻力指的是肺和胸壁可扩张性,以顺应性(C)来表示。临床对于呼吸力学的监测主要包括顺应性(C)和气道阻力(R_{Aw})以及克服上述阻力要做的呼吸功。

(一)气道阻力

气道阻力是指气流通过气道进出肺泡所受到的阻力,即气流通过气道进入肺泡过程中,气道会对气流产生阻力,阻力的大小和气流的快慢是成正比的,即气流越快,所受的阻力越大,所以用单位流量所需的压力差来表示。支气管痉挛、黏膜水肿、局部气道阻塞(如分泌物堵塞、异物、肿瘤等)等气道内径的下降会增加气道阻力,因此 R_{Aw} 的监测可用于发现气道的病变。

计算气道阻力时需要测定的参数主要为气道开口处压力、肺泡压及流量。气道开口处压力及流量相对容易获得,计算气道阻力的关键在于肺泡压的获取。气道阻力测定的方法可大致分为体积描记法、脉冲振荡法、气道阻断法、食道压测量法、气道压力检测法和吸气末暂停法。

吸气末暂停法是机械通气时运用最多,也是最为简单的方法(见图 8-15)。该方法下应先排除自主呼吸对测量准确性的影响,选择容量控制通气并使用方形流量波,通过设置足够长的平台时间或使用吸气末暂停功能键用于确保吸气末气流最终降为 0,此时气道压力也从气道峰压力同步降低至平台压力(即肺泡压),降低的压力值为克服气道阻力所需的压力。吸气阻力可通过下列公式计算:

吸气阻力(R_1)=(气道峰压-平台压)/吸气流量

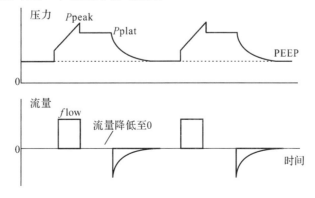

图 8-15　气道阻力及顺应性的测量

由于呼气过程是胸肺弹性势能的释放过程,气流速度并不恒定,而是呈现先快后慢的特点,呼吸机描记的流量时间曲线通常呈指数递减样变化,因此,在机械通气过程中,通常是结合气道阻断法计算呼气开始瞬间的气道阻力,此时肺泡内压力为平台压,气道开口处压力为 PEEP,气体流量为呼气相峰流量:

呼气阻力(R_E)=(平台压-PEEP)/呼气峰流量

但目前临床上多数呼吸机流量传感器位于呼吸机回路远端,呼气开始时流量受回路顺应性及阻力影响较大,因此测定的呼气阻力准确性较低,仅具参考意义。

健康成人平静呼吸时气道阻力为 1~3 $cmH_2O/(L \cdot s^{-1})$,吸气阻力和呼气阻力约为 1.23 $cmH_2O/(L \cdot s^{-1})$ 和 1.27 $cmH_2O/(L \cdot s^{-1})$。影响气道阻力的关键因素是半径,也是最容易发生改变的因素。机械通气的过程中气道阻力升高时往往意味着传导气道半径减小。因此,可根据气道阻力的改变来判断疾病的进展及各种异常状况的发生:当气道阻力迅速上升时,往往提示可能存在气道痉挛、分泌物蓄积、人工气道扭曲或移位等情况;而气道阻力逐渐上升可能是由于气道充血、水肿或人工气道痰痂形成等原因。

(二)顺应性

弹性组织具有在外力作用下发生形变,并表现出对抗形变、恢复原本自然形态的特点,这种特点被称为弹性(elasticity,E)。在研究呼吸力学的过程中,常使用顺应性(compliance,C)来衡量肺脏及胸廓的弹性。顺应性是指单位压力引起的容量改变,即

顺应性(C)=容量改变(ΔV)/压力改变(Δp)

由此可看出顺应性反映了弹性组织在外力作用下发生形变的难易程度。顺应性与弹性之间呈倒数关系,即

$C = 1/E$

呼吸系统顺应性(C_{RS})通常可分为静态顺应性(Cst)和动态顺应性(Cdyn)两种。静态顺应性是在呼吸周期中,气流被阻断后所测得的顺应性,它反映的是呼吸系统的弹性,正常青年成人呼吸系统静态顺应性为 80~100 mL/cmH_2O;动态顺应性是在呼吸周期中,气流未被阻断时所测得的顺应性,除反映呼吸系统的弹性外,还受气道阻力大小的影响。

顺应性的测量方法与阻力大致相似,不同之处在于计算过程使用的压力不同。

(1)呼吸系统静态顺应性:由于胸腔外的压力为大气压,呼吸系统静态顺应性等于肺内容积的变化值除以肺泡压变化值,因此,在排除自主呼吸影响时,只需测定潮气量、吸气末平台压力(参考图 8-15 气道阻力及顺应性的测量),呼气末总的 PEEP。

呼吸系统静态顺应性=潮气量/(吸气末平台压力-呼气末总的 PEEP)

(2)呼吸系统动态顺应性:检测方法与呼吸系统静态顺应性类似,只是将吸气末平台压力更换为气道压力即可。

呼吸系统动态顺应性=潮气量/(气道压力-呼气末总的 PEEP)

(3)肺静态顺应性:计算肺静态顺应性时,需要用到的压力是跨肺压(即肺泡压减去胸腔内压力)的变化值,因此在测量的时候还需要放置食道测压管。

肺静态顺应性=潮气量/跨肺压的变化值

(4)肺动态顺应性:计算肺动态顺应性时,需要用到的压力是气道压与胸膜腔内压差值的变化值。

肺动态顺应性=潮气量/气道压与胸膜腔内压差值的变化值

临床上胸壁顺应性改变往往不明显。肺静态顺应性降低通常提示肺实质改变,如各种纤维化病变、肺气肿、ARDS、限制性肺病等;而动态顺应性/静态顺应性比值降低常提示气道阻塞性病变或吸气流量过大。机械通气过程中胸肺静态顺应性迅速降低最为常见的原因是出现气胸与肺过度充气,而逐渐降低可见于肺不张、胸水或渗出增加。

气道阻力及呼吸系统顺应性反映了呼吸过程中需要克服的非弹性阻力及弹性阻力。因此,当气道阻力降低、顺应性增加可在一定程度上反映患者呼吸负荷降低,指导呼吸机撤离。但研究发现,以呼吸系统

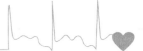

静态顺应性大于 33 mL/cmH$_2$O 作为撤机指标时，其预测价值并不高。这可能是因为单独使用气道阻力或顺应性指导撤机时，仅考虑了患者的呼吸负荷而忽略了对患者呼吸功能的评估。

(三)呼吸功(work of breathing,WOB)

WOB 是指呼吸过程中气体进出呼吸道和肺时克服气道阻力、胸部和肺弹性阻力所需要消耗的能量多少，正常成人总的 WOB 为 0.07～0.10 J/L。由于通常情况下吸气动作为主动过程，呼气为被动过程，因此 WOB 多是指吸气做功。对健康成人而言，静息状态下呼吸做功所消耗的氧约占全身氧供的 5%，疾病状态下则显著增加。

机械通气时 WOB 常用容积变化(ΔV)和压力变化(ΔP)的乘积来进行计算，可通过对压力容积环吸气支下面积进行积分计算 WOB，但该方法忽略了气道开口处压力和肺内压力的不同，且未考虑自主呼吸的影响。因此，对于存在自主呼吸的患者使用跨肺压的变化值计算 WOB 准确性更高。

临床上通过监测 WOB 对评估患者病情、调节呼吸支持水平、发现异常状况和脱机具有重要的指导意义。WOB 增高时常提示可能存在气道阻力增加、呼吸系统顺应性降低、通气需求增加、auto-PEEP 产生、呼吸回路阻力增加等。多项研究发现撤机失败患者 WOB 总体高于撤机成功者，但尚难以确定一具体数值以判断患者能否成功撤机。

五、自主呼吸功能的监测

呼吸机的撤离是一个逐渐降低呼吸机支持水平，让患者承担更多呼吸负荷的过程。通过对患者呼吸能力的监测，有助于更及时地把握撤机时机，缩短呼吸机使用时间，减少呼吸机相关不良事件的发生概率及治疗费用。

(一)浅快呼吸指数(rapid shallow breathing index,RSBI)

呼吸频率与潮气量的比值(f/Vt)被定义为浅快呼吸指数。患者呼吸能力越差、呼吸负荷越高，其呼吸越为浅快，RSBI 数值越高。因此，通过监测患者在呼吸机低水平支持或完全自主呼吸状态时的 RSBI，有助于判断患者能否脱离呼吸机。Yang 等比较多项撤机生理指标后发现，以 RSBI<105 作为预测撤机成功的指标具有最好的临床指导意义。

(二)最大吸气负压(maximal inspiratory pressure,MIP)

MIP 是指在残气位或功能残气位时，闭塞气道后做最大吸气努力时产生的负压。MIP 反映了膈肌及其他吸气肌肉综合力量之和。早期研究指出 MIP 绝对值大于 30 cmH$_2$O 时撤机成功率高，而小于 20 cmH$_2$O时撤机失败率高，但随后的进一步研究发现 MIP 作为撤机预测指标准确性较低，临床价值有限。

(三)肺活量(vital capacity,VC)

VC 是指一次呼气完全后再尽最大力气吸气时产生的肺容积变化量。有学者指出 VC<7 mL/kg 时提示呼吸机撤离困难，VC>15 mL/kg 时撤机成功率明显增高。

(四)气道阻断压(airway occlusion pressure)

气道阻断压常用 P0.1 表示，即气道阻断下吸气开始 100 ms 时气道压力降低的绝对值，是反映呼吸中枢兴奋性的常用指标，正常受试者的 P0.1 通常小于 2 cmH$_2$O。研究显示，撤机失败患者 P0.1 通常升高，大于 4～6 cmH$_2$O。

(五)呼气峰流量(peak expiratory flow rate,PEFR)

人工气道建立后，由于患者无法闭合声门，其咳嗽反射常受到一定程度的削弱，拔管前常通过监测 PEFR 来评估患者的气道保护能力。Smina 等发现拔管失败患者的 PEFR 明显低于拔管成功者，PEFR ≤60 L/min 时拔管失败风险增加 5 倍且院内死亡风险增加 19 倍。

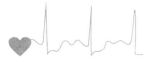

六、气道的监测

(一)气道安全性监测

人工气道建立后,应避免导管意外滑出,常见的意外拔管原因包括气道固定不佳、患者烦躁或意识不清、呼吸机管道牵拉和气切导管过短等。因此,预防意外拔管的措施主要有:选择合适的人工气道固定方法,并每日检查,观察气管插管深度,及时更换固定胶布和系带,气切导管固定时应系紧,与颈部的间距不超过两指;对意识清醒且配合的患者进行良好的教育;对于烦躁或意识不清的患者,应使用约束带固定其手臂,防止意外拔管,必要时可合理使用镇静剂;选择合理长度的呼吸机环路,固定时不宜过紧,防止患者头颈部移动时对人工气道产生牵拉。

人工气道气囊的基本作用是保持声门以下气道密封,保障正压通气的顺利进行,防止口咽部分泌物渗漏入下呼吸道引起感染。气囊的充盈状态是气囊管理的主要内容。在早期管理气囊的时候,通常是使用最小漏气技术和最小密闭容积技术,但两种方法均是通过听诊漏气声进行判断的,可靠性较差。而根据手指触摸外接指示气囊评估气囊充气状况的方法受操作者主观感受和经验影响,囊内压力差异较大,也不宜采用,目前临床上推荐使用压力监测仪评估实际的气囊内压力。由于气管壁动脉压和静脉压约为 30 mmHg 和 18 mmHg,因此当气囊对气管壁的压力大于 5 mmHg 时影响淋巴回流,大于 18 mmHg 时阻断静脉回流,大于 30 mmHg 时可中断动脉血流,多数指南推荐气囊内压力应维持在 25～30 cmH$_2$O(或 18～25 mmHg)。研究发现,当气囊内压力大于 18 mmHg 时,可有效密闭气道防止漏气,呼吸机相关性肺炎的发生率也明显降低。(注:1 mmHg＝0.133 kPa)

(二)气道湿化监测

气道湿化监测内容主要为患者气道内分泌物的黏稠度和量,以及听诊呼吸音。呼吸道内充分的湿度和适当的温度是维持气道表面纤毛黏液系统正常清除功能及肺泡上皮正常的舒缩、弥散特性所必需的生理条件。对于气管插管和气管切开患者,当其吸入高流量的干燥气体时,由于气流跨越了上呼吸道生理性加温加湿功能,气体的湿化就成为临床需要给予重视和认真处理的问题了。美国呼吸治疗协会推荐有创通气时应通过主动或被动湿化的方式,将吸入气体加湿到 34～37 ℃,相对湿度 100%,绝对湿度 33～44 mg/L,以及监测患者气道内分泌物的黏稠度及量用以调整湿化方案。

(段开亮　吴伟东　袁月华)

第十三节　肺复张

一、肺复张概念

肺复张是指机械通气时在限定时间内维持高于常规通气的压力或容量使得陷闭状态的肺泡重新开放,并且保持其开放状态,起到保护肺、增加肺容积、改善肺顺应性和通气/血流比例的作用,以达到提高氧合、减轻肺损伤的目的。肺复张是各种原因引起的肺不张、肺实变的治疗手段,本节主要介绍肺复张在急性呼吸窘迫综合征(ARDS)中的应用。

ARDS 是一种由肺内外严重疾病导致以肺毛细血管弥漫性损伤、通透性增强为基础,以肺水肿、透明膜形成和肺不张为主要病理变化,以进行性呼吸窘迫和难治性低氧血症为临床特征的急性呼吸衰竭综合征。流行病学显示,ARDS 病死率极高,严重威胁和影响着重症患者的生命及其生存质量。多数 ARDS 患者死亡的原因在于疾病晚期形成了多器官功能衰竭(multiple organ dysfunction syndrome,MODS),

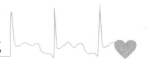

而严重的肺部损伤及机械通气后肺损伤进一步加重导致炎症细胞的募集、炎症反应的激活是该疾病过程中重要的环节。根据 ARDS 的病理生理选择恰当的治疗和支持手段是改善最终临床转归的重要方法。肺复张作为 ARDS 患者的主要治疗手段之一，对于促进氧合、保护肺有着极其重要的作用。Amato 等早在 1998 年已发表文章称肺复张能明显降低 ARDS 患者的 28 d 病死率，随后也有多个研究指出肺复张能改善 ICU 内 ARDS 的病死率及住院病死率，但当前仍缺乏具循证学意义的多中心随机对照研究证明肺复张能改善 ARDS 患者预后。尽管如此，肺复张方法在 ARDS 患者机械通气中应用仍非常常见。中华医学会重症医学分会也在 2006 年发布的《急性肺损伤/急性呼吸窘迫综合征诊断和治疗指南》中提出，使用肺复张手法促进 ARDS 患者塌陷肺泡复张是纠正低氧血症和保证 PEEP 效应的重要手段。

二、肺复张的作用机制和影响因素

ARDS 的主要病理生理改变在于肺容积减小、顺应性降低和通气/血流比例失调。而肺泡塌陷是上述病理生理改变的重要基础之一，其主要原因是由于肺毛细血管膜损伤后，通透性增加导致间质的水肿以及表面活性物质代谢及功能的异常。值得注意的是，虽然胸部 X 射线检查显示 ARDS 患者肺部呈弥漫性渗出改变，但 CT 检查却发现该病变具有重力依赖性不均一分布的特性，如图 8-16 所示。在重力及渗出液体压迫的影响下，位于低垂位置的肺区更容易出现肺萎陷及肺不张，且病变更为严重；而非低垂部位

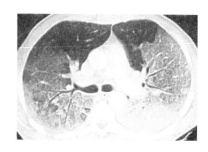

图 8-16　ARDS 肺部的 CT 检查：病变严重程度呈现出重力依赖性分布

的肺区相对正常，对通气的影响较小。临床上常将 ARDS 肺部分为正常肺区、肺泡塌陷但可能复张的肺区及实变肺区。在机械通气的过程中，为 ARDS 患者选择肺保护性通气策略（小潮气量 4～6 mL/kg）并控制平台压（<30～35 cmH$_2$O）的方式进行通气，可明显改善正常区域肺泡的过度膨胀，降低容积伤和气压伤的风险。但小潮气量通气时并不能打开塌陷区域肺泡，甚至可进一步加重肺塌陷，研究显示单独使用小潮气量通气策略时至少有 15%～25% 的患者需要提高吸入氧浓度才能维持适当的氧合。而肺复张方法能打开塌陷区域肺泡并保持其开放状态，起到增加功能残气量、稳定肺泡、保护肺和增进氧合的作用。

肺复张常被用于伴随顽固性低氧血症 ARDS 患者，但其改善氧合的作用受多种因素影响。Villagrá 等对 17 例 ARDS 患者研究发现，早期 ARDS 患者（诊断 ARDS 后接受机械通气 72 h 内）接受肺复张治疗后，PaO$_2$ 及 PaO$_2$/FiO$_2$ 值改善程度明显优于晚期 ARDS 患者（诊断 ARDS 后接受机械通气>7 d）。这可能是由于在 ARDS 病程的早期，肺内主要以渗出性改变为主，此时肺间质及肺泡水肿导致肺泡被压迫或被液体充盈后产生的肺不张较易被复张；而在 ARDS 病程的晚期，肺内病变逐渐步入纤维化及实变样改变，此时肺泡难以被打开，肺复张效果明显降低。

多项研究发现肺内源性因素和肺外源性因素导致的 ARDS（以下简称为 ARDSp 和 ARDSexp）在病理生理及形态学改变上存在差异：ARDSp 病变早期主要损伤的是肺泡上皮，病理变化以肺泡腔内改变为主，引起肺泡腔内纤维蛋白、胶原细胞、中性粒细胞聚积，导致肺实变；而 ARDSexp 则是由于肺外炎症介质激活后通过循环系统对肺造成进一步损伤，病变早期主要损伤的是毛细血管内皮，引起局部血管通透性增加和炎症细胞聚积，此时肺内以渗出性改变为主，肺泡结构相对正常。Goodman 等通过对 ARDS 患者的肺部进行 CT 扫描后发现：ARDSexp 患者肺部毛玻璃样改变区域是肺实变的 2 倍，而 ARDSp 患者肺部毛玻璃样改变与肺实变基本相当；ARDSexp 患者肺部毛玻璃样改变比 ARDSp 患者多 40%，而肺实变则少 50%。基于上述理论，在向 ARDS 患者提供肺复张及高水平 PEEP 等治疗措施时，尽管均可增加呼气末肺内容积（end expiratory lung volume，EELV），但对 ARDSexp 患者而言，其主要原因是陷闭肺泡开放，因此改善氧合的作用较为明显；而对 ARDSp 患者而言，EELV 增加的原因主要是正常肺区的过度

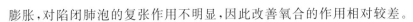
膨胀,对陷闭肺泡的复张作用不明显,因此改善氧合的作用相对较差。

肺内存在可被复张的陷闭肺泡数量多少常被定义为肺的可复张性。Gattinoni 等通过对 68 例 ARDS 患者进行 CT 检查发现,可复张性好的肺通常重量更高,提示病变较重,渗出明显。此外,研究还发现可复张性与患者氧合状况、呼吸系统顺应性、无效腔通气量及死亡率具有明显相关性。肺复张改善氧合的作用受肺的可复张性影响,对于可复张性良好的肺而言,肺复张后陷闭肺泡开放较多,其增加肺容积并改善氧合的作用明显。

研究人员发现,在 ARDS 早期,如维持足够高的跨肺压,可使所有陷闭肺组织都重新开放。通常把打开陷闭气道和肺泡所需的最低跨肺压定义为开肺压,理论上肺复张过程中应维持跨肺压不低于开肺压,因此肺复张过程具有压力依赖性。事实上,由于产生陷闭的机理和严重程度不同,各终末肺组织之间的开肺压变化范围极大。Crotti 对 ARDS 模型进行研究发现,不同陷闭肺区的开肺压具有正态分布的特点,在 25 cmH_2O 左右时达高峰;而 Broges 则发现其呈"双峰样分布",在压力接近 40 cmH_2O 左右时,陷闭肺区开放数量将出现第二个高峰。此外,由于 ARDS 肺部病变的不均一性,复张远端的小气道和肺泡不仅需要维持压力高于开肺压,还需要维持一定的时间,即肺复张过程还具有时间依赖性。多数文献报道,肺复张过程中应维持开肺压 20 s~2 min 不等。

因此,肺复张的过程可视为较长时间维持高水平跨肺压的过程。由于胸腔内压受自主呼吸、腹内压等多种因素影响,机械通气时的肺复张主要通过改变气道内压力。但长时间维持高水平的气道压/跨肺压,可能会增加气压伤的风险并对循环系统产生不良影响。Lim 等对 ARDS 猪模型研究发现,肺复张过程中可导致心排血量降低;而国内学者通过对 ARDS 犬动物模型研究后也得出类似结论,肺复张可引起心脏指数降低。但目前多数临床试验结果认为肺复张对循环功能总体影响较小,绝大多数 ARDS 患者可较好耐受。尽管如此,在临床实施肺复张的过程中及过程后,还是应对患者进行严密监测,观察心率及血压的变化,若心血管系统受到较大影响时(如出现心率<60 bpm 或 >140 bpm,新的心律失常,收缩压<80 mmHg,1 mmHg=0.133 kPa),应权衡利弊,若弊大于利时,应立即终止肺复张。而对于原本存在气胸未处理、严重肺大疱、心功能不全或循环不稳定的患者,更应慎用肺复张治疗。

三、肺复张和保持肺开放的方法

肺复张策略应联合小潮气量通气及呼气末正压运用,以最大限度地降低肺损伤的发生及其严重程度。但由于 ARDS 患者肺部病变的不均一性及不同 ARDS 患者病变严重程度不同,各个文献及研究报道中肺复张方法存在差异,尚难以对其操作流程进行统一并规范化。目前临床上行肺复张的方法主要包括叹气(sigh)、高频通气(high-frequency ventilation,HFV)、气道压力释放通气(APRV)、体位以及肺复张手法等。

叹气是最早用于肺复张的方法,主要是通过呼吸机上配置的叹气功能,即在一定时间周期中通过增加潮气量或呼气末正压水平的方法使一次或数次呼吸的吸气相平台压上升至目标压力的方法复张陷闭肺组织(常用的方法是潮气量增大为原来潮气量的 1.5~2.0 倍)。Pelosi 等在 ARDS 患者机械通气的过程中,发现每分钟进行 3 次连续叹气并保持吸气时平台压在 45 cmH_2O 的方法可改善患者氧合、降低肺弹性阻力、增加功能残气量。但多项临床指南中提出,在 ARDS 机械通气过程中应严格控制平台压不高于 30 cmH_2O,而上述肺复张方案导致平台压每日数千次超过该范围,可能会增加发生呼吸机相关性肺损伤的风险及加重其严重程度,对最终临床转归产生不利影响。

HFV 是一种呼吸频率高于正常呼吸频率 4 倍以上(>60 次/分钟),而潮气量接近或小于解剖无效腔的机械通气方式。高频振荡通气(high frequency oscillatory ventilation,HFOV)作为临床目前使用和研究最多的高频通气模式,多项研究结果显示可改善 ARDS 患者氧合,但与肺保护性通气策略相比,其改善 VALI 和降低病死率的作用并不明显。Derdak 等将 ARDS 患者随机分为 HFOV 和肺保护通气组进行研究,发现尽管 HFOV 组 30 d 病死率具有降低的趋势,但 P 值为 0.102,无统计学意义;而 2013 年

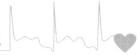

由5个国家多个医学中心共同参与的一项针对中到重度 ARDS 成人患者的 Meta 分析发现,与肺保护通气组相比,早期运用 HFOV 组患者的病死率甚至反而更高(病死率47% vs 35%,$P=0.005$)。

APRV 被视为是双水平气道正压的特殊形式,通过延长高压时间、缩短低压时间来实现多数时间下肺处于高位容积状态并避免压力释放时肺泡发生塌陷,起到肺复张作用。多数研究显示,与常规通气模式相比,APRV 模式可提高患者氧合,但同样对最终病死率却没有明显改善。

肺复张手法是目前临床上的常用方法,包括控制性肺膨胀(sustained inflation,SI 法)、PEEP 递增法及压力控制法(PCV 法),3 种方手法的示意图如图 8-17 所示。SI 法又可细分为 CPAP 法、BIPAP法和吸气暂停法,其实质是将气道内压力维持于特定压力一段时间以开放肺[见图 8-17(a)],由于其操作简便,是运用和研究最多的肺复张方法之一。SI 法最为常用的压力和时间组合是维持气道压力 40 cmH$_2$O,并持续 40 s;而使用 PEEP 递增法时,通常选择压力控制通气或双水平正压通气模式,先设置气道高压报警范围为 35~40 cmH$_2$O,然后每 30 s 逐步提高 PEEP 和气道高压(吸气相压力)5 cmH$_2$O,直至气道高压达到 35 cmH$_2$O 后,保持气道高压不变,每 30 s 仅提高 PEEP 5 cmH$_2$O,直到 PEEP 也达到 35 cmH$_2$O,维持 30 s 后,再按照刚才相反的顺序逐步降低 PEEP 和气道高压直至恢复到复张前水平[见图 8-17(b)]。PCV 法是指在压力控制通气模式下,通过增加气道高压和 PEEP 水平并维持较长时间的方法进行肺复张,常用的参数设置为气道高压 40~45 cmH$_2$O,PEEP 15~20 cmH$_2$O,维持时间 1~2 min[见图 8-17(c)]。也有学者提出选择 PCV 法时可仅维持 3~5 个呼吸周期,然后评估复张效果,若疗效不佳,可多次重复上述操作或考虑增加复张压力。通过比较很容易发现,3 种复张手法中,SI 法操作最为简单,PCV 法其次,而 PEEP 递增法操作较为复杂,临床运用相对较少。Lim 等比较上述 3 种复张手法后发现,对 ARDS 猪模型而言,使用 PCV 法复张过程中,其复张效能不低于其他方法甚至更优,且平均气道压相对更低,对循环功能影响较小,因此更有优势。

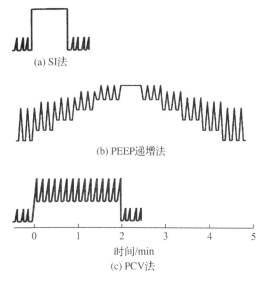

(a) SI法

(b) PEEP递增法

(c) PCV法

图 8-17　常用肺复张手法示意图(纵轴代表压力)

肺复张过程应是"打开肺,并保持肺泡处于开放状态"的过程。因此,打开陷闭肺泡仅仅是肺复张的一部分内容,而更为重要的是要防止复张肺泡再次陷闭、减少剪切伤的发生。预防复张肺泡再次陷闭的主要方法是通过设置高水平的 PEEP,但如何选择最佳的 PEEP 是肺复张过程中的重点和难点之一。理想状况下,最佳 PEEP 应是能在维持最大数量肺泡开放的同时尽可能避免相对正常肺区的过度膨胀。目前在 ARDS 患者机械通气过程中,PEEP 的设置方法主要包括以下几种:

ARDS net 建议应先根据患者病情判断是否适用较高水平的 PEEP,然后根据对应 FiO$_2$-PEEP 表进行 PEEP 的设置(见表 8-5),最终达到合适的氧合目标[PaO$_2$ 55~80 mmHg(1 mmHg=0.133 kPa)],SpO$_2$ 88%~95%)。但该方法在临床实施过程中被认为存在缺乏个体化特点,未考虑患者的呼吸力学及循环状况的影响,仅建议作为参考。

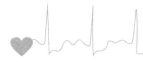

表 8-5　ARDS net 建议的 FiO$_2$-PEEP 表

低 PEEP/高 FiO$_2$							
FiO$_2$	0.3	0.4	0.5	0.5	0.6	0.7	0.7
PEEP	5	5	8	8	10	10	10	12
FiO$_2$	0.7	0.8	0.9	0.9	0.9	1.0		
PEEP	14	14	14	16	18	18—24		
高 PEEP/低 PiO$_2$							
FiO$_2$	0.3	0.3	0.3	0.3	0.3	0.4	0.4	0.5
PEEP	5	8	10	12	14	14	16	16
FiO$_2$	0.5	0.5~0.8	0.8	0.9	1.0	1.0		
PEEP	18	20	22	22	22	24		

影像检查和氧合作为肺复张疗效的评价指标，也常被用于指导 PEEP 设置。CT 检查可准确指导 PEEP 设置，但操作过程中需要反复进行 CT 扫描，缺乏临床可执行性；而氧合和 CT 检查具有明显的相关性，且氧合状况和塌陷肺泡的数量多少呈明显的负相关，因此有学者建议在达到完全肺复张后，可设置 PEEP 为 20 cmH$_2$O，然后逐渐降低 PEEP 水平（每 5 min 降低 2 cmH$_2$O）直至 PaO$_2$/FiO$_2$ 变化>5%，提示发生肺泡塌陷，此时应重新进行肺复张并选择该水平 PEEP+2 cmH$_2$O 作为最佳 PEEP 水平。

呼吸系统静态压力-容积曲线（P-V 曲线）能够反映 ARDS 患者的呼吸力学特征，因此也常被用于指导 PEEP 的设置。P-V 曲线吸气支上出现的低位拐点（LIP）曾被认为是绝大多数陷闭肺泡复张的结果。Amato 等（1998）提出可根据 LIP+2 cmH$_2$O 的方法选择 PEEP，该方法参考了肺的力学特征，获得了学术界的广泛认可和运用。但随着后继研究发现，部分 ARDS 患者 P-V 曲线上不存在 LIP，且 LIP 仅代表了肺泡复张的开始，随着压力上升，仍有较多陷闭肺泡复张，因此根据 LIP+2 cmH$_2$O 设置 PEEP 并不能保证肺泡完全处于开放状态。Hickling 等通过数学模型指出在 P-V 曲线呼气支出现的第三拐点代表复张肺泡再次发生陷闭，因此根据第三拐点来设置 PEEP 理论上优于 LIP。

此外，也有学者主张以达到最佳顺应性为目标来设置 PEEP，在 PEEP 逐渐降低的过程中观察顺应性的变化，其具体操作过程和氧合法大致相同。

Slutsky 等和 Ranieri 提出可根据肺牵张指数来确定 ARDS 患者的 PEEP 水平，通过对容控恒流状态下 P-V 曲线吸气支进行曲线回归，得到方程 $P = a \times \text{Time}^b + c$（其中 b 为牵张指数），当 b<1 时提示吸气过程中仍有塌陷肺泡复张，肺顺应性持续增加；而当 b>1 时提示吸气过程中存在过度膨胀，肺顺应性持续降低。

在此基础上，还有学者建议可通过食道压的监测指导 PEEP 的选择，目的是维持合适的跨肺压：呼气末跨肺压在 0~10 cmH$_2$O 可防止肺泡塌陷，而吸气末跨肺压<25 cmH$_2$O 可预防过度膨胀。但不同肺部区域的跨肺压并不相同，食道压监测难以准确反映出不同位置的跨肺压区别，且临床缺乏有力证据证明该方法设置 PEEP 可改善预后。

总之，PEEP 的选择方法有许多种，目前尚无统一的标准，其原因在于缺乏有力的证据证明何种方法更优。作为一把"双刃剑"，PEEP 一方面可以维持复张肺泡的稳定并防止重新萎陷的发生，另一方面却可能会加重正常肺区的过度膨胀，理想的 PEEP 应能在两者之间达到良好的平衡。总体而言，在实际临床工作中应根据患者肺部病理改变的不同选择不同的 PEEP 水平。对于伴随严重低氧血症的早期 ARDS 患者而言，选择高水平的 PEEP 时对肺泡的复张作用明显，可显著改善氧合和减少肺萎陷伤；但对于轻度的 ARDS 患者（PaO$_2$/FiO$_2$>200 mmHg，1 mmHg=0.133 kPa）和晚期 ARDS 而言，由于陷闭肺泡数量有限或对复张反映不佳，使用高水平的 PEEP 可能导致肺过度膨胀更为明显，弊大于利。

此外，由于 ARDS 患者肺部病变多呈重力依赖性分布，俯卧位通气不仅有利于低垂肺区肺泡开放，也可进一步加强其他复张手法的疗效，因此也被视为肺复张手法之一，也是当前较为热门的 ARDS 治疗方法之一。

四、肺复张疗法的疗效评价

胸部 CT 检查可用于评估肺充气状况，判断肺组织是处于开放还是陷闭状态，亦可测量陷闭肺区的大小，被认为是评价肺复张疗效的可靠指标。但国内医疗单位鲜有可进行床旁检查的设备，而转运至放射科的过程费时费力，且存在较大风险，因此该方法目前主要用于临床试验。

Borges 等发现氧合指标也可用于评价肺复张疗效，且与 CT 检查具有良好的一致性。在吸入 100% 浓度 O_2 条件下且动脉血氧分压（PaO_2）与动脉血二氧化碳分压（$PaCO_2$）之和大于或等于 400 mmHg（53.2 kPa）时，CT 下显示仅有 5% 的肺泡陷闭。通过统计学分析，使用 $PaO_2 + PaCO_2 \geqslant 400$ mmHg（53.2 kPa）作为肺泡完全复张的预测指标时，ROC 曲线下面积为 0.973，具有较高的准确性。在临床实际操作过程中，由于氧合功能受多种因素影响，因此也常将反复肺复张后 PaO_2/FiO_2 变化<5% 作为完全复张的标准之一。

近年来，随着医学成像技术的发展，电阻抗成像技术（electrical impedance tomography，EIT）成为一种新的肺复张疗效评价的方法，其基本原理是根据人体内不同组织在不同的生理、病理状态下具有不同的电阻/电导率。EIT 检查简单方便，可在床旁进行，其检查结果和 CT 具有良好的一致性，可在机械通气过程中用于判断呼吸力学及气体交换变化。但该设备价格较昂贵，且作为新的评价技术需要更多的临床验证，要在国内临床广泛使用尚需时日。

由于上述方法在大多数医院都无法及时有效执行，因此目前临床常用的评价方法是在复张前调节吸入氧浓度，维持指脉搏氧饱和度在 90%～95%，再根据复张前后饱和度的变化来评估复张是否有效，但该方法不能判断陷闭肺泡是否达到完全复张。

综上所述，多数 ARDS 患者死亡的原因在于疾病的晚期形成了 MODS。机械通气过程中不恰当的支持方式可加重原有肺部损伤，促进 MODS 的产生。选择肺保护性通气、肺复张和合理运用 PEEP 可显著改善肺损伤，降低病死率。但由于 ARDS 病情的复杂性和患者的异质性，尚缺乏规范统一的肺复张和 PEEP 选择方法。

（徐秋萍 段开亮 郭丰）

第十四节 俯卧位通气

一、俯卧位通气的概念

俯卧位（prone position，PP）通气是指将患者安置于俯卧状态下进行的机械通气，研究显示其能改善肺重力依赖区的通气血流比，减少肺内分流，从而增强机体氧合功能，当前主要用于急性呼吸窘迫综合征（ARDS）患者的呼吸支持。1976 年，Piehl 等首次报道了俯卧位通气可以改善 ARDS 患者的低氧血症，此后的多项临床研究和动物实验也均有类似的发现。近年研究显示，俯卧位通气不仅能有效提高 ARDS 患者的氧合状态，而且能改善此类患者的愈后，因此，俯卧位通气也越来越多地被应用于 ARDS 的治疗。

二、俯卧位通气的作用机制

ARDS 患者肺部炎症的渗出存在重力依赖。仰卧位通气时，由于 ARDS 患者肺重量的增加，在肺重力依赖区和非重力依赖区产生较大的跨肺压。仰卧位时几乎 60% 肺处于重力依赖区，这是由于仰卧位时肺形如三角形,底部最易受压,且心脏和大血管在肺的上面,肺的后基底段在膈肌的下面,因此,仰卧位通气时跨肺压会进一步增大,ARDS患者需要用力呼吸,推动前胸壁使前胸廓产生负的跨肺压,后胸廓产生正的跨肺压或重力依赖性跨肺压,这样会导致功能残气量占据非重力依赖肺区,大部分潮气量也进入此部分肺区[见图8-18(a)]。因此,仰卧位血流灌注重力依赖肺区增多,非重力依赖肺区V/Q比增加,导致氧合下降。而当患者俯卧位时,大部分肺区转变为非重力依赖区,心脏和大血管转至肺底,腹部对肺后基底段的作用消失[见图8-18(b)]。同时俯卧位会降低胸廓的顺应性,跨肺压从非重力依赖区到重力依赖区分布更均匀,血流分布也更均匀,最终改善V/Q,增加氧合。

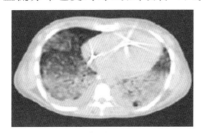

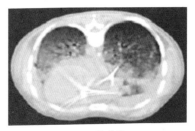

(a) 仰卧位　　　　　　　　　　　(b) 俯卧位

图8-18　仰卧位(肺部不张集中在背部)和俯卧位(背部肺组织通气得到改善)

俯卧位通气时功能残气量(functional residual capacity,FRC)的增加也被认为是氧合改善的主要原因。1977年,Douglas等继Piehl后报道俯卧位通气对ARDS患者的作用,并推测是通过增加FRC所致。从ARDS的病理生理特点分析,其FRC减少,肺内分流增加,应用PEEP能提高PaO₂的机制之一就是增加FRC,似乎也可用于解释俯卧位通气的作用。但之后的临床研究并没有证实俯卧位可以使ARDS患者的FRC明显增加,但现在仍用FRC增加,特别是俯卧位时FRC分布更加均匀,作为其中的一个作用机制来解释对氧合的改善。

临床研究显示,约有70%的ARDS患者在呼吸机参数不变的情况下,俯卧位通气较仰卧位PaO₂升高20%;20%～30%患者无反应;30%～40%患者俯卧位时PaO₂增高,转为仰卧位仍能维持;30%～40%患者俯卧位时PaO₂增高,而转为仰卧位时不能持续;有些患者在转变为俯卧位时能排出大量痰液,而这可能是他们氧合改善的原因之一;有的患者从仰卧位到俯卧位,肺不张改善,但再改为仰卧位,俯卧位的优势会消失。由此可见,俯卧位通气的疗效十分个体化,需要医务工作者在临床实践中对各种眩迷化加以识别并及时调整治疗方案。

三、俯卧位通气的实施

俯卧位通气目前主要用于重度ARDS的患者,研究发现有50%～75%的患者可以通过俯卧位通气提高动脉氧分压和降低吸入氧浓度。动物研究也表明俯卧位通气具有肺保护作用(俯卧位通气呼吸机相关性肺损伤发生率比仰卧位小)。但目前尚无明确的俯卧位通气的氧合标准,一般认为在已使用肺复张手法仍需要FIO₂>0.6且PEEP≥15 cmH₂O的条件,而PaO₂仍小于70 mmHg(9.31 kPa)时,则需考虑俯卧位通气。

目前,俯卧位通气操作方法尚无公认,可以借助翻身床或翻身器进行,而更多的则是通过多人徒手合作方法实施,这个方法在变更患者卧位时,至少需要4人参与,一位呼吸治疗师注意气道,一位护士注意静脉导管等其他导管,两位其他人员帮助翻身,先将患者翻于一侧,再转至俯卧位。俯卧位通气要用软垫支垫前胸和骨盆,避免胸腹受压。翻身过程中需注意保持患者的血流动力学稳定。保护气道的呼吸治疗师和维护静脉导管的护士应该仔细观察俯卧位通气时患者的状况,包括心电监护、指脉氧饱和度和呼吸机功能。在翻身前应确定气管插管位置及静脉导管位置是否正确安全,当患者被翻转至俯卧位时应充分吸痰。俯卧位稳定后,呼吸机设置需要调整,如在氧合改善后尝试降低FiO₂,在FiO₂降低后可降低PEEP。由于俯卧位通气后胸廓顺应性降低,往往需要调整潮气量和吸气压。

根据俯卧位通气持续的时间可分为间歇性俯卧位通气、完全性俯卧位通气和非完全性俯卧位通气。

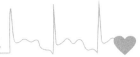

常用的两种俯卧位通气体位如图 8-19 所示,演示的是完全俯卧位通气,这种体位,头、胸和臀部需要正确的支撑以免压伤,同时腹部可以自由运动,头部需要支撑下巴、脸颊和前额,眼部不要施压肥胖患者腹部的运动将受限。

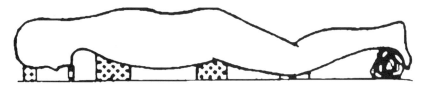

图 8-19 完全俯卧位通气

非完全性俯卧位通气也叫游泳体位,这种体位更常用。一般将患者头部转向一侧,上肢置于同侧脸部前面,同侧下肢在臀部和膝关节屈曲,对侧上肢与身体平行,对侧下肢伸直,枕头可置于肩关节、胸部和臀部下面。随着医疗设备的进步,专门用于俯卧位体位摆放的设备,有助于俯卧位通气的实施。

有关俯卧位通气持续时间,新近的研究显示,每天俯卧位 16 h 以上可以改善 ARDS 患者预后。俯卧位通气期间,因护理需要转为仰卧位的时间应尽可能缩短,因为研究发现俯卧位通气时间越长,疗效越好。当患者考虑准备脱机,或者在 $FiO_2 \leqslant 40\%$,$PEEP \leqslant 8\ cmH_2O$ 时可考虑停止俯卧位通气。

俯卧位通气无绝对禁忌证,对于严重血容量不足、不稳定性脊柱骨折或骨盆骨折、胸骨骨折、蛛网膜下腔出血、近期胸部和腹部手术、不稳定气道、显著肥胖等影响俯卧位进行的患者,不宜进行俯卧位通气(即相对禁忌证)。改善血流动力学和稳定气道有助于减少禁忌证。

俯卧位通气最严重的并发症是人工气道的脱落。静脉导管和尿管的脱落也是主要的并发症。其他并发症主要是皮肤黏膜的压迫受损,气管插管、动静脉管道和各种引流管的压迫、扭曲、移位等。同时,俯卧位通气时应注意颜面部水肿,应告知家属有引起严重颜面部水肿的可能性。仰卧位后颜面部水肿可很快消退。在进行俯卧位时可能会发生一过性的心律不齐和血压波动,可通过补液或药物治疗纠正。

在俯卧位通气的实施过程中,要严密观察患者的治疗反应,及时行个体化的调整治疗方案,对于不能耐受的患者要给予镇静,必要时使用肌松剂,以保证疗效和患者安全。

俯卧位通气的实施可参考图 8-20。

```
适应证:
    ARDS
    PaO₂<70 mmHg
    FIO₂>60%
    PEEP≥15 cmH₂O
    肺复张失败
    俯卧位通气时至少需要 4 人参与
        一位呼吸治疗师管理气道
        一位 ECU 护士管理静脉导管
        两名其他人员负责翻身
    每天俯卧位通气 20 h
    当达到以下条件时,可停止俯卧位:
    PaO₂>60 mmHg
    FIO₂≤40%
    PEEP≤8 cmH₂O
并发症:
    脱管
    静脉导管脱落
    心律失常
    血流动力学不稳定
```

图 8-20 俯卧位通气

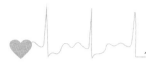

四、俯卧位通气的疗效评价

多个研究都报道了俯卧位通气对生理的改善,且多数研究都观察到由俯卧位改为仰卧位通气后氧合改善的作用仍可存在,随俯卧位治疗次数的增加,这种效应持续越久。俯卧位通气的长期效果考虑与使肺组织内在性状改善及加强了分泌物引流、肺外液体重新分布有关。

俯卧位通气对 $PaCO_2$ 的影响因采用的通气模式不同有不同的结果。患者在充分镇静和肌松后行容量控制型通气,可有吸气压轻度增高,但分钟通气量不受体位影响,$PaCO_2$ 无明显变化。而采用压力控制型通气的患者,在改为俯卧位后 $PaCO_2$ 轻度升高,考虑为此时胸廓受压、呼吸阻力增大、分钟通气量减少所致。

虽然体位改变对呼吸力学指标的影响有不同的报道,但总体来看俯卧位通气对肺的呼吸阻力和顺应性无明显影响,不尽一致的结果考虑与俯卧位时支垫方法差异致胸壁和腹部活动度不同有关。从俯卧位回至仰卧位后,肺组织顺应性显著增大。同时,体位的改变并不引发明显的血流动力学指标变化,这是各家报道比较一致的地方。体位变动前后进行各项血流动力学指标比较,未发现明显变化。必须指出的是,这些研究的患者均在充分的镇静和肌松的条件下进行,否则体位变动可能引起心率等指标的变化。但临床在进行俯卧位通气时,并不要求严格的深度镇静,主要根据患者的耐受情况酌情给予镇静。另外,转为俯卧位后心脏的位置发生移动,如未相应调整零点水平也会得出某些压力值发生变化的结果。

总之,俯卧位通气的实施比较方便,且并发症少见,可以通过加强护理和观察有效避免。俯卧位通气能改善大部分患者的氧合状况,从而降低 FiO_2、PEEP 水平,不会造成严重的副作用,因而可用于 ARDS 的辅助治疗,但早期的研究没有足够的证据证实其能改善 ARDS 患者的存活率。最新的随机多中心前瞻性临床研究发现,在严重 ARDS 患者早期(机械通气时间小于 36 h)应用俯卧位通气可以改善 28 d 到 90 d 的存活率,且另一份 Meta 分析结果也表明俯卧位通气可改善严重低氧血症 ARDS 患者的存活率。但不同患者表现出对俯卧位通气的不同反应,其中的机理尚不明确。有关俯卧位通气实施的最佳频率、持续时间、对 ARDS 病程进展的影响有待更多病例的前瞻性临床研究。

(徐培峰 谢 波 袁月华)

第十五节 人工气道管理与吸引

一、气管导管的管理

1.气管插管方法的选择

临床上有两种常见的方法,即经口腔和鼻腔插管。经口腔气管插管操作简单,方便吸痰,但固定困难,患者不耐受,常规口腔护理不方便,一般常在急救中使用。经鼻腔插管有效方便,易固定,患者易耐受,便于口腔护理,但可增加气道无效腔,痰液不易引流,阻塞管腔,一般多见于婴幼儿患者插管。

2.气管插管的固定

气管插管必须妥善固定,明确记录到门齿或外鼻孔的长度,记录导管插入的深度。交接班时应交代插管的深度,听诊双肺呼吸音是否对称,判断导管是否滑入支气管内造成单肺通气。导管可用胶布、绳带等固定,经口腔插管者可选择合适的牙垫防止患者咬破导管。气管切开者可将系带打一死结,松紧以容纳一指为易,每日交班观察伤口有无渗血、感染等并发症,发现系带污染及时更换,切口敷料应每日更换1次。

二、气囊的管理

1.气囊压力

理想的气囊压力要求阻断气囊与气囊壁间的漏气,又要最大限度地保护气管黏膜,即为保持有效封闭气囊与气管间隙的最小压力。中华医学会重症医学分会的《机械通气指南》建议,人工气道气囊压力保持在 25～30 cmH₂O,可以防止压力过低引起漏气和误吸,造成潮气量不足和增加呼吸机相关性肺炎的风险,又可防止压力过高引起气管黏膜损伤、声音嘶哑等并发症。有研究认为,压力在 21～35 cmH₂O 较为安全,也有动物试验表明,气囊压力与呼吸有关,吸气时较高,呼气时略低。

2.气囊充气

临床上常用的气囊充气方法包括手捏判断法、最小闭合技术、最小漏气技术、气囊测压表和呼吸波形。手捏判断法是凭借操作者的经验感受气囊的压力,常要求"比鼻尖软,比口唇硬"的程度,但多项研究表明,此方法多会注入较高的气囊压力。最小闭合技术是在患者颈部听诊,向气囊内充气,直到听不到漏气声为止,再抽出 0.5 mL 气体,可闻及漏气声,再注气直到听不到漏气声为止,此时的气囊压力为最小闭合压力,此方法很难精确地把握停止注气的时机,导致气囊压力过高或过低;最小漏气技术是每次吸气压力高峰时允许少量气体从气囊周围漏出,此法可增加误吸的风险以及降低潮气量。气囊测压表是通过直观充气观测囊内压力,使气囊压力维持在一定水平。呼吸波形是压力-容量环和容量-时间曲线,压力-容量环是将一个呼吸周期中的压力和容量变化点连成线,若得到一个闭合曲线则不漏气,反之,即漏气,闭合环由吸气支和呼气支组成,容量-时间曲线是由上升支和下降支组成,上升支即预设的潮气量,管路的顺应性已自动补偿,下降支即呼出气体量,若气囊漏气则下降支不能回到上升支起点的水。多项研究表明:压力-容量环和容量、时间曲线在气囊压力的控制优于最小漏气技术和气囊测压表。

(三)气囊放气

传统观点认为,气囊应该常规定时放气-充气,即 4～6 h 放气 1 次,每次 5～10 min,目的是防止气囊压迫致气管黏膜损伤。但是目前认为,气囊按时放气是不需要的,主要因为目前临床多使用高容低压力气囊,对黏膜损伤小,气囊放气 1 h,压迫区的黏膜毛细血管难以恢复,同时增加误吸的风险,对于危重患者,气囊放气导致通气不足易引起循环波动。

三、气道的湿化

人工气道建立后,呼吸道对气体的湿化加温作用丧失,导致支气管黏膜上皮细胞的纤毛运动减弱,分泌物黏稠不易排出,影响肺通气或换气功能,因此,气道的湿化应尽量接近生理水平。

常见的湿化方法有间断气道滴注法、持续气道滴注法、热湿交换器湿化法和雾化吸入法。间断气道滴注法是每 1～2 h 向气道内滴注 3～5 mL 湿化液,但在滴注时会导致气道阻力升高,氧饱和度降低,刺激性咳嗽易致湿化液咳出导致湿化不理想,同时容易将痰液冲进深部,增加肺部感染;持续气道滴注法是采用输液泵控制持续气道内滴注 6～8 mL/h,根据痰液性状调整输液速度,最大湿化液量 250 mL/d,此法对气道的刺激弱,湿化效果较好;热湿交换器湿化法即人工鼻,将呼出气体中的水分和热量返回到吸气中,同时也有一定的过滤功能,可增加气道阻力、无效腔量和呼吸功,对于肺功能不全和撤机困难者禁用;雾化吸入法见于超声雾化吸入和氧驱动雾化吸入,超声雾化可将气体稀释,氧分压降低,氧饱和度下降,而氧驱动雾化可使雾粒表面携带氧,氧饱和度上升,多采用小雾量、短时间、间歇雾化法,即每 2 h 雾化 10 min。

湿化液常见有无菌注射用水、生理盐水、0.45％NaCl、1.25％NaCO₃、沐舒坦、α-糜蛋白酶等。生理盐水是等渗液,可维持纤毛的正常功能,较常用,但是水分蒸发后局部形成高盐环境,加重对局部的刺激及加速气道黏膜失水,目前国外已不作为常规滴液。0.45％NaCl 是低渗液,失水后接近等渗,局部刺激小,

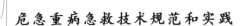

可稀释痰液,保持气道纤毛的活跃性,较常用。1.25%NaCO₃有皂化功能,可对痰液进行冲洗,促使局部形成弱碱环境,痰痂软化,痰液稀薄易排出。沐舒坦可湿化气道,又可促进气道黏稠分泌物排出。α-糜蛋白酶可分解黏蛋白肽链,降低痰液黏稠度,痰液稀释易吸出或咳出。

无论采用何种湿化方法,都应该保持合适的湿度,同时避免湿化过度。临床应根据痰液的黏稠度进行调节。

四、气道分泌物的吸引

临床以往常规定时吸痰,会造成气道损伤和肺容积降低,现多采用非定时吸痰,即按需吸痰,如患者呛咳,有痰液回动的指征、上机患者排除管路扭曲后出现气道压力增高峰压报警、双肺听诊痰鸣音、鼻饲前需要翻身拍背等。吸痰前后可常规给予纯氧吸入1 min左右,可减少吸痰致氧合降低以及低氧导致的相关并发症。吸痰时不常规气管内滴注生理盐水,除非痰液黏稠吸引效果不佳时才考虑。吸痰管的外径不要超过气管插管内径的1/2,外径太大可造成肺内负压肺泡闭陷,太小则吸痰不畅,有1~2个侧孔最佳。吸痰的负压应该控制在-80~-120 mmHg(1 mmHg=0.133 kPa),痰液黏稠可适当增加负压。吸痰的吸引时间控制在15 s内,避免导致肺泡塌陷及低氧血症加重。声门下及口腔的吸引可减少呼吸机相关性肺炎的发生,同时,翻身前亦行常规吸引,可减轻患者住院经济负担。封闭式吸痰有利于控制感染,减少肺容量下降,较好地维持氧合,保持血流动力学的相对稳定。在常规吸痰效果不佳时可考虑支气管镜吸痰技术。

五、人工气道感染的预防

多数院内感染的病原菌主要通过手的接触传播,应在接触患者前后严格洗手、消毒和无菌操作。保持病房恒定稳定及湿度,定期予病房消毒。加强患者口腔护理,合适的清洁液口腔护理每天至少2次,定期对口腔分泌物进行培养。严格控制探视时间及探视人员数量,防止交叉感染。及时清除声门下和口腔的分泌物,保持气囊的合适压力,无禁忌证者常规抬高床头高度30°~40°,防止胃内容物的反流误吸,避免呼吸机相关性肺炎的发生。呼吸机管路可7 d更换1次,人工鼻每24 h更换,可降低呼吸机相关性肺炎的发生率。

(施云超　蔚文龙)

第十六节　湿化与雾化

一、湿化

气道湿化是指应用人工方法将溶液或水分加热后分散成极细微粒,以增加吸入气体中的温湿度,达到湿润气道黏膜、稀释痰液、保持黏液纤毛正常运动和廓清功能的一种方法。建立人工气道是ICU危重症患者解决呼吸道阻塞、改善通气功能的重要措施,但患者因此失去了对吸入气体的温化、湿化、净化作用,因而呼吸道黏膜易干燥,痰液易变稠,形成痰栓,导致呼吸系统的防御功能降低,为病原体入侵创造了条件。因此,在机械通气时给予加温和加湿是一个最基础的、必须具备的治疗。湿化程度可以用两种方式来表达:一是绝对湿度(absolute humidity,AH),即单位体积湿空气中含有的水汽质量,也就是水汽的密度;二是相对湿度(relative humidity,RH),即湿空气中水蒸气分压力与相同温度下水的饱和压力之比。

（一）最佳气道湿化标准

目前普遍认为，吸入气体到达气管隆嵴时达到等温饱和界面（ISB，即37 ℃、AH＝44 mg/L、RH＝100％）水平时是肺泡进行气体交换的最佳条件。Williams等认为吸入气体的温度接近体温，并且湿度达到饱和时，气道分泌物的性状和量才能维持正常，并且保证最大的纤毛清除能力。目前，最佳湿化的标准还存在争议，有待于进一步的研究。

（二）气道湿化的方法

提供湿化的方式包括主动的、微电子控制的加热湿化系统（加热湿化器）和简单的、被动的热湿交换器-人工鼻（heat and moisture exchanger，HMEs），ICU机械通气患者的湿化需考虑湿度输出、无效腔、阻力、花费和患者安全。

1. 高流量湿化器

高流量湿化器能提供一个范围非常广的温度和湿度。高流量湿化器通常包括一个加热装置、贮水罐和温度控制单元（包括温度探头和报警）。高流量湿化器的种类主要有Pass-over（表面）湿化器、Cascade（瀑布式）湿化器和Wick（芯式）湿化器。加热湿化器在对吸入气体进行加温的同时还可以防止体温丢失，这对婴幼儿特别重要。加热导丝环路能预防环路内气体温度下降并能防止冷凝水形成。但加热导丝的使用也可以导致吸入气体的相对湿度降低，从而使得气道分泌物变得黏稠，甚至造成人工气道的堵塞。环路内的冷凝水常难以及时清除，是一个潜在的感染源，绝不能将其倒回湿化器的贮水罐内。

2. 被动湿化器

被动湿化器描述的是一类不使用电和水的简单湿化装置。这类装置也常被叫做"人工鼻"。根据设计不同，有多种类型的被动湿化器。那些只用来进行热湿交换的被称作HMEs。在HME基础上加有过滤功能的称为热湿交换过滤器（heat and moisture exchange filter，HMEF）。另外一种是通过了吸湿性处理的，称作吸湿性湿热交换器（HHMEs），又可以被称作吸湿性冷凝湿化器，如再加用过滤层就是吸湿性热湿交换过滤器（HHMEF）。

HMEs常用于手术过程中的短时间湿化，它只能提供少量的湿度输出，在潮气量500～1 000 mL时，提供的湿度为10～14 mgH$_2$O/L。HMEFs的性能要比HMEs优越，因其内有丝状过滤介质或增加了介质容积（表面积增加）。增加介质的皱褶和厚度可增加表面积。实验室评估发现这些装置在潮气量为500～1 000 mL时湿度输出为18～28 mg H$_2$O/L。HHME是被使用得最多的人工鼻类型，对比研究发现潮气量为500～1 000 mL时，HHMEs能提供22～34 mg H$_2$O/L的湿度输出。HHME加上过滤介质就成了吸湿性热湿交换过滤器（HHMEF）。过滤介质由带静电荷的多聚丙烯网组成，能吸附捕获空气的颗粒。但是单纯的过滤器并不适合作为热湿交换介质，而与吸湿性介质合用时能轻微增加湿度输出（1～2 mg H$_2$O/L）。另外，过滤介质的存在会增加阻力。

（三）湿化液的选择

1. 稀释痰液用药

研究发现，无菌蒸馏水、0.45％的盐水、1.5％的碳酸氢钠等是临床应用效果较好的湿化液，痰液黏稠度和吸引是否通畅是衡量湿化的可靠指标。

2. 抗炎化痰药

抗炎化痰药主要集中在往盐水或者碳酸氢钠溶液中加入不同药物，主要包括抗生素类、激素类及化痰类药物。

（四）气道湿化的影响因素

气道湿化的最终目标是使气管隆突处的温湿度达到最佳标准值。气道湿化的效果除了受湿化装置类型的影响外，其他影响因素也很重要。

1. 外周温度

正常室温为22～24 ℃，当室温较低时，较多水分冷凝在吸气回路中，致使吸入气体的AH不足，其

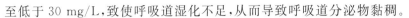

至低于 30 mg/L,致使呼吸道湿化不足,从而导致呼吸道分泌物黏稠。

2.分钟通气量(VE)

VE 增大,吸入的气体达到饱和就需要带入更多的水分,所以其他条件不变,VE 增大,湿化效率降低。

3.呼吸机类型

不同呼吸机出口湿度不同,最终入湿化器口处的温度也不同,从而影响加热板的工作。

4.加热板温度设定

湿化器加热板温度设定可从 1 档到 9 档,其出湿化器口处能达到的温度范围在 40~60 ℃。不同挡位将提供不同的温度,目前认为调整加热板的档位使 Y 形接口处温度达 40 ℃时为最佳值。

5.管路类型

普通的呼吸管路没有加温和保温的装置,气体从出湿化器口处到吸入端处的温度逐渐降低,易形成冷凝液。而带有加热丝的管路能保持管路中气体呈恒温状态,温湿化效果接近理想状态,并且不形成冷凝液,可降低管路细菌繁殖。

6.体温

体温降低时易导致湿化过度,在选择和使用湿化装置时需要考虑体温对湿化效果的影响。

二、雾 化

药物雾化治疗的目的是输送治疗剂量的药物到达靶向部位。对于肺部病变患者,雾化给药与其他给药方式相比,可达到较高的局部药物浓度,减少全身不良反应。

(一)雾化治疗的影响因素

药物在呼吸道沉积的影响因素包括气溶胶大小、气溶胶的形成和运动方式,以及患者的气道结构和呼吸形式。

1.气溶胶大小和物理特性

气溶胶大小是决定雾化治疗作用的主要因素之一,通常用气体动力质量中位数直径(MMAD)来表示。气溶胶呈动态悬浮,由于蒸发或吸收水分子,气溶胶会互相结合和沉积。当吸水性的气溶胶处于潮湿环境中,易吸收水分而体积增大,从而影响气溶胶在呼吸道的沉积。气溶胶在呼吸系统沉积的主要机制有 3 个:碰撞、重力沉降和弥散。直径较大的气溶胶(MMAD>10 μm)由于惯性碰撞通常在上呼吸道或鼻咽部过滤;5~10 μm 的气溶胶可到达下呼吸道近端;1~5 μm 的气溶胶则经气道传输至周围气道及肺泡,其中 3~5 μm 的气溶胶易沉积于支气管或传导性气道;<1 μm 的气溶胶则通过布朗运动弥散至气管壁或肺泡后沉积,但其中大部分会随呼出气呼出。因此,肺内沉积的气溶胶大小最佳范围为 1~5 μm。选择雾化器时,需了解雾化装置产生的气溶胶大小。

2.与患者相关的因素

与患者相关的因素包括年龄、解剖特点和认知能力、呼吸形式、连接装置。

(二)雾化发生器的类型

机械通气时雾化常通过小容量喷雾器(small volume nebulizers,SVN)或定量吸入器(metered inhaler,MDI)来实现。

1.小容量喷雾器(SVN)

SVN 是一次性使用装置,包含有贮水罐、进气口、挡板和一个文丘里系统。文丘里系统能通过高速气流使气液混合而产生雾化颗粒。SVN 性能受多个因素影响,包括喷雾器的构造、无效腔容量、喷雾器的气流量、雾化的药物、雾化液量、雾化持续时间和驱动雾化器的气源。为了降低无效腔容量,建议使用 5 mL 溶液作为雾化液。增加至喷雾器的气流量可以形成更小的雾化颗粒,但也可以缩短雾化时间和导致雾化液更大的浪费(呼气阶段的雾化),通常使用的流量为 8~10 L/min。

2. 定量吸入器(MDI)

MDI是患者使用的简单药物供给系统。MDI的定量分配是指通过定量阀来控制药物供给的剂量。每次按压制动器能提供一个固定的 $25\sim100\ \mu g$ 的药物剂量和 $15\sim20\ mL$ 的雾化容量。影响MDI性能的因素包括药物与推进剂的分离、温度、关机和位置。使用MDI时,将贮药罐握在手中并摇晃可以帮助消除第一、二个影响因素。关机(tail off)是指当贮药罐内药物接近耗尽时,药物释放量的减少,这可以通过规定每种MDI的释放单位次数(按压引动器次数)来避免。

3. 干粉吸入器

干粉吸入器被广泛地应用于门诊患者的药物使用。DPI系统目前还不能在机械通气时使用,但是很多学者已经报道了可用于呼吸机环路的改良型的DPI。

4. 振动格栅雾化器

振动格栅雾化器使用一个振动网格或是带有多个孔的振动盘来制造气溶胶。这个装置不需要气源作为动力来源,消除了关于那些呼吸环路额外需要连续气流的问题。格栅雾化器的振动频率和动力可以用电池来驱动,在常温下即可进行,不需要对药物进行加温。振动格栅雾化器的早期测试建议的药物输出量应达到传统SVN量的3倍。

5. 经气管导管的雾化器

为了避免气管导管的阻力影响,加拿大的一家公司介绍了一种针对气溶胶传输的气管导管,这种同轴导管使药液通过中心内腔时被雾化成小雾粒——从围绕中心内腔的几个小腔内产生 100 psi 和 $0.1\sim3\ L/min$ 的气体,作用于药液并产生了气溶胶。该系统能够持续或是间断雾化。这个装置尚在不断改进中,初期的报告提出药物的分布得到了改善。

6. 气溶胶传送系统的选择

通常情况下,如果需要的药物适用于MDI装置,则在机械通气时MDI是输送支扩药的首选方法。SVN在需要高剂量给药或是连续给药的情况则是首选,因为SVN一般可以输送10倍于MDI的剂量。综合这些情况,SVN因其相似或提升的有效性而为给药提供了便利。

(三)机械通气时气溶胶的传送

患者或呼吸机系统不同的状况会影响气溶胶传送的有效性,不管是使用SVN还是MDI,这些包括人工气道、呼吸机环路、湿度、湿化装置、呼吸机参数设置和气溶胶发生器在环路中的位置。人工气道被认为是气溶胶传输到更低级支气管的主要阻碍。当气溶胶的产生离Y形管 $25\sim30$ cm时,这段管路作为贮雾区将提升气溶胶的输送,但增加贮雾区只能有限地提升SVN气溶胶输送的效率。呼吸机管路中的湿气会让气溶胶微粒变大进而减弱气溶胶的输送,使得微粒大小发生变化是相对湿度的一种功能。此外,呼吸机参数设定、模式、持续气流的状态和气源都会影响气溶胶的输送。

(四)监测支扩药的效能

确定支扩药雾化吸入的功效只需简单地听呼吸音和观察患者的舒适状态。支扩药治疗的实际效果取决于多种因素,包括气流受阻程度、支气管可扩张的程度、气道分泌物的多少、感染的程度和同时经注射使用的支扩药。监测呼气相流速-容量曲线的形态有助于发现呼气相气道阻力的降低。呼气相气道阻力可以通过提供一个恒流、设置吸气平台来被动充气(无自主呼吸)的方式进行测定。Auto-peep的改变也能为支扩药治疗对降低呼气阻力的效应提供证据。由于呼气阻力减少,肺排空将更快,导致Auto-peep的减少。Auto-peep的测量比呼气阻力简单,但不如测量呼气阻力那么敏感。

(刘　霞　方　强)

第十七节　患者体位

患者的体位影响机械通气的效果,对于危重患者来说,体位的改变非常重要。研究发现,气管插管机

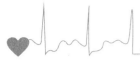

械通气的 ARDS 患者从仰卧到右侧半卧位可以提高 PaO_2 15～50 mmHg(1 mmHg＝0.133 kPa)。虽然体位对患者的呼吸功能有重要影响,但在临床实践中并没有受到足够的重视。气管插管及气管切开患者,由于其导管与呼吸机管道连接,造成体位改变十分困难,患者因担心体位变动导致呼吸机管道脱落,或害怕体位变动牵拉气管内导管导致疼痛等而不敢或不能翻身。其实,患者体位改变简单易行,只要医务人员充分认识其重要性,熟练掌握各种危重病情况下患者对体位的要求,对临床的帮助是极大的。

患者体位指的是患者的躯体定位,分为仰卧、俯卧及侧卧位。本节主要介绍常见呼吸危重症患者应该采取的合理体位。

一、急性呼吸窘迫症及俯卧位

近年的相关文献报道,急性呼吸窘迫综合征(ARDS)患者采用俯卧位可以明显改善患者氧和状态。根据众多相关文献报道总结出:不同患者 PaO_2 改变幅度差异性较大;引起 PaO_2 改善的患者比例文献报道差异较大,甚至有相反的结果;俯卧位对 ARDS 氧合改善情况并无预测作用;俯卧位氧合得到改善的患者,其改善的程度及幅度可以出现时间的依赖性,即可能在数小时或者长时间的俯卧位后氧合反而会变差;当俯卧位与仰卧位调换时,氧合情况可能出现维持原样、比原来更差、比原来更好3种情况。

因此,俯卧位对 ARDS 氧合的改善取决于不同的患者(不同的呼吸生理及病理生理)。总结原因如下:①血流被重新分布到较好的区域;②血流的重新分布也可能改善原先闭合的肺区域的肺泡复张;③俯卧位改变了心脏的位置,减轻了肺的负担;④胸腔压更均匀地分布,改善了肺泡复张;⑤改变了部分膈肌运动。另外,相关研究显示,仰卧位时进行机械通气引起的气压伤主要集中在受重力压迫的肺萎陷的背侧区域,因此俯卧位可以减少机械通气引起的肺损伤。

患者进行俯卧位时需排除以下禁忌证:脊髓损伤没有固定是绝对的禁忌;相对禁忌包括血流动力学异常、心律失常、胸部及腹部手术后。在无禁忌情况下,准备工作包括患者的适当镇静、充足的人员配置、将患者移至床的一侧、检查管线及气管导管固定妥当、吸除气道内分泌物、予纯氧预氧合、检查生命体征平稳。具体操作流程:将患者翻至侧卧,解开心电监护导联连接,将患者转至俯卧位,将患者头部转向呼吸机,重新接上心电示波导线。然后,需检查所有管线及气管导管,检查呼吸机压力及通气量,监测生命体征,重新定位校正压力传感器。另外,患者的胸部及前额的每一侧需要用枕头支撑,避免气管插管及头部受压。

二、单侧肺疾患和侧卧位

侧卧位可有两种情况,即健侧卧位及患侧卧位。不管是健侧卧位还是患侧卧位,只要能够改善通气/血流比例及肺内分流,就能改善缺氧性呼吸衰竭患者的氧合。不宜健侧卧位的情况有:儿童、某些慢性阻塞性肺病、一侧气道堵塞引起的肺萎陷、麻醉及瘫痪患者,因可能减低通气/血流比例及恶化氧化情况。可用于患侧卧位的疾病见于大面积肺梗死、肺脓肿及咯血。

三、其他呼吸危重疾病及体位

常见的慢性阻塞性肺疾病(COPD)患者,与正常人不同,不管是仰卧、侧卧还是俯卧位,其肺通气优先分布于肺上部区域。严重的 COPD 患者,过度充气常使膈肌运动幅度变小。因此,站立或坐位引起呼吸困难时,常可通过仰卧位或者身体前倾缓解,这可能与膈肌运动幅度增大相关。另外,哮喘常取直立位并避免斜卧,以有利于腹肌辅助呼吸。任何增加气道阻力、气道陷闭及引起胃食道返流的体位,均对哮喘患者不利。

另外,由神经肌肉疾病引起的膈肌及其他呼吸肌麻痹的患者,常见端坐呼吸,可以使用腹带防止直立

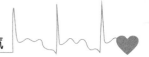

位因腹部膨隆引起的肺活量减少。其他如肺不张等情况,可通过俯卧位深呼吸,胸部叩击及前斜位咳嗽来减少肺部并发症及机械通气的需要。

其他特殊的患者如意识障碍应取侧卧位减少误吸的可能性。另外,将床头抬高30°到45°作为常规体位,以防止口咽分泌物及胃内容物返流及误吸,每2h翻身一次,变换体位及翻身之前要吸引并清理口腔分泌物。

(曾林燕　方　强)

第十八节　危重患者转运时的机械通气

转运机械通气的危重患者存在风险,如何在院内短距离转运或院间长距离转运时保证有效的机械通气,以维持通气、氧合、循环的稳定成为转运时一个重要的环节。

2000年,Chang等人首先就仪器设备、人员配制、监测项目等方面提出指导性意见。2010年,中华医学会重症医学分会制定了《中国重症患者转运指南》,该指南旨在为各级医院提供重症患者转运的基本原则,以便各医疗机构根据自身现有资源制订重症患者转运计划并规范临床实施。

重症患者转运时的机械通气因其环境的特殊性,有别于在固定场所时的机械通气。其区别一般表现在:①氧源不同,转运时一般采用储氧钢瓶,病房为中心供氧;②呼吸机不同,转运时往往配备的是便携式呼吸机,不管是通气模式、稳定性能还是参数或监测等性能必然劣于病房的呼吸机;③转运途中的监护设备有限,较病房要简单;④转运时处于移动状态,且与转运的交通工具有一定相关性;⑤其他一些客观情况。因此,在制定机械通气目标时,应充分考虑到转运时的这些特殊性。机械通气患者在转运途中的风险见表8-6。

表8-6　呼吸机依赖患者运输期间可能发生的呼吸相关并发症

类　别	并发症
气管内导管	意外拔管或脱管
	因扭结或黏液栓而阻塞
	气管插管滑入右主支气管
	插管周围胃内容物的误吸
机械通气	氧气源脱节
	呼吸机脱节
	隐形PEEP的发生
	气压伤
	电池耗竭
手工通气	低碳酸血症和碱中毒
	高碳酸血症和酸中毒
	气压伤

尽管在院内转运时可以采用手工通气,但是呼吸机依赖的重症患者在转运时应配备便携式呼吸机,因为呼吸机通气比手工通气更加恒定且优于手工通气。目前便携式呼吸机的种类繁多,但是一般来说它应具备以下特征:①在转运途中体现充分的便携性;②对潮气量和呼吸频率有独立的控制;③能够以A/C或IMV模式给予患者充分的通气支持;④当气道压力发生变化时能够提供恒定的潮气量;⑤监测气道压力;⑥PEEP功能;⑦提供FiO_2 100%。充足的供氧和可靠的呼吸机性能是转运机械通气患者的基础。根据转运时的流程,可以将转运分为转运前的准备和转运途中的监测。

一、转运前的准备

第一步,转运前务必确认氧源处于理想状态,若病区内呼吸机使用的$FiO_2 \geq 60\%$,则要求总氧压力

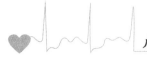 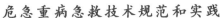
在 10 MPa 以上,减压后氧压一般维持在 0.3~0.5 MPa,转运前确认"总氧压"和"减压氧压"均符合标准。

第二步,安装呼气阀和连接呼吸机管路。呼气阀消毒后安装请确认"阀膜"干燥,且贴合阀门呼气测,顺时针旋紧,否则容易泄露。管路使用前确认流量监测管路干燥,当管路连接完毕,必须使用模拟肺测试通气正常。

第三步,呼吸机参数和模式的选择。机械通气患者的情况各不相同,运输之前,通气模式必须个性化。目前一般的便携式呼吸机常见的通气模式有容量型(SIMV、IPPV、SIPPV)和压力型(CPAP)。如无自主呼吸或呼吸微弱的患者选用 A/C 模式;对存在自主呼吸的患者可选择 SIMV 模式;对自主呼吸较强的患者可选择 PSV 模式;对氧合不易维持的患者可选择调节氧浓度,使用定压型通气模式,延长吸气时间,选择适当 PEEP。一般来说,可以在患者接便携式呼吸机后以此前相同的呼吸支持条件通气,观察患者能否耐受并维持稳定。如果转运呼吸机不能达到转运前通气条件,应在转运前对患者试行替代参数通气,观察患者能否耐受转运呼吸机并维持恰当的通气及氧合[动脉血氧分压(PaO_2)$\geqslant 60$ mmHg(7.98 kPa)或动脉血氧饱和度(SaO_2)$\geqslant 0.90$]。

其实,关于在病房内如何应用呼吸机的研究已较为成熟,但是在转运时如何应用呼吸机的研究并不多。在一项 1 735 名转运的机械通气患者的回顾性分析中发现,转运时的潮气量一般设为 500 mL(6.7 mL/kg),按实际体重的 80% 决定潮气量的大小,而 PEEP 常设置为 5 cmH_2O,平台压不超过 24 cmH_2O。此外,该研究还指出关键事件(如低血压、低氧血症、死亡等)发生率约为 17%,因此在转运前必须权衡好利弊才开始转运。

二、转运途中的监测

重症患者在转运途中的机械通气并不是一成不变的,而要根据患者出现的情况随时进行调整。据统计,高达 86% 的气管插管患者在转过程中会出现呼吸系统并发症如低氧血症。转运前需要 PEEP 或较高吸入氧浓度的患者发生低氧血症的风险更高。那么,该如何处理呢?

首先,人机不协调或呼吸机频繁报道气道高压是比较常见的情况,应先检查患者是否出现新的病情变化,如出现气胸、心衰、呼吸道分泌物堵塞气道等,若出现新的病情变化则需及时给予相应的治疗措施;再检查呼吸机是否正常运行或管路是否存在扭曲、漏气、分泌物、积水,若单纯为患者不耐管,可适当镇静、镇痛。

其次,出现低氧血症。可以通过脉搏氧饱和度仪来监测经皮血氧饱和度来及时发现低氧血症。导致低氧血症的原因众多,在转运时所能做的是积极寻找病因并对因治疗,除常见的病因外,环境的因素必须考虑在内,如使用空中转运时,高空大气压的降低使患者容易发生低氧血症;环境中温度和湿度的下降可能造成低氧血症、分泌物干燥和脱水等。因此,在转运时应间歇地监测患者的呼吸频率、潮气量的改变,检查患者呼吸音等,根据实际情况做出相应调整。

总之,危重患者的院内短途转运或院间长途转运时的机械通气只是转运这个综合过程中的一个环节,它还涉及医疗设备、医务人员及医疗法规,必须持高度负责的态度把挽救患者的生命放在首位,安全把患者转运到目的地。

(徐 俊 方 强)

参考文献

[1] 卢卡·毕格特罗. 麻省总医院危重病医学手册(第 5 版)[M]. 杜斌,主译. 北京:人民卫生出版社,2012.

[2] 侯连英,侯连玉. 人工气道的集束化管理对呼吸机相关性肺炎的影响[J]. 国际医药卫生导报,2013,19(7):1029-1032.

［3］凯克·M.瑞克,史蒂文·迪马斯.呼吸治疗学精要［M］.袁月华,郭丰,译.北京:人民军医出版社, 2015:500-503.

［4］刘晓伟,刘志.不同通气模式下吸痰对呼吸力学和氧气交换的影响［J］.中华结核和呼吸杂志,2007, 30:751-755.

［5］马晓克,王辰,方强.急性肺损伤/急性呼吸窘迫综合征诊断和治疗指南［J］.中国危重急救医学, 2006,18(12):106-110.

［6］邱海波,黄英姿.ICU 监测与治疗技术［M］.上海:上海科学技术出版社,2012:7-52.

［7］宋志芳,主编.现代呼吸机治疗学［M］.北京:人民军医出版社,2008:335-347.

［8］王辰,陈荣昌.呼吸病学［M］.2 版.北京:人民卫生出版社,2014:374-375

［9］姚敏.人工气道管理与新进展［J］.中国民族民间医药杂志,2012,21(21):15.

［10］俞森洋.机械通气临床实践［M］.北京:人民军医出版社,2008.

［11］张翔宇,主编.机械通气手册［M］.北京:人民卫生出版社,2013.

［12］郑劲平.肺功能学-基础与临床［M］.广州:广东科学技术出版社,2007.

［13］中华医学会呼吸病学分会.2009 无创正压通气临床应用专家共识［J］.中华结核和呼吸杂志,2009, 32(2):86-96.

［14］中华医学会呼吸病学分会呼吸治疗学组.人工气道气囊的管理专家共识(草案)［J］.中华结核和呼 吸杂志,2014,37(11).

［15］中华医学会重症医学分会.中国重症患者转运指南(2010)(草案)［J］.中国危重病急救医学,2010, 22(6):328-330.

［16］中华医学会重症医学分会.呼吸机相关性肺炎诊断、预防和治疗指南(2013)［J］.中华内科杂志, 2013,52(6):524-543.

［17］中华医学会重症医学分会.机械通气临床应用指南(2006)［J］.中国危重病急救医学,2007,19: 65-72.

［18］中华医学会重症医学分会.慢性阻塞性肺疾病急性加重患者的机械通气指南(2007)［J］.中华急诊 医学杂志,2007,16:350-357.

［19］朱蕾,钮善福.机械通气［M］.上海科学技术出版社,2012.

［20］ASHRY H S A, MODRYKAMIEN A M. Humidification during mechanical ventilation in the adult patient［J］. BioMed Research International,2014(1):71-74.

［21］AMATO M B P, BARBAS C S V, MEDEIROS D M, et al. Effect of a protective-ventilation strategy on mortality in the acute respiratory distress syndrome［J］. New England Journal of Medicine,1998,338(6):347-354.

［22］BECK J, CAMPOCCIA F, ALLO J C, et al. Improved synchrony and respiratory unloading by Neurally Adjusted Ventilatory Assist (NAVA) in lung-injured rabbits［J］. Pediatr Res,2007,61: 289-294.

［23］Bigelow D A. Acute respiratory distress in adults［J］. Lancet,1967,2(7511):319-323.

［24］BLAKEMAN T C, BRANSON R D. Inter- and intra hospital transport of the critically ill［J］. Respir Care,2013,58(6):1008-1023.

［25］BLANK R, NAPOLITANO L M. Epidemiology of ARDS and ALI［J］. Critical Care Clinics, 2011,27(3):439-458.

［26］BOLZAN D W, GOMES W J, FARESIN S M, et al. Volume-time curve: an alternative for endotracheal tube cuff management ［J］. Respir Care,2012,57(12):2039-2044.

［27］BORGES J B, CARVALHO C R, AMATO M B. Lung recruitment in patients with ARDS［J］. N Engl J Med,2006,355(3):319-320.

[28] BROCHARD L. Mechanical ventilation: invasive versus noninvasive[J]. Eur Respir J,2003,22: 31s-37s.

[29] BROOKS D, ANDERSON C M, CARTER M A, et al. Clinical practice guidelines for suctioning the airway of the intubated and nonintubated patient[J]. Can Respir J,2001,8:163-181.

[30] CHANG D W. AARC Clinical Practice Guideline: in-hospital transport of the mechanically ventilated patient—2002 revision & update[J]. Respir Care,2002,47(6):721-723.

[31] CHADHA N K, GORDIN A, LUGINBUEHL I, et al. Automated cuff pressure modulation: a novel device to reduce endotracheal tube injury[J]. Arch Otolaryngol Head Neck Surg,2011, 137(1):30-34.

[32] CROTTI S, MASCHERONI D, CAIRONI P, et al. Recruitment and derecruitment during acute respiratory failure: a clinical study[J]. American journal of respiratory and critical care medicine, 2001,164(1):131-140.

[33] CHATTE G, SAB J M, DUBOIS J M, et al. Prone position in mechanically ventilated patients with severe acute respiratory failure[J]. Am J Respir Crit Care Med,1997,155:473-478.

[34] CHEN M D K, FACEP G L S, VARON F J, et al. Mechanical ventilation: past and present[J]. J. Emerg Med,1998,16:453-460.

[35] CONFALONIERI M, POTENA A, CARBONE G, et al. Acute respiratory failure in patients with severe community-acquired pneumonia: a prospective randomized evaluation of noninvasive ventilation[J]. Am J Respir Crit Care Med,1999,160(5):1585-91.

[36] CRUMMY F, NAUGHTON M T. Non-invasive positive pressure ventilation for acute respiratory failure: justified or just hot air? [J] Intern Med J,2007,37(2):112-118.

[37] DARRIEUS G. Bedside selection of positive end-expiratory pressure in mild, moderate, and severe acute respiratory distress syndrome[J]. Critical Care Medicine,2014,42(2):252-264.

[38] DiAZ LOBATO S, MAYORALAS ALISES S, MONTIEL G. Noninvasive mechanical ventilation in the exacerbation of respiratory diseases[J]. Med Clin (Barc),2011,137(15):691-696.

[39] GOODMAN L R, FUMAGALLI R, TAGLIABUE P, et al. Adult respiratory distress syndrome due to pulmonary and extrapulmonary causes: CT, clinical, and functional correlations. [J]. Radiology,1999,213(2):545-52.

[40] ESTEBAN A, FRUTOS F, et al. A comparison of four methods of weaning patients from mechanical ventilation[J]. N Engl J Med,1995,332(6):345-350.

[41] FERGUSON N D, COOK D J, GUYATT G H, et al. High-frequency oscillation in early acute respiratory distress syndrome[J]. N Engl J Med,2013,368(9):795-805.

[42] FROESE A B. High-frequency oscillatory ventilation for adult respiratory distress syndrome: let's get it right this time[J]. Crit Care Med,1997,25(6):906-908.

[43] GATTINONI L, CAIRONI P, CRESSONI M, et al. Lung recruitment in patients with the acute respiratory distress syndrome[J]. New England Journal of Medicine,2006,354(17):1775-1786.

[44] HICKLING K. Best Compliance during a Decremental, But Not Incremental, Positive End-Expiratory Pressure Trial Is Related to Open-Lung Positive Ean-Expiratory Pressure. 2001,163:69-78.

[45] GATTINONI L, TACCONE P, CARLESSO E, et al. Prone position in acute respiratory distress syndrome: rationale, indications, and limits[J]. American Journal of Respiratory and Critical Care Medicine,2013,188(11):1286-1293.

[46] GUéRIN C, REIGNIER J. Prone positioning in severe acute respiratory distress syndrome[J]. N Engl J Med,2013,368(23):2159-2168.

[47] GUéRIN C, DEBORD S, LERAY V, et al. Efficacy and safety of recruitment maneuvers in acute respiratory distress syndrome[J]. Annals of Intensive care,2011,1(1):1-6.

[48] GUPTA V A, KARNIK N, BHUTADA A. Incidence and outcome of ventilator associated pneumonia[J]. J Assoc Physicians India,2013,61(8):554-557.

[49] HABASHI N M. Other approaches to open-lung ventilation: airway pressure release ventilation [J]. Crit Care Med,2005,33(3 Suppl):S228-S240.

[50] LIM S C, AdamaAB, Simonson DA, et al. Intercomparison of recruitment maneuver efficacy in three models of acute lung injury. Crit Care Med,2004,32:2371-2377.

[51] HABASHI N M. Other approaches to open-lung ventilation: airway pressure release ventilation [J]. Crit Care Med,2005,33:S228-S240.

[52] Lim S C, Adams A B, Simonson D A, et al. Transient hemodynamic effects of recruitment maneuvers in three experimental models of acute lung injury[J]. Critical care medicine,2004,32(12): 2378-2384.

[53] JAIN M K, TRIPATHI C B. Endotracheal tube cuff pressure monitoring during neurosurgery-Manual vs. automatic method[J]. J Anaesthesiol Clin Pharmacol,2011,27(3):358-361.

[54] JAMES M M, BEILMAN G J. Mechanical Ventilation[J]. Surg Clin N Am,2012,92:1463-1474.

[55] JEAN-LOUIS V. Textbook critical care[M]. 6 ed. Amsterdam:Elsevier,2011:328-333.

[56] JIANG N, DEL S A, ILORETA A M, et al. Evaluation of a teaching tool to increase the accuracy of pilot balloon palpation for measuring tracheostomy tube cuff pressure[J]. Laryngoscope,2013, 123(8):1884-1888.

[57] KAKI A M, ALMARAKBI W A. Use of pressure volume loop closure to check for endotracheal tube cuff function. Randomized clinical trial[J]. Saudi Med J,2012,33(11):1185-1189.

[58] LARA P M D, STEFANO N. Noninvasive ventilation in acute hypercapnic respiratory failure[J]. Semin Respir Crit Care Med,2014,35:501-506.

[59] LEVINE M, GILBERT R, AUCHINCLOSS J H. A comparison of the effects of sighs, large tidal volumes, and positive end expiratory pressure in ventilation[J]. Scandinavian journal of respiratory diseases,1971,53(2):101-108.

[60] LEVINE S, NGUYEN T, TAYLOR N, et al. Rapid disuse atrophy of diaphragm fibers in mechanically ventilated humans[J]. N Engl J Med,2008,358:1327-1335.

[61] LUCCHINI A, ZANELLA A, BELLANI G, et al. Tracheal secretion management in the mechanically ventilated patient:comparison of standard assessment and an acoustic secretion detector[J]. Respir Care,2011,56:596-603.

[62] MABOUDI A, ABTAHI H, HOSSEINI M, et al. Accuracy of endotracheal tube cuff pressure adjustment by fingertip palpation after training of intensive care unit nurses[J]. Iran Red Crescent Med J,2013,15(5):381-384.

[63] PELOSI P, CADRINGHER P, BOTTINO N, et al. Sigh in acute respiratory distress syndrome [J]. American journal of respiratory and critical care medicine,1999,159(3):872-880.

[64] MANZANO F, FERNANDEZ-MONDEJAR E, COLMENERO M, et al. Positive-end expiratory pressure reduces incidence of ventilator-associated pneumonia in nonhypoxemic patients[J]. Critical care medicine,2008,36(8):2225-2231.

[65] MATTHIAS B, MAUREEN M, et al. Higher vs lower positive end-expiratory pressure in patients with acute lung injury and acute respiratory distress syndrome :systematic review and meta-analysis[J]. JAMA,2010,303(9):865-873.

[66] MENGR B K R. Air and soul: the science and application of aerosol therapy[J]. Respiratory care,2010,55(7):911-921.

[67] MESQUITA F O S, GALINDO V C, NETO J L F, et al. Scintigraphic assessment of radio-aerosol pulmonary deposition with the acapella positive expiratory pressure device and various nebulizer configurations[J]. Respiratory care,2014,59(3):328-333.

[68] MESSEROLE E, PEINE P, WITTKOPP S, et al. The pragmatics of prone positioning[J]. Am J Respir Crit Care Med,2002,165:1359-1363.

[69] MUSCEDERE J, DODEK P, KEENAN S, et al. Comprehensive evidence-based clinical practice guidelines for ventilator-associated pneumonia: prevention[J]. Journal of critical care,2008,23(1):126-137.

[70] NAKAMURA T, FUJINO Y, UCHIYAMA A, et al. Intrahospital transport of critically ill patients using ventilator with patient-triggering function[J]. Chest,2003,123(1):159-164.

[71] NETO A S, FILHO R R, ROCHA L L, et al. Recent advances in mechanical ventilation in patients without acute respiratory distress syndrome[J]. F1000 Prime Reports,2014,6:115.

[72] PEDERSEN C M, ROSENDAHL-NIELSEN M, HJENNIND J, et al. Endotracheal suctioning of the adult intubated patient-what is the evidence? [J]. Intensive Crit Care Nurs,2009,25:21-30.

[73] PIEDALUE F, ALBERT R N. Prone positioning in acute respiratory distress syndrome, Respir Care Clin,2003,9:495-509.

[74] PLANK C. Nanomagnetosols: magnetism opens up new perspectives for targeted aerosol delivery for to the lung[J]. Trends Biotechnol,2008,26(2):59-63.

[75] RODRIGUEZ P O, BONELLI I, SETTEN M, et al. Transpulmonary pressure and gas exchange during decremental PEEP titration in pulmonary ARDS patients[J]. Respiratory Care,2013,58(5):754-763.

[76] RANIERI V M, RUBENFELD G D, THOMPSON B T, et al. Acute respiratory distress syndrome: the Berlin Definition[J]. JAMA,2012,307(23):2526-2533.

[77] RESTREPO RD, WALSH B K. Humidification during invasive and noninvasive mechanical ventilation: 2012[J]. Respiratory Care,2012,57(5):782-788.

[78] ROSE L, REDL L. Minimal occlusive volume cuff inflation: a survey of current practice[J]. Intensive Crit Care Nurs,2008,24(6):359-365.

[79] VILLAGRÁ A, OCHAGAVÍA A, VATUA S, et al. Recruitment maneuvers during lung protective ventilation in acute respiratory distress syndrome[J]. American Journal of Respiratory & Critical Care Medicine,2002,165(2):165-70.

[80] SCHENA E, SACCOMANDI P, CAPPELLI S. Mechanical ventilation with heated humidifiers: measurements of condensed water mass within the breathing circuit according to ventilatory settings[J]. Physiol Meas,2013,34(7):813-821.

[81] WILLIAMS R, RANKIN N, SMITH T, et al. Relationship between the humidity and temperature of inspired gas and the function of the airway mucosa[J]. Critical Care Medicine,1996,24(11):1920-1929.

[82] SINUFF T, MUSCEDERE J, COOK D J, et al. Implementation of clinical practice guidelines for ventilator-associated pneumonia: a multicenter prospective study[J]. Critical care medicine,2013,41(1):15-23.

[83] SLUTSKY A S, RANIERI V M. Ventilator-induced lung injury[J]. N Engl J Med,2013,369:2126-2136.

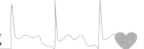

[84] SMINA M, SALAM A, KHAMIEES M, et al. Cough peak flows and extubation outcomes[J]. CHEST Journal,2003,124(1):262-268.

[85] SOLOMITA M, DAROOWALLA F, LEBLANC D S, et al. Y-piece temperature and humidification during mechanical ventilation[J]. Respiratory Care,2009,54(4):480-486.

[86] SUD S. Prone ventilation reduces mortality in patients with acute respiratory failure and severe hypoxemia: systematic review and meta-analysis[J]. Intensive Care Med,2010,36(4):585-599.

[87] THILLE A W, RODRIGUEZ P, CABELLO B, et al. Patient-ventilator asynchrony during assisted mechanical ventilation[J]. Intensive Care Med,2006,32:1515-1522.

[88] TOUAT L, FOURNIER C, RAMON P, et al. Intubation-related tracheal ischemic lesions: incidence, risk factors, and outcome[J]. Intensive Care Med,2013,39(4):575-582.

[89] TRUWIT J D, EPSTEIN S K. A practical guide to mechanical ventilation[M]. UK: John Wiley & Sons, Ltd. ,2011.

[90] VARPULA T, VALTA P, NIEMI R, et al. Airway pressure release ventilation as a primary ventilatory mode in acute respiratory distress syndrome[J]. Acta Anaesthesiol Scand,2004,48(6): 722-731.

[91] VILLAR J, KACMAREK RM, PéREZ-MéNDEZ L, et al. A high positive end-expiratory pressure, low tidal volume ventilatory strategy improves outcome in persistent acute respiratory distress syndrome: a randomized, controlled trial[J]. Crit Care Med,2006,34(12):3061-3062.

[92] WARREN J, FROMM R E, ORR R A, et al. Guidelines for the inter-and intra-hospital transport of critically ill patients[J]. Crit Care Med,2004,32(1):256-262.

[93] YANG K L, TOBIN M J. A prospective study of indexes predicting the outcome of trials of weaning from mechanical ventilation [J]. New England Journal of Medicine, 1991, 324 (21): 1445-1450.

[94] WOLF G K, GóMEZ-LABERGE C, RETTIG J S, et al. Mechanical ventilation guided by electrical impedance tomography in experimental acute lung injury[J]. Critical Care Medicine,2013,41: 1296-1304.

[95] YOUNG D, LAMB S E, SHAH S, et al. High-frequency oscillation for acute respiratory distress syndrome[J]. New England Journal of Medicine,2013,368(9):806-813.

[96] ZAKYNTHINOS E, KARETSI E, DIAKAKI C. Pneumopericardium after blunt chest trauma: mechanical ventilation with positive pressure must be avoided[J]. Int J Cardiol,2008,124(1): e8-e10.

第九章　血流动力学监测与目标滴定式循环支持技术

血流动力学监测与支持是重要的休克管理手段,根据监测结果,可以对心脏的前负荷、后负荷、心肌的收缩舒张功能做出客观的评价。结合血气分析,还可进行全身氧代谢的监测,在危重症患者的管理中起着举足轻重的作用,以实现目标性滴定式治疗。

第一节　动脉置管与有创血压监测技术

一、动脉导管置管技术

(一)适应证

(1)血流动力学不稳定或有潜在危险的患者。

(2)危重患者、复杂大手术的术中和术后监护。

(3)需低温或控制性降压时。

(4)需反复取动脉血样的患者。

(5)需用血管活性药进行血压调控的患者。

(6)呼吸心跳停止后复苏的患者。

(二)禁忌证

相对禁忌证为严重凝血功能障碍、穿刺部位血管病变和局部皮肤感染,但并非绝对禁忌证。

(三)操作步骤

(1)部位:常用桡动脉、股动脉、腋动脉、肱动脉、足背动脉,其中首选桡动脉,其次为股动脉。

(2)置管方法:以经皮桡动脉穿刺置管法为例。

1)用物准备。①动脉套管针。根据患者血管粗细选择12号或16号普通针头,5 mL注射器、无菌手套、无菌治疗巾及1%普鲁卡因或利多卡因。②动脉测压装置。③常规无菌消毒盘。④其他用物:小夹板及胶布等。

2)患者准备。①向患者解释操作目的和意义,以取得配合。②检查尺动脉侧支循环情况,Allen试验阴性者,可行桡动脉置管。③前臂与手部常规备皮,范围约2 cm×10 cm,以桡动脉穿刺处为中心。

3)穿刺与置管。①患者取平卧位,前臂伸直,掌心向上并固定,腕部垫一小枕手背屈曲60°(见图9-1)。②摸清桡动脉搏动,常规消毒皮肤,术者戴无菌手套,铺无菌巾,在桡动脉搏动最明显远

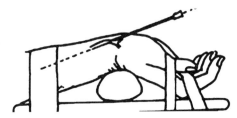

图9-1　桡动脉置管图示

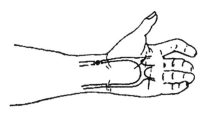

端,用1%普鲁卡因浸润局麻桡动脉两侧,以免穿刺时引起桡动脉痉挛。③在腕褶痕上方 1 cm 处摸清桡动脉后,用粗针头穿透皮肤做一引针孔(见图 9-2)。④用带有注射器的套管针从引针孔处进针,套管针与皮肤成 30°角,与桡动脉走行平行进针,当针头穿过桡动脉壁时有突破坚韧组织的脱空感,并有血液呈搏动状涌出,证明穿刺成功。此时,将套管针放低,与皮肤成 10°角,向前推进 2 mm,使外套管的圆锥口全部进入血管腔内,再固定针芯,将外套管送入桡动脉内并推至所

图 9-2　桡动脉穿刺点

需深度,接着拔出针芯。⑤将外套管连接测压装置,将压力传感器置于无菌治疗巾中防止污染(每 24 h 局部消毒并更换治疗巾 1 次)。⑥固定穿刺针,必要时用小夹板固定手腕部。

(四)并发症及防治方法

1.远端肢体缺血

引起远端肢体缺血的主要原因是血栓形成,其他如血管痉挛及局部长时间包扎过紧等也可引起。血栓的形成与血管壁损伤、导管太硬太粗及置管时间过长等因素有关应加强预防。具体措施如下:

(1)桡动脉置管前需做 Allen 试验,判断尺动脉是否有足够的血液供应。

(2)穿刺动作应轻柔稳准,避免反复穿刺造成血管壁损伤,必要时行直视下桡动脉穿刺置管。

(3)选择适当的穿刺针,切勿太粗及反复使用。

(4)密切观察术侧远端手指的颜色与温度,当发现有缺血征象如肤色苍白、发凉及有疼痛感等异常变化,应及时拔管。

(5)固定置管肢体时,切勿行环形包扎或包扎过紧。

2.局部出血

穿刺失败及拔管后要有效地压迫止血,尤其对应用抗凝药的患者,压迫时间应在 5 min 以上,并用宽胶布加压覆盖;必要时局部用绷带加压包扎,30 min 后予以解除。

3.感染

动脉置管后可并发局部感染,严重者也可引起血液感染,应积极预防。

(1)所需物品必须经灭菌处理,置管操作应在严格无菌技术下进行。

(2)加强临床监测,每日监测体温 4 次,查血象 1 次。如患者出现高热寒战,应及时寻找感染源,必要时取创面物培养或做血培养以协助诊断,并合理应用抗生素。

(3)置管时间一般不应超过 7 d,一旦发现感染迹象应立即拔除导管。

二、有创血压监测管理

(一)适应证

适用于休克、重症疾病、严重周围血管收缩、进行大手术或有生命危险的手术患者术中和术后监护、存在其他高危情况的患者。

(二)禁忌证

同动脉导管置管。

(三)操作步骤

(1)将动脉导管、压力换能器、压力连接管、连续冲洗系统及电子监护仪组成测压系统(见图 9-3)。

(2)矫正零点:将传感器位置固定于心脏位置水平,传感器与大气相通,当屏幕上压力线为直线、显示值为 0 即为零点。

(3)持续测压:使传感器与动脉测压管相通即可进行持续测压。

(四)动脉血压波形

正常动脉压力波分为升支、降支和重搏波。升支表示心室快速射血进入主动脉,至顶峰为收缩压,正

常值为 100～140 mmHg;降支表示血液经大动脉流向外周;当心室内压力低于主动脉时,主动脉瓣关闭与大动脉弹性回缩同时形成重搏波。之后动脉内压力继续下降至最低点,为舒张压,正常值为 60～90 mmHg。从主动脉到周围动脉,随着动脉管径和血管弹性的降低,动脉压力波形也随之变化,表现为升支逐渐陡峭,波幅逐渐增加,因此股动脉的收缩压要比主动脉高,下肢动脉的收缩压要比上肢高,舒张压所受的影响较小。一般认为,足背动脉的收缩压较桡动脉高约 10 mmHg,舒张压低约 10 mmHg(1 mmHg＝0.133 kPa)。不同部位动脉压力波形如图 9-4 所示。

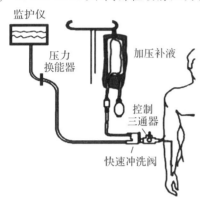

图 9-3 测压系统

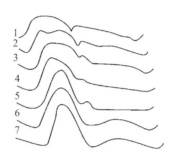

图 9-4 不同部位动脉压力波形
1.主动脉根部;2.锁骨下动脉;3.腋动脉;4.肱动脉;
5.桡动脉;6.股动脉;7.足背动脉

(五)注意事项

1.测压时注意事项

(1)直接测压与间接测压之间有一定的差异,一般认为直接测压的数值较间接测压高 5～20 mmHg(1 mmHg＝0.133 kPa)。

(2)不同部位的动脉压差,仰卧时,从主动脉到远心端的周围动脉,收缩压依次升高,而舒张压依次降低。

(3)肝素稀释液冲洗测压管道,防止凝血的发生。

(4)校对零点,换能器的高度应与心脏在同一水平;采用换能器测压,应定期对测压仪校验。

2.监测注意事项

注意压力及各波形变化,严密观察心率、心律变化,注意心律失常的出现,及时准确地记录生命体征。如发生异常,准确判断患者的病情变化,及时报告医生进行处理,减少各类并发症的发生。

(六)规范护理

(1)严防动脉内血栓形成:以肝素盐水持续冲洗测压管道。此外,尚需做好以下几点:

1)每次经测压管路抽取动脉血后,应立即用肝素盐水进行快速冲洗,防止凝血。

2)管路内如有血块堵塞时应及时抽出,切勿将血块推入血管,以防发生动脉栓塞。

3)动脉置管时间与血栓形成呈正相关,患者循环功能稳定后,应及早拔除动脉导管。

4)防止管路漏液。测压管路的各个接头应连接紧密,加压装置内的肝素生理盐水袋漏液时应及时更换,各三通应保持良好性能,确保肝素盐水的滴入。

(2)保持测压管道通畅:

1)妥善固定套管、延长管及测压肢体,防止导管受压或扭曲。

2)应使三通开关保持在正确的方向。

(3)严格执行无菌技术操作:

1)穿刺部位每 24 h 用安尔碘消毒及更换敷料一次,用无菌透明贴膜覆盖,防止污染。局部污染时按上述方法及时处理。

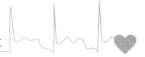

2)从动脉测压管路内抽血化验时,导管接头处应用安尔碘严密消毒,严防污染。

3)测压管路系统应始终保持无菌状态。

(4)防止气栓发生:在调试零点、取血等操作过程中严防气体进入桡动脉内造成气栓形成。

(5)警惕穿刺针及测压管脱落:穿刺针与测压管均应固定牢固,在患者躁动时,应严防被其自行拔出。

(胡伟航　刘长文)

第二节　中心静脉导管留置与中心静脉压监测技术

一、中心静脉导管留置技术

(一)适应证

(1)严重创伤、各种休克、心肺脑复苏等危重患者抢救。

(2)需要大量快速补充血容量(快速输血、输液)和液体复苏。

(3)需长期静脉输注对外周血管有刺激的特殊药物(如高渗液体、化疗、血管活性药物或全肠外营养、移植骨髓细胞液输注等)。

(4)围手术期需建立快速静脉输液通路。

(5)心脏疾病需介入检查和治疗、安置临时心脏起搏器。

(6)需监测中心静脉压(CVP)、放置 Swan-Ganz 漂浮导管监测血流动力学。

(7)连续性血液净化治疗。

(8)外周静脉输液困难、易有深静脉栓塞、需反复多次采取静脉血液标本。

(二)禁忌证

(1)穿刺部位皮肤及深部组织有局部损伤、肿胀、感染。

(2)穿刺部位皮下及深部组织有肿块(如淋巴结、血管瘤、血肿或其他增大组织)。

(3)凝血功能障碍。

(4)锁骨外伤及局部感染。

(5)穿刺侧有明显肺气肿者或已有气胸但未做闭式引流者。

(6)患者极度烦躁、兴奋、不合作,各种原因不能平卧。

(三)操作步骤

1.颈内静脉操作方法

(1)解剖结构。颈内静脉起始于颅底颈静脉孔,与颈内动脉、颈总动脉、迷走神经在颈部的颈动脉鞘内走行。在颈部,颈内静脉的走行解剖上分为 3 段,颈部上段的颈内静脉位于颈内动脉的后外侧、胸锁乳突肌的内侧,其浅表层被胸锁乳突肌覆盖。中段在胸锁乳突肌下端的两个头(锁骨头、胸骨头)与锁骨上缘所形成的三角区内,走行在颈内动脉的前外侧,此段动、静脉互相不重叠,颈内静脉的走行较表浅,是穿刺置管操作最常选用的较安全区域。下段的颈内静脉在颈动脉鞘内下行至胸锁关节后方与锁骨下静脉汇合成头静脉,颈总动脉走行在后上方。该段颈内静脉的口径较大,也是临床穿刺置管操作低位进路。常用的前、中、后入路位置如图 9-5 所示。

(2)置管器械和材料的配置:①中心静脉留置管一根(有单腔、双腔、三腔、四腔、五腔供选择)、穿刺针(普通型或侧管型)、扩张器、带护鞘 J 形引导钢丝、转换管。厂家有成套包装器材供应。②洞巾一块、手术尖刀片一把、5 mL 注射器一副、缝针和缝线。1％普鲁卡因或利多卡因、12 500 U/L 肝素生理盐水 50～100 mL、输液管和肝素帽、纱布。

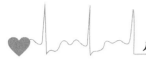

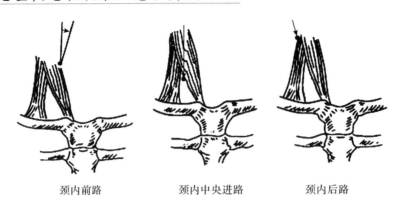

| 颈内前路 | 颈内中央进路 | 颈内后路 |

图 9-5　前路、后路、中央进路穿刺置管部位

(3)操作步骤:经皮颈内静脉穿刺置管术在左、右两侧颈内静脉都可进行。在颈部皮肤表面见到胸锁乳突肌胸骨头、锁骨头、锁骨上缘所构成的三角形是最明显和重要的解剖标记,进针点在此三角形顶点及以上的称为高位进路穿刺技术;在三角形顶点以下的称为低位进路穿刺技术。依据颈部皮肤表面进针点与胸锁乳突肌之间的位置关系可分为前路、后路和中央进路穿刺置管技术。选择皮肤表面进针点在胸锁乳突肌前缘(内侧缘)称为前路穿刺置管技术,在胸锁乳突肌后缘(外侧缘)称为后路穿刺置管技术,进针点在胸锁乳突肌胸骨头、锁骨头和锁骨上缘所构成的三角形区域内称为中央进路穿刺置管技术(见图 9-5)。临床较常应用的是高位前路、高位中央进路、高位后路、低位中央进路和低位后路。

1)高位前路穿刺置管[见图 9-6(a)]:患者仰卧位,肩背部可用薄毯略垫,头转向对侧,使颈部穿刺区域充分暴露。穿刺进针点在甲状软骨上缘水平,颈外静脉与胸锁乳突肌前缘中点(内侧缘)交叉点触及颈总动脉搏动最强处的外侧约 0.5 cm。以该点为中心常规消毒、铺洞巾、局麻。术者左手食指在穿刺进针点触及颈总动脉搏动并将其向内轻轻推拨,穿刺针尖进针方向指向同侧乳头,针轴与皮肤冠状面成 30°～40°夹角缓慢进针,并轻轻回抽注射器保持低负压,进针 3.5～6.0 cm,穿刺针可进入颈内静脉,有失阻感或顺利抽出暗红色血液,即停止进针。在中空针腔内插入 J 形引导钢丝,见引导钢丝刻度标记显示穿出针尖有 4～6 cm,提示 J 形引导钢丝前端已顺利进入颈内静脉,在颈部穿刺点皮肤表面用纱布轻轻压住已穿出针尖的 J 形引导钢丝前端,顺着 J 形引导钢丝尾端方向退出 J 形引导钢丝外护鞘和穿刺针,经 J 形引导钢丝滑入扩皮管,予轻缓旋转前行进行扩张皮下组织后退出,再经 J 形引导钢丝置入中心静脉导管,留置深度一般为 12～18 cm,然后退出 J 形引导钢丝。在置入的中心静脉导管抽取暗红色静脉回血顺畅,提示该中心静脉置管已置入颈内静脉。用带双翼固定夹将中心静脉导管包夹后缝合固定在皮肤上防止留置导管滑出。

2)高位中央进路穿刺置管[见图 9-6(b)]:患者仰卧位,肩背部可用薄毯略垫,头转向对侧使颈部穿刺区域充分暴露。穿刺进针点在胸锁乳突肌胸骨头、锁骨头、锁骨上缘所构成的三角形顶点。以该点为中心常规消毒、铺洞巾、局麻。术者左手食指在穿刺进针点触及颈内动脉搏动并将其向内轻轻推拨,穿刺针尖进针方向指向同侧乳头,针轴与皮肤冠状面成 30°～40°夹角缓慢进针,并轻轻回抽注射器保持低负压,进针 2.0～4.5 cm,穿刺针可进入颈内静脉,有失阻感或顺利抽出暗红色血液,即停止进针。确认穿刺针已进入颈内静脉,后续置管步骤与上述相同。

3)高位后路穿刺置管[见图 9-6(c)]:患者体位、头颈部暴露区域同前。穿刺进针点是颈外静脉与胸锁乳突肌后缘(外侧缘)的交叉点上缘。以该点为中心常规消毒、铺洞巾、局麻。穿刺针尖进针方向指向胸骨上切迹,针轴与皮肤冠状面 20°～30°夹角,与矢状面成 20°夹角,缓慢进针过程中轻轻回抽注射器保持低负压,进针 4.0～6.5 cm,穿刺针可进入颈内静脉,能顺利抽出暗红色血液,即停止进针。确认穿刺针已进入颈内静脉,后续置管步骤与上述相同。

4)低位中央进路穿刺置管[见图 9-6(d)]:患者仰卧位,肩背部可用薄毯略垫,头转向对侧 30°～50°使颈部穿刺区域充分暴露。穿刺进针点定位在胸锁乳突肌胸骨头、锁骨头和锁骨上缘所构成的三角形顶点下方。以该点为中心常规消毒、铺洞巾、局麻。术者左手食指在穿刺进针点可触及颈内动脉搏动并将其

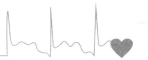

向内轻轻推拨,穿刺针尖进针方向指向同侧乳头,针轴与皮肤冠状面成30°～40°夹角缓慢进针,并轻轻回抽注射器保持低负压,进针2～4 cm,穿刺针可进入颈内静脉,能顺利抽出暗红色血液,即停止进针。确认穿刺针已进入颈内静脉,后续置管步骤与上述相同。

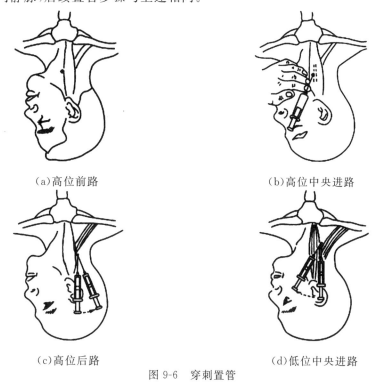

| (a)高位前路 | (b)高位中央进路 |
| (c)高位后路 | (d)低位中央进路 |

图 9-6　穿刺置管

　　5)低位后路穿刺置管(见图9-7):患者体位、头颈部暴露区域同前。穿刺进针点在胸锁乳突肌外侧缘中、下 1/3 交叉点或定位于胸锁乳突肌后缘锁骨上 2～3 横指。以该点为中心常规消毒、铺洞巾、局麻。穿刺针尖进针方向指向胸骨上切迹或同侧胸锁关节的后面,针轴与皮肤冠状面成 20°夹角,与矢状面成 45°夹角,穿刺针在胸锁乳突肌的深层缓慢进针过程中轻轻回抽注射器保持低负压,进针 3～4 cm,穿刺针可进入颈内静脉,能顺利抽出暗红色血液,即停止进针。确认穿刺针已进入颈内静脉。后续置管步骤与上述相同。

　　2.锁骨下静脉穿刺插管方法

　　(1)穿刺部位:锁骨下静脉位于锁骨后下方,其后上方有锁骨下动脉伴行;锁骨下静脉是腋静脉的直接延续,由第一肋骨外缘向内,经过前斜角肌的前方,至胸锁关节的后方与颈内静脉汇合成无名静脉,左右无名静脉汇合成上腔静脉入右心房(见图9-8)。穿刺部位有两处:锁骨上和锁骨下。

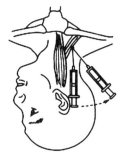

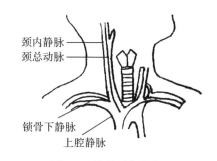

颈内静脉
颈总动脉
锁骨下静脉
上腔静脉

图 9-7　低位后路　　　　　图 9-8　锁骨下静脉位置

　　①锁骨上:锁骨上缘与胸锁乳突肌锁骨头外缘形成夹角,该角平分线上距顶点 0.5～1.0 cm 处为进针点,穿刺方向为同侧胸锁骨节或对侧乳头。穿刺针与皮肤成 15°夹角,进针 1.5～2.0 cm 即进入锁骨下静脉。②锁骨下:锁骨中、内 1/3 交界处的锁骨下 1 cm 为穿刺点,穿刺方向指向同侧胸锁关节。穿刺过程中保持注射器适度负压,并尽量使穿刺针与胸壁平行,一般进针 3～5 cm 即达到锁骨下静脉。已有学

者提出改良的定位方法:从肱骨大结节向内 2 cm 与锁骨下 1.5～2.0 cm 的连线,为穿刺进针点,穿刺针指向锁骨中、内 1/3 处,针与皮肤的冠状面夹角小于 30°,认为可以减少并发症、提高成功率。也有单位通过 B 超定位来提高成功率,但仍以传统锁骨下定位操作为主。

(2)用品及准备:清洁盘、小切开包、穿刺针(普通型或侧管型)、扩张管、J 形引导钢丝、消毒方巾 4 块、洞巾一块、5 mL 注射器一个、缝针、缝线、1％甲紫、1％普鲁卡因或利多卡因 1 支、12 500 IU/L 肝素盐水一瓶、输液设备或肝素帽。

(3)步骤。①经锁骨上穿刺术:a.患者取仰卧位,头低肩高,头转向对侧,显露胸锁乳突肌外形,用 1％甲紫划出胸锁乳突肌锁骨头外侧缘与锁骨上缘所形成的夹角,该角平分线距顶点 0.5 cm 左右为穿刺点(见图 9-9)。b.常规消毒皮肤,铺消毒巾。c.用 1％普鲁卡因或利多卡因于事先标记的进针点做皮内与皮下浸润麻醉,针尖指向胸锁关节,进针角度与皮肤成 15°,进针过程保持注射器内为负压(试穿的目的是探测进针方向、角度与深度),一般进针 1.5～2.0 cm 可达锁骨下静脉。d.按试穿位置和角度进行穿刺锁骨下静脉,见暗红色回血后固定穿刺针,导入导引钢丝,退出

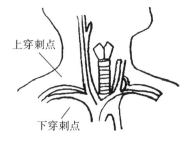

图 9-9 锁骨穿刺点

穿刺针,在引导钢丝周围用尖刀片做一 0.5 cm 的切口,沿导引钢丝插入扩张管,扩张皮肤及皮下组织,退出扩张管,沿导引钢丝送入静脉留置导管,置入长度为 15 cm 左右,退出导引钢丝,然后用装有肝素盐水的注射器回抽,回血顺畅代表位置良好,可进行输液等治疗。e.固定导管:用双翼固定器缝针固定导管,局部消毒后用透明敷料固定。②经锁骨下穿刺术:a.体位及准备同上。b.取锁骨中点与内 1/3 之间、锁骨下缘 1 cm 处为穿刺点(见图 9-9)。c.普鲁卡因或利多卡因局部浸润麻醉,在选定的穿刺点处进针(针尖指向锁骨内侧端,与胸骨纵轴约成 40°,与皮肤成 15°),紧贴锁骨下缘,保持注射器负压,一般进针 4～5 cm 可抽出暗红色血液,提示进入锁骨下静脉,导入导引钢丝,后续步骤同锁骨上穿刺法。

(四)并发症及防治方法

(1)局部血肿:置管后应严密观察穿刺点局部是否有血肿、渗血,若有可用沙袋压迫止血。若局部渗血较多,血肿明显增大,应立即拔除静脉留置管,并予压迫止血,同时警惕气管受压。

(2)气胸:较常见的并发症,穿刺后患者出现呼吸困难、发绀、同侧呼吸音减低,需高度怀疑气胸可能,应立即摄胸片加以证实,以便及时行胸腔抽气减压或闭式引流等处理;对于机械通气患者,如条件许可,考虑 PEEP 减小到 0,或减小通气的正压。

(3)血胸:穿刺过程中若将锁骨下动静脉壁、胸膜撕裂或穿透,血液可经破口流入胸腔,形成血胸。此时,患者可表现为呼吸困难、胸痛和发绀,胸片、B 超有助于诊断。临床一旦出现肺受压症状,应立即拔出静脉导管,并行胸腔穿刺引流或闭式引流术。

(4)深静脉堵塞:导管留置后,每天用 2～3 mL 肝素生理盐水冲洗留置导管,若不能通畅地回抽到静脉血或出现输液不畅,可能是留置导管腔内有凝血块、沉积物附着或导管打折、移位,应予拔除留置管。

(5)空气栓塞:患者吸气时胸腔内呈负压,行中心静脉置管时,需要在拔出导引钢丝时闭合导管腔,以免气体进入血管内,这种情况在低血容量患者中尤应警惕。

(6)导管相关局部感染:颈内静脉置管后,每天常规用碘伏消毒留置管周围皮肤,更换无菌贴膜一次。若发现留置导管周围局部皮肤红、肿、压痛、渗液,伴发热,提示有导管相关局部感染发生,应予及时更换覆盖导管部位的敷料,加强局部消毒护理。若导管相关局部感染较严重,必须立即拔除颈内静脉留置导管,渗液和拔除的颈内静脉留置导管做培养、药敏检查,并依据培养和药敏结果,选择药物进行局部和全身的抗感染治疗。

(7)导管相关性血液感染:患者在颈内静脉置管后或使用该留置管输液中,出现畏寒、寒战、高热、血压下降等临床表现,应立即拔除该颈内静脉留置导管,同时做留置导管培养和血培养,若两个培养结果均是相同的病原体,应考虑是导管相关性血液感染。依据培养和药敏结果,选择药物进行全身性抗感染治疗。

(8)淋巴管损伤:锁骨下静脉与颈内静脉汇合形成静脉角,此处右侧有胸导管,左有淋巴管,而淋巴管较大,有误穿风险;穿刺时如回抽出清亮的淋巴液,应拔出导管,如发生乳糜胸,应及时行胸腔闭式引流术。

(9)神经损伤:穿刺点靠近锁骨中点外侧时,可能损伤臂丛神经。穿刺方向宜指向胸锁关节上缘,如患者发生同侧上肢麻木或触电样感,应立即拔出穿刺针或导管。

(10)大血管和心脏穿孔:少见的严重并发症,主要表现为血胸、纵隔血肿和心包填塞,一旦发生,后果十分严重,原因多与穿刺角度过大、穿刺过深或导管过硬等有关。留置中心静脉导管的患者若突然出现发绀、面颈部静脉怒张、恶心、胸骨后和上腹疼痛、不安和呼吸困难,进而出现 beck 三联征(beck third)时,都提示心包填塞可能,应立即采取如下措施:①立即终止静脉输液。②降低输液容器高度至低于患者心脏的水平,以利用重力吸出心包腔或纵隔内的积血或液体,然后慢慢地拔出导管。③必要时行心包穿刺减压或开胸手术治疗。

(11)针头、导丝、导管误入血管:在规范操作时,一般不会出现此类并发症。操作不当可导致针头、导丝、导管等断裂、误入血管,需尽快定位(如胸片、造影)后行手术取出异物。

二、中心静脉压监测管理

(一)适应证

(1)大手术中大量液体的输入或血液丢失。

(2)血管内容积的评估,特别是在尿排泄减少或肾功能衰竭时。

(3)作为指导输液量和速度的参考指标,特别是在感染性休克或液体复苏时。

(4)严重创伤。

(5)静脉使用对血管有刺激的药物。

(6)快速液体输入。

(7)经颈内静脉紧急起搏、插入肺动脉导管和血液滤过导管。

(8)静脉血频繁取样。

(9)区别循环功能障碍是否由低血容量所致。

(二)禁忌证

(1)绝对禁忌证:

1)上腔静脉综合征。

2)插入位置感染。

(2)相对禁忌证:

1)凝血病。

2)新近插入的起搏器导线。

3)颈动脉疾病。

4)新近的颈内静脉套管插入术。

5)相反横向膈肌的功能障碍。

6)甲状腺巨大或先前颈外科手术。

(三)操作步骤

(1)仪器测量法:仪器测量法作为监测 CVP 的标准方法,测量准确,操作简单,能连续性观察 CVP 变化。在置管成功后,通过压力连接管和三通开关,使导管尾端与输液装置和压力换能器、多功能监护仪相连,压力换能器应与右心房处于同一水平,传感器与大气相通,当屏幕上压力线为直线、显示值为 0 即为零点。使传感器与动脉测压管相通即可进行持续测压。

(2)传统标尺 CVP 测量法:传统标尺法测量复杂,准备用物多,不能连续性观察 CVP 变化,而且耗时费力,干扰因素多。临床上常用装置是由 T 形管或三通管分别连接患者的中心静脉导管、测压计的玻璃(或塑料)测压管和静脉输液系统。测压计垂直地固定在输液架上并可随意地升降调节高度,零点通常在第 4 肋间腋中线右心房水平。阻断输液器一端,即可测 CVP(见图 9-10)。目前该法已很少使用。

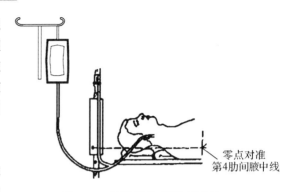

图 9-10 传统标尺 CVP 测量法

零点对准第4肋间腋中线

(四)中心静脉压波形

中心静脉压由 4 部分组成:①右心室充盈压;②静脉内壁压即静脉内血容量;③静脉外壁压,即静脉收缩压和张力;④静脉毛细血管压。因此,CVP 的大小与血容量、静脉张力和右心功能有关。心动周期中的血压波动可引起右心房周期性压力和容积变化,CVP 的正常波形主要包括 3 个正向波 a 波、c 波与 v 波,2 个负向波 x 波与 y 波。a 波代表右心房收缩,出现在 P 波后;c 波代表三尖瓣关闭,右室等容收缩,出现在 QRS 波群内;v 波由右房主动充盈和右室收缩时三尖瓣向右房突出形成,出现在 T 波之后;x 波反映右心房舒张时容量减少;y 波反映三尖瓣开放,右心房排空(见图 9-11)。

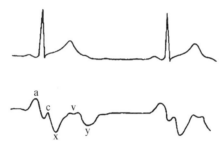

图 9-11 CVP 的正常波形

(五)测定数值的临床意义

CVP 正常值为 5~12 mmHg(1 mmHg=0.133 kPa)。

CVP 监测是目前直接反映循环血容量和心功能动态变化的重要指标,可准确地反映有效循环血量、心血管系统容量和功能的变化,对于及时、准确地调整输液速度,预防发生急性心力衰竭、肺水肿等并发症有指导意义。动态 CVP 监测能及时了解休克状态、估计输液量,特别是休克初期、循环血容量锐减、血管紧张素的分泌,使血压相对正常,早期容易被忽视,故休克时除了监测血压、脉搏、尿量外,还应及时地进行 CVP 置管和动态监测,根据 CVP 监测结果来估计输液量和输液速度。当确定低血容量时,可立即通过中心静脉管,在单位时间内快速输入所需要的晶体液和胶体液,以及时纠正休克。CVP>15 cmH$_2$O,可能为心泵功能不全或肺血管阻力升高、血容量相对过多;CVP < 5 cmH$_2$O,意味着血容量不足;CVP 正常但血压下降,提示心功能不全或血容量不足,应进行补液试验(见表 9-1)。病情不稳定时,应该每 10~15 min 测量记录 1 次。

表 9-1 CVP 与补液关系

CVP	BP	原 因	处理原则
低	低	血容量严重不足	充分补液
低	正常	血容量不足	适当补液
高	低	心功能不全或血容量相对过多	强心、扩血管
高	正常	血管过度收缩	舒张血管
正常	低	心功能不全或血容量不足	补液试验

(六)规范护理

(1)以平卧位测压为宜,患者体位改变时,测压前应该重新校对零点,保证测压零点(压力换能器)的位置与患者腋中线第 4 肋间平行。

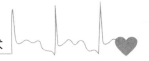

(2)使用呼吸机正压通气,PEEP 治疗、吸气压大于 25 cmH$_2$O 时胸膜腔内压增加,影响 CVP 值,测压时可暂时脱开呼吸机;但重症患者(如重度 ARDS)需酌情考虑脱机对病情的影响。

(3)咳嗽、吸痰、呕吐、躁动、抽搐均影响 CVP 值,应在安静后 10～15 min 测量。

(4)疑有管腔堵塞时不能强行冲注,只能拔除,以防血块栓塞。

(5)只能通过液面下降测压,不可让静脉血回入测压管使液面上升来测压,以免影响测量值。另外,需防进气,管道系统连接紧密,测压时护士不要离开,因为当 CVP 为负值时,很容易吸入空气。

(6)防感染:测压管每日更换、定期更换压力传感器,有污染时随时换。

(胡伟航　刘长文)

第三节　漂浮导管留置监测技术

一、适应证

Swan-Ganz 导管适用于对血流动力学指标、组织氧合功能的监测。所以,一般来说,对任何原因引起的血流动力学不稳定及氧合功能改变,或存在可能引起这些改变的危险因素的情况,为了明确诊断和指导治疗都有指征应用 Swan-Ganz 导管。

二、禁忌证

随着临床对血流动力学监测需求的变化和技术水平的提高,应用 Swan-Ganz 导管的禁忌证也在不断改变。Swan-Ganz 导管的绝对禁忌证是在导管经过的通道上有严重的解剖畸形,导管无法通过或导管本身即可使原发疾病加重,如严重右心室流出道梗阻、严重肺动脉瓣或三尖瓣狭窄、肺动脉严重畸形、法洛四联症等。

有下列情况时应慎用 Swan-Ganz 导管:

(1)肝素过敏。

(2)完全性左束支传导阻滞。

(3)严重出血倾向或凝血障碍,或溶栓和应用大剂量肝素抗凝。

(4)心脏及大血管内有附壁血栓。

(5)严重的肺动脉高压。

(6)严重心律失常,尤其是室性心律失常。

(7)近期置起搏导管者,施行肺动脉导管(pulmonary artery catheter,PAC)插管或拔管时不慎,可将起搏导线脱落。

三、操作步骤

(1)插管途径的选择:静脉途径包括锁骨下静脉、颈内静脉及股静脉。以动脉为标志很易定位,股静脉位于股动脉内侧,颈内静脉位于颈动脉的外侧。应注意到达右心房的距离、导管是否容易通过、是否容易调整导管位置、操作者的熟练程度、患者的耐受程度、体表固定是否容易,以及局部受污染的可能性。一般右颈内静脉是插入漂浮导管的最佳途径。

(2)导管的插入:根据压力波形,床旁插入 Swan-Ganz 导管是危重患者最常用的方法。

首先，应用 Seldinger 方法将外套管插入静脉内，然后把 Swan-Ganz 导管经外套管小心送至中心静脉内，这时，应确认监测仪上可准确显示导管远端开口处的压力变化波形，根据压力波形的变化判断导管顶端的位置。中心静脉压力波形可受到咳嗽或呼吸的影响，表现为压力基线的波动。导管进入右心房后，压力显示则出现典型的心房压力波形，表现为 a 波、c 波与 v 波，这时，应将气囊充气 1 mL，并继续向前送入导管。对于一部分患者，由于三尖瓣的病理性或生理性因素，可能会导致充气的气囊通过困难，在这种情况下，可在导管顶端通过三尖瓣后再立即将气囊充气。一旦导管的顶端通过三尖瓣，压力波形突然出现明显改变：收缩压明显升高，舒张压不变或略有下降，脉压明显增大，压力曲线的上升支带有顿挫，这种波形提示导管的顶端已经进入右心室，这时应在确保气囊充气的条件下，迅速而轻柔地送入导管，让导管在气囊的引导下随血流反折向上经过右心室流出道，到达肺动脉。进入肺动脉后，压力波形的收缩压基本保持不变，舒张压明显升高，大于右心室舒张压，平均压升高，压力曲线的下降支出现顿挫。这时继续向前缓慢进入导管，即可嵌入肺小动脉分支，可以发现压力波形再次发生改变，出现收缩压下降，舒张压下降，脉压明显减小，平均压力低于肺动脉平均压，如果无干扰波形，可分辨出 a，c，v 波形，这种波形为典型的肺动脉嵌顿压力波形。出现这种波形后应停止继续移动导管，立即放开气囊。

导管已达满意嵌入部位的标准是：①冲洗导管后，呈现典型的肺动脉压力波形；②气囊充气后出现 PAWP 波形，放气后又再现 PA 波形；③PAWP 低于或等于 PADP。如果放开气囊后肺动脉嵌顿压力波形不能立即转变为肺动脉压力波形，或气囊充气不到 0.6 mL 即出现肺动脉嵌顿压力波形，则提示导管位置过深；如果气囊充气 1.2 mL 以上才出现肺动脉嵌顿压力波形，则提示导管位置过浅，可据此对导管的位置做适当调整。

在为一些插管困难的患者置管或在条件允许的情况下，也可以选择在 X 线透视引导下置入 Swan-Ganz 导管。导管的顶端进入左肺动脉同样可以进行正常的血流动力学指标的测量，但导管的位置不易固定。因此，Swan-Ganz 导管进入右侧肺动脉是更好的选择。

四、并发症及防治方法

(1)静脉穿刺并发症：空气栓塞、动脉损伤、局部血肿、神经损伤、气胸等。

(2)送入导管时的并发症：心律失常、导管打结、导管与心内结构打结、扩张套管脱节、PA 痉挛等。

(3)保留导管时的并发症：气囊破裂导致异常波形、用热稀释方法测量 CO 时发生心动过缓、心脏瓣膜损伤、导管折断、深静脉血栓形成、心内膜炎、导管移位、PA 穿孔、肺栓塞、全身性感染、导管与心脏嵌顿、收缩期杂音、血小板减少、导管行程上发生血栓、动静脉瘘形成等。

(4)心律失常：主要发生在插管的过程中，多由于导管顶端刺激右心室壁所致。保留导管期间，由于导管位置的变化，可增加导管对心脏的刺激，诱发心律失常。防治方面应注意插管手法轻柔、迅速。导管顶端进入右心室后应立即将气囊充气，以减少导管顶端对心室的刺激。如果出现心律失常，应立即将导管退出少许，心律失常一般可以消失。如果室性心律失常仍然存在，可经静脉给予利多卡因 1～2 mg/kg。为急性心肌梗死或其他心律失常高危患者插入 PAC 时，应预先准备好相应的抢救装备。如果原有完全性左束支传导阻滞，应事先安装临时起搏器或选用带有起搏功能的改良型 PAC。

(5)导管打结：X 线检查是诊断导管打结的最好方法。如果在调整导管时遇到阻力，应首先想到导管打结的可能。插管时应注意避免一次将导管插入过多，注意导管的插入深度应与压力波形所提示的部位相吻合，如果已经超过预计深度 10 cm 以上，仍然未出现相应的压力波形，应将导管退回至原位重新置入。

(6)PA 破裂：常发生于高龄、低温和肺动脉高压患者。主要原因为导管插入过深，以致导管的顶端进入 PA 较小的分支。此时，如果给气囊充气或快速注入液体，则易造成 PA 破裂；若导管较长时间嵌顿，气囊或导管顶端持续压迫动脉壁，也可造成 PA 破裂。因此，不能过度充气，测量 PAWP 的时间应尽量缩短。

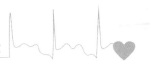

(7)气囊破裂。

(8)肺栓塞:主要原因为导管致深静脉血栓形成、右心内原有的附壁血栓脱落、导管对 PA 的直接损伤和导管长时间在 PA 内嵌顿。每次气囊充气时间不能持续超过 30 s。PAC 的气囊内不能注入液体。有时,即使气囊未被充气,导管也可能在血流的作用下嵌顿于 PA 的远端。

(9)感染:可发生在局部穿刺点和切口处,也能引起细菌性心内膜炎和导管相关性感染。

五、临床意义

血流动力学监测可用于帮助诊断和治疗,详见表 9-2。

表 9-2 血流动力学监测的临床应用

诊断应用	指导治疗
肺水肿的鉴别诊断	指导液体量的管理
休克的鉴别诊断	调节肺水肿时的液体平衡
肺动脉高压	降低充血性心衰患者的前负荷
心包填塞	维持少尿型肾衰患者液体平衡
急性二尖瓣关闭不全	指导休克治疗
	指导血容量的调整和液体复苏
右室梗死	调节正性肌力药和血管扩张药的剂量
	增加组织的氧输送
	机械通气时调节容量和正性肌力药

六、规范护理

(1)置管后应进行 X 线胸像检查,以确定导管的位置。漂浮导管尖端应位于左心房同一水平。因为只有导管顶端远侧的肺血管充满血液,PAWP 才能准确反映左房压(left artrial pressure,LAP)。若导管高出左心房水平,或用 PEEP 时,PAWP>LAP。

(2)漂浮导管的最佳嵌入部位应在肺动脉较大分支并出现 PAWP 波形,一般在左心房水平肺动脉第一分支,充气时进入嵌入部位,放气后又退回原处,若位于较小的动脉内,特别是血管分叉处,气囊可发生偏心充气,或部分充气后导管尖端提前固定。当导管尖端碰到肺动脉壁时,PAP 波形呈平线,或呈较 PAP 高逐渐上升的压力波形,为假性楔压。加压和偏心充气易造成处于收缩状态的肺血管破裂,遇此情况,应在气囊放气后,退出 1~2 cm。

(3)不论自发呼吸还是机械通气患者,均应在呼气终末测量 PAWP。PEEP 每增加 5 cmH$_2$O,PAWP 将升高 1 mmHg(0.133 kPa)。肺顺应性好的患者,PAWP 随 PEEP 的增加而明显升高。

(4)漂浮导管的维护:尽量缩短漂浮导管的留置时间,因长期监测可能发生栓塞和感染,如情况许可,应尽早拔出 PAC。导管保留时间一般不超过 72 h。注意严格遵守无菌操作原则,穿刺插管的皮肤开口处需每天消毒和更换敷料,如果敷料被浸湿或污染应立即更换。定期用肝素冲洗。尽可能避免或减少经 PAC 注入液体的次数。

(5)传感器故障导致测压错误。用传感器电子测量压力造成测压误差的原因有:

1)测压系统中大气泡未排除,可使测压衰减,压力值偏低。

2)测压系统中有小气泡,压力值偏高。

3)传感器位置不当。

4)压力定标错误。

(龚仕金)

第四节　脉波指示剂连续心排血量技术及临床应用

脉波指示剂连续心排血量监测技术(pulse indicator continuous cardiac output，PiCCO)是一种将热稀释技术和脉波轮廓分析技术结合起来的微创血流动力学监测方法。

一、适应证

PiCCO 监测适用于任何原因引起的血流动力学不稳定，或存在可能引起这些改变的危险因素，或存在可能引起血管外肺水增加的危险因素。凡是需要监测心血管功能和循环容量状态的患者，包括休克、急性呼吸窘迫综合征(ARDS)、急性心功能不全、肺动脉高压、严重创伤等，都有行 PiCCO 监测的指征。

二、禁忌证

(1)血管穿刺禁忌证：严重的周围血管病变，如大动脉炎、动脉狭窄、穿刺处的感染、凝血功能障碍。
(2)心肺结构异常导致 PiCCO 监测的参数不准确：肺叶切除、大面积肺栓塞、胸内巨大占位性病变、严重气胸、严重心律失常、体温或血压短时间内变差过大、心脏压塞、心内分流等。

三、操作步骤

(1)应用 Seldinger 法插入上腔静脉导管。
(2)应用 Seldinger 法于大动脉(股动脉)插入 PiCCO 动脉导管。
(3)连接地线和电源线。
(4)温度探头与中心静脉导管连接。
(5)准备好 PULSION 压力传感器套装，并将其与 PiCCO 机器连接。
(6)连接动脉压力延伸管。
(7)打开机器电源开关。
(8)输入患者参数。
(9)换能器压力"调零"，并将换能器参考点置于腋中线第 4 肋间心房水平。
(10)准备好合适的注射溶液，注射速度应快速、均匀，以 5 s 为佳，从中心静脉导管注射，PiCCO 监测仪通过热稀释法测量心输出量(建议测量 3 次)，取平均值。
(11)切换到脉搏轮廓测量法的显示页。

四、临床意义

PiCCO 参数的正常值及临床意义见表 9-3。

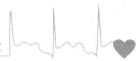

表 9-3　PiCCO 参数的正常值及临床意义

参　数		正常值	临床意义
经肺热稀释法间断测量的参数	CO/CI	CO:4～8 L/min CI:3～5 L/(min·m^{-2})	CI 为 CO 除以体表面积; CI<3.0L/(min·m^{-2})时可能出现心衰,<2.2L/(min·m^{-2})并伴微循环障碍时为心源性休克
	EVLW	3～7 mL/kg	指分布于肺血管外的液体,是目前监测肺水肿最好的量化指标
	GEDVI	680～800 mL/m^2	指心脏舒张末期 4 个心腔总容积,是反映心脏前负荷的指标,不受呼吸和心脏功能的影响
	ITBVI	850～1000 mL/m^2	由左右心腔舒张末期容积和肺容量组成,即注入点到探测点胸部心肺血管腔内的血容量,也是反映心脏前负荷的指标
	PVPI	1.0～3.0	EVLW 与肺血容量(perfusion blood volume,PBV)的比值,被认为能够反映肺毛细血管的通透性,能鉴别静水压增高性肺水肿与通透性增高性肺水肿
	CFI	4.5～6.5 L/min	CO 与 GEDV 的比值,与 LVEF 有良好的相关性,被认为能反映左心室的收缩功能
	GEF	25%～35%	为 4×SV/GEDV,与 CFI 一样反映左心室的收缩功能
经脉搏轮廓分析连续测得的参数	CO	CO:4～8L/min	脉搏轮廓分析法能连续监测心输出量,每 6～8 h 需要进行重新校准
	SV	60～100 mL	SV×HR,即 CO,每 6～8 h 需要进行重新校准
	SVRI	1 200～2 000 dyn·sec·m^2·cm^{-5}	反映左心室后负荷大小。体循环中小动脉病变或因神经体液等因素所致的血管收缩与舒张状态,均可能影响其结果
	PPV		评估容量反应性的指标,超过 12% 表示有容量反应性
	SVV		评估容量反应性的指标,超过 12% 表示有容量反应性
其他参数	基本参数		心率、收缩压、舒张压、平均动脉压、中心静脉压
	ScvO$_2$	≥70%	反映上腔静脉的血氧饱和度,临床上常替代 SvO$_2$ 反映氧供与氧耗之间的关系,可判断危重症患者整体氧输送和组织的摄氧能力,同时也是感染性休克目标导向性治疗重要的指标

五、规范护理

(1)导管护理。导管的护理一般应注意以下几点:

1)PiCCO 监测系统包括静脉导管和动脉导管。首先,要妥善固定导管,防止脱出,各接口要连接紧密,避免脱开漏血、进气致空气栓塞。其次,严格无菌操作,置管处敷料 24 h 更换 1 次,有潮湿或被污染应立即更换,建议用 0.5% 的碘伏消毒置管处及导管周围皮肤,用透明贴膜覆盖,便于观察。导管末端连接处用无菌纱布包裹,每次更换贴膜时观察穿刺点周围有无红、肿、热、痛等炎性反应。最后就是持管路通畅。

2)动脉导管的维护:保证持续压力套装的压力维持 300 mmHg(399 kPa),使血液不会倒流至导管内,并每隔 2 h 用生理盐水冲洗导管 1 次,每日更换冲洗液。随时观察导管内有无回血,压力表指示是否在绿区。

3)中心静脉导管的维护:严格按照规定进行肝素封管和及时更换输液瓶,保持导管通畅。测中心静脉压的主腔也要保证持续压力套装的压力维持在 300 mmHg(399 kPa),并每隔 2 h 用生理盐水冲洗导管 1 次,每日更换冲洗液。一般 PiCCO 导管留置时间可达 7 d,若患者出现高热、寒战,应立即拔除导管,并留导管尖端做细菌培养。

4)测量开始,经深静脉注入一定量的低温生理盐水,生理盐水的注射量取决于患者的体重及血管外肺水(extravascular lung water,EVLW)的多少,如果 EVLW 升高,注射的量需要增加。临床上,通常每次注射 15～30 mL 生理盐水。生理盐水的最佳温度低于 8 ℃。

5)以相同的速度和压力在 5 min 内完成 3 次注射,3 次注射的速度和压力变化必须小于 20%。

6)每 8 h 需要进行一次校正,或者根据患者病情变化随时校正。

(2)穿刺部位的护理。股动脉导管置入侧肢体适当制动,尽量保持伸直,必要时以约束带行保护性约束。翻身时应保持置入侧下肢与身体成一直线,且翻身不宜超过 40°,避免因下肢屈曲影响监测结果;妥善固定导管,防止患者翻身或躁动时导管扭曲、移动和滑脱。

(3)并发症观察和护理。密切观察患者双足背动脉搏动、皮肤温度及血液供应情况,测量腿围,特别是置 PiCCO 导管侧下肢情况,观察有无肢体肿胀和静脉回流受阻等下肢静脉栓塞的表现,发现异常应立即拔除导管。

(4)拔管护理。动脉导管拔除后需对穿刺点及周围区域压迫止血,时间 20~30 min,并用无菌敷料覆盖。拔管 24 h 内应注意局部有无渗血及血肿。

(龚仕全)

第五节　容量反应性评估技术及临床应用

容量反应性的理论基础是观察心脏前负荷的变化对心输出量的影响来评估患者对前负荷的依赖性。不同心功能曲线容量反应性不同,如图 9-12 所示。

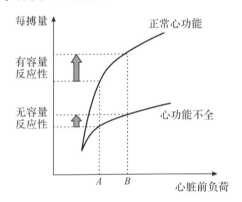

图 9-12　不同心功能曲线容量反应性不同

一、液体负荷试验

补液试验是最经典、最简单的预测容量反应性的方法。短时间内快速输入一定量的液体以增加心脏前负荷,观察血流动力学参数的变化评估患者对液体的耐受性及反应性。但是,补液试验是不可逆的,短时间内输注大量液体可能导致液体过负荷,特别是对于 ARDS 或心力衰竭等需要限制液体的患者,不适合反复进行补液试验。因此,临床上出现了许多改良的补液实验。

(一)经典补液试验

方法:30 min 内输入晶体液 500~1 000 mL 或胶体液 300~500 mL,观察患者对补液试验的反应性和耐受性,或根据 CVP"2-5"法则(见表 9-4)和 PAWP"3-7"法则判断其容量反应性。

反应性指标:①有肺动脉导管或 PiCCO 血流动力学监测时,CO,SV 在补液后较补液前增加 12% 以上;②无血流动力学监测,无法得到 CO,SV 等数据时,观察心率、血压、尿量等临床表现是否改善。

耐受性指标:①有 CVP,PAWP 监测时,可根据 CVP"2-5"法则和 PAWP"3-7"法则指导补液;②无 CVP,PAWP 监测时,一些临床表现或实验室检查如肺部啰音增加、BNP 升高,也提示患者容量耐受性差。

表 9-4　CVP "2－5" 补液法则

CVP	补　液
<8 cmH$_2$O	200 mL/10 min iv
8～13 cmH$_2$O	100 mL/10 min iv
>14 cmH$_2$O	50 mL/10 min iv
输液后,观察 CVP 变化	
<2 cmH$_2$O	可补位
>5 cmH$_2$O	不能继续补液
2～5 cmH$_2$O	10 min 后,再测 CVP,重复负荷试验

注:应严格掌握指征,对疑有急性肾功能不全者,不宜采用。

(二)"迷你"补液试验

近年来临床上出现了许多改良的补液试验,大多数都是通过减少输注的液体量来减少液体过负荷的风险。"迷你"补液试验是在 1 min 内输注 100 mL 的胶体,使用经胸超声主动脉弓下血流速观察每搏量的变化。一项临床研究发现,主动脉弓下血流速增加超过 10%,预测容量反应性的敏感性为 95%,特异性为 78%。

二、被动抬腿试验

一个平卧的患者,将他的双下肢从水平位置被动抬高时往往伴随着双下肢静脉回流的明显增加。被动抬腿试验(passive leg raising,PLR)能增加左心和右心的前负荷,而左心前负荷的增加能不能引起心输出量的明显增加取决于左心前负荷的储备程度。当左心室处于心功能曲线的上升段时,PLR 所引起的左心前负荷的增加会明显增加心输出量;而左心室处于心功能曲线平坦段时,心输出量不增加或增加不明显。PLR 只引起心脏前负荷一过性的增加,当双下肢回到水平位置时,则不再引起前负荷的增加。这对重症患者特别是心力衰竭的患者来说更加安全。总之,PLR 就像是可逆的、短时间的"自我"容量负荷。已经有大量临床研究报道,PLR 引起的心输出量的增加能可靠预测容量反应性。更重要的是,对于有自主呼吸(甚至没有气管插管)或者心律失常的患者,PLR 仍能可靠地预测容量反应性,这就大大增加了它在 ICU 的适用范围。

临床上,使用 PLR 预测容量反应性时,必须按照标准的程序进行,如图 9-13 所示,患者体位的改变非常重要。如果从 45°半坐卧位开始 PLR,中心静脉压的升高比从平卧位开始更明显。实际上,如果从 45°半坐卧位开始 PLR,不仅能使双下肢的静脉回流增加,还可以将腹腔脏器的静脉储存血回流入胸腔。因此,45°半坐卧位比仰卧位预测容量反应性的敏感性更高,这种体位也是 PLR 开始的标准体位。

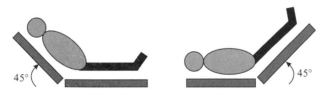

图 9-13　被动抬腿实验

另一个需要关注的点是如何测量 PLR 所引起的心输出量的变化。有文献报道,PLR 引起静脉回流增加的时间只能持续 60～90 s,且延长双下肢抬高的时间不能进一步增加静脉回流,因此如何在这个较短的时间窗内测量心输出量的变化成为其能否成功的关键。特别是对于存在毛细血管渗漏的感染性休克患者,PLR 效应会在 1 min 后迅速衰减。临床上常用实时血流动力学监测方法来测量 PLR 引起的心输出量变化,比如食道多普勒超声测量主动脉血流量,脉搏轮廓分析测量心输出量,利用电阻抗的方法或是气管内生物阻抗心动描记法测量心输出量,超声心动图测量主动脉下血流速,胸骨上多普勒超声测量升主动脉流速,测量呼末二氧化碳。

除了可靠性和简易操作性,还需要了解 PLR 的限制性。一方面,不能用动脉脉搏压来代替心输出量

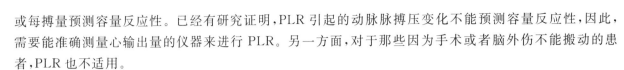

或每搏量预测容量反应性。已经有研究证明，PLR 引起的动脉脉搏压变化不能预测容量反应性，因此，需要能准确测量心输出量的仪器来进行 PLR。另一方面，对于那些因为手术或者脑外伤不能搬动的患者，PLR 也不适用。

三、基于心肺交互作用的动态指标

在机械通气时，吸气相胸腔内压增加，静脉回流减少，右室前负荷减少，同时跨肺压增加引起右室后负荷增加，最后引起右室射血减少（在吸气末达到最低），经过几次心搏后（肺循环），左室充盈随之下降，左室射血减少（在呼气末达到最低）。另外，吸气时，肺循环内血管受到挤压，引起左心室的每搏量一过性增加，同时，胸腔内压增加，降低左室后负荷，有利于左室射血。目前认为左心室每搏量周期性的变化主要与吸气时右室充盈、射血减少相关。因此，机械通气引起的左心室每搏量变化幅度大则提示左、右心室均处于心功能曲线的上升支，此时容量反应性好；反之，如果左心室每搏量变化幅度小，则提示至少存在一个心室处于心功能曲线的平台支，容量反应性差。

（一）每搏量变异(stroke volume variation，SV)和脉压变异(pulse pressure variation，PPV)

根据心肺交互原理，正压通气时，左心室每搏量会随着间歇的吸气和呼气发生相应升高与降低的周期性改变。当左、右心室都处于前负荷依赖时，这种变化会更加明显。脉搏轮廓分析法可以通过计算每次心搏的搏出量，反映这种心搏量的周期性改变。每搏量变异率和脉压变异率都是通过脉搏轮廓分析法计算的。

SVV 反映了过去 30 s 内每搏量随通气周期的变化情况。

动脉脉搏压（收缩压减舒张压）作为每搏量的一个替代指标，随着呼吸的变异率也常被用来预测容量反应性。

SVV 和 PPV 的计算公式如下：

$$SVV = 2(SV_{max} - SV_{min})/(SV_{max} + SV_{min}) \times 100\%$$

$$PPV = 2(PP_{max} - PP_{min})/(PP_{max} + PP_{min}) \times 100\%$$

式中：SV_{max} 为 30 s 内每搏量的最大值；SV_{min} 为 30 s 内每搏量的最小值；PP_{max} 为 30 s 内脉压的最大值；PP_{min} 为30 s内脉压的最小值。

SVV 和 PPV 在 12% 以上认为有容量反应性。两个参数值可以通过 PiCCO 或 FloTrac/Vigileo 仪器直接获得。已经有大量的研究表明，SVV 和 PPV 能准确预测机械通气患者的容量反应性。

（二）SVV，PPV 的限制性

使用每搏量或者其替代参数的呼吸变异率来评估容量反应性时，也需要明确其限制性。

(1)存在自主呼吸活动。当机械通气患者有自主呼吸努力或者患者没有气管插管，这时胸腔内压力的变化不规律，而这种每搏量的不规律变化与依不依赖前负荷无关，更不能准确地预测容量反应性。因此，只有无自主呼吸的机械通气患者，每搏量的呼吸变异参数才能敏感地预测容量反应性。

(2)存在心律失常。患者存在心律失常时，其每搏量的呼吸变异明显与不规律的舒张期有关。

(3)机械通气引起的胸内压力变化幅度太小。在小潮气量通气的情况下，胸腔内压力的变化幅度太小不足以引起明显的每搏量变化，即使患者有容量反应性。已经有许多研究报道，在小潮气量通气时，SVV 及 PPV 失去其预测容量反应性的价值。如果肺泡内压向胸腔内结构传递减弱时，机械通气所引起的胸膜腔内压的改变也会减弱，这种情况最常见于肺顺应性降低。一项最新的临床研究显示，如果呼吸系统的顺应性低于 30 mL/cmH$_2$O，PPV 预测容量反应性的价值明显降低，且不受潮气量影响。

(4)应用高频通气。如果呼吸频率太快，每一次呼吸时心动周期将相对缩短，导致每搏量不能随着呼吸变化。不过，只有呼吸频率大于 40 次/分时，这种情况才可能发生。

(5)存在腹内压升高的情况。腹内压升高时，SVV，PPV 预测容量反应性的阈值将升高。

(6)开胸手术后机械通气所引起的每搏量变异不能预测容量反应性。

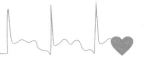

四、重症超声指导的容量反应性评价

重症超声技术作为一种无创的床边监测方法被广泛用于评估容量反应性,近年来已有大量关于这方面的临床研究。完全机械通气的情况下,胸膜腔内压的周期性变化不仅会影响左心和右心的心输出量,同时也对静脉回流产生影响。当正压通气吸气相,胸腔内压升高时,肺部的血管系统被压缩引起左心前负荷的增加和右心后负荷的增加。左心前负荷的增加,引起左心心输出量的增加;而右心后负荷的增加进一步导致右房压的升高,静脉回流压升高,上下腔静脉扩张。呼气相时则相反。在心脏处于前负荷依赖的情况下(处于心功能曲线的上升段),这种心输出量和回流静脉直径随呼吸的变异程度更加明显,从而预测患者的容量反应性。通过超声技术,不仅能测量心输出量,还能计算上腔或下腔静脉直径的呼吸变异率。

下腔静脉直径评估容量反应性,其方法为:使用心脏超声探头置于患者剑突下,指示点朝向右肩,使用 M 形模式测量距下腔静脉入右心房处 2 cm 或距肝静脉入下腔静脉处 1 cm 的下腔静脉直径。

(1)当患者处于完全机械通气条件下(无自主呼吸努力),有两种计算方法:

1)下腔静脉直径呼吸变异率:$2(D_{max}-D_{min})/(D_{max}+D_{min})$,大于 12% 时表示有容量反应性。

2)下腔静脉扩张指数:$(D_{max}-D_{min})/D_{min}$,大于 18% 时表示有容量反应性。

(2)当患者处于自主呼吸条件下时:

1)下腔静脉的最大直径大于 2 cm,表示右房压高或循环容量充分。

2)下腔静脉塌陷指数:$(D_{max}-D_{min})/D_{max}$,大于 40% 表示有容量反应性。

限制性:在自主呼吸条件下,胸膜腔内压的变化和潮气量都不确定,应用下腔静脉直径评估容量反应性时应更谨慎,已经有研究报道自主呼吸条件下下腔静脉预测容量反应性的价值较低。此外,超声易受患者及操作者影响,肥胖、腹内压明显升高时可能无法获得满意的图像,初学者测量的结果可能与实际偏差较大。

(龚仕金)

第六节　组织灌注与氧代谢评价指标概念与临床意义

一、查体灌注判断指标

(1)意识变化:休克早期,组织灌注代偿时,表现为精神紧张、兴奋,或烦躁不安,但神志尚清楚。严重休克时,意识逐渐模糊,乃至昏迷。

(2)皮肤和黏膜苍白、潮湿,有时可发绀,甚至皮下出血。肢端发凉,末梢血管充盈不良。

(3)尿量减少:早期为肾前性,反映血容量不足、肾血液灌流不良;后期还可能是肾实质性损害,出现无尿。

(4)血压变化:在代偿早期,由于周围血管阻力增加,因此有短暂的血压升高,但舒张压升高更明显,脉压差小(2.7 kPa 以下)。失代偿时,出现血压下降,收缩压<80 mmHg(1 mmHg=0.133 kPa)。

(5)脉搏细弱而快:血容量不足,回心血量下降,心脏代偿增快,以维持组织灌流,但每次心搏出量甚少。随着心肌缺氧、收缩乏力加重,致脉搏无力细如线状,桡动脉、足背动脉等周边动脉摸不清。

(6)毛细血管再充盈时间≤2 s 为正常,>3 s 表示存在组织低灌注。

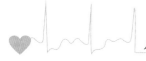

二、乳酸及乳酸清除率

人体内乳酸的产生来自于乳酸脱氢酶对丙酮酸的降解，在正常生理状态下，这种作用不会形成乳酸堆积，且这种代谢途径只占总丙酮酸代谢的 1/10。在正常成年人中，一天产生 1 500 mmol 乳酸，但血乳酸水平基本维持在小于 2 mmol/L。在缺血、缺氧的情况下，丙酮酸在体内迅速聚集并几乎完全转化为乳酸，细胞内乳酸迅速增加，并快速分布至血液中。实验及临床研究均肯定了组织缺氧致乳酸聚集。单一的乳酸水平，尤其是入住 ICU 及急诊室时所获得的乳酸水平，被认为是随后器官功能不全及死亡的强预测因子。Trzeciak 等报道了初始乳酸水平高于 4 mmol/L 与增加急性期死亡有关，初始乳酸的预测价值也被其他大型队列研究肯定。

大部分研究定义乳酸清除率为 6 h 内血清乳酸水平下降幅度，即[（初始乳酸水平－6 h 后乳酸水平）/初始乳酸水平]×100%，也有研究使用 24 h 来定义乳酸清除率。Backer D 等报道了乳酸清除率与毛细血管灌注密切相关且独立于其他血流动力学变量。不论何种原因的休克均存在微循环障碍，致氧输送至组织及器官受损，最终导致器官功能障碍，若没有迅速恢复灌注，持续的低灌注将导致致命的器官损伤进而引起多器官功能障碍综合征。乳酸水平随着毛细血管灌注的增加成比例降低，因此很多研究对乳酸清除率进行了大量研究。国内学者通过对 15 篇原始文献的 Meta 分析得出乳酸清除率对死亡率预测的敏感性为 0.75（95% 置信区间 0.58～0.87），特异性为 0.72（95% 置信区间 0.61～0.80）；当研究对象仅为重症监护病房患者时，敏感性为 0.83（95% 置信区间 0.67～0.92），特异性为 0.67（95% 置信区间为 0.59～0.75），得出高乳酸清除率预示着危重患者的低死亡率，预示着提高乳酸清除率可能会提高患者预后情况。

三、混合静脉血（中心静脉血）氧饱和度

混合静脉血氧饱和度（SvO$_2$）和中心静脉血氧饱和度（ScvO$_2$）是静脉血氧定量测定的两种指标。在休克早期，当血压、心率、尿量和中心静脉压等这些监测指标基本正常时，全身组织灌注已发生改变，表现为 SvO$_2$ 降低，提示 SvO$_2$ 能较早地发现病情的变化。SvO$_2$ 可以动态反映全身氧供需平衡变化，与氧供（oxygen delivery，DO$_2$）、氧耗（oxygen consumption，VO$_2$）、Hb 含量、心指数（cardiac index，CI）有关[SvO$_2$＝(DO$_2$－VO$_2$)/1.34 Hb·CI]。当 DO$_2$ 降低或全身氧需求超过氧供给时，SvO$_2$ 降低，提示机体无氧代谢增加。SvO$_2$ 的正常范围是 65%～75%。SvO$_2$ 评估的是全身，包括腹部及下肢的氧供需状况；ScvO$_2$ 测的是上腔静脉的氧饱和度，两者在量值上虽不等同，但有一定的相关性。ScvO$_2$ 所测的值要比 SvO$_2$ 值高 5%～15%，两者所代表的趋势是相同的，可以反映组织灌注状态。严重感染和感染性休克患者，SvO$_2$＜70% 提示病死率明显增加，所以成人与儿科严重感染和感染性休克治疗指南明确推 SvO$_2$ 和 ScvO$_2$ 成为 SSC 早期目标引导性治疗之一。临床上，SvO$_2$ 降低的常见原因包括心排血量的减少、低氧血症、贫血，以及如发热、甲状腺功能亢进等导致组织氧耗的增加。

四、胃黏膜 pH 值

胃黏膜 pH 值是测量黏膜组织内的酸度，即 pHi 值。当全身各器官组织灌注不足时，胃肠道是血液灌注减少发生最早、最明显恢复最迟的脏器。胃肠黏膜上皮在缺血、缺氧时更易受损伤，导致黏膜的通透性增加，削弱了其免疫屏障功能，致肠道细菌内毒素移位，是诱发脓毒症及多脏器功能不全综合征（multiple organ dysfunction syndrome，MODS）的重要因素之一。pHi 正常值为 7.35～7.45。pHi 下降，则表示胃肠道缺血严重。因此，在脓毒症、休克、创伤等器官组织缺血、缺氧低灌注下测定 pHi，可早干预，阻断恶化链，改善预后。

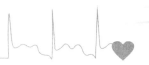

五、经皮氧分压

经皮氧分压($TcPO_2$)仪是一种反映组织微循环情况的仪器,其原理为皮肤被该仪器的特殊电极加热,促使氧气从毛细血管中弥散出来,扩散到皮下组织、皮肤表面,电极监测皮肤的氧分压,反映组织细胞的实际氧供应量,可直接反映皮肤微循环情况,间接反映大血管情况。经皮肤测得氧分压在临床上用于评价微循环障碍敏感度及特异性均达到90%以上。临床上以 40 mmHg 为分界点,$TcPO_2 \geqslant 40$ mmHg表示没有缺血表现;当 $TcPO_2 < 40$ mmHg 为缺血、缺氧表现。$TcPO_2$ 最早用于新生儿吸氧效果的监测,与动脉氧分压相关性极高。影响 $TcPO_2$ 的因素包括监测的准确性及相关性的因素有环境温度、皮肤的厚度、水肿、血管活性药物的使用、组织灌注不良及炎症。(注:1 mmHg=0.133 kPa)

长期以来,临床医生将反映全身循环和灌注的指标:心输出量、血压、中心静脉压作为休克诊断和预后判断的主要指标。但近年来发现,由于休克患者血流动力学不稳定,以上指标往往与动脉血气变化不一致,不能准确反映局部组织低灌注和缺氧状态,给休克的诊治带来困难。随着人们对休克本质和组织缺氧研究的深入,$TcPO_2$ 在休克诊治中的价值逐渐被重视。无论处于休克的哪一阶段,$TcPO_2$ 等指标均出现显著的变化,从不同预后患者的各项指标比较来看,完美复苏患者和复苏后伴有并发症患者复苏后收缩压、$TcPO_2$ 开始不同程度上升,死亡患者复苏后收缩压、$TcPO_2$ 无显著变化,进一步说明 $TcPO_2$ 等可以反映局部组织灌注和氧代谢情况,对于休克治疗预后判断具有重要的价值。研究发现,$TcPO_2/PaO_2$ 可消除吸入氧浓度和动脉血气的影响,较 $TcPO_2$ 绝对数值更加有价值。在循环不稳定时,$TcPO_2/PaO_2$ 的改变能够反映休克的严重程度。$TcPO_2/PaO_2 > 0.7$ 可作为组织灌注充足的指标。

经皮氧分压在其他领域的应用:外科手术后,Cicco G 等用经皮氧分压仪评价糖尿病、高血压、脂蛋白累积病、外周动脉闭塞性疾病和肝衰竭的微循环情况,发现各组 $TcPO_2$ 均低于正常对照组,提示上述疾病存在外周微循环功能下降。目前认为 $TcPO_2$ 技术在高压氧治疗前应用,可评价伤口是否能从高压氧治疗中获益(如截肢的水平,或溃疡是否适合保守治疗)。另外,可以评价治疗后是否因 $TcPO_2$ 增加而促进创面愈合。Zimny 等研究发现 $TcPO_2$ 是早期发现糖尿病患者存在足部溃疡风险的有用指标。通过 $TcPO_2$ 能够发现周围神经病变,可估计是否要行血管成形术,可预测截肢后是否可以成功愈合,以 $TcPO_2 = 25$ mmHg 为切点,有较好的敏感性及特异性,并有最高的阳性预测值。当 $TcPO_2$ 低于20 mmHg,表示被观察区血流灌注较低,需行外科血管重建术或截肢。其他如观察并比较心脑血管疾病患者当采用不同治疗方法时,其血液氧分压的改善情况;呼吸科肺部疾病如慢性阻塞性肺疾病早期诊断等。(注:1 mmHg=0.133 kPa)

六、心输出量的定义及临床意义

一侧心室每分钟射出的血液量,又称每分输出量。一般健康成年男性在安静状态下为 4.5~6.0 L/min,女性的心输出量比同体重男性约低10%。青年人的心输出量高于老年人,在剧烈运动时,心输出量可高达 25~35 L/min;麻醉情况下则可降至 2.5 L/min。每分输出量取决于每搏输出量的多少和心率的快慢。在一定范围内,随着心率增加,心输出量也增加。但心率过快,心舒张期缩短,心脏充盈量不足,心输出量反而减少。每搏输出量则受前负荷(心室舒张末期充盈量)、后负荷(心肌收缩后所遇到的阻力即大动脉血压)和心肌收缩性能的影响。心输出量还受体液和神经因素的调节。同血压相比,心排量能够提供机体功能或基础代偿率需求发生重大变化的早期报警;有时心输出量的变化达30%,而血压无明显变化,这是因为心血管系统有保证稳定血压(与重要脏器灌注有关)的代谢机制(血管收缩、扩张)。人在安静时的心输出量和基础代谢率与人的体表面积成正比,以单位表面积计算的心输出量,称为心指数(CI),在安静及空腹状态下 CI 为 3.0~3.5 L/(min·m²)。CO/CI 是血流动力学监测的核心内容,是诊断心脏泵血功能和心力衰竭的重要指标。危重患者基础代谢需求比同样健康的人要高很多,如果心输出

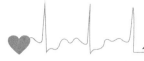

量指数突然下降,CI 为 2.0~3.0,提示有生命危险;如 CI 低于 1.8,则提示严重生命危险;低于 1.0,则无法维持生命。

心输出量的测量方法:临床上现有的心输出量监测技术,根据测量原理和技术特点可以分为以下 4 类:第一类是以热稀释法和直接 Fick 法为代表的有创测量方法,至今仍被认为是心输出量测量的金标准;第二类是微创测量方法,其典型代表是超声多普勒法,有国内外文献报道了无创 CO 测定在急诊感染性休克患者以及 ICU 心脏术后患者中的应用,结果显示无创方法测得的 CO 与有创方法所测值具有很好的相关性;第三类是无创测量方法,包括心血管磁共振成像法、部分 CO_2 重呼吸法、心阻抗图法和脉搏波描记法;第四类是针对动态测量的需求,主要由心阻抗图法和脉搏波描记法等发展而来的穿戴式和移动式心输出量测量技术。而微创的心输出量测量技术由于其测量准确、可靠且稳定,在临床和科学实验中的作用日益突出。

感染性休克是 ICU 常见的,也是病死率较高的一种复杂的临床综合征。在过去的 10 年里,其发病率和死亡率正不断增长,全球约 1 800 万人发生严重感染,死亡率高达 30%~40%。多项研究报道,血流动力学监测能早期提示患者心血管的病理生理变化,因此对危重患者进行血流动力学监测指导液体复苏具有重要的意义。而心输出量是血流动力学监测的主要指标,通过监测心输出量,可较准确判断心功能及体循环灌注的情况,对评估病情、指导临床用药及改善预后有重要的意义。有效循环血量减少是感染性休克核心病理生理过程,感染性休克改善组织灌注的首要途径是增加 CO,由 Frank-Starling 定律得知,只有当左、右均处于心功能曲线陡峭的升支部分时,患者容量的反应性才好,液体复苏时增加前负荷导致 CO 增加。

七、氧输送

空气中的氧输送到细胞内利用氧的部位线粒体的过程叫作氧输送(oxygen delivery,DO_2)。氧输送包括肺通气、肺换气、氧在血液中的运输及氧在组织的释放 4 个阶段。广义地讲,氧输送与氧供两个概念可以相互通用,但严格来讲,氧输送的氧是指由心脏泵入体循环中的氧,而氧供是指经过毛细血管输送到机体组织为新陈代谢所利用的氧。本章所讲的氧输送(DO_2)是指单位时间内由左心室向全身组织输送氧的总量,或者说是单位时间内动脉系统向全身输送氧的总量。氧输送的监测包括:①氧吸入的监测,[动脉血氧分压 PaO_2,氧合指数 PaO_2/FiO_2,肺泡-动脉血氧分压差 $P(A\text{-}a)O_2$,肺内分流量 Qs/Qt];②氧转运的监测(氧容量 $CO_{2\,max}$,动脉血氧含量 CaO_2,血红蛋白 tHb,氧合血红蛋白 O_2Hb);③氧释放的监测(血红蛋白氧饱和度 50% 时的氧分压称为 P50)。

氧输送的计算公式为

$DO_2 = CI \times CaO_2 \times 10$

$CaO_2 = Hb \times 1.34 \times SaO_2 + 0.003 \times PaO_2$

从公式不难得出,氧输送取决于心脏指数,血红蛋白含量和肺氧合功能,因此氧输送直接受循环、血液及呼吸系统的影响。

八、氧消耗

氧耗(VO_2)又可称整体氧耗(global oxygen consumption),是指单位时间全身组织消耗氧的总量,它决定于机体组织的功能代谢状态,但并不能代表组织对氧的实际需要量(计算公式中混合静脉血氧含量反映经过组织代谢后循环血液中所剩余的氧。混合静脉血来自肺动脉),正常值为 110~180 mL/(min·m²)。

$VO_2 = CI \times (CaO_2 - CvO_2) \times 10$

$CvO_2 = Hb \times 1.34 \times SvO_2 + 0.003 \times PvO_2$

正常生理状态下,氧供(DO_2)与 VO_2 互相匹配维持组织氧供需平衡。在发热、感染、器官功能增强

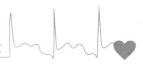

或高代谢状态时,组织细胞氧摄取量增加,氧耗也随之增加。

（徐　晓）

第七节　目标性滴定式循环支持技术

脓毒症(sepsis)是世界性的医学难题,严重脓毒症(severe sepsis)和脓毒性休克(sepsis shock)发病率以每年 1.5% ~ 8% 的速度上升,尽管抗生素不断的升级及其他治疗手段的不断改进,其病死率仍常年居高不下。血流动力学紊乱是严重脓毒症和脓毒性休克最显著的表现,因此有效的循环支持以改善血流动力状态、纠正组织低灌注及逆转器官功能损伤是严重脓毒症和脓毒性休克最为重要的治疗手段。2001年,Rivers 等在新英格兰杂志上发表了具有里程碑意义的文章,创造性地提出了早期目标导向治疗(early-goal directed therapy,EGDT)的概念。EGDT 作为能改善严重脓毒症和脓毒性休克患者循环和氧供的重要手段,相继被写入"拯救脓毒症运动(surviving sepsis campaign, SSC)"2002 年和 2008 年的《严重脓毒症和脓毒性休克诊疗指南》(以下简称指南),并且成为脓毒症集束化治疗(bundle strategy)的基石。尽管近年来对程序化的液体复苏和 EGDT 引起的短期内大量体液蓄积及其引起的不良后果受到质疑,但 EGDT 在脓毒症早期复苏中的重要地位仍毋庸置疑,并体现在最新的 2012 年更新指南中。目前,EGDT 仍被全世界大多数临床医生认可与推崇,广泛应用于成人及儿科严重脓毒症与脓毒性休克的抢救治疗中。一旦确诊严重脓毒症或脓毒性休克,应立即实施 EGDT 并确保 EGDT 达标,对于降低严重脓毒症及脓毒性休克患者的病死率,改善预后至关重要。

一、理论依据

（一）微循环障碍

脓毒症、脓毒性休克及器官功能损伤的病理生理改变是以微循环障碍为主的全身炎症反应。严重感染、脓毒症、创伤等引起的一系列体液、细胞、内分泌的级联反应,内皮细胞大量受损,血管收缩舒张功能异常,血管渗漏,调节功能丧失,导致分布性休克。休克早期,由于血管扩张和通透性的增加,有效循环血量急剧减少,交感肾上腺轴兴奋导致大量儿茶酚胺释放,引起心搏加快、心排出量(cardiac output,CO)增加以维持循环相对稳定;又通过选择性收缩外周和内脏的小血管使循环血量重新分布,保证心、脑等重要器官灌注,此为微循环收缩期,此期微循环血量减少,全身大多数的组织开始缺氧。若休克继续发展,组织细胞缺氧加重,乳酸堆积,微动脉和毛细血管前括约肌扩张,而小静脉仍处于收缩状态,结果微循环内血液滞留,静脉压增高,血浆外渗,血液浓缩,血流缓慢,此期为微循环扩张期。若病情继续发展,血液黏滞度不断增加,红细胞和血小板凝集,微血栓形成,甚至引起弥散性血管内凝血,此时细胞处于严重缺氧和缺乏能量的状态,细胞内溶酶体膜破裂,释放多种酸性水解酶,引起细胞自溶并损伤周围其他的细胞,此期为休克不可逆阶段,称微循环衰竭期(见图 9-14)。此外,严重感染还常导致左、右心室功能抑制,心室射血分数、心肌顺应性下降。综上所述,微循环障碍最终可导致器官功能衰竭,并增加患者的死亡风险。因此,在休克发病 6 h 内实施 EGDT 为主的液体复苏策略,打开微循环,实现微循环的复苏,以期达到血流动力学的平稳和足够的组织灌注是严重脓毒症和脓毒性休克复苏的必需手段。

（二）氧代谢障碍

尽管在休克早期进行积极的液体复苏可达到血流动力学的平稳,但仍有部分患者进展为多器官功能衰竭综合征(multiple organ dysfunction syndrome,MODS),其原因可能是机体组织细胞的缺氧状态未予有效纠正。随着对脓毒症认识的深入,目前认为休克时组织代谢功能障碍、组织细胞缺氧是引起多器官功能衰竭的重要机制。

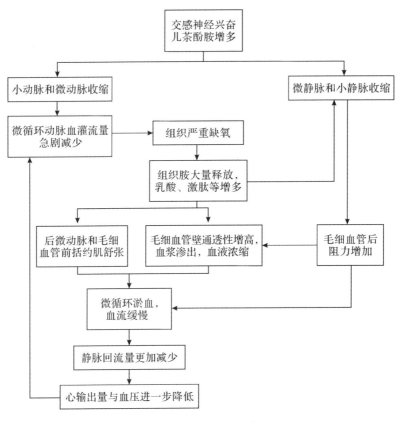

图 9-14 休克时微循环障碍

机体氧代谢过程由氧摄取、氧输送(DO_2)和氧消耗(VO_2)3 个环节组成。DO_2 是指单位时间内(每分钟)心脏通过血液向外周组织提供的氧输送量,由 CO 及动脉血氧含量(CaO_2)共同决定;VO_2 是每分钟实际耗氧量,与 CO,CaO_2 及混合静脉血氧含量(CvO_2)有关,$VO_2 = CO \times (CaO_2 - CvO_2)$,正常情况下 VO_2 反映机体对氧的需求量,VO_2 不能达到组织实际需要量则与病死率呈正相关;氧摄取率(O_2ER)是指机体每分钟对氧的利用率,即组织从血液中摄取氧的能力,反映了组织细胞内的呼吸功能,与微循环灌注及线粒体功能密切相关,$O_2ER = VO_2/DO_2$,正常参考值为 20%~25%,健康者 O_2ER 是恒定的,而在危重患者中,组织摄氧能力下降导致 O_2ER 下降。

严重感染时,由于微循环调节功能障碍导致血流灌注不均,动静脉分流增加;线粒体功能障碍所致细胞氧利用率下降,即细胞性缺氧,组织对氧的摄取和利用功能均发生改变,表现为 DO_2 虽仍正常或稍上升,但 O_2ER 即处于较低水平,组织丧失对 O_2ER 的调控,导致 VO_2 随着 DO_2 出现线性依赖关系,即病理性氧供依赖(见图 9-15)。而病理性氧供依赖的开始即是乳酸产生的开始。因此,在实施 EGDT 时不仅需进行严密的血流动力学监测,同时还应进行氧代谢监测,以动态评估组织摄氧能力及液体复苏的效果。氧代谢监测指标除了 VO_2、DO_2 及 O_2ER,常用的

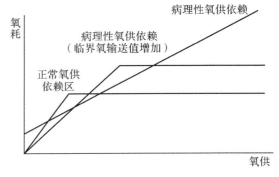

图 9-15 病理性氧供依赖

还有血乳酸浓度、乳酸清除率(lactate clearance rate, LCR)及混合静脉血氧饱和度(SvO_2)。

综上所述,基于休克机制的早期目标导向性及集束化治疗策略是严重脓毒症、脓毒性休克血流动力学干预的重要手段,体现了危重症治疗实时、滴定式的特点。严重脓毒症、脓毒性休克时微循环障碍、组织低灌注导致氧输送不足。EGDT 的核心内容为提高组织对氧的输送,即通过提高 CO 和 CaO_2 增加对组织的氧输送。其中,CO 的增加主要通过实施 EGDT 为核心的液体复苏以达到最佳心脏前负荷,按需配合正性肌力药物、升压药等的使用以期达到适宜的后负荷。CaO_2 的增加主要通过输注红细胞提高血

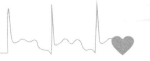

红蛋白浓度、充分供氧来实现。此外,在实施 EGDT 时应强调同时密切监测血流动力学指标和氧代谢指标,以期滴定式地达到足够的心输出量和动脉氧含量,维持足够的氧输送。

二、初始复苏

(一)复苏的起点与目标

对脓毒症导致的组织低灌注患者(经过初始快速补液后持续低血压或者血乳酸浓度≥4 mmol/L),推荐进行程序化、定量的复苏。一旦确定存在组织低灌注时应当立即进行,不应延迟到患者入住重症监护病房(ICU)以后。在早期复苏的最初 6 h 内,对脓毒症导致的低灌注的复苏目标包括以下所有内容,并作为治疗方案的一部分:① 中心静脉压(CVP),8～12 mmHg;② MAP≥65 mmHg;③ 尿量≥0.5 mL/kg·h;④中心静脉血氧饱和度(ScvO₂)≥0.70 或 SvO₂≥0.65。(注:1 mmHg=0.133 kPa)

建议对以乳酸水平升高作为组织低灌注指标的患者,以乳酸水平降至正常作为复苏目标。

(二)脓毒症的筛查及质量改进

对有潜在感染的危重病患者进行常规筛查,以提高严重脓毒症的早期识别和早期治疗。

2012 年指南将原先 6 h 的治疗束分为两个部分(见表 9-5)。

表 9-5　拯救脓毒症运动集束化治疗

3 h 治疗束(白金 3 h)	①测定血乳酸水平 ②使用抗菌药物前获取血培养标本 ③使用广谱抗菌药物 ④低血压或乳酸≥4 mmol/L 时,予晶体 30 mL/kg
6 h 治疗束(黄金 6 h)	①使用血管升压药(用于对早期液体复苏无反应的低血压)以维持 MAP≥65 mmHg ②液体复苏后仍持续存在低血压(脓毒性休克)或初始乳酸≥4 mmol/L 时: 　　——测量 CVP 　　——测量 ScvO₂ ③初始乳酸升高者复查

注:1 mmHg=0.133 kPa。

(三)液体反应性的判断

根据 Frank-Starling 机制,只有患者的容量状态处于心功能曲线上升支时,增加容量负荷才能显著提高心排量。在 ICU 中的血流动力学不平稳的病患中,部分患者通过增加容量负荷非但不能增加心排量,反而加重组织水肿与缺氧。同样是严重感染患者,其容量缺乏和组织缺氧程度大相径庭,指南推荐的程度化复苏策略对成人休克患者的液体管理有一定的帮助,但仍无法应对所有重症患者,临床治疗仍需注重个体化,严密监测患者液体反应性并防止肺水肿的发生。

存在可疑低血容量的患者,可行补液试验:30 min 内快速输入晶体液 500 mL,并判断患者的液体反应性。研究显示,血压明显增高(有创血压上升>23% 或无创血压上升>35%)可判断为液体复苏有效,血压上升≤4%～5% 显示无液体反应性(Lakhal K,2013)。但该研究也指出,脉压变化虽可判断液体反应性,但并不敏感。其他用于判断液体反应性的新方法还包括被动抬腿试验(PLR)、重症超声测定每搏量与左室流出道速度时间积分(relocity time integral,VTI)、呼末二氧化碳分压(EtCO₂)监测,以及以微循环变化判断液体反应性的技术,如正交偏振光谱成像(orthogonal polarization spectral,OPS)、旁流暗场成像(sidestream dark field,SDF)等。

三、感染的诊断与治疗

51% 的 ICU 患者存在感染,严重感染和感染性休克是 ICU 死亡的重要原因之一。正确的标本采集和送检、提高病原菌的检出率、早期选择合适抗生素治疗对感染性疾病的诊断和治疗至关重要。

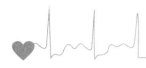

（一）感染的早期筛查和诊断

在不明显延误（>45 min）抗微生物治疗的情况下，用药前获取恰当的血培养标本。为了更好地明确致病微生物，推荐在抗微生物治疗前，至少采集 2 份血培养（需氧培养及厌氧培养）标本，至少 1 份经皮穿刺留取，1 份经逐个血导管留取，除非导管为近期（<48 h）留置。不同部位的血培养标本应同时留取。其他培养（适当情况下最好定量培养）如尿液、脑脊液、伤口渗液、呼吸道分泌物或其他可能是感染源的体液，如果不会明显延误抗微生物药物的使用，应在抗微生物治疗之前留取。

需要鉴别侵袭性念珠菌感染时，建议使用 1,3 β-D 葡聚糖、甘露聚糖和抗甘露聚糖抗体检测。

建议快速进行影像学检查，以确诊潜在感染灶。感染灶一旦明确，立即获取感染灶标本，同时要考虑转运及有创操作的风险（如决定转运去行 CT 引导下细针穿刺取样，需周密协调和严密监测）。床旁检查，如超声，则可避免转运。

（二）抗微生物治疗

推荐在脓毒性休克以及不伴有休克的严重脓毒症确诊 1 h 内，静脉使用有效的抗微生物治疗。

推荐初始经验性抗感染治疗应包括可以覆盖所有可能的致病微生物（细菌和/或真菌或病毒）的一种或多种药物，并保证充分的组织渗透浓度。推荐每日评估抗微生物制剂是否有降级的可能，以防止出现细菌耐药，减少药物毒性并降低费用。

建议采用低水平降钙素原或类似的生物标志物，辅助临床医生对那些疑似脓毒症而无相应感染证据的患者停止经验性抗菌药物治疗。

经验性治疗应根据患者现有疾病和当地病原菌分布特点，尽可能针对最有可能的病原菌使用抗菌药物。建议应用经验性联合用药治疗中性粒细胞减少的严重脓毒症和难治性多重耐药菌如不动杆菌和假单胞菌感染患者。对有呼吸衰竭（呼衰）和脓毒性休克的严重感染患者，建议应用广谱 β-内酰胺类联合氨基糖苷类或氟喹诺酮类药物治疗铜绿假单胞菌。同样建议应用 β-内酰胺类联合大环内酯类药物治疗肺炎链球菌感染的脓毒性休克患者。

对严重脓毒症患者，建议经验性联合治疗不超过 3～5 d。一旦病原菌的药敏确定，应立即降级到最恰当的单药治疗。但是，一般应避免氨基糖苷类药物单药治疗，特别是对铜绿假单胞菌脓毒症以及部分心内膜炎，这些情况应延长抗菌药物联合使用的时间。

依临床情况，建议抗微生物治疗疗程一般为 7～10 d；对临床治疗反应慢、感染病灶未完全清除、金黄色葡萄球菌菌血症、一些真菌和病毒感染，或包括粒细胞减少在内的免疫缺陷患者，可适当延长治疗疗程。

建议对病毒源性的严重脓毒症或脓毒性休克患者尽早开始抗病毒治疗。抗病毒治疗的建议包括：①怀疑或确诊流感的严重流感患者应早期抗病毒治疗（如严重、病情复杂，或进展快或需要住院治疗者）；②疑似或确诊流感的流感并发症的风险较高的患者应早期抗病毒治疗；③由 2009 年甲型 H1N1 流感病毒，流感 A（H3N2）病毒，或 B 型流感病毒，或流感病毒类型或未知 A 型流感病毒亚型所致的流感使用神经氨酸酶抑制剂（奥司他韦或扎那米韦）治疗。活动巨细胞病毒（cytomegalovirus CMV）血症在重症患者中是常见的（15%～35%），患者血流中存在巨细胞病毒是预后不良的指标。在严重原发性或继发性水痘带状疱疹病毒感染、罕见播散性单纯疱疹病毒感染的患者早期抗病毒治疗如阿昔洛韦有效。

推荐对非感染原因造成严重炎症状态的患者，不使用抗微生物制剂。临床医师应意识到严重脓毒症、脓毒性休克患者 50% 培养为阴性，但仍可能存在细菌或真菌感染。临床医生应根据临床信息综合判断，决定继续、减少或停止抗微生物药物的治疗。

（三）感染源控制

需要紧急控制感染源时（如坏死性筋膜炎、腹膜炎、胆管炎、肠梗死），推荐及时做出解剖学诊断或排除诊断；如果可行的话，在确诊 12 h 内采取措施控制感染源。

当确定感染性胰周坏死为潜在的感染源时，建议最好等坏死与正常组织间出现明显界限时再采取干预措施。

严重感染需控制感染源时，应采取对生理损伤最小的有效干预措施（如经皮穿刺引流脓肿而非手术引流）。

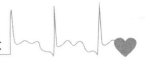

如果血导管是严重脓毒症或脓毒性休克可能的感染源,应在建立其他血管通路后立即拔除。

（四）感染的预防

建议采用选择性口腔净化(selective oropharyngeal decontamination,SOD)和选择性消化道净化(selective digestive decontamination,SDD)方法以降低呼吸机相关性肺炎(ventilator associated pneumonia,VAP)的发生率;如果感染控制措施有效,就可以在该医疗机构和区域实施。

建议使用口服葡萄糖酸氯己定(chlorhexidine gluconate,CHG)进行口咽部净化,以降低 ICU 严重脓毒症患者发生 VAP 的风险。

四、血流动力学支持

（一）液体疗法

推荐晶体液用于严重脓毒症及脓毒性休克的初始复苏治疗。

推荐不采用胶体液对严重脓毒症及脓毒性休克患者进行液体复苏治疗。

当严重脓毒症及脓毒性休克患者液体复苏需要大量晶体液时,建议应用白蛋白。

脓毒症低灌注疑有低血容量存在时,推荐初始应用最低 30 mL/kg 的晶体液(部分可为等效白蛋白)冲击治疗,部分患者可能需要更快速度和更大量的补液。

液体复苏中应进行容量负荷监测,包括动态参数(如脉压变化、每搏量变异度)或静态参数(如动脉血压、脉率)以判断补液能否改善血流动力学,推荐继续液体冲击治疗。

2012 年指南对液体种类的选择做出了明确、具体的推荐,即使用晶体液和白蛋白成为复苏的主流且证据级别高。但事实上晶体液、胶体液各有利弊,并不存在理想的复苏液体,临床上应根据指南的推荐结合患者的实际情况进行重新评估(见表 9-6),仔细衡量液体的种类、应用时机及剂量,制订以期达到效果最佳、毒副作用最低的个体化的液体复苏方案。

表 9-6 重症患者的液体建议

复苏液体的作用必须和其他静脉液体一样谨慎
要考虑液体的种类、剂量、适应证、禁忌证、潜在毒性及费用
液体复苏是一个十分复杂的生理学过程
应评估决定液体丢失的量,并用相等的液体量来补充
复苏液体的选择要考虑血钠、渗透压及体内的酸碱状态
选择复苏液体剂量时,要考虑液体累积净平衡量及患者的实际体重
考虑早期使用儿茶酚胺作为休克的辅助治疗
在重症患者中,液体需要量随时间发生变化
复苏液体的累积量及维持量与间质水肿有关
病理性水肿将导致不良反应
少尿是容量减少的正常生理反应,不应单独作为液体复苏的起始点或终点,尤其是在复苏后期
在复苏后期(≥24 h)进行液体挑战尚需商榷
脱水得到纠正后,复苏维持期不应使用低渗溶液
不同的患者应使用个体化的液体复苏方案
出血的患者需要控制出血,并输注红细胞及其他血制品
对于大多数重症患者来说,等渗性平衡盐溶液是初始复苏较为合适的液体
血容量不足及碱中毒的患者考虑使用生理盐水复苏
重症脓毒症患者早期复苏应考虑使用白蛋白
羟乙基淀粉不应在脓毒症患者或急性肾功能损伤高风险患者中使用
其他种类人工胶体液的安全性尚未证实,因此不推荐使用此类液体
高渗盐水的安全性尚未证实
烧伤患者复苏液体的种类及剂量尚不明确

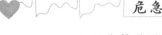

(二)血管升压药

推荐应用血管升压药的初始目标为使 MAP 达 65 mmHg(1 mmHg＝0.133 kPa)。

推荐首选的血管升压药为去甲肾上腺素。

如需要更多缩血管药物才能维持目标血压时,建议加用或替代性应用肾上腺素以维持血压。

为将 MAP 提升至目标值或减少去甲肾上腺素的使用剂量,可在去甲肾上腺素基础上加用血管加压素(最大剂量 0.03 U/min)。

不推荐单独应用低剂量血管加压素治疗脓毒症低血压,剂量大于 0.03～0.04 U/min 的血管加压素仅用于抢救治疗(应用其他升压药不能维持足够 MAP)。

建议仅在部分高度选择的患者应用多巴胺替代去甲肾上腺素(如低心动过速风险和绝对/相对心动过缓)。

不推荐应用去氧肾上腺素治疗脓毒性休克,除非以下情况:①去甲肾上腺素引起严重心律失常;②已知心排血量较高而血压持续低下;③当联合应用强心药/升压药和低剂量血管加压素无法达到目标 MAP,作为抢救治疗应用。

推荐不采用低剂量多巴胺进行肾脏保护治疗。

推荐所有应用血管活性药的患者在可能的情况下尽早放置动脉导管进行有创血压监测。

(三)强心治疗

推荐出现以下情况时,试验性应用多巴酚丁胺最大剂量至 20 μg/(kg·min),或在升压药基础上加用多巴酚丁胺:①心脏充盈压增高和低心排血量提示心功能不全;②尽管循环容量充足和 MAP 达标,仍然持续存在低灌注征象。

不推荐提高心排血指数(CI)超过预计的正常水平。

(四)激　素

对成人脓毒性休克患者,如充分的液体复苏和血管升压药能恢复血流动力学稳定(详见初始复苏目标),建议不采用静脉注射氢化可的松;如未达目标,建议静脉应用氢化可的松 200 mg/d。

建议对成人脓毒性休克患者不采用促肾上腺皮质激素(adreno cortico hormones,ACTH)刺激试验来筛选接受氢化可的松治疗患者。

当不再需要血管升压药物时,建议逐渐停用氢化可的松。

推荐不采用注射皮质醇治疗无休克的脓毒症。

建议应用氢化可的松时,采用持续滴注而非间断静脉推注。

五、支持治疗

(一)血液制品使用

一旦成人组织低灌注缓解,且不存在心肌缺血、严重低氧血症、急性出血或缺血性心脏病,推荐血红蛋白低于 7.0 g/dL(70 g/L)时输注红细胞,使血红蛋白(Hb)维持在 7.0～9.0 g/dL(70～90 g/L)。

不推荐促红细胞生成素作为严重脓毒症相关贫血的特殊治疗。

在临床无出血,也无有创性操作时,不建议用新鲜冷冻血浆纠正实验室凝血异常。当证实有凝血因子缺乏(凝血酶原时间或部分凝血活酶延长,国际标准化比率升高)、活动性出血或在进行外科手术或有创性操作前输注新鲜冷冻血浆。

在治疗严重脓毒症和脓毒性休克时,不推荐抗凝血酶。

严重脓毒症患者无明显出血,当血小板计数＜10×10⁹/L 时预防性输注血小板;如有明显出血风险,建议血小板计数＜20×10⁹/L 时预防性输注血小板;当有活动性出血、手术、侵入性操作时建议维持血小板计数应≥50×10⁹/L。

(二)免疫球蛋白

严重脓毒症或脓毒性休克的成人患者,建议不静脉使用免疫球蛋白。

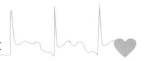

(三)脓毒症引发急性呼吸窘迫综合征(ARDS)的机械通气

脓毒症引发的 ARDS 患者,目标潮气量为 6 mL/kg(理想公斤体重)。

推荐 ARDS 患者测量平台压,使肺被动充气的初始平台压目标上限为≤30 cmH_2O(1 cmH_2O=0.098 kPa)。

临床试验所支持小潮气量和压力限制策略为主的肺保护策略在脓毒症引起的 ARDS 患者中被广泛接受并使用,但 ARDS 患者中通气策略的准确选择尚需个体化,需综合考虑平台压、呼气末正压、胸腹腔顺应性、呼吸肌力等。

推荐使用呼气末正压(PEEP)以避免呼气末的肺泡塌陷(萎陷伤)。

对脓毒症引发的中度或重度 ARDS 患者,建议使用高水平 PEEP 而非低水平 PEEP 的通气策略。最佳 PEEP 的选定方法为:①选择式滴定的 PEEP(和潮气量)根据床边测量胸肺顺应性获得反映肺复张和过度膨胀最佳的目标;②根据缺氧的严重程度来调整 PEEP,须维持足够的 FiO_2。PEEP>5 cmH_2O 通常可避免肺塌陷。

对有严重难治性低氧血症的脓毒症患者建议使用肺复张策略(recruitment maneuver,RM)。RM 是指在可接受的气道压范围内,间歇性给予较高的复张压并维持一段时间,以促使塌陷的肺泡复张进而改善氧合。RM 可在多种通气模式下实现,常用方法主要包括控制性肺膨胀(sustained inflation,SI)、PEEP 递增法及压力控制(PCV)法。临床和实验研究均证明 RM 能增加肺容积,减少肺内分流,改善通气血流比值,减少肺表面活性物质的消耗,减轻肺水肿,减少继发性炎性介质产生,减轻对肺内皮细胞的损伤。因此,RM 有利于 ARDS 患者的肺保护,改善气体交换。

建议对由脓毒症引发的 ARDS,氧合指数(PaO_2/FiO_2)≤100 mmHg(133 kPa)时,在有实践操作经验的医疗机构使用俯卧位通气。因俯卧位可能有潜在威胁生命的并发症,包括气管内管和胸管的意外松脱,需注意。

推荐脓毒症患者机械通气时保持床头抬高 30°~45°,以降低误吸风险和预防 VAP。

对小部分脓毒症引发 ARDS 患者,经仔细评估无创面罩通气(NIV)的益处并认为超过其风险时,建议使用 NIV。

推荐对机械通气的严重脓毒症患者制订撤机方案,常规进行自主呼吸试验评估,当满足下列标准时终止机械通气:①可唤醒;②血流动力学稳定(未使用血管加压药物);③没有新的潜在的严重情况;④对通气和呼气末压力的需求较低;⑤吸入氧浓度(FiO_2)的需求较低,能够通过面罩或鼻导管安全输送。如果自主呼吸试验成功,应考虑拔管。

对脓毒症引发的 ARDS 患者,不推荐常规使用肺动脉导管。

对脓毒症引发的 ARDS 患者,没有组织低灌注证据的情况下,推荐采用保守的而不是激进的输液策略。ARDS 患者保守的液体策略是指尽量减少输液和减少体重增加,根据 CVP 和肺动脉楔压(pulmonary artery wedge pressure,PAWP)结合临床指标来指导补液。保守的液体策略可减少 ARDS 机械通气的时间和减少 ICU 的滞留时间,但并不改变肾衰竭的发病率和死亡率。

无特殊指征时,如支气管痉挛,推荐不使用 β-受体激动剂治疗脓毒症引发的 ARDS。

(四)镇静、镇痛和神经肌肉阻滞剂(NMBAs)的应用

推荐对机械通气的脓毒症患者使用最小剂量的持续或间断镇静,以特定的滴定终点为目标。

由于 NMBAs 有停药后延迟作用的风险,推荐对无 ARDS 的脓毒症患者尽量避免使用 NMBAs;如果必须应用 NMBAs,无论是间断推注还是持续点滴,均应使用 4 个成串刺激监护阻滞深度。

对脓毒症引发的早期 ARDS,当 PaO_2/FiO_2<150 mmHg(19.95 kPa)时,建议短期使用 NMBAs(≤48 h)。

(五)血糖控制

推荐对 ICU 的严重脓毒症患者采取程序化的血糖管理,当连续 2 次血糖水平>10.0 mmol/L(180 mg/dL)时,开始使用胰岛素定量治疗,目标血糖上限≤10.0 mmol/L(180 mg/dL)而非≤6.0 mmol/L(110 mg/dL)。

推荐每 1~2 h 监测血糖值,直到血糖值和胰岛素输注速度稳定后改为每 4 h 监测 1 次。

需谨慎解读床旁即时检测的末梢血血糖水平,因为这种方法不能准确估计动脉血或血浆的血糖值。

(六)肾脏替代治疗

连续性肾脏替代治疗(continuous renal replacement therapy,CRRT)和间断血液透析对严重脓毒症急性肾衰竭患者的效果相当。

建议使用 CRRT 辅助管理血流动力学不稳定的脓毒症患者的液体平衡。

(七)碳酸氢盐治疗

对低灌注导致的 pH 值≥7.15 的乳酸血症患者,不建议使用碳酸氢钠改善血流动力学或减少血管加压药物的需求。

(八)深静脉血栓(deep venous thrombosis,DVT)的预防

推荐严重脓毒症患者用药物预防静脉血栓栓塞(venous thromboembolism,VTE)。

推荐每日皮下注射低分子肝素(low-molecular weight heparin,LMWH)[与每日 2 次普通肝素(unfractionated heparin,UFH)对比,1B 级推荐;与每日 3 次 UFH 对比,2C 级推荐]。当肌酐清除率<0.5 mL/s 时,使用达肝素或另一种肾脏代谢率低的 LMWH 或 UFH。使用达肝素(5000 U/d),4~14 d,并监测抗-Ⅹa 因子水平,UFH 不经肾清除,安全性好。

建议尽量联合使用药物和间歇充气加压装置对严重脓毒症患者进行预防。

推荐对有肝素使用禁忌证(如血小板减少、严重凝血障碍、活动性出血、近期颅内出血)的脓毒症患者不采用药物预防方法,建议使用机械预防措施,如梯度加压袜或间歇加压装置,除非有禁忌证。当风险降低后建议开始药物预防治疗。

(九)预防应激性溃疡(stress ulcer,SU)

有出血危险因素的严重脓毒症、脓毒性休克患者,推荐使用 H_2 受体阻滞剂或质子泵抑制剂预防 SU。

建议常规使用质子泵抑制剂而非 H_2 受体阻断剂预防 SU。

没有危险因素的患者不建议进行预防治疗。

(十)营　养

建议在确诊严重脓毒症/脓毒性休克最初的 48 h 内,可以耐受的情况下给予经口饮食或肠内营养(如果需要),而不是完全禁食或仅给予静脉输注葡萄糖。

建议在第 1 周内避免强制给予全热量营养,而是低剂量喂养(如每日最高 2 092 kJ),仅在可以耐受的情况下加量。

建议在确诊严重脓毒症/脓毒性休克的最初 7 d 内,使用静脉输注葡萄糖和肠内营养,而非单独使用全胃肠外营养(total parenteral nutrition,TPN)或肠外营养联合肠内营养。

对严重脓毒症患者,不建议使用含特殊免疫调节添加剂的营养制剂。

(十一)设定治疗目标

推荐与患者及家属讨论治疗目标和预后。

推荐将治疗目标与治疗方案和临终计划相结合,适当的时候采取姑息性治疗原则。

建议可行的话尽早制定治疗目标,最晚不迟于入住 ICU≤72 h。

六、儿科处理

(一)初始复苏

建议对呼吸窘迫综合征和低氧血症开始使用面罩给氧,或者(如果需要且可行)使用高流量鼻导管给氧,或者鼻咽持续气道正压通气(nasopharyngeal continuous positive airway pressure,NPCPAP)。为改善循环,当无中心血管通路时,可通过外周静脉通路或者骨髓通路进行液体复苏和输注强心药。如果需

要机械通气,在进行适当的心血管复苏后,插管期间很少出现心血管不稳定。

建议脓毒性休克初始复苏的终点是:毛细血管充盈时间≤2 s,相应年龄的正常血压、正常脉搏(外周和中心脉搏无差异)、肢端温暖、尿量＞1 mL/kg·h,意识正常,ScvO₂≥0.70 及 CI3.3～6.0 L/(min·m²)。

推荐执行美国危重病医学会儿童高级生命支持指南(ACCM-PALS)治疗小儿脓毒性休克(见图 9-16)。

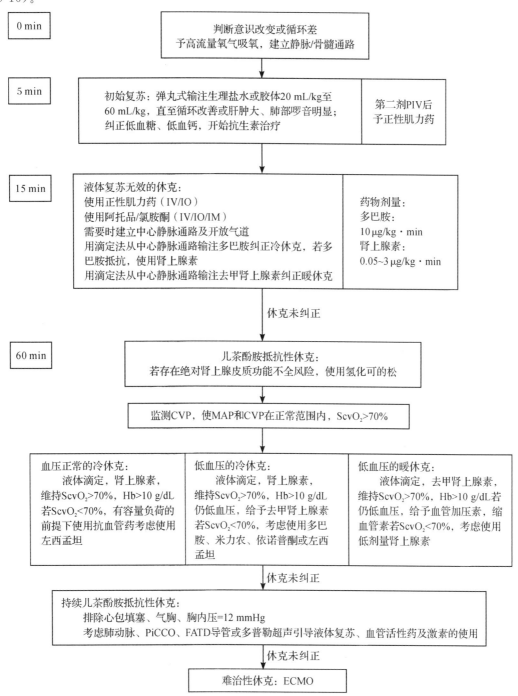

图 9-16　美国危重病儿科高级生命支持分布的脓毒性休克指南

推荐对顽固性休克患儿要评估和纠正气胸、心包填塞和内分泌急症。内分泌急症包括肾上腺功能减退和甲状腺功能减退。对某些患儿还需注意是否存在腹腔内高压的情况。

(二)抗菌药物及感染源控制

推荐诊断严重脓毒症1 h内经验性应用抗菌药物。尽可能在应用抗菌药物之前采集血培养,但不应导致抗菌药物应用延迟。经验药物的选择应根据流行病学及特点进行选择［如 H1Nl、抗药性金黄色葡萄球菌(methicillin-resistant *staphylococcus aureus*，MRSA)、喹诺酮耐药疟疾、青霉素耐药肺炎球菌、近期ICU 住院、粒细胞减少等］。

建议应用克林霉素及抗毒素治疗合并顽固性低血压的中毒性休克综合征。

推荐早期积极地控制感染源：需要清创和引流的包括坏死性筋膜炎、坏死性肺炎、坏死性肌炎、脓胸、脓肿，有内脏穿孔时需修复及腹腔清洗。

如果可以耐受，推荐肠道抗菌药物治疗难辨梭状芽孢杆菌肠炎。疾病严重者优先选择口服万古霉素。对于非常严重的病例，如肠造瘘或肠切除患儿，需考虑肠外治疗，直至临床表现有明显改善。

(三)液体复苏

在有强心药和机械通气的条件下，建议对低血容量休克进行初始液体复苏，采用等张晶体液或白蛋白，5～10 min 内推注最高达 20 mL/kg 的晶体液(或等量白蛋白)。应进行滴定式治疗以逆转低血压、增加尿量、恢复正常毛细血管再充盈、外周脉搏及意识水平，但不引起肝大或啰音。如出现肝大及啰音，应使用强心药物，而非液体复苏。儿童严重溶血性贫血(严重疟疾或镰状细胞危象)无低血压者，首选输血而非晶体或白蛋白。

(四)强心药、血管活性药及扩血管药

建议对输液无反应的患儿在建立中心静脉通路之前外周输注强心药。儿童在复苏的初始阶段，即使低血容量尚未完全纠正，也可使用强心/升压药治疗并维持目标血压。对于多巴胺无效的患儿，可使用肾上腺素或去甲肾上腺素。对于已使用去甲肾上腺素后血管阻力仍低的患儿，有报道使用血管加压素，但缺乏儿童使用的安全性认证。

建议对低心排及全身血管阻力升高而血压正常的患儿在强心药基础上加用扩血管药。扩血管药包括Ⅲ型磷酸二酯酶抑制剂，如米力农、依诺昔酮和钙增敏剂，其他还包括亚硝酸类、前列环素、非诺多泮等。

体外膜肺氧合(extracorporeal membrane oxygenation，ECMO)：建议采用 ECMO 治疗儿童难治性脓毒性休克或脓毒症相关的难治性呼衰。

(五)皮质激素

建议及时应用氢化可的松治疗儿童输液反应、儿茶酚胺耐药休克及可疑或确诊的绝对(经典)肾上腺功能不全。初始治疗阶段可予氢化可的松以应激剂量 50 mg/(m² · 24 h)输注，短期内以 50 mg/(m² · 24 h)持续输注以逆转休克。

蛋白 C 和活化蛋白浓缩物：反对儿童使用。

(六)血液制品

建议儿童 Hb 目标与成人相似。在对上腔静脉氧饱和度降低的休克(ScvO₂<0.70)进行复苏时，Hb目标水平为 100 g/L(10 g/dL)；当休克和低氧血症稳定和恢复后，Hb>70 g/L(7.0 g/dL)的低目标值是合理的。

建议儿童的血小板输注目标与成人相似。

建议用血浆纠正脓毒症导致的血栓性血小板减少性紫癜(idiopathic thrombocytopenic purpura，TIP)、进行性弥散性血管内凝血(disseminated intravascular coagulation，DIC)及继发性血栓性微血管病。

(七)机械通气

小儿与成人一致，建议机械通气过程中采取肺保护策略。推荐小潮气量(6 mL/kg)、适当平台压(≤30 cmH₂O)及高 PEEP，难治性低氧血症采用肺复张手法，PaO₂/FiO₂≤100 mmHg(133 kPa)时使用俯卧位通气，床头抬高，保守而非激进的液体复苏策略，选择性的无创通气，建立撤机计划，以及不推荐常规行肺动脉置管。

(八)镇静/镇痛/药物毒性

推荐对重症机械通气的脓毒症患儿按镇静目标给予镇静。对于小于 3 岁的婴幼儿，不建议长时间使用异丙酚；对于脓毒性休克的患儿，需避免或谨慎使用依托咪酯或右美托咪啶等。

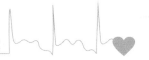

严重脓毒症时药物代谢率下降,使儿童发生药物相关不良反应的风险增加,需要实验室监测药物毒性。

(九)血糖控制

儿童建议按照与成人相似的目标控制血糖≤10.0 mmol/L(180 mg/dL)。由于一些高血糖儿童不能产生胰岛素,而另一部分存在胰岛素抵抗,因此对于新生儿和儿童,葡萄糖应与胰岛素联合输注。在新生儿及儿童胰岛素应用中,应严密监测血糖以防止低血糖的发生。

(十)利尿剂和 RRT

建议休克缓解后使用利尿剂逆转液体超负荷,如果不成功开始持续静脉血液滤过(continuous veno-venous hemofiltration,CVVH)或间歇血液透析以避免液体超负荷>10%总体质量。

(十一)DVT 预防

没有关于严重脓毒症的青春期前儿童的 DVT 预防的推荐。

(十二)SU 预防

没有关于严重脓毒症的青春期前儿童的 SU 预防的推荐。

(十三)营　养

能够经肠道喂养的儿童给予肠内营养,不能经肠道喂养的给予肠外营养。

(施珊珊　方向明)

参考文献

[1] 高戈,冯喆,常志刚,等. 2012 国际严重脓毒症及脓毒性休克诊疗指南[J].中华危重病急救医学, 2013,25:501-505.

[2] 罗吉利,谢剑峰,杨毅.感染性休克的氧代谢监测[J].中华危重病急救医学,2015,27:72-75.

[3] 邱海波.重症医学—(2013)[M].北京:人民卫生出版社,2013.

[4] 邱海波.重症医学—(2014)[M].北京:人民卫生出版社,2014.

[5] 王建枝.病理生理学[M].8 版.北京:人民卫生出版社,2013.

[6] 许煊.正确理解氧动力学及氧代谢监测参数在休克诊治中的临床意义[J].国际儿科学杂志,2013, 40:621-624.

[7] 中华医学会重症医学分会.中国严重脓毒症/脓毒症休克指南(2014)[J].中华内科杂志,2015, 54(06):557-581.

[8] ALBERTI C, BRUN-BUISSON C, BURCHARDI H, et al. Epidemiology of sepsis and infection in ICU patients from an international multicentre cohort study[J]. Intensive Care Med,2002,28(2): 108-121.

[9] ANDERSEN C A. Noninvasive assessment of lower-extremity hemodynamics in individuals with diabetes mellitus[J]. J Am Podiatr Med Assoc,2010,100(5):406-411.

[10] BENHAMOU Y, EDET S, BEGARIN L, et al. Transcutaneous oxymetry as predictive test of peripheral vascular revascularization in haemodialysis population[J]. Nephrol Dial Transplant, 2012,27(5):2066-2069.

[11] BRIERLEY J, CARCILLO J A, CHOONG K, et al. Clinical practice parameters for hemodynamic support of pediatric and neonatal septic shock: 2007 update from the American College of Critical Care Medicine[J]. Crit Care Med,2009,37(2):666-688.

[12] BRIERLY J, CARCILLO J A, CHOONG K, et al. Clinical practice parameters for hemodynamic support of pediatric and neonatal patients in septic shock: 2007 update from the American College of Critical Care Medicine[J]. Crit Care Med,2009,37:666-688.

[13] CHANG DW. AARC Clinical Practice Guideline: in-hospital transport of the mechanically venti-lated patient—2002 revision & update. Respir Care. 2002,47(6):721-3.

[14] CICCO G，CICCO S．Hemorheology and microcirculation in some pathologies of internal medicine[J]．Minerva Med，2007，98(6)：625-631．

[15] DELLINGER R P，LEVY M M，RHODES A，el al．Surviving sepsis campaign：international guidelines for management of severe sepsis and septic shock，2012[J]．Intensive Care Med，2013，39：165-228．

[16] DUECK M H，LIME M，APPENRODT S，et al．Trends but not individual values of central venous oxygen saturation agree with mixed venous oxygen saturation during varying hemodynamic condition[J]．Anaesthesiology，2005，103：249-257．

[17] FRIEDMAN G，DE BACKER D，SHAHLA M，et al．Oxygen supply dependency can characterize septic shock[J]．Intensive Care Med，1998，24(2)：118-123．

[18] GIANNONI A，BARUAH R，LEONG T，et al．Do optimal prognostic thresholds in continuous physiological variables really exist? Analysis of origin of apparent thresholds，with systematic review for peak oxygen consumption，ejection fraction and BNP[J]．PLoS one，2014，9(1)：e81699．

[19] GOODRICH C．Continuous central venous oximetry monitoring[J]．Crit Care Nurs Clin North Am，2006，18(2)：203-209．

[20] GUTIERREZ G，DANTZKER D，et al．Comparison of gastric intramucosal pH with measures of oxygen transport and consumption in critically ill patients[J]．Crit Care Med，1992，20：451-457．

[21] HJALMARSON O，et al．Spectrum of chronic lung disease in a population of newborns with extremely low gestational age[J]．Acta Paediatr，2012，101(9)：912-918．

[22] LAKHAL K，EHRMANN S，PERROTIN D，et al．Fluid challenge：tracking changes in cardiac output with blood pressure monitoring (invasive or non-invasive) [J]．Intensive Care Med，2013，39：1953-1962．

[23] MARTIN G S，MANNINO D M，EATON S，et al．The epidemiology of sepsis in the United States from 1979 through 2000[J]．N Engl J Med，2003，348(16)：1546-1554．

[24] MIKKELSEN M E，MILTIADES A N，GAIESKI D F，et al．Serum lactate is associated with mortality in severe sepsis independent of organ failure and shock[J]．Crit Care Med，2009，37(5)：1670-1677．

[25] RIVERS E，NGUYEN B，HAVSTAD S，et al．Early goal-directed therapy in the treatment of severe sepsis and septic shock[J]．N End J Med，2001，345(19)：1368-1377．

[26] TAN H L，PINDER M，PARSONS R，et al．Clinical evaluation of USCOM ultrasonic cardiac output monitor in cardiac surgical patients in intensive care unit[J]．Br J Anaesth，2005，94(3)：287-291．

[27] TRUIJEN J，LIESHOUT J J V，WESSELINK W A，et al．Noninvasive continuous hemodynamic monitoring[J]．J Clin Monit Comput，2012，26(4)：267-278．

[28] VARPULA M，TALLGREN M，SAUKKONEN K，et al．Hemodynamic variables related to outcome in septic shock[J]．Intensive Care Med，2005，31(8)：1066-1071．

[29] WILLIAMS R，RANKIN N，SMITH T，et al．Relationship between the humid ig and temperature of inspired gas and the function of the airway mucosa[J]．Critical care medicine，1996，24(11)：1920-1929．

[30] WU J，ROSTAMI M R，CADAVID OLAYA D P，et al．Oxygen transport and stem cell aggregation in stirred-suspension bioreactor cultures[J]．PLoS one，2014，9(7)：e102486．

[31] Zimny S，Dessel F，Ehren M，et al．Early detection of microcirculatory impairment in diabetic patients with foot at risk[J]．Diabetes Care，2001，24(10)：1810-1814．

第十章　规范化连续性肾脏替代治疗技术

第一节　概　述

连续性肾脏替代治疗（CRRT），指每天连续24 h或接近24 h的连续性血液净化治疗以替代受损肾脏功能。近年来，随着CRRT技术的不断发展，CRRT早已不再局限于肾脏替代治疗，更是各种急危重病如多器官功能障碍综合征（MODS）、脓毒症、急性呼吸窘迫综合征（ARDS）等的重要急救措施。因此，CRRT更应被称作连续性血液净化治疗（continuous blood purification，CBP），即所有缓慢、连续清除水分和溶质的一组治疗方式的总称。考虑目前临床上更习惯沿用CRRT的称谓，本书中仍以CRRT代表连续性血液净化治疗。

一、CRRT概念的变迁

第二次世界大战期间，加拿大的Murray和Delmore成功研制出第一台人工肾机，并于1946年用于临床治疗肾衰竭，开启了血液净化治疗的篇章。早期血液净化治疗以间歇性血液透析（intermittent hemodialysis，IHD）、腹膜透析（PD）为主，局限于肾脏疾病领域，且技术不成熟，治疗效果差，并发症多。为了克服这些不足，Scrihner等于1960年首次提出了连续性血液净化治疗的概念，但这并不是传统意义的CRRT。直至1977年，Kramer等首次将连续性动静脉血液滤过（continuous arteriovenous hemodiafiltration，CAVH）应用于临床，标志着一种新的连续性血液净化技术——CRRT的诞生。CAVH与传统IHD相比，更接近人正常肾脏的生理功能，使得其在临床上迅速推广，相继衍生出连续性动静脉血液透析（continuous arteriovenous hemodialysis，CAVHD）、动静脉缓慢连续超滤（arteriovenous slow continuous ultrafitration，AVSCUF）、连续性动静脉血液透析滤过（continuous arteriovenous hemofiltration dialysis，CAVHDF）等多种治疗模式，并于1982年4月获得美国FDA批准CAVH可在ICU应用。但CAVH仍存在许多缺陷，比如需行动脉插管、并发症多、依靠血压作为驱动力、纠正尿毒症效果有限等，因此又衍生出了一系列新的治疗模式——连续性静脉-静脉血液滤过（continuous venovenous hemofiltration，CVVH）、静脉-静脉缓慢连续性超滤（VVSCUF）、连续性静脉-静脉血液透析（continuous venovenous hemodialysis，CVVHD）、连续性静脉-静脉血液透析滤过（continuous venovenous hemodiafiltration，CVVHDF）、高容量血液滤过（high volume hemofiltration，HVHF）等。新的治疗模式以双腔静脉导管分别作为引血端和回血端，借助血泵驱动血液循环，容量平衡控制系统控制液体入出，克服了此前CAVH的不足。1995年，在美国圣地亚哥召开的首届国际连续性肾脏替代治疗会议学术会议上，CRRT正式被定义为采用每天连续24 h或接近24 h的一种连续性血液净化疗法以替代受损肾脏功能。CRRT具有血流动力学稳定，能持续、稳定地控制氮质血症和水盐代谢，不断清除体内毒素及炎症因子，保证营养补充等优点，使得该项技术在临床上迅速广泛开展。随着CRRT技术的不断成熟和进步，其临床应用范围远远超过了肾脏替代治疗领域,不仅仅是替代改善肾功能,而且为多器官功能的恢复提供支持,在危重救治中的地位愈发重要。鉴于此,黎磊石和季大玺等人提出将CRRT更名为连续性血液净化(CBP)更为恰当,囊括了所有连续、缓慢清除水分和溶质的治疗方式,包括CVVH、CVVHD、CVVHDF、SCUF,连续性高通量透析,高容量血液滤过(high volume hemofiltration,HVHF),连续性血浆滤过吸附(continuous plasma filtration adsorption,CPFA),日间连续性肾脏替代治疗等多项治疗技术。

二、CRRT 与 IHD 优缺点比较

(一)优点

CRRT与传统的间歇性血液透析(IHD)相比,具有以下优点。

1.有利于血流动力学稳定

与IHD相比,CRRT为连续、缓慢、等渗地清除水和溶质,容量波动小,能根据病情需要随时调整液体平衡策略,且等渗地超滤有利于血浆再充盈、维持肾素血管紧张素系统及细胞外液渗透压稳定,更符合人自身的生理情况,从而有利于维持血流动力学稳定。而血流动力学稳定能保证肾脏有效灌注,减少缺血再灌注的发生,对肾功能的恢复以及机体的其他脏器都有很好的保护作用。

2.溶质清除率高

研究发现,与IHD相比,CRRT具有更高的尿素清除率,IHD(7次/周)的每周Kt/V值与置换量1 L/h的CRRT相当,如将置换量增加至2 L/h,则IHD必须7次/周、6~8 h/次才能达到相同的尿素清除率。CRRT能通过多种方式清除溶质,通过对流和吸附作用清除中、大分子溶质,通过对流和弥散作用清除小分子溶质,因此,CRRT除了能清除血肌酐、尿素氮、电解质等小分子溶质外,还可以清除多种炎性介质或毒性物质等中、大分子溶质,如TNF-a,IL-l,IL-6,IL-8,PAF,心肌抑制因子等,从而阻断炎症介质所介导的级联反应,减轻脏器损害。

3.有利于营养支持和液体平衡

CRRT为模拟人正常肾脏的生理功能,持续进行,有利于水、氮平衡的调控,能满足患者大量液体输入的需要,可以不断地补充水分及营养物质,保证患者每日能量及各种营养物质所需,维持正氮平衡。

4.有利于维持血浆溶质浓度和细胞外液容量的稳定

接受IHD治疗的患者其血浆内尿素氮等溶质的浓度呈波浪形改变,透析前最高,而透析后达到最低水平,之后逐步上升,容易出现尿素氮等代谢产物浓度的反跳;而CRRT为持续、缓慢、等渗的清除溶质,不会引起血浆内溶质的巨大波动。同样,IHD治疗时细胞外液容量也在透析前后波动较大,而CRRT不但有助于维持细胞外液容量的稳定,还能根据治疗需要随时调整液体平衡策略。

5.生物相容性佳

CRRT滤器膜多采用高分子合成膜,具有高通量、超滤系数高、生物相容性好等优点,而IHD滤器膜多采用纤维素膜,生物相容性差,能激活补体系统、白细胞、血小板和内皮细胞,诱发"氧化应激反应"和"炎症反应",加重肾功能损伤,促进全身炎症反应综合征,甚至导致多脏器功能障碍。

(二)缺 点

与IHD相比,CRRT有诸多优势,但是也有不足:①需要连续抗凝,因此出血的风险相对较大;②毒素清除较慢,且滤过作用可能造成一些有益物质的丢失,如抗炎介质、营养物质等;③如肝功能不全患者,采用乳酸盐配方的置换液,可能会加重肝功能损伤;④患者长时间无法移动,使得外出CT等检查受限;⑤低体温;⑥目前尚无充分确实证据证实CRRT较IHD可以改善患者预后,降低死亡率,但CRRT费用高,工作量大。

(陈敏华　孙仁华)

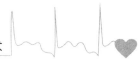

第二节　适应证与禁忌证

一、适应证

CRRT 支持治疗的目的除了替代受损的肾脏，在一些非肾脏疾病的救治中也发挥着越来越重要的作用。因此，CRRT 的适应证可主要归类于两个方面：一是肾脏疾病，主要指存在肾功能损伤的重症患者；二是非肾脏疾病或肾功能损伤的重症状态，主要用于器官功能不全支持、稳定内环境、免疫调节等。

（一）肾脏疾病

急性肾损伤（acute kidney injury，AKI）或慢性肾功能衰竭的重症患者，通常需 CRRT。2000 年，Ronco 和 Bellomo 提出急性肾功能衰竭患者行 CRRT 的指征包括：①非梗阻性少尿（尿量<200 mL/12 h）；②无尿（尿量<50 mL/12 h）；③重度代谢性酸中毒（pH 值<7.1）；④氮质血症（血清尿素氮>30 mmol/L）；⑤药物应用过量且可被透析清除；⑥高钾血症（血清钾>6.5 mmol/L）或血钾迅速升高；⑦怀疑与尿毒症有关的心内膜炎、脑病、神经系统病变或肌病；⑧严重的钠离子紊乱（血清钠>160 mmol/L 或<115 mmol/L）；⑨临床上对利尿剂无反应的水肿（尤其是肺水肿）；⑩无法控制的高热（直肠温>39.5 ℃）；⑪病理性凝血障碍需要输注大量血制品。符合上述标准中任何 1 项，即可开始 CRRT，而符合 2 项时必须开始 CRRT。2001 年由 Glassock 提出的 RRT 指征包括：①液体过负荷导致肺水肿；②高钾血症（血清钾>6.5 mmol/L）；③代谢性酸中毒，（pH 值<7.15）；④严重低钠血症（血清钠<120 mmol/L）并伴有明显的低钠症状；⑤尿毒症心包炎；⑥尿毒症脑病；⑦严重尿毒症症状；⑧高分解代谢（血清尿素氮升高>10.7 mmol/L，或血清肌酐>176.8 μmol/L）；⑨清除毒素（乙二醇、水杨酸等毒物中毒）；⑩严重尿毒症导致出血。但是这些传统的 CRRT 指征因没有确切的循证医学依据，并未得到广泛的认可。

根据我国《血液净化标准操作规程（2010 版）》，CRRT 的肾性适应证包括：①重症 AKI 患者需要持续清除过多水分或毒性物质，同时伴血流动力学不稳定，如 AKI 合并严重电解质紊乱、酸碱代谢失衡、心力衰竭、肺水肿、脑水肿、外科术后、严重感染等。②慢性肾衰竭合并急性肺水肿、尿毒症脑病、心力衰竭、血流动力学不稳定等。而根据 2012 年《KDIGO 急性肾损伤临床实践指南》，对血流动力学不稳定，或伴有急性脑损伤及其他原因导致颅内压增高、脑水肿的 AKI 患者，建议使用 CRRT，而非 IHD。因为 CRRT 有更好的血流动力学耐受性，而且 CRRT 为缓慢、持续地清除水分及溶质，不易引起低血压（降低脑灌注压）或透析失衡综合征（增加颅内压或脑水肿风险），避免加重神经系统损伤。

（二）非肾脏疾病或肾功能损伤的重症状态

非肾脏疾病或肾功能损伤的重症状态主要包括多器官功能障碍综合征（MODS）、脓毒症或脓毒性休克、急性呼吸窘迫综合征（ARDS）、横纹肌溶解综合征（rhabdomyolysis，RM）、乳酸酸中毒、急性重症胰腺炎（severe acute pancreatitis，SAP）、心肺体外循环手术、慢性心力衰竭、肝性脑病、药物或毒物中毒、严重液体潴留、需要大量补液、电解质和酸碱代谢紊乱、肿瘤溶解综合征、过高热等。

（1）脓毒症与脓毒性休克、MODS：正常情况下，机体的促炎反应和抗炎反应处于动态平衡状态，保证免疫功能正常，而严重感染可打破此平衡状态，使得机体释放大量炎症介质，形成逐级放大的瀑布连锁反应，导致炎症反应失控，最终损伤多脏器功能，进入 MODS 状态，这是脓毒症和脓毒性休克发生发展的重要发病机制之一。因此，对脓毒症患者，除积极抗感染治疗外，有效地调控炎症反应，尽早阻断其级联反应过程，对改善预后同样显得至关重要。

大部分炎症介质分子量在 10 000～30 000 Da，属于中大分子物质，因此无法通过血液透析清除，但可以通过 CRRT 清除，尤其是采用高容量血液滤过并反复更换滤器的情况下，可以通过对流及吸附的作用连续地清除炎症介质,积极调控机体失衡的炎症反应,并降低内皮细胞通透性,改善血管张力,进而促进血流动力学的稳定。此外,CRRT 还能对各器官功能起一定的支持作用,同时纠正严重感染导致的电解质及酸碱平衡紊乱,从而改善患者预后。

(2)急性呼吸窘迫综合征(ARDS):ARDS 的主要病理生理改变为各种原因导致肺泡上皮和肺毛细血管通透性增加,体液和血浆蛋白渗出血管外至肺间质和肺泡腔内,引起弥漫性肺泡和肺间质水肿。引起肺泡 毛细血管膜通透性增加的机制较为复杂,炎症反应过度可能发挥着主要作用,因为在 ARDS 患者中肺泡灌洗液中的炎症介质浓度明显高于血浆浓度,因此,如何有效调控炎症反应,改善患者肺泡和肺间质水肿,是 ARDS 患者治疗的关键。

Ullrich 等人在内毒素诱导的急性肺损伤的猪模型中,发现 CVVH 能显著改善氧合;同样在油酸诱导的急性肺损伤狗动物模型中,也发现 CVVH 能稳定血流动力学,减轻肺部炎症反应,改善肺水肿。通过对继发于重症急性胰腺炎的 ARDS 的患者的研究显示,早期接受血液滤过治疗能提高患者的动脉氧分压、氧合指数及肺顺应性,有效地清除炎症介质,改善血流动力学状态。另有研究发现早期 CRRT 治疗能改善 ARDS 患者预后,可能与 CRRT 治疗组中血清和肺泡灌洗液中炎症介质 TGF-β1 水平明显下降有关。此外,CRRT 能清除体内多余的代谢产物、纠正酸碱及电解质紊乱,且大量低温置换液的补充,可降低患者体温,从而降低氧耗。综上,CRRT 可用于 ARDS 患者的治疗,主要通过有效清除炎症介质、调控炎症反应、调整液体平衡状态、改善肺水肿、维持内环境稳定等机制发挥作用。

(3)重症急性胰腺炎(SAP):急性胰腺炎是由多种原因导致胰酶在胰腺内被激活,引起胰腺组织自身消化、出血、水肿甚至坏死的炎症反应。炎症介质在急性胰腺炎由轻症向重症及 MODS 的发展中具有重要作用。CRRT 能有效地清除炎性介质,改善全身炎症反应,纠正水电解质紊乱和酸碱失衡,降低高分解代谢,清除过多水分,减轻组织水肿,改善微循环,是近年来 SAP 重要的治疗方式,且 2013 年中华医学会消化病学分会急性胰腺炎指南中也推荐 SAP 早期应用 CRRT 以清除炎症介质。另对高脂血症导致的SAP,可以通过血浆置换或血液灌流联合 CVVH 等血液净化方式清除过多的甘油三酯,从而减轻对胰腺的损伤。

然而,目前关于 CRRT 对 SAP 疗效的临床研究,样本量大都较小,研究质量较差,且极少以病死率为研究终点。同时,也尚缺乏充分证据支持 CRRT 清除炎症介质的作用能够影响 SAP 患者的临床预后。但由于腹膜炎症反应、麻痹性肠梗阻、大量复苏液体漏出等病理生理因素的影响,60%~85%的 SAP 患者可合并腹腔间隔室综合征(ACS),病死率高达 50%~75%。目前,推荐对于合并 ACS 的 SAP 患者,在入院 48 h 内进行 CRRT,可以较好地管理液体平衡,显著降低腹内压和感染率,缩短住院时间。因此,对于液体负荷过多的 SAP 患者,尤其对于合并急性肾损伤的患者,早期应用 CRRT,可能通过更好的液体管理,改善生理指标和器官功能。

(4)横纹肌溶解综合征(RM):创伤和非创伤因素均可引起骨骼肌损伤、细胞破坏、细胞内容物(如酶类、钾、磷、肌酐和肌红蛋白等)释放入血,而引起一系列临床综合征,称为横纹肌溶解综合征。常见的创伤因素包括挤压伤、电击伤、烧伤等,非创伤因素包括酗酒、药物滥用、运动不当、中暑、感染等。

其主要特征是血清肌酸激酶、肌红蛋白增高,以及肌红蛋白尿,常合并急性肾功能损伤和 MODS。肌红蛋白从骨骼肌细胞中大量溢出是导致急性肾功能损伤的主要原因。肌红蛋白可在肾小管内形成肌红蛋白管型造成肾小管堵塞,且来源于肌红蛋白的亚铁血红素可诱发 OH 单键自由基形成,引起肾小管上皮氧化损伤。另外,Huerta-Alardin 等研究发现横纹肌溶解可引起机体细胞和免疫系统过度活化,从而造成炎症介质生成增多,炎症介质参与了横纹肌溶解症的病理过程,引发 MODS,这是横纹肌溶解症的主要死亡原因。因此,CRRT 一方面可以通过对流及吸附作用清除分子量为 17 000 Da 的肌红蛋白以及炎症介质,另一方面,还可允许患者少尿期接受充分的营养支持治疗,纠正高分解代谢状态,改善细胞生存环境和摄氧能力,为肾小管上皮细胞的修复创造条件。

(5)乳酸酸中毒:乳酸的生成和代谢是一个连续的过程,任何原因导致乳酸生成过多和(或)乳酸代谢障碍,可引起乳酸蓄积,严重时可致乳酸酸中毒。根据有无组织灌注不足,乳酸酸中毒临床上一般分为 A

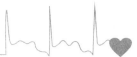

和 B 两型,A 型发生于由各种原因导致的组织灌注不足或急性缺氧所致;B 型为无组织灌注不足和氧合不足的临床证据时有乳酸中毒存在,为一些常见病(肝硬化、恶性肿瘤、糖尿病)、药物(双胍类降糖药物、果糖、水杨酸、异烟肼等)或毒物(甲醇等)及某些遗传性疾病(葡萄糖-6-磷酸酶缺乏症、1,6-二磷酸果糖酶缺乏症等)所致。乳酸酸中毒病死率很高,治疗难度大,因此以预防为主。一旦发生乳酸酸中毒,治疗原则主要为积极治疗原发病,及时处理危及生命的紧急情况、纠正酸中毒和并发症的防治;但是否需积极纠正酸中毒、清除体内过多乳酸等问题目前仍存在争议。

血液净化是抢救乳酸酸中毒的重要治疗方法。其治疗作用主要体现在两个方面:一方面能有效治疗患者乳酸酸中毒的病因,如纠正休克、改善循环,清除二甲双胍,甲醇等药物、毒物,另一方面能直接清除体内过多的乳酸,并纠正酸中毒,同时避免大剂量碳酸氢盐的输入,减少液体过负荷的风险,有效维持内环境稳定。但需注意的是对乳酸酸中毒患者行 CRRT 时,置换液或透析液宜选用碳酸氢盐或枸橼酸盐配方,避免乳酸盐配方,防止进一步升高血乳酸水平。

(6)心肺体外循环手术:心肺体外循环手术时可通过 CRRT 清除过多的容量负荷,减少肺内分流。此外,心肺旁路也可激活机体炎症反应,而通过 CRRT 可改善患者的炎症反应,有利于手术的进行及恢复。

(7)慢性心力衰竭:慢性心力衰竭患者全身有效循环血容量减少,激活神经内分泌系统,如交感神经系统、肾素-血管紧张素-醛固酮系统等,造成小动脉收缩,水钠潴留,引起心脏前后负荷增加和组织水肿。因此,对此类患者,最基本的治疗目的包括清除多余的水分及扩张血管以改善心功能,最常用的药物为利尿剂与血管扩张剂。但对终末期心衰患者,上述药物治疗多反应不佳,而 CRRT 是理想的替代方式,目前已被充血性心力衰竭指南列为重要的辅助手段。超滤较利尿剂能更快地缓解肺部和全身的水肿,且对电解质、氮质血症、酸碱平衡、大分子物质没有影响。而祥利尿剂会有神经激素激活、低血容量、肾功能恶化的风险,对体重减轻、钠和液体清除的效果不如超滤。

但利尿剂仍是首选治疗,只有当出现以下情况之一时,可考虑采用超滤治疗:①高容量负荷如肺水肿或严重的外周组织水肿,且对利尿剂抵抗。②低钠血症(血钠<110 mmol/L)且有相应的临床症状,如神志障碍、肌张力减退、腱反射减弱或消失、呕吐及肺水肿等;而当患者存在肾功能进行性减退,尤其是伴有血流动力学不稳定时,可结合实际情况选择合适的 CRRT 治疗模式。

(8)肝性脑病:肝性脑病发病机制不明,一般认为与血中氨、假性神经递质、芳香族氨基酸含量增高、支链氨基酸/芳香族氨基酸比例失衡等因素有关,且肝性脑病患者颅内压往往升高。CRRT 虽不能逆转肝脏的病理变化,但可以缓慢持续地清除大量的毒性物质,调整支链氨基酸/芳香族氨基酸比例,增加脑脊液中 cAMP 含量,改善脑组织能量代谢,并可联合血浆置换增加肝衰竭有关毒素的清除,从而提高患者清醒率,为肝组织再生或肝移植创造条件。

(9)钠平衡紊乱:高渗盐水溶液,是治疗低钠血症的主要手段,然而在某些高容量状态如充血性心力衰竭、肾功能不全利尿效果差等情况时,传统方法可能反而会加重患者高血容量状态,进而加重病情。此外,传统治疗还存在效果不确切,难以按预期速度纠正血清钠水平,会产生过快或过慢现象,如同时使用利尿剂,利尿的同时易发生其他电解质紊乱等缺点。而 CRRT 是对严重低钠患者,传统治疗无效,最为有效、安全的治疗模式。CRRT 能持续、缓慢地消除体内的水分和溶质,能最大限度地模拟肾脏对水和溶质的清除模式。对低钠血症患者,可通过配置不同浓度的置换液来逐步调整血钠的浓度,同时清除多余水分,改善机体的内环境,并具有血流动力学稳定、颅内压影响小、可调控患者体温减少脑细胞损伤等优点。因此,对严重低钠血症患者,尤其是伴有容量过多、心功能不全、不能耐受较大量液体输入、合并肾功能不全利尿效果差的患者,可采用 CRRT 的方式纠正血清钠不足,而血清钠<115 mmol/L,是紧急CRRT 的指征。治疗时要注意血清钠上升的速度,通常对急性严重低钠血症患者,要求 1 h 后血钠上升5 mmol/L,第 1 个 24 h 血钠上升≤10 mmol/L,随后每 24 h 血钠升高<8 mmol/L,直至血钠升至130 mmol/L。

严重高钠血症患者,传统疗法通常难以达到理想的效果,且纠正速度无法控制,影响危重患者的预后。如颅脑外伤患者常继发急性高钠血症,大量补充低渗盐水的纠钠措施一方面疗效不理想,另一方面与控制颅内压相矛盾,易加重颅脑损伤。而 CRRT 恰能弥补传统疗法的不足,是治疗严重高钠血症患者的重要方法。大多数学者认为,当血清钠>160 mmol/L,是 CRRT 的指征。CRRT 治疗时关键要合理配置置换液血钠浓度,避免血钠下降速度过快,超过脑细胞的适应性反应,可引起脑水肿,加重神经系统损伤。一般来说,每小时血钠下降的速度应控制在 0.5 mmol/L,不超过 1 mmol/L,每 24 h 血钠下降幅度应≤12 mmol/L 或<10%基础血钠水平。因此,通常我们将置换液钠浓度设定为基础血钠水平的90%,治疗 24 h 后血钠水平下降幅度<10%。

(10)其他:药物或毒物中毒时,可根据毒物或药物的性质以及病情严重程度,选择不同的血液净化方式,或者采用联用的方式,如血液灌流+CRRT,或者血液灌流+IHD 等;针对超高热且传统降温方法无效的患者,CRRT 可以通过体外循环散发热量,且输入大量低温置换液,从而达到快速降温的目的。

二、禁忌证

CRRT 无绝对禁忌证,但存在以下情况时应慎用:
(1)无法建立合适的血管通路。
(2)严重的凝血功能障碍。
(3)严重的活动性出血,特别是颅内出血。
上述均为相对禁忌证,当凝血功能障碍或活动性出血的患者存在紧急 CRRT 指征时,仍可通过采取无肝素抗凝或枸橼酸局部抗凝等方式进行 CRRT 治疗。

(陈敏华 孙仁华)

第三节 CRRT 治疗模式

一、CRRT 的基本原理

(一)超滤
液体在压力差下做跨膜运动,称为超滤,这一压力称作跨膜压。当膜一侧液体压力大于另一侧时,水从高压侧向相对低压侧移动,从而被清除,这是肾脏替代治疗清除水分的主要原理。

(二)弥散
溶质通过半透膜从高浓度一侧向低浓度侧移动,称为弥散,这是血液透析清除溶质的主要方式。弥散是分子运动的结果,受压力、热能及分子量影响,在给定的温度和压力条件下,溶质的分子量对弥散率起重要作用。小分子物质如尿素氮、肌酐等很容易透过半透膜,而中、大分子则弥散很慢或没有弥散,很难通过弥散运动清除。

(三)对流
溶质通过半透膜两侧的压力差随水的跨膜移动而移动,称为对流,这是血液滤过清除溶质的主要方式。溶质通过对流作用行跨膜移动较弥散快,对中分子物质清除较好,而弥散对小分子物质清除较好。

(四)吸附
溶质通过吸附在半透膜的表面或滤器的吸附剂上,从而达到清除的作用,这是血液灌流或血浆吸附清除溶质的主要方式。吸附通常对某些溶质或特定溶质起清除作用,清除率与溶质和吸附物质的化学亲和力及吸附面积有关,具有饱和性,一些特定的血滤器(如 AN69 膜)的滤膜也具有一定的吸附功能。临

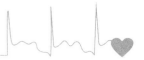

床上常用于中、大分子物质的清除。

二、CRRT 的治疗模式

根据患者病情及治疗目的不同,可选择不同的 CRRT 治疗模式,不同的治疗模式代表着不同的溶质清除方式。目前临床上常用的 CRRT 治疗模式包括以下几种。

(一)缓慢持续超滤(slow continuous ultrafiltration,SCUF)

SCUF 通过单纯超滤缓慢清除体内过多的液体,具有操作简单,对设备要求低,不需借助 CRRT 机器,不需额外补充置换液,甚至只要有一台血泵就可以在床旁实施治疗等优点,但对溶质几乎无法清除。目前,SCUF 主要用于液体负荷过度但血流动力学不稳定的患者的治疗,如顽固性充血性心力衰竭。SCUF 示意如图 10-1 所示。

(二)连续性静脉-静脉血液透析(CVVHD)

CVVHD 通过弥散的原理清除溶质,超滤的原理清除水分,需要透析液,透析液流量常常为 1.0~2.5 L/h,较血流速率缓慢,且与血流方向相反,可使小分子物质在血液和透析液之间达到完全平衡,有利于小分子物质的清除。因此,CVVHD 主要用于高分解代谢需要清除大量小分子溶质的患者。CVVHD 示意如图 10-2 所示。

(三)连续性静脉-静脉血液滤过(CVVH)

CVVH 通过模拟正常人肾小球的滤过原理,以对流方式清除血液中溶质的 CRRT 治疗方式,为等渗滤过。因溶质是通过溶剂拖曳而出,清除量与溶剂滤出量相关,所以要达到有效清除溶质的目的必须大量清除溶剂。为了补偿滤出液和电解质,保持机体内环境的平衡,需要同步补充置换液,以此模仿肾小管的重吸收功能。如置换液在滤器前补充,即为前稀释;在滤器后补充,即为后稀释,置换液中电解质及碱基配比应接近正常人血浆中相应水平。CVVH 在清除中分子物质的作用上优于 CVVHD,同时,CVVH 对小分子溶质也可很好地清除,是临床上常用的治疗模式。CVVH 示意图 10-3 所示。

(四)连续性静脉-静脉血液透析滤过(CVVHDF)

CVVHDF 是在 CVVH 基础上发展而来的,顾名思义,为 CVVHD 和 CVVH 两种模式的组合,兼具弥散和对流两种溶质清除方式的治疗模式。CVVHDF 同时需透析液和置换液,既保留了 CVVH 对中分子物质的清除能力,又通过弥散作用增加了对小分子物质的清除,理论上应更优于 CVVH,但目前仍缺少比较此两种模式的大型高质量研究。在一项回顾性研究(2014 年)和一项多中心前瞻性研究(2012 年)中,均未发现 CVVH 和 CVVHDF 在改善患者病死率之间的差异。据调查显示,目前在欧洲,临床医生更倾向于使用 CVVH;在澳大利亚和新西兰,主要以 CVVHDF 为主;而在北美,两者使用比例相当。CVVHDF 示意如图 10-4 所示。

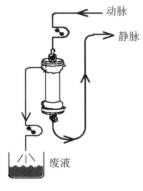

图 10-1 SCUF 图示

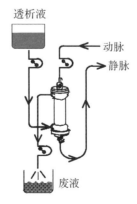

图 10-2 CVVHD 图示

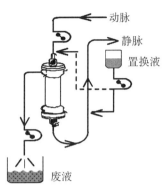

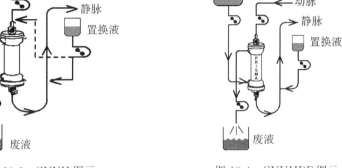

图 10-3　CVVH 图示　　　　　　　　　图 10-4　CVVHDF 图示

（五）连续性高容量血液滤过（HVHF）

HVHF 被定义为超滤量＞42.8 mL/（kg·h），或 24 h 超滤总量＞60 L。临床上 HVHF 常常用于治疗合并 AKI 的危重患者，尤其是脓毒症相关患者。其主要理论基础在于炎症介质及细胞因子在脓毒症的发生发展中起重要作用，要达到对这些物质的有效清除，则需采用对流及吸附的溶质清除方式，且传统剂量疗效不佳，要求更高剂量，有利于缓解患者的急性状态，从而为临床有效性治疗创造条件及赢得时间。但目前关于 AKI 患者肾脏替代治疗剂量存在一定争议。2000 年，Ronco 等人的研究发现 35 mL/（kg·h）剂量优于 20 mL/（kg·h），从而提出对重症患者行 CVVH 时，其治疗剂量不应低于 35 mL/（kg·h）；但上述结论相继被 2008 年和 2009 年发表的两项大型多中心前瞻随机对照试验 RENAL 研究和 ATN 研究结果推翻，在上述两项研究中均未发现高剂量与低剂量治疗方式在改善患者预后上的差异，而剂量增加除带来工作负荷、医疗成本增加外，还对血流量、滤器抗凝要求增加，同时增加机体有用物质的丢失。目前，仍有部分专家坚持对脓毒症患者使用 HVHF，一方面考虑上述研究中并未区别患者是否存在脓毒症，另一方面研究中所采用的高剂量并未达到传统意义的高剂量标准，这可能是导致阴性结果的主要原因。但旨在验证高治疗剂量 70 mL/（kg·h）是否能提高脓毒症伴 AKI 患者的存活率的大型、多中心、随机对照研究（IVOIRE 研究），也于 2013 年发表了最终的研究结果，与标准剂量（35 mL/（kg·h））相比，HVHF 并没有降低患者 28 d 病死率，或改善血流动力学参数和器官功能。

（六）连续性血浆滤过吸附（CPFA）

CPFA 指全血从体内引出后先由血浆分离器分离出血浆，血浆流经吸附器经吸附后（清除中大分子）再返回与血细胞混合，再经血液滤过或血液透析后回输到体内。CPFA 具有溶质筛选系数高、生物相容性好，兼有清除细胞因子和调整内环境功能等特点，能较好地清除炎症物质及内毒素，同时可根据病情需要选择不同的吸附器特异性清除某些物质，临床上可用于脓毒症和多脏器衰竭等危重患者的抢救，但操作相对复杂，对设备要求高。

（七）延长性间歇肾脏替代治疗（prolonged intermittent renal replacement therapy，PIRRT）

PIRRT 狭义上是指介于 IHD 和 CRRT 之间的血液净化方式，由 1988 年 Tam 等首次提出，最早称为缓慢持续血液透析（slow continuous hemodialysis，SCHD），后逐渐发展出缓慢持续低效透析（sustained low-efficiency dialysis，SLED）、连续低效每天透析滤过（sustained low-efficiency daily diafiltration，SLEDD-f）、延长的日间透析（extended daily dialysis，EDD）、缓慢持续透析（slow continuous dialysis，SCD）、持续夜间透析（sustained nocturnal dialysis，SND）等多种治疗模式和名称。目前，临床上最常用的治疗模式为 SLED，仅需普通透析机，采用介于 IHD 和 CRRT 之间的超滤率（＜350 mL/h）、血流量（150～200 mL/min）、透析液流量（100～300 mL/min）和治疗持续时间（6～12 h）的方案，缓慢清除患者的溶质和液体。理论上，PIRRT 综合了 IHD 和 CRRT 的优点：①与 IHD 比较，PIRRT 的血流量和超滤率较低，因此对血流动力学的影响较小，对溶质清除速度缓慢，不易引起失衡综合征；②而与 CRRT 相比，PIRRT 非连续性，外出检查或治疗方便，对抗凝要求低，出血风险小，且不需要使用价格昂贵的专门机器和成品置换液、透析液，节省了大量人力和物力；③虽然 PIRRT 技术使用低透析液流量、低血流量

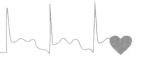

的方案,但是随着透析时间的延长,透析充分性也得到了保证。与 IHD 相比,SLED 和 CVVH 能够更有效地清除小分子物质,且溶质分布不均衡的可能性更小,还同时可采用 SLEDD-F 模式,结合弥散和对流的清除方式,增加溶质清除率。

三、置换液前稀释和后稀释的比较

前稀释法即置换液在滤器前输入,置换液在滤器后输入即为后稀释法。前稀释法可降低血液黏滞度,血流阻力小,不易形成蛋白覆盖层,从而降低滤器内凝血发生的可能,有利于 CRRT 的持续进行。但该方式因置换液的输入稀释了进入滤器内血浆溶质的浓度,结果使得溶质清除率下降,所以为保证溶质的有效清除,必须加大置换液量。后稀释法因经过滤器内的血浆溶质未被稀释,清除率高,且置换液量相对前稀释量较小,但超滤时增加了滤器血液侧血液黏滞度,易发生滤器内凝血,限制了实际超滤速率。为了克服两者的缺点,目前临床上多使用前稀释+后稀释的混合型稀释方法。

(陈敏华　杨向红)

第四节　CRRT 治疗时机

随着 CRRT 技术的不断发展,CRRT 的指征不仅仅局限于肾脏"替代",更逐渐倾向于多器官"支持",在危重病患者中的应用越来越广泛,但国内外对于 CRRT 的治疗时机一直存在争议,没有统一标准。目前多数研究认为,"早期"进行肾脏替代治疗可能是有益的,能提高患者的生存率。但研究对"早期"和"晚期"CRRT 时机定义以及采用何种指标尚无统一结论,仍是研究和争论的热点。研究中常用的时机判定指标主要包括生化指标如血清肌酐和尿素氮、尿量、入 ICU 时间、AKI 分期、容量负荷和肾损伤标志物等。

一、紧急肾脏替代治疗指征

当患者出现以下任何一种情况,均应立即开展肾脏替代治疗。

(1)对利尿剂无反应的容量过负荷表现,如急性肺水肿等。

(2)严重的高钾血症(>6.5 mmol/L)或血钾迅速升高伴心脏毒性。

(3)严重代谢性酸中毒(pH 值<7.1)。

二、根据生化指标(血清肌酐和尿素氮)来判断

既往大多数研究以血清肌酐(Scr)和尿素氮(BWY)水平作为界定 CRRT 治疗早晚的时机标准。如 Gettings 等以尿素氮为指标,对创伤后急性 AKI 患者进行回顾性研究,发现"早期"组(平均 BUN 15 mmol/L)与"晚期"组(平均 BUN 43 mmol/L)相比,两组间在住院时间、肾功能恢复时间无明显差异,但"早期"组生存率高于"晚期"组(39% VS 20%)。2009 年发表的一个 23 个国家、54 个 ICU 参与的前瞻性、多中心观察性研究(BEST kidney 研究),共纳入 1 238 例接受 RRT 治疗的 AKI 患者,以血 BUN (24 mmol/L),Scr(309 μmol/L)作为判断早晚的标准,结果发现,血 BUN 高开始 CRRT 治疗死亡风险增加,但 Scr>309 μmol/L 开始行 CRRT 治疗,死亡风险反而下降。尿素氮、血肌酐受多种因素影响,如体重、代谢状态、存在横纹肌溶解、稀释的效应、药物或其他影响其产生的因素,因此血肌酐和尿素氮称不上为界定 CRRT 启动的理想指标。

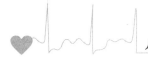

三、根据尿量来判断

Elahi 等在心脏手术后接受 CVVH 治疗的回顾性队列研究中观察到,早期 CVVH 治疗组(利尿剂应用后 8 h 内尿量少于 100 mL)的住院死亡率低于晚期 CVVH 治疗组(无论尿量多少,BUN≥30 mmol/L,Cr≥250 μmol/L 或胰岛素-葡萄糖治疗后血 K^+ 仍≥6 mmol/L),提示以少尿为指标的早期 CVVH 有利于改善预后。同样的,另一个冠脉搭桥(CABG)术后急性肾功能衰竭患者行 CRRT 的研究发现,早期 CRRT 组(尿量<30 mL/h 持续 3 h 或尿量≤750 mL/d)较晚期 CRRT 组(尿量<20 mL/h 持续 2 h 或尿量≤500 mL/d)明显提高了短期生存率。但同样,尿量也受很多因素影响,如有没有用利尿剂、原发病影响等。同时,我们应该注意在以尿量作为肾脏替代治疗时机的指标时,必须保证患者的前负荷是充足的,即患者的当前少尿或无尿不是肾前性原因所致,同时也应排除梗阻等肾后性因素导致的少尿。

四、根据 AKI 分级来判断

自从提出 AKI 的概念后,对 AKI 的定义及分期标准也在不断地改进,由最早的 RIFLE 标准(详见表 10-1),到改良的 AKIN 标准(详见表 10-2),一直到 2012 年的 KDIGO 标准(详见表 10-3)成为大家一致公认的标准。目前,临床上更多地以这些 AKI 分级标准来界定 CRRT 治疗时机。例如,Bell 等以 RIFLE 分级为指标,对 AKI 患者分别在 F 级、R 级、I 级进行 CRRT 治疗,发现晚期治疗组(F 级)死亡率明显高于早期治疗组(R 级+I 级)。国内研究发现 MODS 伴 AKI 的行 CRRT 的患者,根据 KDIGO 标准分为 1 期、2 期、3 期组,结果发现 KDIGO 1 期、2 期行 CRRT 的患者的住院存活率明显高于 KDIGO 3 期的患者。但一项针对心脏术后合并 AKI 患者以 RIFLE 分级启动 CRRT 治疗的研究却得出了相反结论,即 AKI 分级与患者预后不相关。总的来说,根据 AKI 分级来界定 CRRT 的时机临床上是可行的。通常对单纯的重症 AKI,我们建议在 AKI 3 期开始 CRRT 治疗,但对于由脓毒症等引起的 AKI,建议在 AKI 2 期,甚至 1 期就可以开始 CRRT 治疗。

表 10-1 RIFLE-AKI 分级标准

分级	SCr 或 GFR 标准	尿量标准
危险(risk)	SCr 上升至或超过原来的 1.5 倍或 GFR 下降>23%	<0.5 mL/(kg·h),时间>6 h
损伤(injury)	SCr 上升至或超过原来的 2 倍或 GFR 下降>50%	<0.5 mL/(kg·h),时间>12 h
衰竭(failure)	SCr 上升至或超过原来的 3 倍或 GFR 下降>75% 或 SCr≥353.6 μmol/L 或急性增加≥44.2 μmol/L	<0.3 mL/(kg·h),时间>24 h 或无尿>12 h

表 10-2 AKIN-AKI 分级标准

AKI 分期	SCr 标准	尿量标准
1 期	SCr 增加≥26.5 μmol/L 或增至原来的 150%~200%(1.5~2.0)倍	<0.5 mL/(kg·h),时间>6 h
2 期	SCr 增至原来的 200%~300%(2~3 倍)	<0.5 mL/(kg·h),时间>12 h
3 期	SCr 增至原来的 300% 以上(>3 倍)或 SCr 增加≥353.6 μmol/L 或急性增加≥44.2 μmol/L	<0.3 mL/(kg·h),时间>24 h 或无尿>12 h

表 10-3 2012 年 KDIGO-AKI 分级标准

分级	血清肌酐	尿量标准
1	基础值的 1.5~1.9 倍 或增加≥0.3 mg/dL(≥26.5 μmol/L)	<0.5 mL/(kg·h)持续 6~12 h
2	基础值的 2.0~2.9 倍	<0.5 mL/(kg·h)至少 12 h
3	基础值的 3.0 倍及以上或肌酐升高至≥4.0 mg/dL(≥353.6 μmol/L)或开始进行肾脏替代治疗或年龄<18 岁时,eGFR 下降至<35 mL/(min·1.73 m^{-2})	<0.3 mL/(kg·h)至少 24 h 或无尿至少 12 h

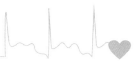

五、根据入 ICU 时间或随机分组时间来判定

BEST kidney 研究也发现，与入 ICU 2 d 内开始 CRRT 治疗相比，如入 ICU 5 d 后才开始行 CRRT，死亡风险明显增加。编者进行的一个历时 5 年的回顾性研究，通过多因素 logistic 回归分析发现，入科至 CRRT 开始时间和乳酸水平为影响 ICU 重症 AKI 患者 28 d 生存率和住院病死率的独立危险因素（均 $P<0.05$），而 AKI 分级、APACHE Ⅱ 评分和 SOFA 评分等因素则与患者预后无明显相关。

2016 年发表在 NEJM 上的 AKIKI 研究（Artificial Kidney Initiation in Kidney Injury Study）为法国的多中心 RCT 研究，共 620 例重症 AKI 患者入组，随机分组后即启动 RRT 治疗为早期组，对照组随机分组后 72 h 才开始 CRRT 治疗，结果主要终点 60 d 生存率两组无差异。但该研究中晚期组比早期组的基础疾病严重程度明显低，而且 IHD 占了 RRT 的 55%，CRRT 仅为 30%。

六、根据容量负荷状态来判断

循证医学证据表明液体过负荷是 ICU 患者死亡的独立危险因素。在重症患者中，常因需要维持循环，保证组织灌注，而进行大量补液，但液体过负荷会造成严重组织水肿，进一步加重脏器功能损害。另外，重症患者常合并心功能不全，容量负荷过重将进一步加重心功能恶化。适当的液体管理可通过调节心脏前后负荷，进而改善心功能，减轻组织水肿。因此，对于容量负荷过重及严重心脏功能不全的患者，CRRT 治疗可通过缓慢持续超滤等方式来调节全身容量状态，维持心血管功能稳定，也为重症患者的静脉营养支持、抗生素应用等提供了容量条件。Suvit 等进行的前瞻、多中心、观察性研究以液体积聚 $>10\%$ 基础体重作为容量过负荷的标准，结果发现，在出现容量负荷过度的表现时才给予 CRRT，患者 90 d 内的死亡率是未出现该表现即接受治疗患者的 2 倍。另一个单中心研究发现肾功能恢复的患者当中，RRT 开始时液体集聚的量明显小于肾功能未恢复组，也从一个侧面表明把患者的容量负荷状态作为界定行 CRRT 时机是合理且可行的。

七、根据急性肾损伤生物标志物来判断

近年来采用生物标志物如中性粒细胞明胶酶相关脂质运载蛋白（neutrophil gelatinase-associated lipocalin，NGAL）、肾损伤分子-1（KIM-1）、肝型脂肪酸结合蛋白（LGFABP）或反映细胞周期阻滞的金属蛋白酶组织抑制因子 2（TIMP-2）、胰岛素样受体结合蛋白 7（IGFBP7）等有助于早期诊断 AKI，故有学者提出把这些生物标志物作为早期行 CRRT 治疗的标准，但目前尚限于实验研究阶段，对是否能应用到临床还需进一步的研究。

总之，目前对治疗时机并无定论，现在还有几个大样本、多中心的 RCT 研究正在进行中，如 2012 年法国启动的 IDEAL-ICU 时机研究，早为 AKI 进展 12 h 内，晚为 F 级 48～60 h 后，观察 90 d 的生存率和肾功能恢复情况。2013 年加拿大 Bagshaw 教授牵头的国际多中心研究（Standard Versus Accelerated Initiation of Renal Replacement Therapy in Acute Kidney Injury）中将早定义为启动点 12 h 内，标准平均为 24 h，观察 90 d 生存率和肾功能恢复情况。Kellum 主导的 ELAIN-Trial 研究 Early Versus Late Initiation of Renal Replacement Therapy in Critically Ill Patients With Acute Kidney Injury 中将早定义为 KIDGO 分级中的 2 级的 8 h 内，晚为 3 级的 12 h 内，观察 90 d 的生存率及 28 d、60 d 内肾功能恢复情况。

（孔　红　朱建华　杨向红）

第五节　CRRT 治疗剂量

危重患者常伴有血流动力学不稳定,CRRT 已经成为 ICU 最主要的肾脏替代治疗手段,被广泛应用。CRRT 通过连续、缓慢清除水分和溶质发挥治疗作用,其治疗剂量对治疗效果产生直接影响。

一、CRRT 治疗剂量的定义

CRRT 治疗剂量的定义为:在连续进行 CRRT 24 h 内,单位时间单位体重的液体置换量和清除量,即 24 h 滤出液的总量,单位为 mL/(kg·h)。一般开具"处方剂量"后,实际治疗中因滤器凝血、滤器效能下降、前稀释的应用以及机器故障等因素使得"达成剂量"小于"处方剂量"。因此,在制定剂量处方时,需考虑"达成剂量"。

二、CRRT 治疗剂量计算

CRRT 清除液体的主要机制是超滤作用,CVVH 是最常用的以超滤为基础的血液净化模式,临床上通常采用体重标化的超滤率(UFR)代表治疗剂量。UFR 指单位时间内通过超滤作用以清除血浆中的溶剂量,单位[mL/(kg·h)],不同的治疗模式,UFR 计算的方式是不一样的。下面采用几个实例来介绍不同模式时 UFR 的计算方法。

1.CVVH 后稀释 UFR 的计算

计算公式:UFR＝(RFR＋每小时页平衡)/体重(mL/(kg·h))

基本条件:体重 75 kg,HCT＝30％,BFR＝150 mL/min,RFR＝2 000 mL/h,每小时页平衡×100 mL/h

计算:UFR＝(2 000＋100)/75 mL/(kg·h)＝28 mL/(kg·h)

2.CVVH 前稀释 UFR 的计算

计算公式:UFR＝BFR 稀释比例×(置换液全部后稀释 UFR)

基本条件:体重 75 kg,HCT＝30％,BFR＝150 mL/min,RFR＝2 000 mL/h(前稀释),每小时平衡－100 mL/h

计算:血浆流量 Qp＝BFR×(1－HCT)＝150×70％ mL/min＝105 mL/min

前稀对 BFR 稀释比例(A)＝Qp/ρQp＋RFR(前稀释＝105/(105＋2000/60)

UFR＝A×(2 000＋100)/75 mL/(kg·h)＝21.3 mL/(kg·h)

3.CVVH 前稀释＋后稀释 UFR 的计算

计算公式:UFR＝[BFR 稀释比例×(置换液总量＋每小时平衡)]/体重 mL/(kg·h)

基本条件:体重 75 kg,HCT＝30％,BFR＝150 mL/min,RFR＝3 000 mL/h,其中前稀释 1 000 mL,后稀释 2 000 mL,每小时平衡－100 mL/h

计算:血浆流量 Qp＝150×70％＝105 mL/min

前稀释对 BFR 稀释比例 A＝105/(105＋1 000/60)

置换液总量 3 000 mL,每小时平衡－100 mL

UFR＝A×(3 000＋100)/75 mL/(kg·h)＝35.67 mL/(kg·h)

注:UFR(超滤率);RFR(置换液流速);BFR(血流速)。

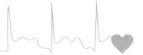

三、CRRT 治疗剂量纷争

CRRT 治疗剂量与临床疗效直接相关,治疗剂量过低,可能导致 CRRT 治疗效果不佳,延误病情,而治疗剂量过高可能造成体内有益物质大量丢失,同时也增加治疗费用,由此可见恰当的 CRRT 治疗剂量的重要性不言而喻,因此 CRRT 治疗剂量成为研究和争议的热点。有关 CRRT 的剂量纷争可以总结如下。

1."肾替代治疗剂量"和"脓毒症治疗剂量"的理念提出

Ronco 等在 *Lancet* 杂志发表了一篇具有里程碑意义的对 CRRT 治疗剂量的研究。该研究纳入了 425 位进行后稀释 CVVH 治疗的 AKI 患者,随机分为治疗剂量 20 mL/(kg·h),35 mL/(kg·h),45 mL/(kg·h)组,15 d 后生存率分别为 41%,57%,58%,低剂量组和后两组有显著差异($P<0.001$),提示 AKI 患者 CRRT 治疗剂量应不低于 35 mL/(kg·h)。该研究又对脓毒症亚组进行分析,结果显示脓毒症致 AKI 亚组,45 mL/(kg·h)较 35 mL/(kg·h)有更好的生存率,因而提出了对不同的 AKI 患者应当给予不同的剂量,即"肾脏替代治疗剂量"和"脓毒症剂量"。肾脏替代治疗剂量为 20~25 mL/(kg·h),主要针对单纯的 AKI 患者;"脓毒症剂量"为至少 42.8 mL/(kg·h),主要适用于脓毒症引起的 AKI 患者。但该研究有其局限性,首先资料来自单中心研究,其次该研究延续了 5 年(1994—1999 年),在研究的后两年由于感染性休克治疗进展明显,预后明显改善,此外严重感染和感染性休克患者较少(15%),低于 ICU 中平均发生率(50%~60%)。

高容量血液滤过(HVHF)被定义为超滤量>42.8 mL/(kg·h),或 24 h 超滤总量 >60 L。Ronco 等的研究引发了对 HVHF 治疗脓毒症的探讨。对于严重感染和感染性休克患者,不少学者认为 CRRT 能清除血液中的炎症因子或炎症因子前体从而调节免疫功能,理论上,高治疗剂量可能获益,因为行 CRRT 时通过对流清除溶质的清除率与超滤量息息相关,即与治疗剂量明显相关,治疗剂量越大,意味着越多的溶质被清除。也有学者提出"淋巴转运"假说来验证该理论,因为细胞因子和大多数免疫介质都是通过淋巴进行转运的,而 HVHF 可增加淋巴流量 20~40 倍,从而加快细胞因子的清除率。许多小样本研究和证据级别不高的研究也显示高容量 CRRT 能降低感染性休克血管活性药物的用量,提示提高 CRRT 剂量对严重感染和感染性休克患者可能更为有效,但此后发表的另两篇较大样本量的单中心研究并没有证明高治疗剂量存在优势。2002 年在 *Crit Care Med* 杂志发表了 Bouman 等人的研究,纳入了 106 名患者,治疗剂量分为后稀释 CVVH 3 L/h[中位值 48 mL/(kg·h)]与 1.0~1.5 L/h[中位值 19 mL/(kg·h)],两组患者生存率没有显著差别。2008 年发表 Tolwani 等的研究,纳入 200 例 AKI 患者,治疗剂量分别为 35 mL/(kg·h)和 20 mL/(kg·h),病死率分别为 49% 和 56%,两者亦无显著差异。为什么这些研究得出了截然相反的结论,这可能是由单中心的固有偏差造成的。

2. ATN 研究和 RENAL 研究

单中心的 CRRT 剂量研究结果的争议推动了相关的多中心的临床研究。2008 年发表了急性肾衰竭网(acute renal failure trial network,ATN)的研究,这是一个多中心的大型临床随机对照研究,纳入1 124 位成年 AKI 危重患者,分为强化治疗组和普通治疗组,强化治疗组为前稀释 CVVHDF 超滤率 35 mL/(kg·h)或每周 6 次间歇血液透析(IHD)或缓慢的每日透析(SLED),常规治疗组为前稀释 CVVHDF 超滤率 20 mL/kg/或者每周 3 次 IHD 或 SLED,血流动力学稳定给予 IHD 治疗,血流动力学不稳定给予 CVVHDF 或 SLED 治疗,肾脏替代治疗时间为 28 d 或直至肾功能恢复(肾功能完全恢复血清肌酐低于 44 μmol/L,部分恢复高于 44 μmol/,但不依赖血液透析)。主要终点是 60 d 病死率(强化治疗组 53.6%,常规治疗组 51.5%,$P=0.47$),次要终点是 60 d 院内死亡率(强化治疗组 51.2%,常规治疗组 48%,$P=0.27$)和 28 d 肾功能恢复(强化治疗组肾功能完全恢复 15.4%,肾功能部分恢复 8.9%;常规治疗组肾功能完全恢复 18.4%,肾功能部分恢复 9.0%),两组比较均无统计学差异。结果表明对于血流动力学稳定患者增加 IHD 达每周 3 次以上,与常规治疗相比,未能改善患者存活率;对于血流动力学不稳定患者 CRRT 剂量增加大于 20 mL/(kg·h)也未能改善预后。2009 年发表的肾替代治疗研究组织 (Replacement Therapy Study Investigators，RENAL)研究是继 ATN 研究之后极具影响力的多中心随机对照研究，纳入了 1 508 位达到肾脏替代治疗标准的成年危重患者，所有患者最初都接受 CRRT 治疗，采取后稀释 CVVHDF，患者随机被分成 40 mL/(kg·h)高剂量组和 25 mL/(kg·h)低剂量组。该研究显示，高剂量组 28 d 病死率为 38.5%，低剂量组为 36.9%，90 d 病死率两组均为 44.7%，均无显著差异。ATN 和 RENAL 研究提供了 Ⅰ 类证据表明：对于 ICU 急性肾损伤患者，CRRT 治疗剂量超过 25 mL/(kg·h)，治疗剂量增加并不能改善其预后。

Ronco 的研究表明剂量与临床疗效的转折点在 35 mL/(kg·h)左右，但是 Bouman，Tolwani，ATN，RENAL 等研究表明这个转折点低于 20 mL/(kg·h)。这些重要的研究结果公布之后，人们推测 CRRT 治疗剂量在 20~40 mL/(kg·h)有一个较高的存活率平台期，高于或低于这个治疗剂量，预后可能都会更糟糕。CRRT 治疗剂量 20~40 mL/(kg·h)，目前被推荐治疗 AKI 患者，如图 10-5 所示。

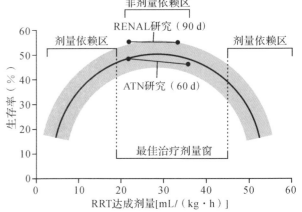

图 10-5 肾替代治疗剂量与生存率的关系

3.IVOIRE 研究

对 ATN 和 RENAL 两个大型的 RCT 研究的结果也引发很多质疑，质疑的焦点就是这两个研究的实际达成剂量并不是真正意义上的 HVHF。重症医学的高容量治疗(high volume in intensive care，IVOIRE)研究是近期完成的一项大规模前瞻性随机对照的多中心临床研究，很好地应对了这个质疑。IVOIRE 研究入选了 420 例感染性休克合并急性肾损伤患者，随机分为 70 mL/(kg·h)和 35 mL/(kg·h)，主要终点 28 d 病死率高剂量组和低剂量组分别为 37.88% 和 40.85%，90 d 病死率分别为 56.06% 和 50.07%，28 d 和 90 d 病死率两组均无显著差异。结果表明，CRRT 高剂量不能提高感染性休克合并急性肾损伤患者的生存率。但研究者也分析认为，尽管研究结果为阴性，目前尚不足以否定高治疗剂量可能获益的观点。因为一方面，35 mL/(kg·h)可能已达到高剂量；另一方面，由于抗菌药物、维生素 C 等有益物质的清除增加可能抵消了高剂量治疗的临床疗效。

综上所述，CRRT 剂量目前尚无完全定论，但也达成了以下共识：

(1)2012 年《KDIGO 急性肾损伤临床实践指南》建议 AKI 达成剂量至少为 20 mL/(kg·h)，这常需要给予更高的处方剂量。(未分级)

(2)美国胸科学会建议小分子溶质清除率至少为 20 mL/(kg·h)(实际达到剂量)，高剂量的 CRRT 不常规推荐，只有对于能安全地管理患者的医疗团队可考虑。对重症和代谢异常的患者，在初始治疗中采用高剂量的 CRRT[≥30 mL/(kg·h)]，并非能使所有患者都获益。

(3)英国重症监护学会推荐：成人<2 L/h 的超滤量可能显示不出疗效(1C)，前稀释模式需要增加 15% 以上，35 mL/(kg·h)剂量可能是最低有效剂量(1C)，这个剂量也保证了足够的达成剂量。如果治疗脓毒症性 AKI，35 mL/(kg·h)是最低剂量(1C)，需保证剂量达成率为 85%(E 级)。

(吴相伟　朱建华)

第六节　CRRT 的抗凝技术

连续性血液净化的体外管路需要抗凝来预防管路中的血液凝固、保证滤器的有效性和使用寿命、防

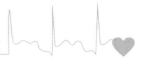

止管路中的凝血所带来的血液丢失,以保证治疗的顺利进行及其有效性。抗凝治疗的目标有两个:尽量减轻滤器膜和血路对凝血系统的激活作用,长时间维持滤器和血路有效性;尽量降低全身出血的风险,将抗凝作用局限在体外循环。理想的抗凝剂应该具备小剂量使用维持体外循环有效时间长,尽可能维持和改善滤器膜生物相容性,抗血栓作用强而抗凝作用弱,药物半衰期短,抗凝作用局限在滤器内,监测方法简单,过量时有拮抗剂,长期使用无严重副反应且费用低廉。目前为止,尚无一种抗凝剂完全符合上述条件,CRRT 常用的是肝素类制剂、钙离子螯合剂和抑制凝血因子活性药物。

临床上通常根据患者凝血功能、有无出血风险将 CRRT 抗凝分为 3 种策略,即全身抗凝、局部抗凝和无抗凝。①对于凝血功能无明显障碍、无出血风险的重症患者可采用全身抗凝。全身抗凝一般采用普通肝素或低分子肝素持续给药。②对接受血液净化治疗的有高出血风险患者,如存在活动性出血、血小板<$60×10^9$/L,INR>2,APTT>60 s 或 24 h 内曾发生出血者在接受 RRT 治疗时,可采用局部抗凝。局部抗凝可采用肝素/鱼精蛋白法或枸橼酸抗凝。③对于高危出血风险患者又无条件实施局部抗凝时,可采取无抗凝策略。

一、凝血功能和出血风险评估

需要 CRRT 治疗的重症患者通常伴有凝血功能障碍,可以表现为内皮细胞为枢纽的凝血激活,同时伴有抗凝与纤溶系统受损,所以在选择抗凝策略前一定要评估患者的凝血功能和有无抗凝禁忌。通常会采用一些常用指标如凝血酶原时间(PT)、活化部分凝血酶原时间(activated partial thromboplastin time,APTT)、凝血酶时间(TT)、纤维蛋白原及血小板计数来评估,必要时也可采用血栓弹力图来进一步评估。同时,采用 Swartz 分级来评估患者有无出血风险,具体见表 10-4。

表 10-4　Swartz 分级标准

危险度	出血倾向
极高危	活动性出血
高危	活动性出血停止或手术、创伤后<3 d
中危	活动性出血停止或手术、创伤后>3 d 而<7 d
低危	活动性出血停止或手术、创伤后>7 d

二、常用抗凝方法

(一)肝素抗凝

普通肝素(unfractionated heparin,UFH)是一种分子量不均一的混合物,分子量是 0.3 万~3 万道尔顿(Da),与抗凝血酶Ⅲ结合,可使其抗凝效应增强 1 000 倍,抑制凝血因子Ⅹa 和凝血酶Ⅱa 的活性,肝素的血清半衰期为 0.5~3.0 h。

普通肝素抗凝是 CRRT 最常用的抗凝方法,适用于无出血倾向和凝血机制障碍、未接受抗凝治疗的患者,其主用优点是临床应用时间长、半衰期短、过量可用鱼精蛋白拮抗。CRRT 治疗在前稀释时,一般首剂量 15~20 mg,追加剂量 5~10 mg/h;在后稀释时,一般首剂量 20~30 mg,追加剂量 8~15 mg/h,治疗结束前 30~60 min 停止追加。抗凝药物的剂量依据患者的凝血状态个体化调整,治疗时间越长,给予的追加剂量应逐渐减少。

凝血功能监测通过测定 APTT 来进行,每 4~6 h 监测,维持 APTT 在正常值的 1.5~2.0 倍,具体调整方案见表 10-5。肝素抗凝的不良反应是出血发生率高,患者的年龄越大、一般情况差、有肝衰或心衰、新近的出血史、凝血病、低血小板等,则出血的风险更大,这种情况下只需要一个较低的抗凝目标APTT:1.0~1.4 倍;肝素抗凝的另一不良反应为肝素诱导性血小板减少症(HIT),HIT 有Ⅰ型非免疫性良性 HIT 和Ⅱ型迟发免疫介导的血小板减少。Ⅰ型多发生于首次应用肝素 3 d 内,呈一过性血小板减少,即使继续使用肝素,血小板也可自行恢复;Ⅱ型 HIT 多于应用肝素 5~15 d 后发病,通过免疫介导产生肝素 PF4 复合物抗体(HIT 抗体),导致血小板减少和血栓形成。肝素使用过程中出现 HIT,应该停用。肝素其他的不良反应还有肝素抵抗、高钾血症、血脂异常、骨质疏松症、过敏反应等。

表 10-5　CRRT 时根据 APTT 肝素剂量调整方案

APTT(s)	负荷剂量	速率	APTT 复查间隔
<40	1 000 U	增加 200 U/h	每 6 h
40.1～45	无	增加 100 U/h	每 4 h
45.1～55	无	不变	每 6 h
55.1～65	无	减少 50～100 U/h	每 4 h
>65	无	减少 100～200 U/h	每 4 h

对于有出血风险的可采用肝素-鱼精蛋白局部抗凝:一般以 1 000～1 666 IU/h 滤器前持续输注,并在滤器后按 1 mg∶100 IU(鱼精蛋白∶肝素)比例持续输注鱼精蛋白,使滤器前 ACT>250 s 和患者外周血 ACT<180 s,需要注意的是在低剂量肝素应用时 ACT 监测是不精确的。由于滤过系数与肝素代谢的影响,普通肝素/鱼精蛋白抗凝法难以准确估算中和剂量,导致中和作用不确切,CRRT 治疗结束后易引起肝素反跳。

(二)低分子肝素

低分子肝素(LMWH)是由 UFH 解聚得到的凝血酶间接抑制剂,分子量为 4 000～6 000 Da,与凝血酶(Ⅱa)的亲和力下降,故抗凝作用(致出血)减弱,对凝血时间影响较小,同时与 AT 的结合力增强可迅速灭活凝血因子Ⅹa,从而保留了抗血栓活性。LMWH 一般给予 60～80 IU/kg 静脉注射剂量,血液透析、灌流、血浆吸附或血浆置换的患者无须追加剂量,CRRT 患者可每 4～6 h 给予 30～40 IU/kg 静脉注射,治疗时间越长,给予的追加剂量应逐渐减少,有条件的单位可监测抗凝血因子Ⅹa 活性,根据结果调整剂量。LMWH 主要的缺点是它的检测指标推荐应用抗Ⅹa 活性,目标维持在 0.25～0.35 IU/mL,但临床上不能进行常规的抗Ⅹa 活性检测;它的药物代谢动力学除了较少与血清蛋白结合而比 UFH 更具有可预测性、生物利用度高等优点外,其半衰期长,主要是通过肾脏清除,具有剂量依赖性的清除机制,用于肾功能不全患者中有药物蓄积风险,在 CRRT 治疗过程中需要逐渐减少剂量,但如何减量,缺乏规范。

(三)局部枸橼酸抗凝法(RCA)

血清离子钙是重要的凝血因子,枸橼酸能够螯合血中钙离子生成难以解离的可溶性复合物枸橼酸钙,致使血中钙离子减少,阻止凝血酶原转化为凝血酶,从而达到抗凝作用。在血液回到体内以前,钙离子从置换液或含钙溶液中补给,故体内钙离子浓度维持不变,无体内抗凝作用。枸橼酸进入体内后,主要在肝脏、肌肉组织及肾皮质参加三羧酸循环,很快被代谢为碳酸氢根,无任何残留,当停止输入枸橼酸半小时后,机体能将之完全代谢,使体内离子钙及枸橼酸根浓度恢复正常。与 UFH 相比,枸橼酸除具有局部抗凝的优势外,还具有生物相容性好,无肝素相关的白细胞、血小板降低等作用,降低离子钙后,同时抑制了补体激活,改善了膜的生物相容性,是一种较为理想的抗凝剂。枸橼酸抗凝对系统凝血功能影响很小,目前对于伴有凝血功能障碍、出血风险大、肝素诱导的血小板减少症的患者来说,枸橼酸是行 CRRT 时体外抗凝技术的最佳选择之一。枸橼酸钠用于局部抗凝时,一般采用 4% 枸橼酸钠溶液,将其输注入体外管路动脉端,在血液回流到体内前加入钙离子,为充分拮抗其抗凝活性,应使滤器后血液的离子钙浓度保持在 0.25～0.40 mmol/L。RCA 抗凝的具体操作示意如图 10-6 所示。

枸橼酸抗凝的并发症主要源于代谢性的因素,常见的有容量负荷过多、低钙血症、枸橼酸中毒、代谢性碱中毒、高钠血症等。肝脏是枸橼酸代谢中最主要的器官,对于肝功能不全患者,枸橼酸代谢障碍,易出现枸橼酸中毒、严重的低钙血症。临床上可通过调整枸橼酸钠溶液的浓度、透析液或置换液中钠离子,以及碳酸氢根浓度、采用高通量的滤器加大对枸橼酸的清除来克服或减轻其并发症。

目前,越来越多的研究显示,RCA 局部抗凝能明显延长滤器寿命,且不增加出血风险。2012 KIDGO 指南推荐不管患者有无出血风险,只要无 RCA 抗凝禁忌就首选 RCA 局部抗凝。但是在国内临床上尚未广泛推广使用,可能的原因有:用于 CRRT 抗凝的枸橼酸钠溶液的浓度没有统一认识,国内未见用于局部抗凝的枸橼酸钠正式产品上市,使用 RCA 抗凝中需要严密的代谢性指标监测。尽管如此,可以预见,

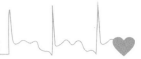

枸橼酸抗凝在未来的连续性血液净化抗凝中具有广泛的应用前景。

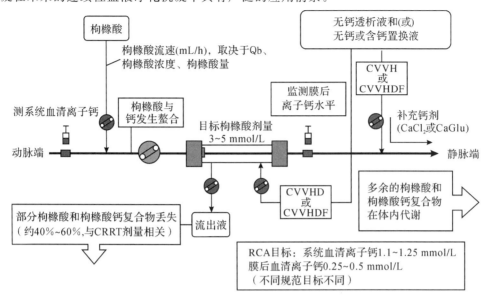

图 10-6　RCA 抗凝的具体操作

注:RCA 为枸橼酸体外局部抗凝法;Qb 为血流速;CaCl₂ 为氯化钙;GaGlu 为葡萄糖酸钙;CVVH 为连续性静脉-静脉血液滤过;

CVVHD 为连续性静脉-静脉血液透析;CVVHDF 为连续性静脉-静脉血液透析滤过。

(四)抑制凝血因子活性药物

直接凝血酶抑制剂可对循环中游离凝血酶或纤维蛋白结合的凝血酶有抑制作用,具有良好的抗纤维蛋白形成和抗血小板积聚作用,包括水蛭素和阿加曲班。第一代凝血酶抑制剂水蛭素经肾脏代谢,无尿时可延长半衰期达 50 h,使用时间在 5 d 后 44% 患者形成水蛭素抗体,降低了肾脏的清除率,增加了抗凝活性,导致产生出血并发症的风险增大。目前水蛭素在肾功能衰竭患者中 CRRT 的抗凝应用极少。第二代凝血酶抑制剂阿加曲班是人工合成高度选择性凝血酶抑制剂,能特异性、可逆性地与凝血酶活性部位结合,它的抗凝作用不依赖于 ATⅢ,适用于 AT Ⅲ 缺乏及肝素诱导 HIT 患者的抗凝。其一般首剂量 250 $\mu g/kg$,追加剂量 2 $\mu g/(kg. min)$,或 1～2 $\mu g/(kg \cdot min)$ 持续滤器前输注,血液净化治疗结束前 20～30 min 停止追加,应依据患者血浆 APTT(目标:1.5～3.0 倍基础值)的监测来调整剂量。阿加曲班的代谢途径与水蛭素不同,70% 通过肝脏代谢,14% 以原形从粪便排泄,16% 经肾脏清除,表明阿加曲班可以在肾功能衰竭的患者中使用;然而,重症患者中常存在肝功能损害,延长了阿加曲班的清除半衰期,这种情况下需将其抗凝剂量调整为 0.5 $\mu g/(kg \cdot min)$。

(五)无抗凝剂的 RRT

存在活动性出血或有严重凝血机制障碍,在不具备局部抗凝条件时,可考虑进行无抗凝剂 CRRT,无抗凝时应注意肝素生理盐水预冲管路(预冲液加入 5 000～20 000 IU 的肝素,延长预充时间;预充后应用不含肝素的生理盐水将管路和滤器中的肝素预冲液排出弃掉)、置换液前稀释和高血流量(200～300 mL/min),以减少凝血可能。采用无抗凝策略与低剂量肝素相比,既不影响管路寿命,又不增加出血风险。在 APTT 延长和(或)血小板缺乏的高危出血患者中,采用无抗凝策略可获得与 LMWH、肝素和鱼精蛋白局部抗凝相同的管路寿命。

各种患者的 CRRT 治疗中,合理地确立抗凝治疗方案非常重要,它是在评估患者凝血状态的基础上,个体化选择合适的抗凝剂和剂量,定期监测、评估和调整抗凝方案,以维持体外循环中血液的流动状态,保证血液净化的顺利进行。血液净化抗凝治疗可参考 2010 年卫生部制定的《血液净化标准操作规程》抗凝治疗流程制定部分(见图 10-7)。

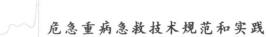

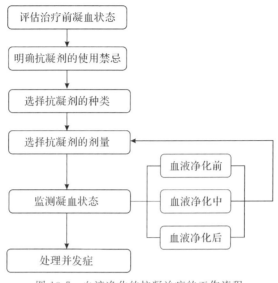

图 10-7　血液净化的抗凝治疗的工作流程

（叶继辉　朱建华）

第七节　血管通路的建立

血管通路是 CRRT 患者的生命线,良好的血管通路能够提供恒定有效的血流量,因此是顺利进行 CRRT 的前提及基本保证。

一、血管通路分类

血管通路根据可使用时间的长短以及血管通路的建立方式,可分为临时血管通路和永久血管通路。

(一)临时血管通路

临时血管通路是指能够迅速建立、立即使用的血管通路,以保证及时抢救。由于重症患者进行 CRRT 一般为短期的治疗方案,因此临时中心静脉通路常为首选。临时血管通路主要采用中心静脉导管,可选择股静脉、颈内静脉、锁骨下静脉等放置中心静脉导管。锁骨下静脉置管的优点是舒适性较高、易固定,但由于技术要求高,可能发生血气胸等致命性并发症,且易发生血管狭窄,故 2012 KIDGO 指南不建议在 AKI 3 期患者行锁骨下静脉穿刺。颈内静脉和股静脉都具有并发症较少、狭窄率较低、可获得良好的血流量等优点,是 CRRT 的常用血管通路。2012 年《KIDGO 急性肾损伤临床实践指南》推荐 CRRT 时血管通路选择以右侧颈内静脉为首选,股静脉为次选,左侧颈内静脉为第三选择。

(二)永久性血管通路

永久性血管通路通常是维持性血液透析患者需建立的慢性血管通路,要求长期具有足够的血流量(>400 mL/min)以保证血液透析的充分性,延长生存期。其主要包括自体动静脉内瘘、移植血管血液透析通路、带涤纶环岛长期导管等,一般 CRRT 不需要建立永久性血管通路。

二、深静脉留置导管的穿刺方法

(一)颈内静脉穿刺

1.部位选择

右侧颈内静脉较粗且与头臂静脉、上腔静脉几乎成一直线,插管较易成功,故首选右颈内静脉为宜。

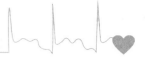

从理论上讲,颈内静脉各段均可穿刺,但其上段与颈总动脉、颈内动脉距离较近,且部分重叠,尤其颈动脉窦位于该段,故不宜穿刺;下段位置较深,穿刺有一定难度,但表面标志清楚,其位置在胸锁乳突肌与锁骨上缘形成的锁骨小凹内;中段位置较表浅,操作视野暴露充分,穿刺时可避开一些重要的毗邻器官,操作较安全,实际操作中大多选此段穿刺。

2. 体位参考

患者多取仰卧位,肩部垫枕使之仰头,头偏向对侧,操作者站于患者头端。

3. 进针技术

一种是在选定的进针处,针头对准胸锁关节后下方,针与皮肤 30°～45°角,在局麻下缓慢进针,防止穿透静脉后壁。要求边进针边抽吸,有落空感并回血示已进入颈内静脉内,再向下进针安全幅度较大。进针插管深度应考虑到个体的身长及体型。另一种定位方法是针朝向同侧乳头方向,针与皮肤成 35°～40°角,向后向下,外侧方向,边进针边抽吸,进入颈内静脉时常有突破感,如进针较深可边退针边抽吸,一旦有回血即确定位置。

4. 注意点

(1)颈内静脉是上腔静脉系的主要分支之一,离心脏较近,当右心房舒张时管强压力较低,故穿刺插管时要防止空气进入形成气栓。

(2)穿刺针进入方向不可过于偏外,因静脉角处有淋巴管(右侧)或胸导管(左侧)进入,以免损伤。

(3)穿刺针不可向后过深,以免损伤静脉后外侧的胸膜顶造成气胸。

(4)选右侧颈内静脉比左侧安全幅度大,且易成功,因右侧颈内静脉与右头臂静脉、上腔静脉几乎垂直,插管插入颈内静脉后继续向下垂直推进也无失误的可能。

(5)5%～10%的患者存在解剖差异,有些人颈内静脉较细或位置较靠外,超声引导穿刺能保证穿刺的安全性及成功率。

(二)锁骨下静脉上入路穿刺

1. 部位选择

穿刺点选在胸锁乳突肌锁骨头的外侧缘与锁骨上缘相交角的尖部向外 0.5～1.0 cm 处,从右侧锁骨下静脉穿刺为宜。

2. 体位参考

一般情况下患者取仰卧位,肩部垫枕,头后仰 15° 并偏向对侧。穿刺侧肩部略上提外展,锁骨突出并使锁骨与第 1 肋骨之间间隙扩大,静脉充盈,以利于穿刺。大出血、休克患者应采用头低脚高位,心功能不全者可采用半卧位。

3. 进针注意点

(1)针尖应指向胸锁关节方向,进针深度通常为 2.5～4.0 cm,应随患者胖瘦而定。操作者要边进针边抽吸,见回血后再稍插入少许即可。

(2)穿刺方向始终朝向胸锁关节,不可指向后下方,以免损伤胸膜及肺。

(3)锁骨下静脉离心脏较近,当右心房舒张时,其压力较低,操作与输液时要严防空气进入静脉发生气栓。

(三)锁骨下静脉下入路穿刺

1. 部位选择

在锁骨下方,锁骨中点内侧 1～2 cm 处为穿刺点(相当于锁骨内、中 1/3 交点的稍外侧),也有在锁骨上入路穿刺点向下作垂线与锁骨下缘相交,其交点处作为穿刺点,多选择右侧。

2. 体位参考

采取仰卧肩垫枕,头后垂位,头偏向对侧,将床位抬高,以利于穿刺时血液向针内回流,避免空气进入静脉发生气栓。穿刺侧上肢外展 45°,后伸 30°,以向后牵拉锁骨。据解剖所见,锁骨上入路易损伤胸膜,而锁骨下入路一般不易损伤胸膜,操作方便,易穿刺,故锁骨下入路安全,临床上大多采用锁骨下入路。

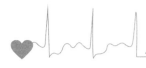

3.进针注意点

(1)锁骨下静脉与锁骨下面所形成的角度平均为 38°,提示穿刺时针刺角度为 35°～40°,针头与胸壁皮肤的交角以贴近皮肤不超过 15°为宜,依此角度,则针尖正对锁骨下静脉与颈内静脉交界处(相当于胸锁关节体表投影),可以获取较大范围的穿刺目标,提高穿刺的成功率,避免并发症。导管欲达到上腔静脉,在左侧需插入 15 cm,右侧则插入 12 cm。

(2)针尖不可过度向上向后,以免伤及胸膜。

(3)锁骨下静脉与颈内静脉相汇合处恰为针尖所对,继续进针的安全幅度不如锁骨上入路大,故不可大幅度进针。

(4)防止空气进入。

(四)股静脉穿刺

1.部位选择

穿刺点选在髂前上棘与耻骨结节连线的中、内段交界点下方2～3 cm处,股动脉搏动处的内侧0.5～1.0 cm。

2.体位参考

患者取仰卧位,膝关节微屈,臀部稍垫高,髋关节伸直并稍外展外旋。

3.进针注意点

在腹股沟韧带中点稍下方摸到搏动的股动脉,其内侧即为股静脉,以左手固定好股静脉后,穿刺针与皮肤成 30°～40°角刺入。要注意刺入的方向和深度,穿刺针朝向心脏方向,稍向后,以免穿入股动脉或穿透股静脉。要边穿刺边回抽活塞,如无回血,可慢慢退回针头,稍改变进针方向及深度。穿刺点不可过低,以免穿透大隐静脉根部。

(五)颈外静脉

颈外静脉是颈部最大的浅静脉,收集颅外大部分静脉血和部分面部深层的静脉血。颈外静脉的体表投影相当于同侧下颌角与锁骨中点的连线。由于颈外静脉仅被皮肤、浅筋膜及颈阔肌覆盖,位置表浅,管径较大,压迫该静脉近心端,静脉怒张明显,容易穿刺。由于导管不易固定,而且普通导管不易到达上腔静脉,因此常不能保证有效透析血流量,在临床上较少采用。

(陈梅琴　张伟文)

第八节　置换液的配置与管理

置换液是输入体内以替代从患者血液中被滤出的液体,因此,在配置置换液时需遵循几大原则:①无致热原;②电解质浓度应保持在生理水平,为纠正患者原有的电解质紊乱,可根据治疗目标进行个体化调节;③缓冲系统可采用乳酸盐、碳酸氢盐或枸橼酸盐;④渗透压应保持在生理范围内,一般不采用低渗或高渗配方。

目前,国内常用的缓冲系统为乳酸盐或碳酸氢盐,两者均存在优点及缺点(见表 10-6),对于重症患者置换液首选碳酸氢盐配方。

表 10-6　乳酸盐或碳酸氢盐缓冲液优缺点比较

	碳酸氢盐	乳酸盐
优点	最符合机体的生理状态,是最理想的置换液	稳定、可储存
缺点	不稳定,易与 Ca^{2+},Mg^{2+} 形成结晶,不利于商品化、大规模生产及储存	影响乳酸代谢
推荐	重症患者常伴肝功能不全或组织缺氧而存在高乳酸血症(>5 mmol/L),宜选用碳酸氢盐配方; 重症患者 CRRT 的置换液首选碳酸氢盐配方;心血管事件发生率较低	在尿毒症症状的控制、血流动力学的稳定性、血乳酸盐的浓度、酸碱平衡、对机体代谢的影响及电解质的平衡等方面无显著性差异

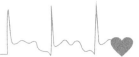

一、置换液配置

(一)林格乳酸盐溶液

含 Na^+ 135 mmol/L,乳酸盐 25 mmol/L,Ca^{2+} 1.5～3.0 mmol/L,并可根据需要另外补充镁和钾离子。

(二)Kaplan 配方

第一组为等渗盐水 1 000 mL＋10％ $CaCl_2$ 20 mL;第二组为 0.45％ 盐水 1 000 mL＋$NaHCO_3$ 50 mmol/L,交替输入。

(三)Port 配方

第一组为等渗盐水 1 000 mL＋10％ $CaCl_2$ 10 mL;第二组为等渗盐水 1 000 mL＋50％ Mg_2SO_4 1.6 mL;第三组为等渗盐水 1 000 mL;第四组为 5％葡萄糖溶液 1 000 mL＋$NaHCO_3$ 250 mL,总量 4.16 L。最终的离子浓度分别为: Na^+ 147 mmol/L,Cl^- 115 mmol/L,HCO_3^- 36 mmol/L,Ca^{2+} 2.4 mmol/L,Mg^{2+} 0.7 mmol/L,葡萄糖溶液 200 mg/L。此配方 Na^+ 含量较高,是考虑早年全静脉营养液中 Na^+ 含量偏低的缘故。必要时可将 1 000 mL 等渗盐水换成 0.45％盐水,可降低 Na^+ 19 mmol/L。

(四)改良 Port 配方

将等渗盐水 3 000 mL＋5％葡萄糖溶液 1 000 mL＋10％ $CaCl_2$ 10 mL＋25％ Mg_2SO_4 3.2 mL(A 液部分)与 5％碳酸氢盐 250 mL(B 液部分),用不同通道同步输入。

(五)南京军区总医院全军肾脏病研究所配方

将等渗盐水 3 000 mL＋注射用水 820 mL＋5％葡萄糖溶液 170 mL＋10％ $CaCl_2$ 6.4 mL＋50％ Mg_2SO_4 1.6 mL 装入输液袋中(A 液部分)与 5％ $NaHCO_3$ 250 mL(B 液部分),用同一通道同步输入,但 B 液不加入 A 液,以免钙离子沉淀。HCO_3^- 在整个治疗过程中均衡补充使酸中毒逐渐纠正。超滤液以用过的输液袋(无菌)收集,置换液和超滤液量均经计量得出,保证出入平衡。该配方对血糖影响小,能更理想地维持血浆渗透压。

二、置换液的调整

Na^+ (mmol/L)＝[5％×$NaHCO_3$ 量(mL/h)÷84÷置换量(L/h)＋0.9％×NaCl 量(mL)÷58.5÷配方总量(L)]×1 000

Ca^{2+} (mmol/L)＝5％×$CaCl_2$ 量(mL)÷111÷配方总量(L)×1 000

K^+ (mmol/L)＝10％×KCl 量(mL)÷74.5÷配方总量(L)×1 000

Mg^{2+} (mmol/L)＝25％×$MgSO_4$ 量(mL)÷120÷配方总量(L)×1 000

HCO_3^- (mmol/L)＝5％×$NaHCO_3$ 量(mL/h)÷84÷置换液量(L/h)×1 000

pH 值:按照置换量 3 L/h 计算,根据血气分析决定的 HCO_3^- 目标值:

$$NaHCO_3 (mL/h)＝\frac{HCO_3^- \text{ 目标值}(\text{如 24 mmol/L})×84×3}{5％×1\,000}$$

葡萄糖:以 Port 配方或改良 Port 配方为基础,根据患者血糖水平及营养状况调整,一般 5％葡萄糖与注射用水总量为 1 000 mL。

三、置换液的管理

(一)置换液的输入途径

置换液的输入途径有前稀释法和后稀释法两种,各有优缺点。前稀释法抗凝剂的需要量相对减少,但预先稀释了被处理的血液,溶质清除效率因此减低,所以当前稀释时处方治疗剂量要适当增加;采用后

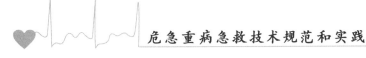

稀释法时,被处理血液先通过超滤浓缩,然后再补充置换液,后稀释溶质清除效率较高,但管路凝血的发生概率较高,所以当采用后稀释时,一定要注意滤过分数(filtration fraction,FF)要小于 25%(FF=单位时间内滤出量/流经滤器的流量)。目前多采用前后置换液输入比例可按 1 :(1~3)设定,具体可根据患者对溶质清除和抗凝要求设置。

(二)血流量

血流量是指从体内引血进入滤器的速度。血流量对血流动力学的影响大,根据患者的情况和治疗的需要进行调节。对血流动力学不稳定、血压低的患者,血流量可在 100 mL/min 以下;对血流动力学稳定的患者,可以将血流量设置在 200 mL/min 左右。血流量在一定程度上决定着置换液量的大小,过小的血流量不可能有较大的置换量。

(三)置换量

置换量决定溶质清除速率和治疗效果,设定这一参数需要考虑的是血流量和治疗的需要。

(方红龙　张伟文)

第九节　血液净化滤过器

滤器是血液净化装置中最重要的组成部分,因为滤过膜是 CRRT 时物质交换的直接界面,所以好的滤器是决定治疗效果和避免不良反应的关键因素。

一、血液滤过器的评价参数

目前世界各国主要流行的血液滤过器是空心纤维型透析器,空心纤维型又按其膜的通透性分为低通量透析器、高通量透析器、血液滤过器和血浆分离器,现仅就透析器进行临床评价,可参考以下标准。

(一)透析膜材料

目前透析器膜材料主要是纤维素及其改良型,如再生纤维素、铜仿、血仿等。近年出现许多高分子合成材料,如聚砜(PS)、聚丙烯腈膜(PAN)、聚甲基丙烯酸甲酯(PMMA)、聚乙烯乙烯醇(EVAE)等,高分子合成膜具有超滤性能好、生物相容性好等优点,临床应用越来越多。

(二)膜的亲水性

透析膜的亲水性取决于膜材料化学基团与水的相互作用。

(三)膜的吸附性

合成膜比天然纤维素膜有明显的吸附性,在透析过程中可以吸附血液中的蛋白质,如小分子蛋白(β_2 微球蛋白)和某些治疗药物(如红细胞生成素),因此具有双重的生物学意义和临床作用。

(四)消除率

消除率和超滤率是透析器的两个主要功能,也是评价透析器质量的关键指标。常用小分子(相对分子质量<300)物质,如尿素、肌酐,中分子(相对分子质量 300~5 000)物质,如维生素 B_{12} 小分子蛋白(8 000~25 000)、β_{12} 微球蛋白(相对分子质量 11 800)作为评价透析器消除率的指标,如一般低通量透析器,尿素消除率 180~190 mL/min,肌酐消除率 160~172 mL/min,维生素 B_{12} 消除率 60~80 mL/min,几乎不消除 β_{12} 微球蛋白。高通量透析器,尿素消除率 185~192 mL/min,肌酐消除率 172~180 mL/min,维生素 B_{12} 消除率 118~135 mL/min,β_2 微球蛋白透析后下降率为 40%~60%。

(五)超滤率(ultrafiltration rate, UFR)

UFR 指滤器在单位时间(h)、单位压力梯度(1 mmHg)下从血液侧超滤至置换液侧流体的体积。低通量透析器 UFR 为 4.2~8.0 mL/(mmHg·h),高通量透析器 UFR 为 20~60 mL/(mmHg·h)。

(六)生物相容性

近年来,透析膜生物不相容性对透析患者的危害越来越受到重视,增加血/膜生物相容性是改善透析

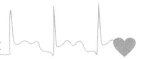

质量、减少透析并发症的重要措施。透析膜的生物相容性是表明透析器质量的重要指标,通常合成膜优于纤维素膜。

(七)抗凝性

如果膜与肝素或其他抗凝物质相结合,可以减少透析中肝素的用量,防止长期透析与肝素相关的并发症。目前尚无不用肝素的透析膜,聚乙烯乙烯醇膜可以减少肝素的用量,或适用于无肝素透析。

二、血液滤过器的类型

滤器、血液管路和置换液监控装置总称为血液净化装置。滤器是血液净化装置中最重要的组成部分,它由透析膜和支撑结构组成。滤器种类繁多,根据膜的支撑构造、膜的形状及相互配置关系,基本上可分为三大类。

(一)平板型(plate)滤器

平板型滤器由透析膜和支撑板相隔而重叠组成。

(1)优点:①膜内部血流阻力小;②破膜率比蟠管型低;③溶液清除率和超滤能力比蟠管型高;④滤器内残留血量少。

(2)缺点:与空心纤维型滤器比较,压力耐受性差,预充量多,破膜率高,清除率和超滤率低。

(二)蟠管型(coil)滤器

蟠管型滤器由像口袋状的透析膜与合成树脂网一起卷成圆桶状,血液从口袋一端进入,从另一端流出。

(1)优点:①价格低廉;②血液阻力小。

(2)缺点:①预充量多,体外循环血量多;②容易破膜、漏血;③只能用正压型透析机,需用血泵;④残余血量多;⑤与空心纤维型滤器相比,清除率低。

(三)空心纤维型(hollow fiber)滤器

空心纤维型滤器是目前使用最多、效果最好的一种滤器,此类型的滤器纤维直径$200\sim300~\mu m$,壁厚$5\sim50~\mu m$,纤维素膜薄,而合成膜厚,由$8\,000\sim10\,000$根的空心纤维捆扎而成,膜与置换液接触面积大,故清除率高。

优点:①容积小,体外循环量小,耐压力强,破损率低;②清除率和超滤率高;③残余血量少;④复用操作方便,复用次数多。

缺点:①纤维内容易凝血;②空气进入纤维内不易排出,故影响透析效率。

(四)高流量透析器(high flux dialyzer,HFD)

随着准确容量控制的超滤型人工肾的出现和透析膜的发展,近年国内外出现了高流量透析器(HFD),它具备高渗透性和高超滤能力,明显提高了透析效率和减少了治疗时间。通常超滤率是标准透析器的$2\sim3$倍或更多。有空心纤维型和积层型两种,需要配合用容量控制准确的人工肾机。若加以改进,还可以做透析滤过(HDF),特别适合于治疗尿毒症并发急性肺水肿、高度水肿等症。HFD采用高分子合成膜,生物相容性明显改善,与去铁胺(铁、铝螯合剂)配合使用可以治疗铁、铝蓄积引起的骨病,已引起学者们的注意。

三、滤过膜的类型

如果说血液滤过器是CRRT的关键,那么滤过膜可以说是关键中的关键。CRRT的滤过膜有以下一些基本要求:

(1)能够较高水平地清除目标溶质。

(2)具有适宜的超滤渗水性。

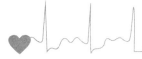

（3）有足够的湿态强度与耐压性。

（4）具有好的血液相容性，不引起血液凝固，发生溶血现象。

（5）对人体安全无害。

（6）灭菌处理后，膜性能不改变。

长期以来，血液净化用膜的研究一直受到世界各国的重视，目前已研究和开发的用于制备血液净化用高分子膜的材质多达几十种，如天然高分子材料再生纤维素及纤维素衍生物，合成高分子材料聚丙烯腈、聚碳酸酯、聚酰胺、聚砜、聚醚砜、聚烯烃、聚乙烯醇、乙烯-醋酸乙烯共聚物、聚苯乙烯、聚乙烯吡咯烷酮、丙烯酸甲酯的共聚物和聚醚嵌段共聚物。主要的产品有德国费森尤斯生产的聚砜膜、金宝公司生产的聚丙烯腈膜等。

（一）天然高分子膜材料

天然高分子膜材料主要是纤维素及其衍生物，纤维素是最丰富的天然高分子材料。纤维素分子链上有大量反应性强的羟基，通过化学反应可以制备很多性能优异的化学物质。纤维素及其纤维素衍生物由于原料易得、价格低廉，而其湿态机械强度和尿素等溶质的透过率能满足人工肾临床的初步要求，特别是近几年纺丝技术提高，膜厚已由原先的 16 μm 降至 6 μm，而湿态强度仍能满足临床要求，因此其用量仍居人工肾用膜材料的首位。问题是这类膜的超滤能力和对中等分子量物质的透过性能较差，血液相容性也不能令人满意，这些方面性能的改进仍有大量的研究工作需要进行。

（二）合成高分子膜材料

纤维素透析膜由于能激活补体，导致一系列生理生化反应及临床并发症的问题，人们期望制备具有更好的血液相容性的透析膜。因此，合成高分子膜材料，包括嵌段、共聚物膜材料的研究非常广泛，对现有膜材料的改性也是提高膜性能的有效手段，如聚甲基丙烯酸甲酯膜、聚丙烯腈膜、聚醚砜膜、聚酰胺膜等。聚醚、聚碳酸酯共聚物（PCAC）是近年开发的新品种。

近年来，CRRT 在脓毒血症和脓毒性休克中的应用受到广泛的关注。对脓毒血症和 SIRS 的注意力都集中在 CVVH 治疗剂量上，但很多研究的阴性结果使大家期待其他有效的治疗方式。基于此出发点，制造商研发出多种不同的新膜。第一类包括高通量膜（HCO）、非选择性高吸附膜和半选择性高吸附膜（特别吸附内毒素），研发这些膜的目的是对抗炎症介质，可以在单纯 CVVH 治疗模式中应用。另一类为抗生素修饰后的膜（PMX），几乎可特异性吸附内毒素，但仅能在血液灌流模式中应用，也称为 PMX 疗法。介绍几种为脓毒血症和 SIRS 设计的滤过膜。

1. 非选择性高吸附 CRRT 膜

（1）聚丙烯腈膜 AN69/（AN69 ST）：吸附是另一种物理化学原理。利用 CRRT 膜与不同极性或电荷离子相互作用，可使膜捕捉一些分子（如介质、细胞因子、抗生素和蛋白等）。有吸附能力的膜不仅能够正常清除血液中的异常成分，而且可以清除超出其分子截量的分子。在膜成分方面的研究，Rogiers 等建立了犬急性内毒素休克模型证实 AN69 较聚砜膜有短暂的血流动力学优势，可能与 AN69 吸附了更多的炎症介质有关。目前，制造商在 AN69 的基础上研发了一种吸附力更强的膜，称为 AN69 ST，其中 ST 是指表面处理（surface treatment）。表面处理包括第二层聚乙烯亚胺和第三层肝素。AN69 ST 与 AN69 Oxiris 有很大的不同，其聚乙烯亚胺层是 Oxiris 的 1/3，处理过的第二层可使肝素附着，其肝素浓度为 Oxiris 的 1/10，不具备生物活性。这种经过表面处理及电荷修饰的膜与 AN69 相比，具有更大的吸附能力。此设计不仅可吸附抗生素如万古霉素，还可吸附其他物质，如乳酸。有研究显示，另一个作用就是吸附 HHMGB-1 蛋白，HMGB-l 是在内毒素及活化巨噬细胞刺激下产生的上游炎症介质，可激发一系列细胞因子的产生。它的分子量在 30 kDa 左右，不能被普通 CRRT 滤器清除。有研究实验显示，清除 HMGB-1 与预后改善可能相关，但仍需大型随机实验验证。

（2）聚甲基丙烯酸甲酯膜（PMMA）：PMMA 较其他材质的滤过膜具有更好清除细胞因子的能力，这种清除是通过膜的吸附实现的。还有一些研究显示，PMMA 可显著降低血乳酸水平。PMMA 有强大的吸附分子量超过 60 kDa 介质的潜力。新型非选择性吸附膜如 PMMA，AN69 ST 等可使感染性休克的

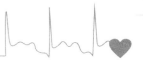

治疗产生革命性的变化,因为它们不仅能够吸附大分子量的炎症介质,还可大量吸附关键的上游介质。膜饱和后可能出现吸附物返回血液的情况可以忽略不计。有了这些膜,在感染性休克中吸附炎症介质将不再是理论上的设想,但仍需等待大型随机试验的结果。

2.选择性高吸附 CRRT 膜

(1)聚丙烯腈和 AN69 Oxiris:最近研发的 AN69 Oxiris 膜共有 3 层,使其有选择性吸附内毒素的能力。初步的研究结果令人鼓舞。在感染性休克动物模型中,与普通 AN69 相比,应用 6 h AN69 Oxiris 可减轻休克临床和生物学严重程度,表现为更加稳定的平均动脉压和肺毛细血管嵌楔压。但是到目前,我们尚未在人感染性休克中应用 AN69 Oxiris 的对照试验。

(2)PMMA:可能与 AN69 Oxiris 具有相似的吸附内毒素的能力。除此之外,对长期应用 PMMA 的透析患者长时间随访显示,其血浆 β_2 微球蛋白水平、腕管综合征发生的比例明显下降。这与膜吸附并移除 β_2 微球蛋白的作用密切相关。这种膜有最大的孔径,可以清除糠酸、同型半胱氨酸、戊糖素和溶解的 CD40。PMMA 膜有含有阴离子的组成部分,因此可清除游离的免疫球蛋白轻链。可以想象,PMMA 能够同时从上游(内毒素)和下游(CD40 和细胞因子)阻止脓毒血症的发生。在一项新的队列研究中,43 名存在高细胞因子血症(IL-6)的感染性休克患者应用 PMMA 行 CRRT 治疗后,血流动力学指标改善,脏器衰竭发生率降低。以上所述的小型实验所得出的结论仍需未来的大型随机实验验证。

(3)多黏菌素 B 修饰的膜:已知多黏菌素 B 可以吸附内毒素及中和它的毒性,据此用多黏菌素 B 与被聚丙烯强化的氯乙酰胺甲基聚苯乙烯纤维以共价键结合,制成含多黏菌素 B 的聚苯乙烯纤维滤器(PMX-F)。Nemoto 等前瞻性、开放性和随机研究 PMX-F 治疗败血症患者随访 28 d 或出院为终点研究对存活率的影响。结果用 PMX-F 治疗存活率比对照组显著提高,APACHE Ⅱ 评分少于 20 分,用 PMX-F 治疗后存活率提高(19% vs 65%),预后改善;严重的病例(APACHE Ⅱ 20～30 分),用 PMX-F 治疗后也能提高存活率(11% vs 40%);但是 APACHE Ⅱ 大于 30 分的患者存活率没有改善。

3.细胞因子吸附柱

细胞因子吸附柱如 CytoSorb,CYT-860-DHP,Lixelle,CTR-001 和 MPCF-X,对 TNF-a,IL-1B,IL-6 及 IL-8 等细胞因子有强大的吸附能力。许多研究证实,在动物感染模型中,应用细胞因子吸附柱可减轻炎症反应,提高生存率。进一步的研究发现,在重症患者中应用细胞因子吸附柱可改善血流动力学,减少器官衰竭发生。CytoSorb 是由许多多孔的吸附小珠组成,可吸附分子量在 50 kDa 以上与脓毒血症相关的炎症及抗炎细胞因子如 IL-1,IL-6,TNF 及 2L-10。这些细胞因子分子量大,不能被普通甚至改良后的血液净化方式清除,而吸附剂利用其多孔的表面滤过血液中的毒素。有研究显示,43 名患者被随机分为两组,一组接受常规治疗,另一组每日应用 CytoSorb 治疗 6 h,连续 7 d。结果显示,实验组 IL-1,McP-l,IL-lra 和 IL-8 水平及 28 d 死亡率明显下降($P<0.03$),IL-10 的清除不明显。这是一项实验性研究,其结果尚需谨慎对待。CytoSorb 最大的缺陷是无法吸附内毒素。CYT-860-DHP 则同时具有吸附内、外毒素的能力。

其他在血浆置换系统中应用的吸附剂有 Prosorba 柱。Prosorba 柱作为选择性血浆置换与普通非选择性有很大不同,首先利用细胞分离技术将血细胞与血浆分离,之后将分离得到的 1 250 mL 血浆用 Prosorba 柱处理,净化后的血浆与血细胞重新混合,回输至患者体内。这项技术改善了特发性血小板减少性紫癜的治疗方式,并在类风湿性关节炎的患者中应用。

(王丹琼　张伟文)

第十节　CRRT 规范化治疗流程

CRRT 规范化治疗是 CRRT 疗效保证的前提,也是同质化 CRRT 管理的必需条件。CRRT 规范化治疗流程主要包括三大内容:是否需要实施 CRRT 的评估、实施 CRRT 治疗前根据患者的病情开具 CRRT 处方及 CRRT 实施的具体操作流程。

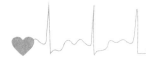

一、是否需要实施 CRRT 的评估

是否需要实施 CRRT 的评估是 CRRT 规范化治疗的第一步,评估内容主要包括有无行 CRRT 治疗的适应证、禁忌证和实施 CRRT 治疗的时机。临床上,通常采用国外有学者提出的重症患者实施 RRT 的流程评估方案(见图 10-8)。患者入 ICU 后,首先判断有无 CRRT 的绝对指征(对利尿剂无反应的容量过负荷表现,如急性肺水肿等;严重的高钾血症(>6.5 mmol/L)或血钾迅速升高伴心脏毒性;严重代谢性酸中毒(pH 值<7.1);无绝对指征时,则评估 AKI 的存在与否、严重程度、发展变化及全身情况,重度 AKI(伴血流动力学不稳定或合并脑水肿、颅高压的 AKI 患者)考虑行 CRRT;轻中度 AKI 在综合评估后做出判断;当绝对指征和 AKI 都不存在时,需要考虑患者是否存在脓毒症休克、重症胰腺炎等"非肾性"指征。临床实践中,除患者病情外,何时开始 CRRT 还应综合考虑当地医疗资源、治疗习惯、经济等因素。

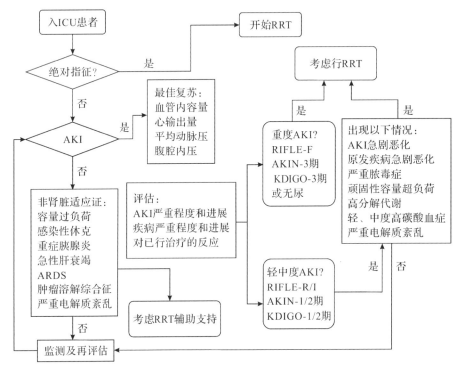

图 10-8　重症患者实施 RRT 的流程评估方案

二、CRRT 处方开具

CRRT 处方开具是规范化 CRRT 治疗的第二步。CRRT 处方上应包含有采用的模式、血流量、置换液配方、置换液量、置换液输入的方式、透析液量、超滤率、净脱水量、抗凝目标和抗凝方式等。

这里列举浙江省人民医院重症医学科的 CRRT 处方作为模板供参考,详见表 10-7。

表 10-7　浙江省人民医院重症医学科 CRRT 医嘱单

浙江省人民医院 ICU 持续肾脏替代治疗医嘱单	姓名		床号	
	性别		日期	
	年龄		时间	
	住院号		体重	
诊断				
患者情况评估				

意识	□ 清醒　□ 嗜睡　□ 浅昏迷　□ 深昏迷
出血倾向	□ 无　□ 有
水肿	□ 无　□ 轻　□ 中　□ 重
治疗前	BP ＿＿＿／＿＿＿ mmHg；P ＿＿＿次/分；R ＿＿＿次/分；

血管通路：□ 临时导管　部位＿＿＿＿＿　□ 长期导管　部位＿＿＿＿＿
　　　　　□ 内瘘　　部位＿＿＿＿＿　□ 直接穿刺　部位＿＿＿＿＿
　　　　　留置时间＿＿＿＿＿＿＿
通路出血：□ 良好　□ 欠佳　□ 不畅　□ 正向接　□ 反向接

适应证 禁忌证	适应证	
	□ 充血性心功能不全、急性肺水肿	□ 严重酸碱及电解质紊乱
	□ 药物中毒	□ 急慢性肾衰竭合并血流动力学不稳定
	□ 急性重症胰腺炎	□ 肝性脑病、肝肾综合征
	□ 感染性休克 脓毒症	□ 急性呼吸窘迫综合征
	□ 多器官功能障碍综合征	□ 其他

相对禁忌证			
□ 无	□ 无法建立合适的血管通路	□ 严重凝血功能障碍	□ 严重活动性出血

1. 机器型号	Aquarius	□	2. 治疗模式	CVVH	□
	Multifilter	□		CVVHD	□
	Gambro	□		CVVHDF	□
	ACH-10	□		SCUF	□
	MP300	□		PE	□
	其他	□		HP	□
				其他	

3. 滤器	HF1 200 □　　AV1 000 □　　M100 □　　AEF10S □　　F60 □　　碳肾 □　　其他 □	
4. 管路预冲	预充液是否进入体内　　□ 是　　□ 否	0.9%NS　　2 000　　MI
		UFH　　　　　　　U

5. 置换液配方	0.9%NS	3 000 mL	＿＿＿mL	注意事项
	5%GS	1 000 mL	＿＿＿mL	1. 根据上机后复查电解质水平调整钾镁用量；
	5%NaHCO₃	250 mL	＿＿＿mL	2. NaHCO₃ 单独输注；
	25%MgSO₄	3.2 mL	＿＿＿mL	3. 使用枸橼酸抗凝时不加 CaCl₂；
	5%CaCl₂	20 mL	＿＿＿mL	4. 视患者血 K 水平决定 KCl 用量，每加入 10 mL 10%
	10%KCl	10 mL	＿＿＿mL	KCl，K⁺浓度增加 3.3 mmol/L；
	10%NaCl		＿＿＿mL	6. 每加入 10% NaCl 1 mL，Na⁺浓度增加 0.43 mmL/L
	50%GS		＿＿＿mL	5. 我科目前使用标准配方浓度：
	注射用水		＿＿＿mL	Na⁺ 142.8 mmol/L，Cl⁻ 108 mmol/L，Mg²⁺ 0.8 mmol/L，
	总计	4 273.2 mL	＿＿＿mL	HCO₃⁻ 34.8 mmol/L，血糖 65.6 mmol/L

5. 置换液配方	频率	q1 h □　q1.5 h □　q2 h □　q3 h □　q4 h □　q6 h □
	□ 5%NaHCO₃	泵速（单独输注）：　　　　　mL/h
	若血 K<3.0 mmol/L，加 10%KCl10～20 mL	若血 K5.0～5.5 mmol/L，加 10%KCl 3.5 mL
	若血 K 3.0～4.0 mmol/L，加 10%KCl 10 mL	若血 K>5.5 mmol/L 不加 KCl
	若血 K 4.0～5.0 mmol/L，加 10%KCl 5 mL	

6.	血流速　　初始　　　　mL/min　　　血流速目标值　　　　mL/min
	建议初始血流速为 100 mL/min

上述公式中：

$$\frac{25\%MgSO_4}{5\%CaCl_2}$$

续表

7.	稀释方式	前稀释			☐
		后稀释			☐
		前稀释＋后稀释			☐
		透析＋稀释(前☐ 后☐)			☐
8.	置换液流速 (replacement flow rate, RFR)	前稀释		mL/h	mL/kg
		后稀释		mL/h	mL/kg
		是否更改速度 ☐是 ☐否			
9.	透析液流速 (dialysate flow rate, DFR)	建议初始流速为 20 mL/(kg·h)		mL/h	mL/kg
10.	超滤率 (ultrafiltration rate, UFR)	HCT ___%			
		高流量时间___h 超滤率(UFR)___mL/(kg·h) 滤过分数(FF)___%			
		常规流量 超滤率(UFR)___mL/(kg·h) 滤过分数(FF)___%			
		液体负平衡(第 1 小时)___mL/h			
		净超滤目标:____mL/d			
11.	抗凝方式		UFH		☐
			LMWH		☐
			枸橼酸		☐
			无抗凝		☐

12.	UFH	负荷剂量				IU
	抗凝剂量	维持剂量				IU
	出血危险	负荷剂量/(IU/kg)	维持剂量/(IU/kg)	APTT/s	ACT/s	
	无	15～25	10～20	60	< 250	
	小	10～15	5～10	45	160～180	
	LMWH	抗凝剂量				
	枸橼酸 抗凝剂量	初始泵速	mL/h	mmol/L		
		建议初始泵速(mL/h):血流速(mL/min)为 1.76：1				
	5% CaCl₂ 90 mL＋ 注射用水 180 mL	初始泵速		mL/h		
		建议初始泵速为枸橼酸流速的 25%				

滤器后离子钙	枸橼酸		外周离子钙	5% CaCl₂
<0.20	降低 0.2 mmol/L(9.0 mL/h)并通知医生		>1.35	降低 0.4 mmol/L(10 mL/h)并通知医生
0.20～0.24	降低 0.1 mmol/L(4.5 mL/h)		1.21～1.35	降低 0.2 mmol/L(5 mL/h)
0.25～0.34	不变		1.12～1.20	不变
0.35～0.40	增加 0.1 mmol/L(4.5 mL/h)		1.00～1.11	增加 0.2 mmol/L(5 mL/h)
>0.40	增加 0.2 mmol/L(9.0 mL/h)并通知医生		<1.00	增加 0.4 mmol/L(10 mL/h)并通知医生

注:以上剂量调整时 mmol/L 与 mL/h 之间的换算仅限于 BFR＝100 mL/L,流出液泵速率(EFR)为 3 000 mL/h;枸橼酸/BFR 每上调 0.1 mmol/L,其流速(mL/h)随之上调＝4.5%BFR(mL/min);5%CaCl₂/流出液泵速率(EFR)每上调 0.1 mmol/L,其流速(mL/h)随之上调＝0.08%EFR(mL/h),钙剂增加总量≤3 mmol/L

13.监测	血气＋电解质	常规 q4～6 h,根据病情可 q1 h～q3 h 监测
	APTT/ACT	常规 94～6 h,根据病情可(q1 h～qd)监测
	枸橼酸抗凝	动态监测体内和滤器离子钙、pH、Na^+、HCO_3^- 水平
		频率:治疗开始后 5 min,调整后 1 h,稳定后 q6 h
		测总钙 qd,目标:总钙≤3 mmol/L,总钙/离子钙≤2.5

医生签名:

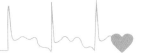

三、CRRT 实施的具体操作流程

(一)治疗前准备

(1)谈话签字。

(2)建立临时血管通路,可以选择经股静脉或颈内静脉。

(3)检查并连接电源,打开机器电源开关。

(4)根据处方,选择好治疗模式,根据机器显示屏提示步骤,逐步安装 CRRT 血滤器及管路,安放置换液袋,连接置换液、生理盐水预冲液、抗凝用肝素溶液及废液袋,打开各管路夹。

(5)进行管路预冲及机器自检,如未通过自检,应通知技术人员对 CRRT 机进行检修。

(6)CRRT 机自检通过后,检查显示是否正常,发现问题及时对其进行调整,同时关闭动脉夹和静脉夹。

(7)根据处方配置置换液和透析液。

(二)治疗开始

(1)根据 CRRT 处方,设置血流量、置换液流速、透析液流速、超滤液流速及肝素输注速度等参数,刚上机时血流量设置在 100 mL/min 以下为宜。逐步调整血流量等参数至目标治疗量,查看机器各监测系统处于监测状态。

(2)打开患者留置导管封帽,用消毒液消毒导管口,抽出导管内封管溶液并注入生理盐水冲洗管内血液,确认导管通畅后从静脉端给予负荷剂量肝素。

(3)将管路动脉端与导管动脉端连接,打开管路动脉夹及静脉夹,按治疗键,CRRT 机即开始运转,放出适量管路预冲液后停止血泵,关闭管路静脉夹,将管路静脉端与导管静脉端连接后,打开夹子,开启血泵继续治疗。如无须放出管路预冲液,则在连接管路与导管时,将动脉端及静脉端一同接好,打开夹子进行治疗即可。用止血钳固定好管路,治疗巾遮盖好留置导管连接处。

(4)逐步调整血流量等参数至目标治疗量,查看机器各监测系统处于监测状态,整理用物。

(5)专人床旁监测,观察患者状态及管路凝血情况,心电监护,每小时记录一次治疗参数及治疗量,核实是否与医嘱一致。定期监测电解质、凝血功能、血气分析,为参数调整提供依据(4~6 h)。根据机器提示,及时补充肝素溶液、倒空废液袋、更换管路及透析器。发生报警时,迅速根据机器提示进行操作,解除报警。如报警无法解除且血泵停止运转,则立即停止治疗,手动回血,并速请维修人员到场处理。

(三)治疗结束

(1)按结束治疗键,停血泵,关闭管路及留置导管动脉夹,分离管路动脉端与留置导管动脉端,将管路动脉端与生理盐水连接,将血流速减至 100mL/min 以下,开启血泵回血。回血完毕停止血泵,关闭管路及留置导管静脉夹,分离管路静脉端与留置导管静脉端。消毒留置导管管口,生理盐水冲洗留置导管管腔,根据管腔容量封管,包扎固定。

(2)根据机器提示步骤,卸下滤析器、管路及各液体袋。关闭电源,擦净机器,推至保管室内待用。

(四)CRRT 规范化治疗流程

CRRT 规范化治疗流程如图 10-9 所示。

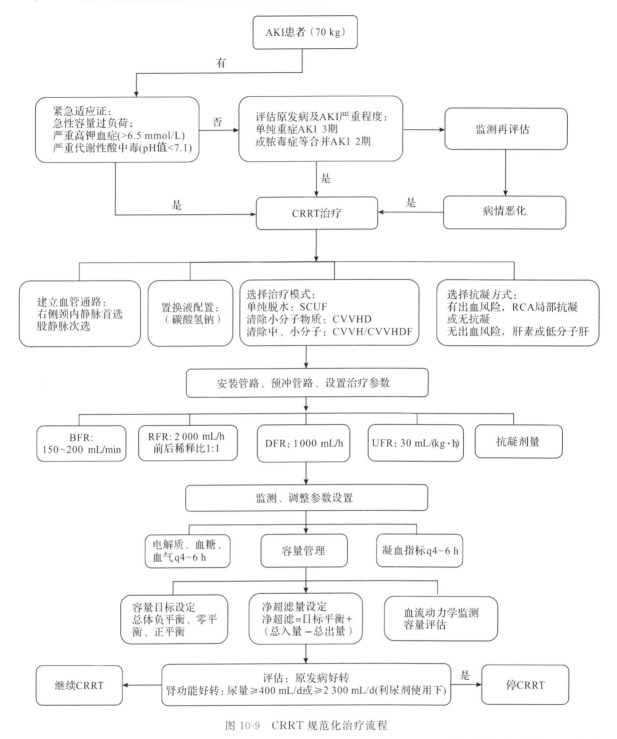

图 10-9　CRRT 规范化治疗流程

（应利君　杨向红　孙仁华）

第十一节　CRRT 的容量管理

　　连续性肾脏替代治疗(CRRT)在清除体内过多水分、代谢废物和炎症因子的同时,也给予患者大量的置换液。在这一过程中,血液与体外循环交换大量液体,最高可达 100～144 L/d,即使容量控制中的细微偏差,也可导致患者容量状态产生极大波动。因此,对危重症患者而言,CRRT 治疗过程中对容量进

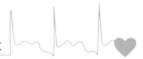

行精确有效的监测与管理至关重要。

一、CRRT 容量管理的目的

绝大多数需行 CRRT 治疗的危重症患者存在心肺肾功能受损、严重感染、过度炎症反应等状况,导致液体平衡紊乱,表现为液体总量失调,液体分布异常,电解质、酸碱平衡紊乱等。此类患者对容量失衡的耐受性较差,CRRT 治疗过程中液体管理失当,可能会产生严重后果。若容量负荷过重,则会导致急性肺水肿、急性心力衰竭、低氧血症等,反之将引起或加重低血压、电解质酸碱平衡失调。

CRRT 的液体管理,总体需实现三大目的:清除过多水分而不影响心输出量和有效循环血量;清除因治疗需要而增加的液体量(药物、营养液等);治疗同时不影响肾小球滤过,维持适当尿量。

二、CRRT 液体管理失衡的原因分析及对策

(一)人为因素

在临床上,由于人为原因可能导致患者容量失衡错误的发生。例如,对患者单位时间内液体平衡状态评估不准确,未准确设置超滤液、置换液、透析液的速度并及时发现纠错;对患者出入量的统计记录错误等,这些都应引起医护人员的重视。

为减少此类错误的发生,可采取的相应措施包括:确定客观的液体平衡目标,即单位时间内要求实现的液体平衡要求,包括对出超、平超和入超 3 种动态情况的把握;根据治疗及患者体内的容量的最终变化结果,准确评估单位时间内患者液体的平衡状态;实施 CRRT 的分级液体管理,准确计算单位治疗时间内的液体平衡;准确设置、及时调整置换液、透析液的输入以及超滤速度;建立定时检查记录的准确性、观察的及时性、调整的科学性的科内核查制度。

(二)机械因素

目前临床所使用的大部分 CRRT 治疗机所共有的特点之一是机器报警被覆盖的次数没有上限,而且 CRRT 治疗机也没有停止工作。虽然单个报警覆盖对患者产生重大损害的可能性很小,但是当操作者有机会多次覆盖报警时,机器也试图纠正液体不足,会持续地补充额外的液体,从而产生液体正平衡,导致大量容量失衡错误的发生。

针对这一问题,一些厂商改进了 CRRT 治疗机原有的报警系统,提高安全性能,一旦机器报警次数达到 3 次或者液体平衡错误大于 330 mL,患者被迫下机,以避免大量的液体平衡错误的产生。

三、CRRT 的容量管理实施

(一)CRRT 容量管理相关的术语

(1)总超滤量/总出超(total UF)是指从循环中清除的超滤液的总量。在单纯超滤时,总超滤量意味着从患者体内清除的液体量,但在血滤情况下,总超滤量并不代表液体平衡的状况。

(2)超滤率(UFR)是指单位时间内从循环中超滤出的液体量。

(3)总置换量是指液体置换入血滤管路的总量,置换率(replacement rate,QR)是单位时间液体置换入血滤管路的量。

(4)净出超(net ultrafiltration,NUF)公式为:净出超＝总超滤量－总置换量。

(5)净出超率(net ultrafiltration rate,NUFR)公式为:净出超率＝超滤率－置换率。

(6)总入量是各种摄入患者体内液体的总和,包括血管和胃肠道途径。

(7)总出量是体内各种液体丢失的总和,包括尿液、汗液、各种引流液、伤口渗液、粪便及皮肤气道的蒸发等。

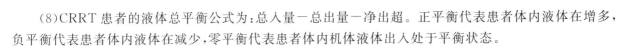

(8)CRRT 患者的液体总平衡公式为:总入量－总出量－净出超。正平衡代表患者体内液体在增多,负平衡代表患者体内液体在减少,零平衡代表患者体内机体液体出入处于平衡状态。

(二)CRRT 期间的容量管理

(1)确定当天容量管理目标。根据患者当前容量状况、肾功能状况、目前液体治疗情况确立当天容量管理目标,通常分为以下 3 种目标:

1)总体负平衡。脱水治疗运用于所有液体过负荷的无尿或少尿的患者,近年来随着对液体过负荷危害性认识的加深,一些肾功能正常或轻度异常的容量过负荷患者应用血液滤过已被广泛接受。这些患者必须在血滤过程中达到液体的负平衡,也就是在患者能耐受的前提下脱水。根据患者的容量状况和前期患者对超滤的反应情况,初步确定目标平衡量(即准备脱水的量)。

2)总体零平衡。当评估患者的容量状况在正常范围,或前期脱水治疗后容量超负荷状态纠正后,患者的容量需要维持在平衡状态,也就是目标平衡量为零。在此期间内 CRRT 主要用来清除溶质。

3)总体正平衡。行 CRRT 治疗的患者若存在循环不稳定、血流动力学指标提示容量不足,可以在一定时间内降低 CRRT 的脱水速率,使单位时间内的总入量大于总出量。此期间内 CRRT 主要用来清除溶质,待患者容量恢复、血流动力学稳定后再脱水或保持平衡。

(2)制订当天液体治疗计划:

1)列出当天治疗所需液体的总量(总入量),包括补充的晶体、胶体、血液制品、肠内肠外营养及其他治疗所需的液体量。对于危重患者,应将静脉或肠内治疗液体通过输液泵均匀输注。

2)列出当天液体的估算排出量(总出量),包括尿量、各种引流管的丢失以及胃肠道的丢失量(通常参考前 1 d 的各种引流量)。

3)确定出超量。根据机体液体总平衡的目标,确定净出超量。净出超量＝目标平衡量＋(总入量－总出量)。

4)确定净出超率。净出超率＝净出超量/拟进行血滤的时间。

5)确定超滤率。超滤率＝置换率＋净出超率。

(3)CRRT 期间的容量三级管理:执行 CRRT 治疗时,为了更好地制定超滤处方并提供正确的超滤量,临床可以采用 3 种不同程度的液体管理水平来制定超滤处方。

1)一级水平:基本的液体管理水平。以治疗时间段内(8～24 h)的目标超滤量设定超滤率,超滤量仅限于达到预计液体平衡的需要量。该方法与间歇性血液透析通常使用的方法相似。例如,如果估计在 24 h 期间需要清除 3 L 液体,那么超滤率大约设定为 130 mL/h。当使用这种方法时,CRRT 主要用来在每小时清除固定的超滤量,不用设定超滤率或针对液体摄入量的改变而进行调节。因此,在一些情况下,可以不用置换液,也不用设定特殊的超滤率,对液体的控制较少,而且在终末期达到的液体平衡可完全不同于预期的平衡。

一级水平适用于血流动力学相对稳定、液体输入计划变化小的患者。但是,由于临床情况往往会迅速发生改变,需要对液体平衡及时地进行调整,因此,第一级不能被当作最优的方法来使用。

2)二级水平:高级液体管理水平。根据治疗期间患者的生命体征变化以及间接反映容量状态指标的变化调整容量控制目标,调节每小时的超滤率,使之大于每小时的液体输入量,并利用出入量统计表计算出达到液体平衡所需的置换液量,以每小时的液体平衡来实现 24 h 的液体平衡。

二级水平适用于治疗变化大、不能耐受明显血容量波动的患者。另有学者认为,通过在 CRRT 中对后稀释置换液量的管理可实现液体平衡。患者液体的净平衡依赖于每小时后稀释置换液率。通过操纵后稀释置换液量,几乎可以实现任何级别的液体平衡。当后稀释置换液量被调整为小于所有输出量时,液体被清除;当后稀释置换液量大于所有输出量时,液体达到饱和状态;当两者相等时,实现液体的零平衡。这种方法的优点在于每小时末都能达到液体平衡,是预期效果的体现。例如,若 24 h 清除 3 L 液体,那么每小时的预期效果为－130 mL/h,这说明超滤率应为不小于 130 mL/h 加上每小时的入量。

3)三级水平:最高级的液体管理水平。根据患者血流动力学指标,随机调整液体的出入量,通过调节

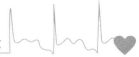

每小时的净平衡,达到特定的血流动力学特性,尽量使患者达到符合生理要求的最佳容量状态。

三级水平适用于病情危重需精确调节超滤量的患者。例如,若期望保持患者 CVP 值在 8～12 mmHg (1 mmHg＝0.133 kPa),则可计算出对每小时液体处理的比例,以便当 CVP 值为目标值时纯液体平衡维持在 0,即当 CVP＞12 时,液体则被清除;当 CVP＜8 时,就补充液体。这种方法充分体现了在 CRRT 中液体管理的灵活性和优势。

(4)合理选择容量监测指标:传统的血流动力学监测指标包括平均动脉压(MAP)、中心静脉压(CVP)、肺毛细血管楔压(PAWP)等。国内有研究认为临床上根据 CVP 监测 CRRT 治疗患者的血容量显得很有必要。研究发现在对重症患者行 CRRT 治疗过程中,通过监测 CVP 来评估患者的容量状况并对超滤量进行调节,取得了较好的疗效。同时,将 CVP 和 MAP 进行对照研究,结果显示 CVP 监测能更敏感、更准确地反映患者的容量状况。也有一些专家认为在 CRRT 治疗前即应予 Swan-Ganz 导管以实时监测患者的血流动力学变化。

然而,无论是 MAP、CVP 还是 PAWP,它们都是压力参数,以这些压力指标反映心室前负荷、间接评估容量状态,尤其是在休克状态下可能存在心脏顺应性异常的情况下,存在很大的局限性。以 CVP 为例,其易受胸腔内压力、心脏及血管顺应性、瓣膜反流等因素的影响,在某些情况下并不能正确反映患者体内血容量状况,尤其是当血容量快速变化时,其灵敏性相对较差。

相对于 MAP、CVP、PAWP 监测,脉搏指示连续心输出量监测(pulse-indicated continuous cardiac output,PiCCO)是一项将经肺温度稀释心输出量与脉搏轮廓连续心输出量联合应用的新技术,其监测方法具有前负荷指标准确快速、相对微创、受干扰少、可以床边重复测量等优点,是目前较有前途的方法。龚仕金等认为,由于胸腔内血容积(ITBV)与全心舒张末期容积(GEDV)不受机械通气的影响,在反映心脏容量负荷的特异性和敏感性方面,优于 CVP 及 PAWP,能够更正确地反映患者的容量状况。刘大为等认为 PiCCO 监测的胸腔内血容量指数(ITBVI)、全心舒张末期血容量指数(GEDVI)均与心脏充盈量密切相关,且不受呼吸运动和心肌顺应性影响,是较中心静脉压(CVP)和肺毛细血管楔压(PCWP)更准确的心脏前负荷指标,可指导临床医师及时调整心脏的容量负荷。Luecke 等的研究也发现 ITBVI 比 CVP,PCWP 能更准确地反映心脏前负荷水平,不仅适用于机械通气患者,而且 ITBVI 可以作为独立的心脏前负荷预测指标。因此,ITBV/ITBVI 和 GEDV/GEDVI 较传统的血流动力学监测指标能更准确地反映心脏前负荷变化,PiCCO 技术用于 CRRT 治疗中能使容量监测更精确,上机和撤机更稳妥。

总之,对接受 CRRT 治疗的危重症患者进行有效的容量管理是复杂且具有挑战性的动态过程。在这一过程中,医务人员需要对液体失衡的原因进行全面分析与动态调整,选择合理的容量监测方法与指标,优化液体平衡三级管理水平,建立系统的液体平衡管理评价体系。

(应利君　杨向红)

第十二节　CRRT 时的药物剂量调整

CRRT 是重症患者肾脏支持的重要手段,但 CRRT 的非选择性清除,也意味着 CRRT 期间,某些药物也势必有一定程度的清除。因此,CRRT 时调整相应药物,特别是抗菌药物剂量,保证血药浓度在有效安全范围内,是实施 CRRT 时十分重要的内容。

需要指出的是,给予接受 CRRT 患者合适的药物剂量是困难的,此时药代动力学发生变化,加之药物体外清除和病情变化的影响,很难寻找到一个简单的方程或计算公式来计算出适宜的药物剂量。CRRT 时的药物剂量调整,应为考虑多重影响因素的个体化方案。本节将主要讨论 CRRT 时药代动力学与体外清除的特点及剂量调整原则,为实施个体化药物剂量调整提供依据与思路。

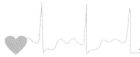

一、CRRT 时药物清除影响因素

(一)药物本身的理化特性

(1)药物分子质量:分子质量对药物清除的影响取决于 CRRT 的溶质清除方式,血液透析采用弥散方式清除溶质,分子质量越小清除率越高,分子质量<500 Da 的药物能自由透过半透膜被清除;血液滤过采用对流方式清除溶质,药物清除与超滤率成正比,与分子质量关系不大。由于大多数药物分子质量介于500 kU~1 500 Da,因此无论弥散还是对流,分子质量大小对药物清除的影响都十分有限。对于某些分子质量偏大的药物,如万古霉素分子质量为1 448 kU,高通量膜相对通过较多,铜钫膜和纤维素膜则不易通过大分子物质。

(2)蛋白结合率:只有游离药物才可能被 CRRT 清除,与蛋白结合的药物由于分子质量大,为 30 kU~50 kU,不能通过滤过膜,因此,蛋白结合率越高的药物,越不易被清除,剂量也无须调整。血 pH、血胆红素浓度、游离脂肪酸浓度、血浆白蛋白浓度、尿毒症代谢产物等因素会影响药物蛋白结合率,也会影响 CRRT 时的药物清除率。

(3)表观分布容积(Vd):Vd 代表药物在体内组织分布的广泛程度,与药物亲水性抑或亲脂性有关。亲水性药物由于不能自由通过细胞膜,血药浓度高,易被 CRRT 清除,如大多数 β-内酰胺类、糖肽类和氨基糖苷类抗菌药物,因此,这类药物需要调整剂量。亲脂性药物正好相反,Vd 越大表明药物组织亲和力越高,血药浓度越低,越不易被 CRRT 清除,因此也不需要额外增加剂量。

(4)膜筛选系数(S):小于滤过膜孔径的游离药物通过膜的能力用筛选系数(S)表示,是影响血液滤过药物清除的主要参数。$S=$滤出液药物浓度(C_{uf})/血浆药物浓度(C_p)。对于小分子药物,S 其实就是游离的药物,$S=1-$蛋白结合率(PB)。S 理论值介于 0~1,越接近 1,表明药物越容易自由通过滤过膜而被清除。影响 S 的因素包括药物分子质量、所带电荷、蛋白结合率、膜孔径和某些 CRRT 治疗参数。理论上讲,S 应与(1−PB)有很好的相关性,然而多项研究发现 S 的个体差异很大。此外,很少有研究充分关注 S 是否随着治疗方式的改变而变化,或者是否在滤器使用过程中降低。

(5)药物清除途径:药物的清除主要包括肾脏清除、肾外器官清除和体外清除,其中,肾脏对药物的清除包括肾小球滤过、肾小管分泌和重吸收 3 个方面。若药物主要通过肾小球滤过清除,则 AKI 时 CRRT 可能是该药物的主要清除途径。而对于主要通过肾小管分泌清除的药物,CRRT 对其影响也很有限。若药物的清除以肾外途径为主(如主要经肝脏代谢清除),肾脏清除只占该药物总清除率的 25% 以下,则 AKI 时 CRRT 对药物的清除影响不大,无须调整药物剂量。

(二)CRRT 对药物清除的影响

(1)膜材料与膜面积:膜材料与膜面积在一定程度上影响药物清除。特定膜材料对特定药物的 S 并非一成不变,随着滤过膜使用时间延长,S 会有不同程度的下降。此外,尽管同种药物的 S 会因膜材料不同而产生差异,但研究发现这种差异实际并不大。

(2)后稀释与前稀释:后稀释药物清除率(Cl_{HFpost})计算相对简单,取决于超滤率(Q_f)和 S,关系如下:$Cl_{HFpost}=Q_f\times S$。

前稀释时血液经过滤器时被稀释,药物清除率(Cl_{HFpre})较后稀释要低,计算时需要用血流量(Q_b)和前稀释置换液速度(Q_{spre})校正,关系如下:

$$Cl_{HFpre}=S\times Q_f\times Q_b/(Q_b+Q_{spre})$$

因此,相同治疗剂量的后稀释的药物清除率高于前稀释,并与超滤率成正比。

(3)弥散与对流:血液透析通过弥散方式清除溶质,溶质通过半透膜用公式表达为:透析液饱和度(S_d)=透析液药物浓度(C_d)/血浆药物浓度(C_p)。药物弥散与分子质量有关,S_d 不仅取决于药物蛋白结合率和药物与滤过膜的相互作用,还与分子质量、膜孔径、膜厚度、膜面积和透析液(Q_d)/血流量(Q_b)比值有关。Q_d/Q_b 决定了弥散需要的时间,尤其对于像万古霉素等弥散时间较长的大分子药物。也可以推出,对于较小的 Q_f 与 Q_d 而言,血液滤过比血液透析对万古霉素的清除率更大。对于低 Q_d/Q_b 的持续血

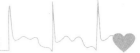

液透析来说,小分子溶质有足够时间弥散到透析液中,蛋白结合率成为 S_d 的主要决定因素,S_d 更接近 $(1-PB)$。而对于大溶质来说,S_d 通常比 $(1-PB)$ 小,随着透析液流速增加和膜面积减小而增加。

持续透析的药物清除率取决于 S_d 和 Q_d:$Cl_{HD}=S_d×Q_d$。

为校正分子质量对药物弥散的影响,有人提出相对溶质转运系数(K drel)的概念:

$K_{drel}=K_d/K_{dcreat}=$(药物分子质量/113)-0.42,这样 $Cl_{HD}=S_d×Q_d×K_{drel}$。

在血液滤过透析模式中,由于弥散与对流的相互作用,仅通过简单地将弥散率与对流率相加,会高估药物清除率,此时两种机制的作用使计算药物清除率变得相当复杂。通过 Q_f/Q_d 与蛋白结合率,可以估算药物的体外清除率,然而这种计算忽略了分子质量、膜性质及透析液量的作用。

(三)疾病本身对抗生素清除的影响

严重脓毒症因大量炎性介质释放,导致血流分布异常和毛细血管渗漏综合征发生。液体从血管内向组织间质腔转移能增加药物容积分布(Vd),并降低亲水性药物的血浆药物浓度,如β-内酰胺类和氨基糖苷类。AKI 也是影响抗生素药代动力学的重要因素。除了使得肾脏药物清除率的降低,也可导致 V_d 的改变。同样,重症患者常合并休克、肝硬化、肾病综合征、癫痫及严重烧伤,均可导致药物蛋白质结合力的降低和容积分布改变,最终影响药物的有效目标治疗浓度。重症患者药物的蛋白结合率越低,越容易被 CRRT 清除。

二、CRRT 药物剂量调整的原则

(一)抗菌药物

具有低蛋白结合率低 V_d 和正常情况下肾脏清除率高的抗菌药物,CRRT 时易被清除。根据以上特点将抗菌药物分为 4 类:①低 V_d 且正常情况下肾脏清除率高的药物,如氨基糖苷类(阿米卡星、庆大霉素、奈替米星、妥布霉素)、青霉素类(阿莫西林或阿莫西林+克拉维酸、氨苄西林或氨苄西林+舒巴坦、哌拉西林或哌拉西林+他唑巴坦)、部分头孢菌素(头孢吡肟、头孢噻肟、头孢他啶)、碳青霉烯类(亚胺培南+西司他丁钠、美罗培南)、单胺类(氨曲南)和糖肽类(万古霉素、替考拉宁)抗菌药物,CRRT 是上述药物清除的最主要途径,需要在无肾功能剂量基础上增加负荷剂量;②高 V_d 且肾脏清除率高的药物,如左氧氟沙星,CRRT 是药物清除的主要途径,需要在无肾功能剂量基础上额外增加一次剂量;③高 V_d 且肾脏清除率适中的药物,如环丙沙星,CRRT 是药物清除的途径之一,给予接近中度肾损害的剂量即可;④低肾脏清除率的药物,如部分 β-内酰胺类抗菌药物(头孢曲松、苯唑西林)、氟喹诺酮(莫西沙星)及其他(克林霉素、利奈唑胺、奎奴普丁)抗菌药物,CRRT 不是药物清除的主要途径,给予正常肾功能的剂量即可。在上述所有情况下,对于亲水性抗菌药物均需要增加药物剂量,特别是在高容量血滤时。

(二)镇静镇痛药、血管活性药与抗心律失常药

镇静镇痛药、血管活性药与抗心律失常药一般根据镇静和镇痛程度、血流动力学情况调整剂量,芬太尼、丙泊酚、胺碘酮、拉贝洛尔、美托洛尔等通常不需要调整剂量。

(三)监测血药浓度

对于低治疗指数或特殊药代动力学的药物,如氨基糖苷类抗生素和万古霉素,监测血药浓度有助于调整剂量。

三、CRRT 药物剂量调整的实践

以美罗培南为例,正常剂量为 3 g/d,分子质量 383 Da,V_d 为 0.2~0.3 L/kg,蛋白结合率为 2%,肾脏清除率为总清除率的 65%~80%,以下几种方法可以估算调整剂量。

(一)根据临床研究资料

美罗培南在 CRRT 时的推荐剂量为 0.5 g/12 h 至 1 g/8 h,其他抗菌药物也能找到类似的推荐剂量。但是,由于患者及 CRRT 方式等条件的不同,这类推荐数据的应用范围是有限的。常用抗生素药代动力学参数及 CRRT 时剂量的调整见表 10-8。

(二)大多数抗菌药物都有根据肌酐清除率调整剂量的说明

CRRT 时可以用总肌酐清除率(Cl_{creat}),即体外肌酐清除率和体内肌酐清除率的总和,参照药品说明估算剂量 CVVH 的体外清除率等于 Q_f,持续血液透析的体外清除率等于 Q_d。低剂量 CRRT 时,肌酐清除率一般在 10~25 mL/min,高剂量 CRRT 时,肌酐清除率会提高到 25~50 mL/min。这种方法简单易行,仍以美罗培南为例,调整剂量应为 2 g/d。但这种方法并未考虑到肾小管重吸收,对于通过肾小管重吸收的药物,如氟康唑,会导致剂量相对不足。正常情况下,肾小球滤过加肾小管重吸收,肾脏清除率为 20~25 mL/min。由于体外方法不能代替肾小管功能,因此 CRRT 时氟康唑的体外清除率高于肾功能正常者。

3. 一些研究提出计算公式,利用不同方法计算 CRRT 时的药物剂量

基于正常剂量计算 CVVH 药物剂量:

CVVH 药物剂量=正常剂量(D_n)[非肾脏清除率(Cl_{NR})+体外清除率($Q_f \times S$)]/正常总清除率(Cl_N)]

这样计算 CRRT 的 Cl_{creat}=40 mL/min,美罗培南剂量为 1 340 mg/d。

根据体外清除分数(Fr_{EC})调整个性化给药间隔:

Fr_{EC}=CRR 清除率(Cl_{CRRT})/[Cl_{CRRT}+Cl_N+残余肾脏清除率(Cl_R)]

维持剂量=无尿剂量/(1-Fr_{EC}),给药间隔=无尿给药间隔×(1-Fr_{EC})

计算结果是针对相同的 CRRT 而言的,肌酐清除率为 40 mL/min,美罗培南维持剂量为 1 470 mg/d。

表 10-8　常用抗生素药动学参数及 CRRT 时剂量的调整

药　物	相对分子量	蛋白结合率(PPB)	%	分布容积(常用剂量)	CRRT 时剂量调整 CVVH	CVVHD 或 CVVHDF
头孢拉定	546.6	17	0.28	1~2 g q8 h	1~2 g q12 h	1 g q8 h,2 g q12 h
头孢曲松	554.6	96	0.12~0.28	1~2 g q24 h	1~2 g q12~24 h	1~2 g q12~24 h
头孢噻肟	455.5	37	0.35	1~2 g q4~12 h	1~2 g q8~12 h	1~2 g q6~8 h
头孢哌酮	645.7	90	0.14	1~2 g q12 h	1~2 g q24 h	1~2 g q24 h
头孢吡肟	480.6	<20	0.71	1~2 g q8~12 h	1 g q8 h,2 g q12 h	1 g q8 h,2 g q12 h
头孢唑啉				1~1.5 g q8 h	1~2 g q12 h	1 g q8 h,2 g q12 h
头孢呋辛	424.4	50	0.19	0.75~1.5 g q6~8 h	0.5 g q8 h	0.5 g q8 h
氨曲南	435.4	55	0.25	1~2 g q8~12 h	1~2 g q12 h	1 g q8 h,2 g q12 h
氨苄西林/舒巴坦(2:1)	349.4	20	0.22	1.5~3 g q6 h	1.5~3 g q8~12 h	1.5~3 g q6~8 h
哌拉西林/他唑巴坦(8:1)	516.5	30	0.3	4.5 g q6~8 h	2.25~3.375 g q6~8 h	2.25~3.375 g q6 h
替卡西林/克拉维酸(30:2)	384.4	45~60	0.14~0.22	3.2 g q4~6 h	2 g q6~8 h	3.2 g q6 h
亚胺培南/西司他丁	299.3	13~21	0.23	0.5 g q6 h	0.5 g q6~12 h	0.5 g q6~12 h
美罗培南	383.5	2	0.35	1 g q8 h	0.5~1 g q12 h	0.5~1 g q8~12 h
环丙沙星	331.3	20~40	1.9~2.8	400 mg q12 h	200 mg q12 h	200~400 mg q12 h
左氧氟沙星	361	24~38	1.09~1.26	250 mg q12 h	500 mg q48 h	250~750 mg q24 h
莫西沙星	401.4	47	3.3	400 mg q24 h	400 mg q24 h	400 mg q24 h
庆大霉素	477.6	<5	0.26~0.4	7 mg/kg q24 h	首剂 3 mg/kg 维持	2 mg/kg q24~48 h
妥布霉素	467.5	<5	0.26~0.4	7 mg/kg q24 h	首剂 3 mg/kg 维持	2 mg/kg q24~48 h
阿米卡星	585.6	11	0.25~0.4	15 mg/kg q24 h	首剂 10 mg/kg 维持	7.5 mg/kg q24~48 h
万古霉素	1449.3	10~55	0.64	10~25 mg/kg q12 h	10~15 mg/kg q24~48 h	7.5~15 mg/kg q12~24 h
替考拉宁	1879.7	>90	0.34~0.89	400 mg q24 h	200 mg q48 h	200 mg q48 h
利奈唑胺	337.3	31	0.6~0.8	600 mg q12 h	600 mg q12 h	600 mg q12 h
氟康唑	306.3	12	0.7	200~400 mg q24 h	200~400 mg q24 h	400~800 mg q24 h
伊曲康唑	706.6	99.8	10	100~200 mg q12 h	100~200 mg q12 h ×4 then 200 mg q24 h	100~200 mg q12 h ×4 then 200 mg q24 h
伏立康唑	349.3	58	4.6	6 mg/kg q12 h ×2,4 mg/kg q12 h	6 mg/kg q12 h ×2,4 mg/kg q12 h	6 mg/kg q12 h ×2,4 mg/kg q12 h

(应利君　孙仁华)

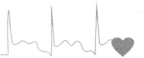

第十三节 CRRT 治疗过程中常见报警信息的识别与处理

根据报警的级别不同,在仪器上显示不同的颜色,分为红色报警和黄色警报。红色报警时需要立即处理,并且血泵是停止的,待报警解除后再启动(见表 10-9);黄色警报需要马上处理,但血泵继续转动(见表 10-10)。

表 10-9 CRRT 过程中常见报警信息识别与处理(一)红色报警

报警信息	常见原因	处理预案
动脉端压(高) high access pressure	1. 报警界限设置不当 2. 血泵前输入液体 3. 血泵前管路渗漏	1. 重新设定报警限 2. 停止血泵前输液、输血 3. 确保管路连接紧密,有渗漏及时更换管路
动脉端压(低) low access pressure	1. 报警界限设置不当 2. 动脉血管路梗阻 3. 导管位置异位:如血管内导管紧贴血管壁 4. 动脉血流量不足或血泵速率太高 5. 动脉压力传感器放置不当、进水或进血	1. 重新设定报警限 2. 解除管路打折、扭曲或动脉夹夹闭等梗阻因素,排除导管内血栓形成,避免患者躁动和肢体过度屈伸 3. 检查并调整导管位置 4. 冲洗导管或调整血泵速率 5. 调整压力传感器或者更换压力传感器
静脉端压(高) high return pressure	1. 报警界限设置不当 2. 血泵后管路受压打折、管路夹子未打开 3. 静脉管路凝血、堵塞 4. 压力传感器放置不妥 5. 体位改变导致深静脉置管受压或堵塞 6. 患者腹压高等自身因素	1. 重新设定报警限 2. 打开夹子,解除管路受压打折 3. 清除血凝块,必要时更换管路 4. 正确放置传感器位置 5. 调整体位 6. 确定非导管因素,静脉压能在高水平稳定住,可继续实施治疗,也可适当降低血流速度
静脉压端(低) low return pressure	1. 报警界限设置不当 2. 静脉管路系统渗漏、管路与导管连接松脱 3. 静脉压力传感器进水或进血 4. 患者本身血容量不足、血流量过低 5. 滤器阻塞(管路扭结或滤器凝血)	1. 重新设定报警限 2. 确保管路连接紧密,有渗漏及时更换管路 3. 更换压力传感器 4. 补充血容量、调整血泵速率或调整导管位置 5. 检查管路系统,更换滤器
跨膜压(高) high TMP	1. 报警界限设置不当 2. 滤器后血路不畅 3. 快速升高提示滤器凝血 4. 废液引流不畅 5. 血流速度和超滤比侧失衡(超滤量偏大)	1. 重新设定报警限 2. 调整血路管路 3. 冲洗或更换滤器 4. 调整废液出口接头及废液管路 5. 调整血流及超滤速率,降低超滤量
跨膜压(低) low TMP	1. 报警界限设置不当 2. 管路系统渗漏或滤器前管路打折阻塞 3. 滤出液压力传感器或滤器前压力传感器进水	1. 重新设定报警限 2. 确保管路连接紧密,有渗漏及时更换管路 3. 更换压力传感器
滤器前压(高) high pre-filter pressure	1. 滤器阻塞(凝血) 2. 滤器后管路回输系统阻塞或管路打折	1. 冲洗或更换滤器 2. 确保管路通畅,迅速解除阻塞因素
滤器前压(低) low pre-filter pressure	1. 滤器前压力传感器进水阻塞 2. 管路系统渗漏或滤器前管路打折阻塞 3. 动脉壶内无液体	1. 更换压力传感器 2. 确保管路连接紧密,无打折、扭曲,有渗漏及时更换管路 3. 手动将壶内液位升至 2/3 满

续表

报警信息	常见原因	处理预案
空气报警 air detect	1.管路中有空气 2.静脉回路安装未到位 3.静脉壶中血平面低 4.监测器故障	1.正确排除空气 2.正确放置静脉管路 3.释放管路压力,调整液面 4.求助工程师
漏血检测报警 filtrate or plasma contains blood (blood leak)	1.漏血存在 2.漏血壶不在位 3.漏血壶壶壁不清洁或检测器镜面污染 4.废液浓度高或气泡、沉淀物干扰(如溶血、高血脂所致的血浆浑浊) 5.漏血检测装置故障	1.检查压力情况,确保 TMP 安全范围,必要时更换滤器 2.正确安装漏血壶 3.清洁壶壁及检测器镜面 4.清除气泡或假壶替代(不推荐) 5.求助工程师
平衡报警 balance alarm	1.置换液袋或废液袋未正确悬挂或晃动 2.废液或置换液管路扭曲或打折 3.置换液、透析液已空和(或)滤出液已满 4.换袋后未及时回到治疗模式 5.失衡	1.正确悬挂置换液袋或废液袋,检查是否漏液,并再次开始平衡系统 2.解除管路扭曲及打折,检查置换液或废液出入口是否通畅 3.进入换袋程序,更换置换液、透析液和(或)倾倒滤出液 4.换袋后及时回到治疗模式 5.自检时确保称上无重量;避免滤出液倾倒后未关闭夹子;确认置换液和透析液通路连接无误;避免非换袋程序下随意增减称上的重量或碰动管路
温度报警 high(low)temperature	1.置换液温度过高或过低 2.加热板异常 3.预冲后机器搁置时间过长	1.检查加热管路是否阻塞(管路扭曲或有气泡形成) 2.打开加热仓冷却加热器 3.检查置换液温度 4.检查温度设置

表 10-10　CRRT 过程中常见报警信息识别与处理(二)黄色报警

显　示	原　因	处理方法
抗凝关闭 anticoagulant off	抗凝率在程序中被设为零	1.如果不需抗凝,则转至下一个屏幕 2.如果需要抗凝,则安装装有抗凝剂的注射器,并在程序中设定抗凝率
抗凝注射器消失 heparin syringe missing	抗凝注射器没有放置在抗凝泵上	抗凝注射器放置在抗凝泵上,或将抗凝率在程序中设定为零
更换注射器 change syringe	安放在抗凝泵上的注射器已空	1.关闭抗凝通路 2.从泵上取下注射器,切断与通路的连接 3.将新的注射器注满抗凝剂 4.键入注射器容量并确认 5.将注射器放置在泵上,连接至通路,确认
检测到血液 blood detect (血液泵停止工作)	在连接阶段,静脉通路中检测到血液	血液泵停止工作,5 s 后重新开始,并转至治疗模式
更换置换液袋 change substitution bag 更换滤出液袋 change filtrate bag	滤出液袋已达到了可允许的最大重量,或置换液袋内没有溶液	1.空液袋替换满的滤出液袋 2.新的、满的置换液袋替换空的置换液袋

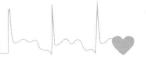

续表

显 示	原 因	处理方法
检查通路 check tubing	后稀释泵已停止工作 3 min 以上，来调节液体的丢失	检查置换通路和过滤通路，是否溶液袋开放，或所有的安全夹被拆除，并确认所有的导管和溶液袋动脉没有纠结情况发生
更换管路 chang tubing	所提示的过滤器的使用时间已超过 72 h	更换过滤器和管路
加热器冷却 heater cooling down	当加热器面板温度超过 43 ℃时，平衡系统工作停止	所有的泵停止工作，直至温度降至安全范围内（低于 42 ℃），此过程可能需要 10 min，然后，所有的泵会自动恢复工作
低血流 low blood flow （过滤系数过高）	1.液体排出速率超过血流速率的 33% 2.与血液流速相比，通过渗透膜交换的液体或血浆过高 3.后稀释的置换速率高于目前正在接受的血液流速	1.降低液体排出或血浆交换速率 2.提高血液流速 3.平衡前稀释和后稀释的置换速率
泵门未关紧 pump door	泵的门之一处于打开状态	关闭一个或多个泵的门

（盖美华 姚慧萍）

第十四节 CRRT 的护理管理

CRRT 是一项特殊的治疗项目，为保障 CRRT 的安全实施，减少各种并发症的发生，CRRT 的护理管理显得非常重要。下面就 CRRT 过程中如何加强护理质量管理进行阐述。

一、CRRT 的护理质量控制

（一）CRRT 护理管理模式

目前 CRRT 在 ICU 的应用处于快速发展阶段，管理模式基本由 ICU 的医生护士配合实施，很多医院最初由血透护士医生指导开展，也有血透医生下达专科医嘱，ICU 护士进行管理的模式。随着重症医学的快速发展和脏器支持技术在重症领域的日渐成熟，CRRT 技术在 ICU 中由 ICU 医师主导、ICU 护士配合完成正成为新的模式。

（二）CRRT 专项工作人员的培养与准入

从事 CRRT 的护士应经过专门的培训和考核，具有上岗能力后才能从事工作。将 CRRT 的专项培训分成 3 个不同的等级，按管理的不同要求进行培训，具体分层培训的内容与要求如下：

（1）初级 CRRT 管理护士：能独立管理 ICU 危重患者，通过 CRRT 的专项培训并且考核合格。在 CRRT 仪器运行过程中，能解决最常见的报警现象，如压力、平衡、温度、EMPTY 等；对复杂疑难的问题缺乏独立解决的能力；对可能出现的问题缺乏预见性；需要不断努力学习及给予指导。

（2）CRRT 的熟练操作护士：能熟练安装管路系统；熟悉并能熟练操作 CRRT 机器；及时处理各种报警现象；能帮助 CRRT 初级管理者；初步具备了 ICU 专科护士、CRRT 专职护士的能力。

（3）CRRT 专职护士：了解机器工作原理与临床应用；熟悉每个部件的性能与运转；掌握容易发生的报警现象及处理方法；能预见可能发生的问题，并有应对措施；对其他层级护士起指导、培训作用；协助护士长做好专项管理工作,如专科资料和信息的收集、材料及仪器的规范管理等。

二、建立健全各项规章制度

(一)教育培训制度

1. 师资要求

(1)从事血液净化教学的护士均由工作 10 年以上主管护师及以上,具有扎实理论功底和丰富的教学、实践经验的 CRRT 专职护士承担。

(2)带教人员应履行带教老师的职责,按时、保质、保量地完成规定的教育、管理任务。

(3)坚持正确的教育方针,为人师表,教书育人。

(4)熟悉教学计划安排的各项活动,并合理使用教育资源进行临床教学。

(5)指导学员基础理论与操作的学习,并为学员创造实践教学机会、提供实践指导。

(6)及时发现学员学习实践中存在的问题,及时给予指导更正。

2. 进修制度

(1)进修人员向我院提出进修申请,培训前办妥手续,填写登记表,领取培训手册。

(1)进修护士由护士长指定人员带教,制订带教计划,组织实施,保证质量。

(3)进修护士应严格遵守我院的规章制度及进修人员培训管理制度,执行护理操作规程,严防差错事故的发生。

(4)进修护士应严格按要求参加上课、讨论、实践教学以及其他集体活动,未经科室同意不得自行调整进修科目及时间。

(5)培训结束前由带教老师、护士长或科室考核小组进行考评。

(6)在进修结束时,经过理论操作考核合格颁发 CRRT 培训合格证书。

(二)感染管理制度

(1)从事血液净化治疗的工作人员应严格贯彻执行卫生部《医院感染管理规范(试行)》、《消毒管理办法》和《消毒技术规范》等有关规范。

(2)ICU 病区应当保持空气清新,空气培养细菌应$\leqslant 200$ cfu/m^3。

(3)为防止交叉感染,每天对治疗单元内所有的物品表面(如血液净化机外部等)及地面进行擦洗消毒。

(4)物品表面细菌数$\leqslant 5$ cfu/cm^2。明显被污染的表面应使用含有至少 500 mg/L 的含氯消毒剂消毒。

(5)乙型和丙型肝炎患者必须按照要求做好隔离,并配备专门的操作用品车。护理人员相对固定。

(6)新入血液净化治疗患者要进行乙型肝炎病毒、丙型肝炎病毒、梅毒及艾滋病感染的相关检查。对于 HBsAg,HBsAb 及 HBcAb 均阴性的患者建议给予乙肝疫苗的接种。对于 HBV 抗原阳性患者应进一步行 HBV-DNA 及肝功能指标的检测;对于 HCV 抗体阳性的患者,应进一步行 HCV-RNA 及肝功能指标的检测。

(7)血液净化治疗管路预冲后,未破坏管路密闭的情况下,必须 24 h 内使用,否则要重新预冲。

(8)严格执行一次性使用物品(包括穿刺针、超滤管路、滤过器等)的规章制度。

(9)超滤废水应排入医疗污水系统。

(10)废弃的一次性物品具体处理方法参见中华人民共和国卫生部 2012 年 4 月颁布的新版《消毒技术规范》。

(三)仪器设备的管理制度

(1)配备专用的场地和空间,将 CRRT 机器放置在固定的场所,周围清洁干燥,无污染源。

(2)指定专职人员完成日常维护操作,每台机器均建立独立的运行档案记录。

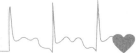

（3）定期监测机器使用情况，每年联系厂家对机器进行技术安全性检查，保障机器安全运作。

（4）每次使用前均应该进行自检，自检全部通过以后方可进行治疗，不允许人为跳过自检程序。

（5）对 CRRT 机器临床使用安全与风险管理监测的结果信息进行案例分析，建立持续质量改进措施。

（6）操作人员在对机器的外部表面进行消毒时，所使用消毒剂种类及浓度需按厂家机器说明书进行，了解有关消毒剂产品用途、操作浓度、应用领域以及使用安全性方面等内容。

（7）在机器移动的过程中要小心，尽量减少对机器造成的震动，以防损坏电路元件，最好是一个人从前面拉，另一个人从后面推，两个人同时进行。

（8）机器使用完毕后，要关闭电源硬开关，注意用电安全。

（9）操作人员应在每次治疗完成后，拆除所有的管路系统，仔细检查机箱的外部表面和带有底轮的机座及每个压力传感器是否干净，确认无任何异物沾附在表面。清洁操作如下：

1）系统机柜的表面，以及轮子的底座，可以用湿的、干净的软布进行清洁。而表面的消毒，可以使用低浓度的、专用于医疗设备消毒的消毒剂。不要使用任何清洁剂或消毒剂来清洁显示屏。

2）取出漏血探测器的时候要记住反光镜的安装方向，取出后反光镜用清水擦拭，并用软布擦干。装回机器前要保证反光镜上没有指纹等痕迹，注意反光镜装回后要和原先的安装方向相同，否则需要重新校正。

3）气泡监测器用棉签蘸取少量清水擦拭，并用干棉签擦干。

4）盐水袋支架上有时会有液体滴到加热器门把手里，造成把手难以打开，用注射器往旋转处注入清水进行清洗并用软布擦干。

（四）一次性耗材的管理

CRRT 治疗耗材（包括管路、滤器、静脉通路等等）价格昂贵，且为一次性侵入性耗材，为加强对高值耗材采购、保管、发放、使用、不良事件报告等环节的控制，形成高值医用耗材从领取直至临床安全使用的可追溯性全过程综合管理，保证医疗质量和医疗安全，进一步预防和控制医院感染的发生。

1.CRRT 治疗一次性耗材管理制度

（1）CRRT 所用耗材由 CRRT 专职护士申请领取，护士长评估后向采供部申领，领用后由专职护士专人管理。

（2）科学领取 CRRT 耗材，每周领取一次，领用量最多不超过 7 d 的使用量，定量储存，避免医用材料的积压、浪费、流失。

（3）建立侵入性耗材使用管理档案，包括采购记录、患者使用登记管理（溯源）、储存管理、耗材质量检查管理等，做到领用数与使用数量及收费相符。

（4）定期检查耗品的质量及有效期，每月对一次性耗材进行质控检查并登记，及时反馈存在问题并整改。

（5）CRRT 治疗中所使用高值耗材（≥200 元）必须保留唯一的合格标识附于病案，所用耗材必须经家属签字确认，并随病历保存。

（6）一次性耗材按规定应该在符合条件的库房内定点存放，上锁管理，存放于阴凉干燥的物架上，距地面≥20 cm，距墙壁≥5 cm。

2.CRRT 治疗一次性耗材使用制度

（1）使用前，医生需要与患者进行沟通，签订知情同意书，使用前有医嘱并记录。

（2）操作护士使用前要检查：有无破损、失效、产品有无不洁净等质量问题，凡有质量问题的产品停止使用。

（3）使用中，护士严密观察患者症状、体征的变化，发现破膜或管路漏血，立即报告医生及时处理。

（4）使用时若发生热原反应、感染、破膜、管路泄露或其他异常情况时，应报告医生采取应对措施，必要时配合医院职能科室进行调查。记录相关的不良反应，分析原因，及时整改。

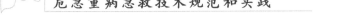

(5)一次性医疗耗材使用后,须进行统一回收毁形,进行无害化处理,禁止重复消毒使用和回流市场。

(五)CRRT的风险管理

1.滤器破膜的应急预案

(1)发生原因:

1)短时间内超滤量过大,使跨膜压超过限度。

2)透析器本身质量不合格。

(2)破膜表现:透析机漏血报警(blood leak),滤出液颜色变淡红。

(3)应急预案:

1)破膜时应更换滤器,是否回输血液应根据跨膜压(TMP)的变化。如果TMP在0以上,说明破膜较小,膜内仍为正压,透析液不会进入膜内,可回输血液;如果TMP在0或0以下,说明破膜较大,有反超的危险,宁可废弃血液而不应回输给患者。

2)单人更换滤器法:当滤器破膜时,夹住动脉管路,打开补液口回输生理盐水,待静脉管路颜色变浅时,停血泵,卸下滤器,将新滤器膜外与透析液连接,动脉端与动脉管路连接,静脉端游离向上,开血泵以100 mL/min的速度预充滤器,待气泡驱净后,关闭补液口,打开动脉管路,使血液引至滤器静脉端时,连接静脉管路,翻转滤器至动脉端向上,开始正常治疗。

(4)防治措施:

1)单位时间内超滤量要适中,不可过多,不要超过TMP极限。

2)选用质量好的滤器。

2.电源中断的应急预案

(1)发生原因:

1)医院供电线路故障、透析机短路、电线老化等。

2)人为导致电源线脱离。

(2)临床表现:停电报警、血泵停止。

(3)应对预案:

1)若为医院供电线路故障,应立即启用医院停电应急预案。

2)带有蓄电功能的机器,会自动转至蓄电池供电,直到电源供应重新开始。

3)在蓄电池工作到最后电源供应还没有恢复、CRRT机器关闭前,应将管路中血液回输到患者体内,及时下机。

4)CRRT机器关闭或无蓄电功能,应手摇血泵,防止凝血,要将静脉壶下端的管路从保险夹中拉出来,手摇血泵将血液回输至患者体内,并防止空气进入血管路。

(4)停电预防措施:

1)备双路供电。

2)定时对血液净化机器进行检修维护。

3.低血压

一般发生在上机过程中或结束治疗时,平均压较前下降4.0 kPa或收缩压小于12.0 kPa,是CRRT治疗中最常见的并发症。

(1)常见发生原因:

1)上机时采用单连接或下机时管路中血液无法回输至患者体内,致有效血容量不足。

2)过量脱水,短时间内超滤过量,致使患者心输出量降低。

3)与膜相关的缓激肽激活、补体系统激活有关,另外过敏反应也是导致低血压之一。

(2)临床表现:

患者自觉全身乏力、头晕、想睡觉、打哈欠、肌肉痉挛(包括肠痉挛引起的腹痛、四肢出现的抽筋、腰部肌肉痉挛引起的腰痛等),以及出冷汗、出大汗等症状。医务人员的观察指标有:患者的血压明显下降,甚

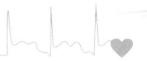

至出现测不到患者的血压,患者的神智异常、心率减慢、氧饱和度明显下降,等等。

（3）处理应急措施：

1）在上下机和治疗过程中密切观察患者的血压变化,发现异常及时通知医生及时处理。

2）尽量正确客观地评估患者的超滤量,做好容量管理。患者出现低血压时应立即降低滤出液速率及血泵流速,按医嘱予补液扩容。严重者应下机停止治疗。

3）遵医嘱给予抗过敏药物处理。

（4）防治措施：

1）上机前评估患者生命体征、血流动力学、血管活性药物使用情况。若患者生命体征及血流动力学不稳定,和医生进行病情沟通,处理后并征得医生同意方可上机。

2）上机过程中密切监测患者生命体征,上机血流宜小流量开始（≤50 mL/min）,逐渐增加至目标血液流速。

3）严格执行容量的三级管理,及时统计出入量,以便及时调整治疗参数。

4）采用生物相容性高的滤器或透析器加以避免。

（盖美华　姚慧萍）

第十五节　CRRT 患者的护理

一、上机前的护理

首先应做好各种准备工作,如机器的准备、滤器及管路的预冲,待机器运转正常后方可上机。同时了解患者的各方面情况,包括 CRRT 方案;有无出血倾向,抗凝剂应用情况;患者血压、体温和水肿情况;检查患者管路通畅情况,有无感染和血肿。各项设定参数是否正确、血路管各分支上的夹子是否都关闭、肝素泵及肝素夹子是否打开、滤器与血路管连接是否紧密,妥善固定血路通管,避免管路受压、折叠和扭曲。

二、超滤过程中的护理

心电监护密切观察病情,用三级水平进行容量管理,以精确的血流动力学指标随时指导液体平衡;加强血气监测,维持内环境平衡,加强与患者沟通,及早发现并发症的早期症状,及时处理各种情况,并且杜绝一切因医护人员操作不当、技术不熟练引起的并发症;密切观察滤器及管路内血液的颜色及静脉压和跨膜压的情况,对异常情况应做到早发现、早处理。

三、抗凝的护理

（1）血液净化治疗前应了解患者的出凝血时间、血红蛋白。评估患者的出血情况,包括观察眼底、痰液、大便、皮肤、黏膜、引流管、气道、创口出血情况以及穿刺部位渗血情况。

（2）抗凝效果观察:严密观察管路及滤器内血液的颜色变化,观察动静脉滤网以及滤器的凝血情况。如果循环管路中、滤器前端出现小凝块,应通知医师,并遵医嘱处理。

（3）治疗结束后拔除动脉导管时必须小心持续按压,以防出血;如果出血持续,需尽早手术。若为中心静脉留置双腔静脉导管出现穿刺部位渗血,嘱患者尽量减少局部活动,卧床休息,局部加压、冷敷。

（4）对出血风险大的患者上机前尽量抽出管腔内上次封管的肝素,上机时选择单连接,排空管路内肝素或用生理盐水冲洗后,再连接至患者,尽量减少肝素用量。观察穿刺点局部有无出血,局部渗血以压迫为主,必要时在治疗结束后用一定量的鱼精蛋白中和体内残余肝素。

四、重症患者建立血管通路过程中的配合与护理

(一)患者准备
(1)术前介绍插管的重要性,以取得配合。
(2)清洁局部皮肤,并备皮。

(二)物品准备
(1)穿刺包(包含有治疗巾、血管钳、持针器、注射器、敷料、消毒刷等)。
(2)导管套件:导管宜选择生物相容性好的材质,如聚氨酯和硅酮。直径 10～14 F、长度 25～35 cm 的股静脉导管可提供充足的血流量。
(3)2%利多卡因、消毒液、手术衣、无菌手套等。

(三)穿刺过程配合
(1)协助操作者摆放体位,一般取平卧位,股静脉置管时,膝关节略弯曲,大腿外旋外展;颈内静脉或锁骨下静脉置管时平卧头偏向对侧。
(2)协助常规消毒大范围铺无菌巾。
(3)将 2%利多卡因安瓿锯开后递给操作者进行局麻,药品标识朝上,让操作者看清。
(4)拆开各类导管套件前注意消毒日期及有效期,操作过程注意无菌操作,避免污染。
(5)穿刺完毕,协助固定留置导管,覆盖无菌纱布。

五、血管通路的维护

(1)密切观察:注意观察留置导管处有无渗出、血肿、发热、感染等迹象。检查留置导管固定是否牢固、导管夹子是否夹紧。
(2)每次血滤/透析前,在穿刺处铺无菌治疗巾,消毒导管口,取下肝素帽,再次消毒,连接无菌注射器,打开夹子,抽出导管内的封管肝素和可能形成的血凝块,再用稀释肝素盐水冲洗管道。
(3)导管在使用过程中严格无菌操作,定期更换敷料 1 次/天,如发现敷料有渗血、渗液时或污染随时更换。
(4)CRRT 过程中留置导管与管路接管处用无菌敷料覆盖。
(5)结束时戴无菌手套,消毒导管口,注入肝素生理盐水 20 mL,再注入相应导管容量的肝素(肝素浓度视患者的凝血功能而定)。采用边退边推注的正压封管方法。因注毕肝素前导管内液体处于正压状态,此时夹闭管路无血液回流,可防血栓形成。导管口用无菌敷料包裹并妥善固定。
(6)专管专用:CRRT 患者的留置导管,一般只限 CRRT 时使用,不宜另做他用,如抽血、输液等。如必须使用时,应在使用前先抽出管腔内抗凝药,使用完毕后必须按治疗结束后导管的处理要求封管,防止导管阻塞。

六、并发症的预防护理

(一)采血不畅
1.原因及临床表现
原因为局部血管血流不畅或血管直径过细,管路前端或侧壁端口贴近血管壁,患者身体过度活动等、表现为动脉压过低机器报警。

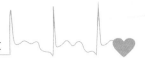

2.护理要点

(1)穿刺前了解大血管的生理情况,选择正常血管建立通路。

(2)穿刺过程中协助医生采用正确的置管方向,合理穿刺角度及正确固定导管。

(3)必要时调整导管角度与方向。

(二)严重的酸碱平衡失调、电解质紊乱

1.原因及临床表现

其原因为置换液酸碱度、渗透压及电解质浓度异常,超滤速度控制不当;未进行及时检查纠正等。表现为高钾血症、低钾血症、高钠血症、低钠血症、高钙血症等。

2.护理措施

(1)严格核对置换液透析液,保证机器运转正常。

(2)在 CRRT 过程中定时检查血气分析,电解质等,尽量做到早发现、早预防、早处理。

(3)一旦发现异常立即汇报医生及时正确处理。

(三)出　血

1.原因及临床表现

患者全身肝素化、凝血障碍或血小板功能异常;轻者可表现为牙龈出血、痰中带血、皮肤黏膜出血、便血等;严重时可引起呼吸道、消化道大出血,全身皮下瘀血等。

2.护理措施

(1)轻者减少肝素用量或用低分子肝素,结束时用鱼精蛋白中和肝素(按 1:1 用量),口腔、牙龈出血者可以用纱布或棉球加压止血;重症患者应停止治疗,用鱼精蛋白中和肝素,出现休克者需输血或补液补充血容量并进行抗休克治疗。

(2)对外科术后、有出血倾向的患者应使枸橼酸局部抗凝或无肝素治疗。

(3)做好治疗过程中的监测及护理。

(4)对出血患者应严密监视其血压、脉搏的变化,发现异常立即减慢血流,减慢或停止超滤,先紧急补充生理盐水,同时立即通知医生处理;如出现休克应积极采取抢救措施。

(四)溶血

1.原因及临床表现

原因为置换液温度过高或钠浓度过低;泵管转子过紧,与血泵不匹配。表现为突然出现发冷、胸闷、胸部紧压感、呼吸困难、背部疼痛。典型症状为静脉管路内血液为葡萄酒色,实验室检查发现血细胞比容明显下降,血离心后血浆呈淡粉红色,并伴有高钾血症。

2.护理措施

(1)患者一旦出现溶血反应,应立即关泵暂停,通知医生。

(2)严密观察生命体征的变化,协助医生做好抢救工作。

(3)采集血标本,做好输血准备工作。做好三查七对,严防输错血。

(4)注意给患者保暖,加强心理护理,努力安慰患者,缓解其焦虑紧张的情绪。

(5)严格检测置顶液、透析液浓度、温度;定时对机器进行检修;机器发生故障时及时维修,待机器运转顺利后方可上机。

(五)低血压

1.原因及临床表现

低血压的发生原因主要为短时间内超滤量过多或速度过快引起的血容量下降。典型症状有脉搏加快、血压正常或稍有下降,继而出现面色苍白、呼吸困难、脉搏细速,严重的可出现晕厥、意识障碍。

2.护理措施

(1)低血压是 CRRT 过程中最常见的并发症,应密切观察,发现低血压应立即减慢血流量,暂停超滤,输入生理盐水,输液时可以先阻断动脉管路,以加快输液速度,一般输入 200~300 mL 盐水后患者症

状可以缓解,待血压恢复正常后,再继续进行。

(2)同时密切观察生命体征,根据情况增减超滤量。

(六)心力衰竭

1.原因及临床表现

患者动静脉流量过大、合并心脏器质性病变、合并心脏器质性病变等。典型急性左心衰竭的表现呼吸困难、口唇发绀、烦躁不安或咳出粉红色泡沫痰,双肺有湿啰音。

2.护理措施

(1)向患者做好解释工作,使患者安静下来,减轻心脏负担,降低心肌耗氧量。

(2)给予患者高流量吸氧,机械通气患者增加 PEEP,减少肺泡渗出。

(3)给予患者单纯超滤,排除体内过多的水分,同时控制血流量,以免增加心脏负担。

(4)根据医嘱给予患者强心剂和血管扩张药。

(5)严密监测生命体征,同时进行血流动力学监测。

(6)密切观察疗效,观察患者呼吸有无改善、心率有无减慢及咳嗽咳痰有无好转。

(七)破膜

1.原因及临床表现

血浆分离的滤器因为制作工艺而受到血流量及跨膜压的限制,如置换时血流量过大或置换量增大,往往会导致破膜表现为滤器外出现红色。

2.护理措施

(1)血流量应为 100～150 mL/min,每小时分离血浆 1000 mL 左右,跨膜压控制于 375 mmHg(50 kPa)以内。

(2)预冲分离器时注意不要用血管钳敲打排气,防止破膜的发生。

(3)停机,更换血浆分离器。

七、健康宣教

1.向患者做好疾病知识宣教

血液净化治疗患者往往有焦虑、恐惧、绝望、抑郁心理。作为医务人员,应及时给患者讲解患者疾病以及血液净化治疗相关知识,鼓励他们增强信心,正确对待疾病。应向患者说明治疗过程中可能出现的并发症,例如行血浆置换的患者若出现皮疹,全身瘙痒或其他不适症状应及时告知护理人员,等等。护士应多介绍成功的病例鼓励患者,增强患者的抗病信心。治疗期间指导患者的饮食、水分控制、药物服用,让患者学会自我管理。长期维持性透析患者,在病情允许的情况下,提倡他们进行适当的户外活动,增强机体抵抗力。一些症状较轻的患者,鼓励他们参加一些力所能及的工作,提高自己的社会价值感和增强自信心。

2.做好患者家属健康宣教工作

血液净化治疗因费用高昂,需要亲人、朋友及单位领导的支持与理解。患者会由于得不到家人的照顾、理解、关心而产生不同程度的抑郁、焦虑。因此,要争取家属的配合,避免不良因素的刺激,让患者得到家庭和社会更多的关心与尊重,增加患者战胜病魔的勇气与信心。

(盖美华　姚慧萍)

参考文献

[1] 陈香美,主编.血液净化标准操作规程(2010 版)[M].北京:人民军医出版社,2010:100-102.

[2] 刘大为.实用重症医学[M].北京:人民卫生出版社,2010:80-83.

[3] 孙仁华,黄东胜.重症血液净化学[M].杭州:浙江大学出版社,2015.

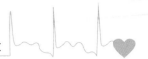

［4］王质刚.血液净化学［M］.3 版.北京:北京科学技术出版社,2010.

［5］中华医学会消化病学分会胰腺疾病学组.中国急性胰腺炎诊治指南(2013 年)［J］.中华消化杂志, 2013,33:217-222.

［6］中华医学会心血管病学分会.中国心力衰竭诊断和治疗指(2014)［M］.中华心血管病杂志,2014,42 (2):98-122.

［7］ALENEZI F,ALHAZZANI W,MA J,et al. Continuous venovenous hemofiltration versus continuous venovenous hemodiafiltration in critically ill patients:a retrospective cohort study from a Canadian tertiary centre. Can Respir J,2014,21(3):176-180.

［8］ANIGUCHI T. Cytokine adsorbing columns［J］. Contrib Nephrol,2010,166:134-141.

［9］BAGSHAW S M,UCHINO S,BELLOMO R,et al. Timing of renal replacement therapy and clinical outcomes in critically ill patients with severe acute kidney injury［J］. J Crit Care,2009,24(1): 129-130.

［10］BARBAR S D,BINQUET C,MONCHI M,et al. Impact on mortality of the timing of renal replacement therapy in patients with severe acute kidney injury in septic shock:the IDEAL-ICU study (initiation of dialysis early versus delayed in the intensive care unit):study protocol for a randomized controlled trial［J］. Trials,2014,15(7):270.

［11］BELL M,LILJESTAM E,GRANATH F,et al. Optimal follow-up time after continuous renal replacement therapy in actual renal failure patients stratified with the RIFLE criteria［J］. Nephrol Dial Transplant,2005,20(2):354-360.

［12］BELLOMO R,RONCO C. Blood purification in the intensive care unit:evolving concepts［J］. World J Surg,2001,25(5):677-683.

［13］Bosch T. Therapeutic apheresis-state of the art in the year 2005［J］. Ther Apher Dial,2005,9: 459-468.

［14］BOUCHARD JOSE,RAVINDRA L. Mehta:volume management in continuous renal replacement therapy［J］. Semin Dial,2009,22(2):146-150.

［15］BOUMAN C S,OUDEMANS-VAN STRAATEN H M,TIJSSEN J G,et al. Effects of early high-volume continuous venovenous hemofiltration on survival and recovery of renal function in intensive care patients with acute renal failure:a prospective,randomized trial［J］. Crit Care Med, 2002,30:2205-2211.

［16］CHOI G,GOMERSALL C D,TIAN Q,et al. Principles of antibacterial dosing in continuous renal replacement therapy［J］. Crit Care Med,2009,37(7):2268-2282.

［17］CUI H X,XU J Y,LI M Q. Efficacy of continuous renal replacement therapy in the treatment of severe acute pancreatitis associated acute respiratory distress syndrome［J］. Eur Rev Med Pharmacol Sci,2014,18(17):2523-2536.

［18］DE WAELE J J,LEPP? NIEMI A K. Intra-abdominal hypertension in acute pancreatitis［J］. World J Surg,2009,33:1128-1133.

［19］FISSELL W H. Antimicrobial dosing in acute renal replacement［J］. Adv Chronic Kidney Dis, 2013,20(1):85-93.

［20］GAUDRY S,HAJAGE D,SCHORTGEN F,et al. Initiation strategies for renal-replacement therapy in the intensive care unit［J］. N Engl J Med,2016.

［21］GLASSOCK R J,MASSRY S G. Massry and Glassock's textbook of nephrology［M］. 4th ed. Philadelphia:Lippincott William& Wilkins,2001.

［22］GUNTARS P,HARALDS P,KASPARS Z,et al. Early continuous veno-venous haemofiltration in the management of severe acute pancreatitis complicated with intra-abdominal hypertension: retrospective review of 10 years' experience[J]. Ann Intensive Care,2012,2(Suppl 1):S21.

[23] HUMES H D, FISSWELL W H. The future of hemodialysis membranes[J]. Kidney Inter,2006, 69:1115-1119.

[24] HAN F, SUN R, NI Y, et al. Early initiation of continuous renal replacement therapy improves clinical outcomes in patients with acute respiratory distress syndrome[J]. Am J Med Sci,2015,349 (3):199-205.

[25] HITES M, DELL'ANNA A M, SCOLLETTA S, et al. The challenges of multiple organ dysfunction syndrome and extra-corporeal circuits for drug delivery in critically ill patients[J]. Adv Drug Deliv Rev,2014,77:12-21.

[26] HOCHART H, JENKINS P V, PRESTON R J, et. al: Concentration - dependent roles for heparin in modifying lipopoysaccharide-induced activation of mononuclear cells in whole blood[J]. Thrombosis & Haemostasis,2008,99(3):570-575.

[27] HOUSE A A, RONCO C. Extracorporeal blood purification in sepsis and sepsis-related acute kidney injury[J]. Blood Purif,2008,26:30-35.

[28] HUERTA- ALARDiN A L, VARON J, MARIK P E. Bench-to bedside review: rhabdomyolysis-an overview for clinicians[J]. Crit care,2005,9:158-169.

[29] JOANNES-BOYAU O, HONORé P M, PEREZ P, et al. High-volume versus standard-volume haemofiltration for septic shock patients with acute kidney injury (IVOIRE study): a multicentre randomized controlled trial[J]. Intensive Care Med,2013,39(9):1535-1546.

[30] KARVELLAS C J, FARHAT M R, SJAD I, etal. Acomparison of early versus late initiation of renal replacement therapy in critically ill patients with acute kidney injury: a systematic review and meta-analysis[J]. Crit Care,2011,15(9):R72.

[31] KELLUM J A, LAMEIRE N. kdigo aki guideline work group. diagnosis, evaluation, and management of acute kidney injury: a KDIGO summary (Part 1)[J]. Crit Care,2013,17(1):204-219.

[32] MICHARD F, ALAYA S, ZARKA V, ET AL. Global end-diastolic volume as an indicator of cardiac preload in patient with septic shock[J]. Chest,2003,124(5):1900-1908.

[33] MONNET X, TEBOUL J L. Invasive measures of left ventricular preload[J]. Curr Opin Crit Care,2006,12(3):235-240.

[34] MORABITO S, PISTOLESI V, TRITAPEPE L, et al. Regional citrate anticoagulation for rrts in critically ill patients with AKI[J]. Clin J Am Soc Nephrol,2014(9):2173-2188.

[35] NAKADA T A, ODA S, MATSUDA K, et al. Continuous hemodiafiltration with PMMA Hemofilter in the treatment of patients with septic shock[J]. Mol Med,2008,14:257-263.

[36] NAKAMURA M, ODA S, SADAHIRO T, et al. Treatment of severe sepsis and septic shock by CHDF using a PMMA membrane hemofil ter as a cytokine modulator[J]. Contrib Nephrol,2010, 166:73-82.

[37] NEMOTO H, NAKAMOTO H. Newly developed immobilized polymyxin B fibers improve survival of patients with sepsis[J]. Blood purify. 2001,19(4):361-368.

[38] OTA K, AKIZAWA T, HIRASAWA Y, et. al. Effects of argatroban as an anticoagulant for haemodialysis in patients with antithrombin III deficiency[J]. Nephrol Dial Transplant,2003(18): 1623-1630.

[39] OUDEMANS-VAN STRAATEN H M, VAN SCHILFGAARDE M, MOLENAAR P J, et al. Hemostasis during low molecular weight heparin anticoagulation for continuous venovenous hemo-

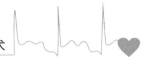

filtration：a randomized cross-over trial comparing two hemofiltration rates[J]. Crit Care，2009，13（6）：R193.

[40] PATRICK M. Newly designed crrt membranes for sepsis and SIRS—a pragmatic approach for bedside intensivists summarizing the more recent advances：a systematic structured review[J]. ASAIO Journal，2013，59：99-106.

[41] PAULA D，DOUGLAS I S，ANDERSON R. Acute kidney injury in the intensive care unit：An update and primer for the intensivist[J]. Crit Care Med，2010，38：261-275.

[42] ROGIERS P，ZHANG H，PAUWELS D，et al. Comparison of poly -acrylonitrile（AN69）and polysulphone membrane during hemofiltration in canine endotoxic shock[J]. Crit Care Med，2003，31：1219-1225.

[43] RONCO C，BELLOMO R，HOMEL P，et al. Effects of different doses in continuous veno-venous haemofiltration on outcomes of acute renal failure：a prospective randomised trial[J]. Lancet，2000，356：26-30.

[44] RONCO C，BELLOMO R，KELLUM J A. Continuous renal replacement therapy：opinions and evidence[J]. Adv Ren Replace Ther，2002，9（4）：229-244.

[45] RONCO C，RIECI Z，BELLOMO R，et al. Management of fluid balance in CRRT：a technical approach[J]. Int J Artif Organs，2005，28（8）：765-776.

[46] RONCO C，TETTA C，MARIANO F，et al. Interpreting the mechanisms of continuous renal replacement therapy in sepsis：the peak concentration hypothesis[J]. Artif Organs，2003，27（9）：792-801.

[47] SCHILD F A. Maintaining vascular access：the management of hemodialysis arteriovenous grafts [J]. J Vasc Acess，2010，11：92-99.

[48] SMITH O M，WALD R，ADHIKARI N K，et al. Canadian Critical Care Trials Group. Standard versus accelerated initiation of renal replacement therapy in acute kidney injury（STARRT-AKI）：study protocol for a randomized controlled trial[J]. Trials，2013，14：320.

[49] SPASOVSKI G，VANHOLDER R，ALLOLIO B，et al. Clinical practice guideline on diagnosis and treatment of hyponatraemia[J]. Nephrol Dial Transplant，2014，29（2）：i1-i39.

[50] TANG I Y，COX D S，PATEL K，et al. Argatroban and renal replacement therapy in patients with heparin-induced thrombocytopenia[J]. Ann Pharmacother，2005，39：231-236.

[51] THE RENAL REPLACEMENT THERAPY STUDY INVESTIGATORS，BELLOMO R，CASS A，et al. Intensity of continuous renal-replacement therapy in critically ill patients[J]. N Engl J Med，2009，361：1627-1638.

[52] THE VA/NIH ACUTE RENAL FAILURE TRIAL NETWORK. Intensity of renal support in critically ill patients with acute kidney injury[J]. N Engl J Med，2008，359：7-20.

[53] TOLWANI A J，CAMPBELL R C，STOFAN B S，et al. Standard versus high-dose CVVHDF for ICU-related acute renal failure[J]. J Am Soc Nephrol，2008，19：1233-1238.

[54] ULLDEMOLINS M，VAQUER S，LLAURADó-SERRA M，et al. Beta-lactam dosing in critically ill patients with septic shock and continuous renal replacement therapy[J]. Crit Care，2014，18（3）：227.

[55] VERMA A K，LEVINE M，SHALANSKY S J，et al. Frequency of heparin-induced thrombocy-topenia in critical care patients[J]. Pharmacotherapy，2003，23（6）：745-753.

[56] WALD R，FRIEDRICH J O，BAGSHAW S M，et al. Optimal Mode of clearance in critically ill patients with acute kidney injury（OMAKI）- a pilot randomized controlled trial of hemofiltration

versus hemodialysis: a canadian critical care trials group project[J]. Crit Care,2012,16:R205.

[57] WONG W T, CHOI G, GOMERSALL C D, et al. To increase or decrease dosage of antimicrobials in septic patients during continuous renal replacement therapy: the eternal doubt[J]. Curr Opin Pharmacol,2015,24:68-78.

[58] Yu G, Yuan W J, Zheng X M, et al. Effect of continuous venovenous hemofiltration on the change of hemodynamics in patients with systemic inflammatory response syndrome and acute renal failure[J]. Chinese Journal of Blood Purification,2007,6:78-80.

[59] YUMOTO M, NISHIDA O, MORIYAMA K, et al. *In vitro* evaluation of high mobility group box 1 protein removal with various membranes for continuous hemofiltration[J]. Ther Apher Dial,2011,15:385-393.

[60] Zarbock A, Ger? J, Van Aken H, et al. Early versus late initiation of renal replacement therapy in critically ill patients with acute kidney injury (The ELAIN-Trial): study protocol for a randomized controlled trial[J]. Trials,2016,18,17(1):148.